实用健康医疗数据科学精要

弓凯 著

清华大学出版社

北京

图书在版编目（CIP）数据

实用健康医疗数据科学精要 / 弓凯著 . — 北京：清华大学出版社，2023.10（2024.11 重印）

ISBN 978-7-302-64767-6

Ⅰ . ①实… Ⅱ . ①弓… Ⅲ . ①医学—数据处理 Ⅳ . ① R319

中国国家版本馆CIP数据核字（2023）第194680号

责任编辑：孙　宇
封面设计：钟　达
责任校对：李建庄
责任印制：沈　露

出版发行：清华大学出版社
网　　址：https://www.tup.com.cn，https://www.wqxuetang.com
地　　址：北京清华大学学研大厦 A 座　　　　邮　编：100084
社 总 机：010-83470000　　　　　　　　　　邮　购：010-62786544
投稿与读者服务：010-62776969，c-service@tup.tsinghua.edu.cn
质量反馈：010-62772015，zhiliang@tup.tsinghua.edu.cn
印 装 者：三河市龙大印装有限公司
经　　销：全国新华书店
开　　本：185mm × 260mm　　印　张：29.75　　字　数：595 千字
版　　次：2023 年 12 月第 1 版　　　　　　印　次：2024 年 11 月第 2 次印刷
定　　价：298.00 元

产品编号：104389-02

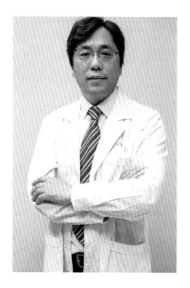

王占祥，医学博士，教授，主任医师，博士生导师，现任厦门大学附属第一医院院长，厦门市第三医院院长。"中国医师奖"获得者，享受国务院特殊津贴专家，第十四届最具领导力中国医院领导者，十大领导力院管专家，福建省有突出贡献中青年专家，福建省优秀科技工作者，厦门市科学技术重大贡献奖获得者，厦门市杰出人才，厦门市海纳百川领军人才，入选省新世纪百千万人才工程，福建省优秀留学归国人员，首届厦门市医学学术与技术带头人，厦门市脑科中心学科带头人，厦门大学神经科学系主任。

著者简介

弓凯，北京大学医学部临床医学系本硕博八年制连读博士，神经外科副主任医师，厦门市 C 类高层次人才，厦门大学附属第一医院计算机中心副主任，厦门大学附属第一医院医疗大数据中心创科人、负责人，厦门市第三医院（厦门大学附属第一医院同安院区）信息办总院派驻主任。现任中国数字医疗联盟东南中心秘书长，*Health Care Science* 杂志青年编委，厦门市医学会医学信息分会常务理事、中国医药教育协会数字医疗专业委员会委员、中国研究型医院协会互联网医院分会理事、中国卫生信息与健康医疗大数据学会专业委员会青年委员、厦门市卫健委规划与项目管理专家库成员等职务。

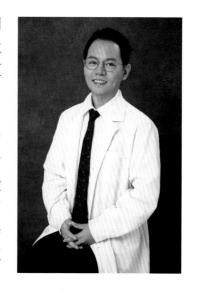

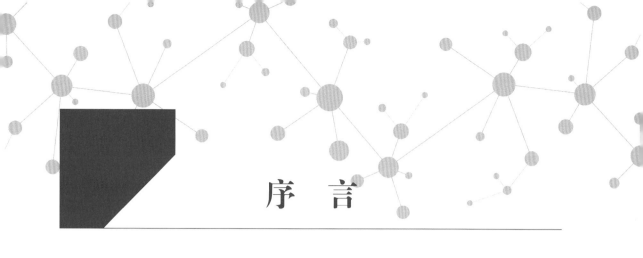

序　言

随着 21 世纪人类步入信息数据时代，大数据与人工智能的价值日益彰显，医疗大健康产业也迎来前所未有的发展机遇。2016 年 10 月，中共中央、国务院印发了《"健康中国 2030"规划纲要》，指明了我国未来 15 年推行健康中国建设的重要战略。纲要将发展健康产业和医疗大数据、培育医疗大数据应用新业态作为重点强调，结合后续的一系列政策激励，健康医疗大数据应用已纳入国家大数据战略布局。短短几年，其地位获得了极大的提升。

近年来，随着政策的支持、社会资金的涌入和医疗科技人才的不懈努力，医疗大数据与人工智能在我国取得了长足的发展。国内许多医院建立起了自己的数据中心，基于医疗数据的科技成果转化如雨后春笋般纷纷涌现；国内许多基于医疗大数据的研究成果与实践经验得以在国内外顶级刊物上发表；很多基于深度学习的智能应用走进临床，在医疗影像识别、临床辅助决策、文本病历分析等领域建立了产业生态。同时，随着互联网＋医疗的快速发展，医疗大数据的收集已经不仅仅局限于诊中环节。全病程乃至全生命周期的孪生数据，全面拓宽了医疗大数据的收集渠道，丰富了医疗人工智能的应用场景，彰显了医疗数据科学的应用价值。

然而，与医疗大数据及人工智能发展不协调的是，我国的医疗数据科学人才仍处于相对匮乏的状态。能真正跨界，在医疗与数据科学领域都游刃有余的复合型人才更是少之又少。医疗大数据与人工智能的价值实现，需要医疗、信息和数据的充分联动，医疗工作人员的加入，不仅能缓解数据科学人才的缺口问题，也能从行业内部更新行业规则，是发展和落实大健康战略的关键所在。在医疗队伍中，部分接受了严格循证医学训练，又深谙临床业务的医务人员已经开始学习数据科学的相关知识和技术，甚至加入医疗大数据与人工智能开发的浪潮中来。如何为医疗从业者量身打造适配自身业务的数据知识体系，探索满足实际发展需求的数据科学学习路径，已经成为医疗大数据发展背景下全新而必要的命题。

为了调动更多的医务人员参与医疗大数据与人工智能开发，建立医务人员的数据科学意识，《实用健康医疗数据科学精要》这本书为打破医疗行业和信息数据行业的壁垒做了有益的尝试。它是一本真正由医生撰写，并在医疗业务和数据科学两个维度上兼具深度的书籍。在理论层面上，兼顾了不同层次的读者需求，深入浅出地讲解了医疗数据科学背后的数学逻辑，对医务人员入门数据科学、提升业务能力大有裨益。

诚如书中所言，"实现数据科学在医疗领域的文化畅流"是本书的宗旨。相信通过医疗和数据科学深层逻辑的碰撞，可以创造医学仁术的新业态，让数据科学在医疗领域发挥更大的价值。

择善固执，莫忘初衷。

是为序。

俞容山

2023 年 10 月

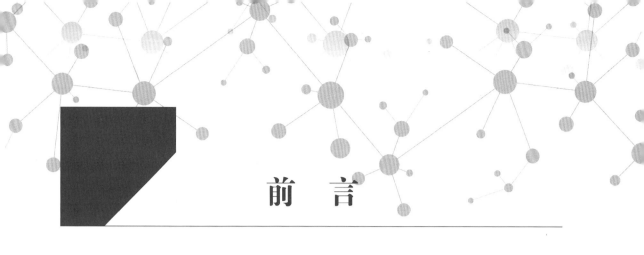

前　言

　　近年来，随着医疗健康产业信息化水平的不断提升，医疗数据的体量出现了前所未有的快速增长，医疗数据的应用也逐渐成为了医疗行业普遍关注的热点话题。在国内老龄化加重、慢病负担持续增大的压力下，国家出台大量政策鼓励使用医疗大数据推动智慧医疗建设，通过医疗大数据及人工智能的技术赋能，改善医疗需求和供给的匹配失衡，以全民健康，托起全民小康，推进健康中国战略。在我国全面启动卫生数字化转型的大背景下，医疗数据应用已经成为不可逆转的行业趋势。数据科学将逐渐渗透到健康医疗服务的各个角落，值得每一位卫生从业者学习和掌握。

　　医疗数据是一个宽泛的概念，它包含了各种与健康和疾病相关的数据，例如疾病诊疗数据、临床研究和实验室数据、生物信息数据（如基因组学、转录组学、蛋白组学、代谢组学等数据）以及健康管理数据（如可穿戴设备监测数据）等。医疗数据的积累为人工智能等数据科学手段提供了施展拳脚的舞台，数据科学的进步又为医疗大数据的应用提供了全新的技术手段。两者的相互成就，促成了目前医疗大数据产业的繁荣。近年来，基于数据驱动的医疗人工智能产品层出不穷，其中一些具有代表性的产品，如肺结节的智能诊断、输血智能预测和深静脉血栓预警系统等，已经应用到实际临床业务场景中。在学术方面，人工智能领域的诸多算法为临床及基础研究提供了全新思路。基于数据科学技术手段的医工结合，已经成为医疗乃至生命科学领域非常重要的交叉学科发展方向。

　　然而，纵观近年来大数据和人工智能对医疗行业的影响，可谓广度喜人而深度不足。在诸多医疗人工智能产品中，得皮毛者多，得精髓者少。目前，医疗大数据与人工智能的从业者多是信息技术人员，他们虽深谙数据科学技术，却缺乏医疗业务经验，无法深刻理解医疗数据的产生背景和行业隐喻，也无法全面掌握在实际医疗场景下的决策要素与思辨逻辑。而医疗健康服务的实施者，包括医疗管理者和医务工作者，虽然在医疗行业深耕多年，但长期积累的行业经验在数据科学时代往往会成为一柄双刃剑——在帮助他们胜任日常工作的同时也成为束缚思维的枷锁。传统医疗从业者常常因为数据科学知识欠缺而无法匹配数据科学与医疗业务的底层逻辑，因此无法与数据产品完成有效的协同交互，更无法充分利用数据科学提升医疗健康服务的质量和内涵。由于行业壁垒的限制，很多数据科学产品在临床中的应用流于形式。甚至近年来，智慧医疗领域存在一种认识上的误区，认为数据赋能医疗的具体方式是以特定数据产品的形式呈现的。笔者认为，数据产品虽然是智慧医疗建设的重要组成部分，但它们只能是特定的工具，服务于特定状态下的时期和场景，一旦脱离产品的设计框架，使用者就无法获得可信的决策建议。数据改变医疗的着力点，一定是改变医疗行为决策的思维意识形态，而并非依赖业务伴随系统。数据科学是一种工具，更是一种能力，一种不断用数据提出问题和解决问题的能力。我们需要不断地提问和回答，需要用什么样的数据，来解决什么样的问题。现实问题的多样性、时效性、地域性和不稳定性等特点决定了要以更灵活的方式处理数据，借助科学的思维方式不断地求索、推理和决策。这正是数据科学家们的日常工作。

数据科学的探索过程大多是通过编程实现的，但是这种编程和传统信息行业存在明显的区别：后者多以实现某种具体功能为目的，程序员通过计算机语言把人的想法实现，这个过程更多的是人到计算机的单向输出；而数据科学家的编程是以数学语言为媒介和数据不断对话的过程。例如在拿到一个数据集后，我们要知道每个变量的样本分布、了解缺失值的分布和产生原因、了解不同类别样本的均衡性、评估各类分析方法使用的合理性等等。我们称这种编程方式为"文学式编程"，它是一个充满故事性的数据叙事过程。在未来，基于文学式编程的交互式分析将成为数据分析的主流方式。相比于传统编程，数据科学更接近一种思想和文化。国际知名数据分析公司Juice Analytics 的创始人曾写过一本专注于"数据畅流"理念的著作——*Data Fluency: Empowering Your Organization With Effective Data Communication*。数据畅流指的是运用数据语言流畅地交换和探索组织重要思想的能力。书中认为实现数据畅流需要四个基本要件，分别为具备数据素养的消费者、熟练的数据生产者、数据畅流的文化和数据产品的生态系统。在医疗领域，医务工作者既是数据的生产者，也是数据的消费者，他们是否具备基本的数据科学素养，能否用数据发现、沟通和解决现实问题，对于是否能在医疗领域内建立数据畅流文化和数据产品生态是至关重要的。数据之于业务，好比空气之于飞鸟，流水之于游鱼。所谓忘形而得神，神明而章成。只有提高医疗从业者的数据科学素养，进而在医疗圈形成一种数据文化，才能使数据对医疗业务起到隐性的、稳固的、持续的、充分的支撑作用，才能打破隔行如隔山的窘境，充分释放大数据和人工智能在医疗行业的潜力和产能。

当前，医学发展存在四个趋势，分别为全科协同（科间协同）、全程统筹（从健康到疾病、从出生到死亡的全病程管理）、全队介入（医护、心理师、社工、康复师等）和全能应对（技术胜任力兼备人文胜任力）。前三者都需要医疗信息在不同医疗团队和地域组织间广泛互通共享，而数据科学的广泛应用也对医护人员的技术胜任力和人文胜任力提出了新的要求。在信息化和数据化的重要性一再被强调的背景下，许多进步的医疗工作者已经开始追逐数据革命浪潮，尝试学习数据科学的理论和技术。市面上相关领域的出版物很多，其中不乏经典：例如 Lan Goodfellow 教授所著的 *Deep Learning*（业内又称之为花书）、周志华教授所著的《机器学习》（又叫西瓜书）和李航教授所著的《统计学习方法》等。这些著作虽然被公认为学习人工智能的经典，但是它们的默认读者都是有一定数学和编程基础的信息技术人员。书中复杂的数学公式和推理已经超出了绝大多数医务工作者的理解能力。让医务人员研读数据科学领域的专业书籍，轻者云里雾里，重者寸步难行。而市面上的一些人工智能科普读物，大多仍处在只看热闹而不讲门道的状态，无法让医务人员深刻体会到数据科学和医疗业务的逻辑共鸣。阅读此类科普书籍，并不足以改变医务工作者在实际业务中的思维方式，更不足以帮助他们利用数据科学解决现实医疗问题。因此，医疗大数据与人工智能，实则是一门谈者多懂者少的学问。这也呼应了人工智能界广为流传的一句笑谈：学习人工智能，不是从入门到精通，而是从入门到放弃。畅销书作家 Malcolm Gladwell 在其著作 *David and Goliath: Underdogs, Misfits, and the Art of Battling Giants* 中提出了两种学习模式——资本学习（capitalization learning）和补偿学习（compensation learning）。前者指在自己的优势知识或技能基础上进行学习，相对容易；后者是指在自己的劣势区学习，补齐短板，这无疑将会非常困难。对于医疗工作者而言，尽管医学也是一门终身学习的学问，但是大部分人的知识体系已经定型，很难再走到偏离自己认知舒适区太远的位置。而数据科学就处在这个认知能力可及区的边缘。对于大部分医务人员来说，学习数据科学是妥妥的补偿学习。如果想降低学习难度，就要从医疗从业者熟悉的领域入手，努力把补偿学习转变为资本学习。因此，为医疗从业者量身打造一本医疗数据科学的通识读物，努力为数据工作者和医务工作者建立业务契合点，是笔者作为医疗大数据践行者的夙愿。本书从医疗入手，用医生的话，讲数据的事，把对数据科学技术的讲解，融入医疗场景中。本书坚持道术融合：道者，形而上，是抽象的，侧重于战略；术者，形而下，是具体的，侧重于战术。《道德经》有言：“有道无术，术尚可求也。有术无道，止于术。”医疗数据科学中的“道”对应着数据科学的来龙去脉，数据思维的基本逻辑，数据与医疗的本质联系；“术”则对应着具体的算法，以及它们在医疗业务中的实际作用和具体实现。目前相关领域的读物普遍“道”与“术”难以兼顾，数据科学的庞大体系很容易将人的精力全部消耗在“术”的繁杂中，而不得入门之法。所谓道为体，术为用，道为纲，术为目。我们学习数据科学，先要明白“道”，从而理解数据；在这个基础上，再了解“术”，从而应用数据。明白了道的初衷，才能守一而用万；明白了术的逻辑，才能触类而旁通。

　　九层之台，起于累土，数据科学的底层是数学，绕开了数学理论，大部分算法是没办法讲透的。网上有个段子，说生活可能会欺骗你，但是数学不会，因为数学“不会”，就是“不会”。笔者同每一位医务工作者一样，深深理解非专业人士对于数学的恐惧。因此，本书在讲"术"的部分章节中，依据所涉及的数学原理从浅到深，分为不同层次进行算法讲解。读者可以根据自身的接受能力和要求选择性阅读。略过部分数学原理，并不会对算法的理解造成特别大的影响。

需要特别声明的是，数据科学和医疗行业都是快速发展的行业。数据科学作为一种思想和技术工具，如果在医疗领域只为部分研究者或技术协作者掌握，没有改变医疗一线工作者的思维方式，没有颠覆医疗相关决策所依据的思考路径，那么医疗数据科学的发展是不能被称为"成功"的。对常年忙于医疗事务性工作的一线人员而言，数据科学是相当遥远的存在。我们不能一开始就从一个高大上的角度来向医疗工作者介绍数据科学，尽管那样看似高屋建瓴，实则在阅读伊始就并非与受众读者同频思考。本书的目的，并不是向读者传递最前沿的数据科学+医疗领域知识。如果读者有这种思想，应该去读最新的研究文献，而不是读一本书。本书的初衷，是站在医疗业务的最底层，从各类医疗从业者的日常工作出发，向更高的认知高度，即：朝着数据科学的方向攀登到数据科学能够在医疗领域实现文化畅流的高度。让广大医疗临床人员、管理人员、科研人员、产业人员等，在充分认识医疗业务逻辑和思维方式的基础上理解数据科学。让医疗与数据的融合超越信息数字孪生的层面，达到医疗业务根本逻辑的数据科学思想孪生层面。让数据为医疗代言，促进数据科学在医疗领域工具化、语言化、思想化、文化化，借此改变医疗工作人员的思维范式，尽可能消除医工交叉团队之间的专业隔阂，从而促进数据科学在医疗领域发挥更大的作用并加速其向前发展。

数据科学与健康医疗的文化融合，其意义远不止于改善当前健康医疗领域的业务现状，更在于医学科学的发展和传承。著名教育家约翰·杜威（John Dewey）曾说："如果我们用过去的方式教育现在的孩子，就是在剥夺他们的未来。"在数据科学与健康医学广泛融合并协同发展的今天，只有广大医疗卫生从业者转变思维方式，拥抱数据科学，才能让下一代医学人站在更高的起点向上攀登。因此，本书亦可作为健康、医疗、数据相关课程的参考用书，以及面向医疗首席数据官的通识读物。图1、图2和图3给出了本书主要内容的思维导图，供读者预览。

医学知识浩如烟海，数据理论博大精深。笔者诚惶诚恐，希望尽绵薄之力，推动医疗数据科学的普及和发展。由于能力有限，书中难免有不当和错误之处，还望读者海涵和指正，不胜感激！

2023 年 10 月

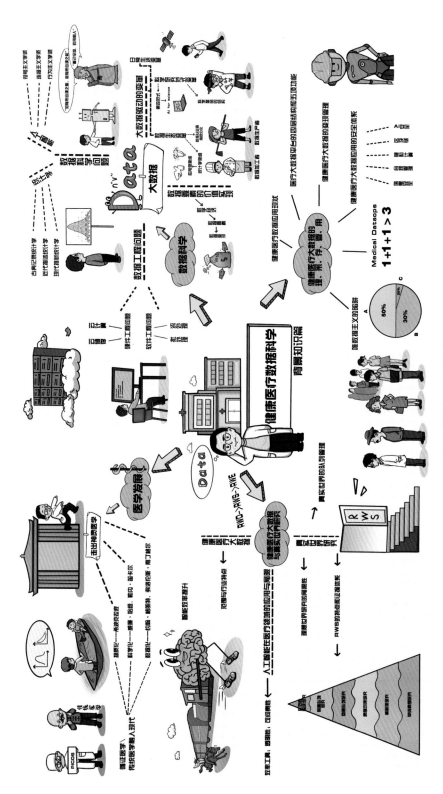

图 1　背景知识内容概览

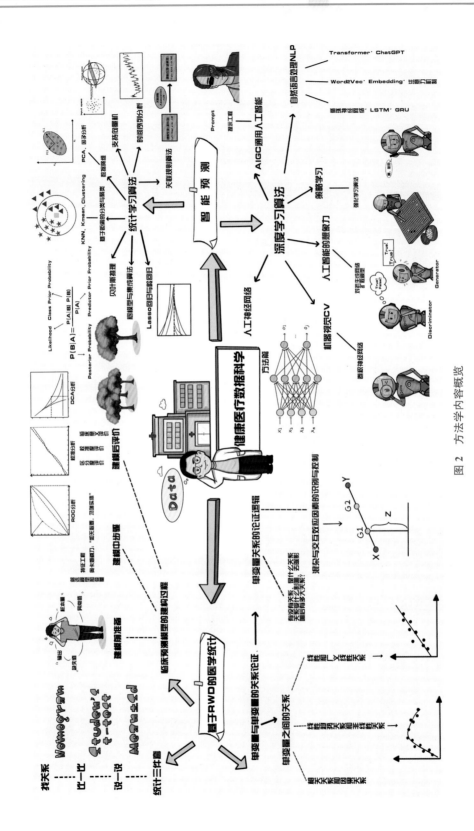

图 2 方法学内容概览

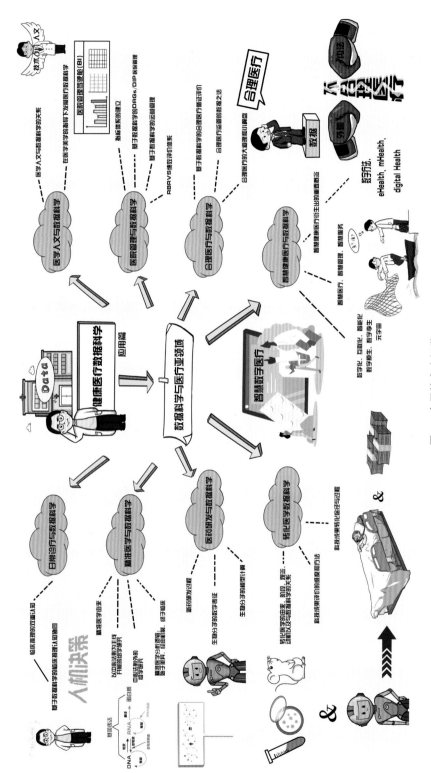

图 3　应用篇内容概览

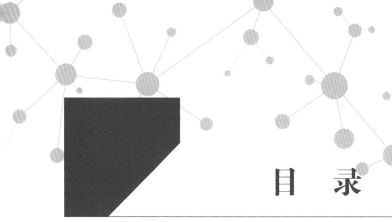

目 录

第1章

医学发展与数据科学

1.1 医学认知的物质化、科学化和数据化

1.1.1 从神灵主义走出的医学

在人类的早期文明中，出于对疾病的恐惧和不解，人们普遍将疾病归因为神明降罪和鬼魅作祟。鬼神致病，就需要通过祈祷和巫术来治疗。"医"的繁体字写作"醫"：殹，恶姿也；而巫字，有"古者巫彭初作医"之说，因此可以理解为治病的工种。英文的"medicine"，也有巫术的意思，"medicine man"即指美洲土著的巫师。"尚俗鬼神，好淫祀，病不服药，惟巫是信"的现象，在不同的时间、地域和文化中是持续存在的，只是程度不同而已。西方医学起源于希腊文明，而希腊的文明始于神话，希腊医学的滥觞亦在神话。在希腊神话中，从潘多拉（Pandora）打开魔盒（Pandora's box）起，病痛便降临人间。希腊神话中的很多神祇都有治病的能力，其中和医学最相关的神是埃斯库拉庇俄斯（Aesculapius）。埃斯库拉庇俄斯是光明神阿波罗（Apollo）和塞萨利公主科洛尼斯（Coronis）的孩子。埃斯库拉庇俄斯的母亲科洛尼斯在怀孕时，又爱上了凡人伊斯库斯（Ischys），结果遭到了阿波罗的嫉妒和怨恨而被射杀。在火化时，阿波罗从尸体中救出了尚未出生的埃斯库拉庇俄斯，并交给了马人喀戎（Chiron）。喀戎将埃斯库拉庇俄斯抚养成人，教他学习医术和狩猎。相传，埃斯库拉庇俄斯在一次行医时，一条毒蛇悄悄地爬到他的手杖上。他杀死了这条毒蛇以后，又出现了另一条毒蛇。后出现的毒蛇口衔药草，为前一条毒蛇医治，并成功使其死而复生。这使埃斯库拉庇俄斯恍然大悟——蛇是有毒的，可以致命，但同时蛇还具有神秘的疗伤能力。其原因，可能是毒蛇长年贴地而行的习性使得它们熟知一切草木的属性，也包括药性。从此，埃斯库拉庇俄斯行医人间，总是带着一根蛇杖，而蛇杖也成为了医学的象征。埃斯库拉庇俄斯被奉为希腊神话中的"医神"，他的家族掌管着希腊众神的健康。现代卫生（hygiene）一词即来自他的女儿许格亚（Hygieia），她在希腊神话中是健

康之神。埃斯库拉庇俄斯的另外四个女儿，分别是让人从疾病中恢复的痊愈女神伊阿索（Iaso）、能治百病的医药女神帕那克亚（Panacea）、散发自然美和光辉的光彩女神阿格勒（Aegle）和主司卫生安全、医药治疗的健康女神阿克索（Akso）。埃斯库拉庇俄斯还有两个儿子，分别为波达利亚（Polaeirios）——内科医生的主神、马卡费（Machaon）——外科医生的主神。

1.1.2　医学认知的物质化

生命的渺小使得人类从未停止过对神灵庇佑的渴望，但解决生理上的病痛，最终还要靠医学的进步。医学前进的第一步是走出对神灵的幻想，我们可以将其称为医学认知的物质化。在西方医学中，最早坚定地走出这一步的人是希波克拉底。希波克拉底生于公元前 460 年，是古希腊伯里克利时代的医师，被西方尊为"医学之父"。他的贡献可以用九个字来概括，破迷信、创学说、讲道德。在"破迷信"方面，古希腊医学长期受到宗教迷信的禁锢，只会用念咒、施法和祈祷为人治病。希波克拉底是神灵医学的坚决反对者。他有几个破除迷信的名场面：有一次，他在街上看到一个人突然神志不清，全身抽动、面色青紫、口吐白沫。大家都认为他中邪了，这时刚好路过一名僧人。僧人看了看患者说："他得了神病，只有神才能宽恕他，快把他抬到神庙里去吧。"希波克拉底走上前说："不对！世上根本没有什么神病，他得的是癫痫病，把他抬到神庙是治不好病的。""这不是由谁引起的，而是由这人的脑引起的。"希波克拉底所指出的癫痫病因在现代医学看来是完全正确的。癫痫这个病名，也在医学界沿用至今。还有一次，希波克拉底碰到一个巫医给骨折患者治病。当时患者右腿被车轮辗断，鲜血淋淋，已经昏死过去。但巫医仍然命令家属扶着患者，用其左腿跪在神像前，自己则念念有词。希波克拉底气愤地走上前说道："靠念咒语怎能治好他的伤呢？这是在折磨患者，简直太荒唐了！"巫医不屑一顾地说："看来你会治伤啊，那好，你说他的伤怎样治？"希波克拉底答道："清洗创口，进行牵引，使断骨复位！"希波克拉底对骨折患者提出的治疗方法，是符合科学道理的。为了纪念他，后人将用于牵引和其他矫形操作的臼床称为"希波克拉底臼床"。在"创学说"方面，希波克拉底提出了著名的"体液学说"，认为人体是由血液、黏液、黄胆汁、黑胆汁这四种体液组成的。四种体液在人体内的比例不同，形成了人的不同气质；四种体液在受到外界的不良影响后会失衡，进而导致疾病的发生。另外，希波克拉底勇敢地冲破了尸体解剖的禁令，秘密进行人体解剖，获得了许多关于人体结构的宝贵知识，创作了经典的外科著作《头颅创伤》。希波克拉底依据大量的实践经验，解释和总结了许多疾病的病因和治疗，在饮食致病、肌骨关节、尿道结石、瘟疫防治等多个领域都有突破性的见解。在"讲道德"方面，希波克拉底提出了医生的基本职业道德规范，以他命名的"希波克拉底誓言"（Hippocratic Oath），是每一位医生入行时必须宣誓的誓言。

作为西方医学的奠基人，希波克拉底带领医学走出了对神灵的恐惧，走上了以相对客观的理论学说解释医学现象的发展轨迹。

　　医学的进步是一个曲折艰难的过程。一方面，医学要与传统的鬼神论相对抗。《苏轼文集》曾记载："间有饮药者，巫辄云：'神怒，病不可复治。'亲戚皆为却药，禁医不得入门，人、牛皆死而后已。"另一方面，医学进步本身也有不小的试错成本。例如，人们从希波克拉底的体液论获得灵感，发明了催吐、放血等平衡体液的疗法。今天提到柳叶刀，我们首先想到的是国际上公认的综合性医学四大顶刊之一，同时也是外科医生的代表。而柳叶刀的起源，是为患者放血的工具。很多人因放血疗法而死，如音乐天才莫扎特和美国国父华盛顿。莫扎特的死因虽然有很多种说法，但比较可信的一点是，他的死和放血疗法有关。1791 年 8 月，时年 35 岁的莫扎特要为一位资助人创作一首安魂弥撒曲。他一直疑神疑鬼地觉得这是给自己写的安魂曲。同年 11 月，体弱的莫扎特因为剧烈的呕吐、腹泻、关节炎而无法下床，加上四肢水肿，根本没有办法继续作曲。他深信自己是中毒了。医生们尝试了各种方法为其医治，其中就有当时被认为是几乎万能的放血疗法。莫扎特在生命的最后一个星期失血至少 4 品脱（1品脱 =568.26125 毫升）。他的小姨子索菲·海贝尔记录道："他们给他放血，给他的头部冷敷，但随后，他变得虚弱，使不出力气来，而后失去了知觉，再没有醒过来。"24个小时后，莫扎特病逝。同样的，华盛顿从总统之位退下来两年后，因为一次冒雪骑马而感冒发热。他本人是放血疗法的信奉者。在他生病后，更是有数个医生为其催吐、导泄和放血。据估计，华盛顿去世前一共被放了 5 ~ 9 品脱的血，这导致华盛顿很快撒手人寰。

　　自古医药不分家，有荒诞的疗法，自然就少不了不靠谱的药物。在现代制药方法发明之前，人类只能在自然界中寻找可能的药物。在这方面，我国的中医药形成了较为完整的药理体系，是非常成功的。在国外也有很多成功的案例，例如苏美尔人早在 6 000 多年前就开始从罂粟里收集鸦片，并发现它能快速止疼，还可以缓解人的抑郁情绪和呼吸短促。汉代神农氏所写的《神农本草经》有言："神农尝百草，日遇七十二毒"。这说明一个更为普遍的事实，在大自然中试药就像买彩票，开出来大奖的概率是很低的。在人们日常用到的药物中，有一些是试出来的，还有一些是猜出来的。例如，民间流行的"以形补形"，就存在很多"猜"的成分。典型的例子如"男参女鲍"，因为海参和鲍鱼与男女性生殖器官形似，故有此说法。但实际上海参和鲍鱼在不同性别中的吸收过程是一样的，其补养作用并没有本质区别。再如，很多人认为吃腰子补肾，猪腰虽然含有蛋白质、维生素和微量元素等营养成分，但里面的嘌呤、胆固醇、脂肪含量也很高，大量进食会给肾脏造成负担。对于肾功能不全的人，盲目吃腰子补肾会适得其反。吃肝补肝也是一样，动物肝脏中胆固醇含量较高，会加重肝脏代谢负担，影响肝病的康复。当然，并不是所有以形补形的吃法都是错的。例如，人们普遍认为核桃对大脑的健康和认知功能有一定的好处。而事实是核桃确实含有丰富的多不饱和脂肪酸、磷脂和多种维生素，其中 α- 亚麻酸含量在 10% 左右，它是一种人体必需的多不饱和脂肪酸，在一定程度上可以转化为 DHA，有促进婴幼儿大脑发育、延缓老年人大脑衰老的作用。又如，中医认为，动物血有补血、解毒、清肠的功效。从西医角度看，动物血液中确实含有大量易被人体吸收的血红素铁，在一定程度上能满足缺铁性贫血患者补铁益血的需要。但贫血不一定总是缺铁性的，导致贫血的原因有很多，例如叶酸缺乏、脾亢、再生障碍以及溶血等，不是所有贫血都能通过吃血豆腐来补，而是要根据具体原因进行精准治疗。

1.1.3　医学认知的科学化

随着科学的发展，医学和自然科学逐渐融合，陆续出现了很多从不同角度看待生命现象的学派和学说。例如在 16—17 世纪中期兴起的把动物机体看作是自然科学（如数学）和器械的自然科学派、把生命过程尽量用化学解释的化学派、认为生命是由生活所特有的生活力维持的活力派等。在主流学说之外，也会出现偏离科学，根据经验感悟，自己创造的医学理论。在医学缺少统一范式的情况下，同为医者，可以有截然不同的看病理念。不同体系的医术会有高下之争，也会有门户之见，这并不利于医学的发展。医学理论需要被普世认可，就必然要有一套科学的论证框架。这就引出了医学发展的第二个关键步骤——医学认知的科学化。

提到医学的科学化，就不得不提到两个人，一个是英国生理学家威廉·哈维（William Harvey，1578 年 4 月 1 日—1657 年 6 月 3 日），另一个是法国哲学家、数学家、物理学家勒内·笛卡儿（René Descartes，1596 年 3 月 31 日—1650 年 2 月 11 日）。前者通过实验证实了血液循环理论，开创了现代生理学和医学的研究方法；后者把这套方法总结提炼成了近代科学的论证体系。

在哈维之前，欧洲一直沿用古希腊医学家盖伦（Galen of Pergamon，129—199）的医学理论。盖伦认为，生命来源于"气"。后来的医学家们在此基础上进一步发展，认为脑中有"精气"（pneuma psychicon），决定运动、感知和感觉；心中有"活气"（pneuma zoticon），控制体内的血液和体温；肝脏中有"动气"（pneuma physicon），控制营养和新陈代谢等等。对于血液的作用，盖伦认为是从心脏输出到身体各个部分，而不是循环的。也正是因为如此，盖伦并不认为人体的血液量是有限的，前面提到的放血疗法也和这种理论有关。哈维通过一个简单的数学运算，即发现了盖伦理论的漏洞：哈维首先通过解剖得知心脏的大小，估计心脏每次跳动的排血量大约是 2 盎司（1 盎司 =28.35 克）。假设心脏每分钟跳动 72 次，每小时大约有 8 640 盎司血液从心脏排入主动脉，约相当于 245 千克。这远远超过了一个正常人的体重。如果血液不是循环的，人体内怎么可能有这么多的血液呢？根据这个矛盾，哈维彻底摒弃了盖伦的理论，提出了血液循环的猜想，并花费了 9 年时间通过实验仔细观察，掌握了血液循环的详细情况。他在 1628 年发表的医学巨著《关于动物心脏与血液运动的解剖研究》（简称《心血运动论》）（图 1-1），指出了血液受心脏推动，沿着动脉血管流向全身各部，再沿着静脉血管返回心脏的血液循环路径。由于当时没有显微镜，哈维无法发现毛细血管，因此无法证明动脉血是怎样进入静脉血管中的。他曾断言：动脉血管和静脉血管之间，一定会有某种肉眼见不到的起连接作用的血管。17 世纪中叶，意大利医学家马尔切洛·马尔比基（Marcello Malpighi）利用光学显微镜观察青蛙，发现青蛙肺部的动脉和静脉是通过细小的血管连接起来的，于是提出了"毛细血管"这一概念，证实了哈维的猜想。哈维的《心血运动论》和哥白尼的《天体运行论》，牛顿的《自然哲学的数学原理》以及达尔文的《物种起源》一起被称为改变历史的科技巨著。这本书的影响不仅仅在于提出了一种理论，更在于找到了一种医学研究的方法。这种方法不是靠研究和解释经典学说，而是靠逻辑、靠观察和实验来推导医学结论。哈维在他的书中写道："无论是教解剖学或是学解剖学，都应以实验为依据，而不应以书籍为依据，都应以自然为师，而不应以哲学为师。"哈维的发现一开始在天主教势力强大的法国遭到反对，后来由于笛卡儿的支持，才被大众所接受。相信读者们对笛卡儿都不陌生，他的一句名言"我思故我在"（Cogito, ergo sum. I think therefore I am.），已经到了人尽皆知的程度。尤其对于做数据的人来说，几乎每天都在和笛卡儿坐标系（直角坐标系和斜坐标系的统称）打交道。笛卡儿比哈维小十几岁，一直对这位近代科学的先驱敬重有加。在哈维的影响下，笛卡儿提出科学研究是通过正确的证据（和前提条件），进行正确的推理，得到正确的结论的过程。他总结了科学的方法，大致

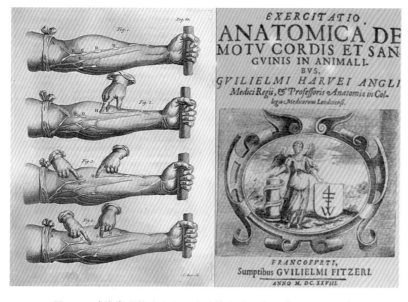

图 1-1　哈维发现静脉血向心流动的实验图片和《心血运动论》

分为如下几步：

（1）提出问题，但不要有预先设定的结论；

（2）进行实验；

（3）从实验中得到结论和解释；

（4）将结论推广并且普遍化；

（5）在实践中找出新的问题，如此循环往复。

笛卡儿还有另外一句名言为大家所熟知——"大胆假设，小心求证"。这是说，在实验之前，什么想法都可以有，什么结果都是可能的，要有开放的心态，然后通过小心科学地求证，找到真理。受益于笛卡儿对科学方法论的总结，包括医学在内的自然科学在此之后得到了快速的发展。

1.1.4　医学认知的数据化

医学理论有了统一的论证方式之后，就需要一种相对统一的语言和统一的度量衡，以便从宏观和个体微观角度描述和量化疾病以及疾病所带来的影响。这是医学发展的第三个关键步骤——医学认知的数据化。医学认知的数据化，指通过数字和统计来描述与比较医学现象。我们也经常会提到医学的数字化。数字化和数据化并不相同，前者侧重指使用电子信息技术把医学信息存储和记录为电子数字化的形式；而后者侧重于用数字来表征和描述具体的医学信息，进而被人们更深刻地理解。早期提倡用统计数据表示医学材料的代表人物是英国的约翰·格朗特（John Graunt）。他在1662年出版《关于死亡率的自然观察和政治观察》时，便试图从粗杂的材料中统计出人口数、死亡率、罹病数等统计资料。他分析了60多年间伦敦居民死亡的原因和人口变动的关系，发现新生儿性别比例具有稳定性等人口规律，第一次编制了"生命表"，对死亡率与人口寿命进行了分析，使人口统计学成为了一门相对独立的学科。他的研究清楚地表明了统计学作为国家管理工具的重要作用。此后随着统计学的发展，医学现象也逐渐转变为使用统计语言来进行描述和分析。

医生在入行时宣誓的内容是希波克拉底誓言，而护士宣誓的是南丁格尔誓言（The Florence Nightingale Pledge）。南丁格尔在护理学方面的成就太过耀眼，以至于我们很容易忽视她在统计学方面的成就。南丁格尔全名弗洛伦斯·南丁格尔（Florence Nightingale），生于1820年，是世界著名的护理专家，近代护理教育的创始人，护理学的奠基人。她创办了护理学校，提出了科学的护理理论，把护理工作提高到"专门职业"的地位，显著地提高了护士的社会地位。1854—1856年，英国、法国、土耳其联军与沙皇俄国在克里米亚交战。南丁格尔主动申请担任战地护士。每个夜晚，她都手执风灯巡视，她"提灯女神"的形象也深深地烙在人们的脑海中。南丁格尔除了是一名优秀的护士，也是一名伟大的统计学家，使用数据说明现实问题是她的强项。

她于 1858 年首次使用了一种现在称为玫瑰图的数据可视化方法（本质上是柱状图的极坐标分布形式），得出了军士死亡的主要原因是感染性疾病以及重伤士兵得不到及时救护的惊人结论。并据此采取相应措施，切实提高了军队医院的卫生保健水平，拯救了成千上万的生命。图 1-2 是当年南丁格尔所绘制的玫瑰图，图中显示了从 1854 年 4 月—1856 年 3 月英国军士死亡原因的相对比例，其中浅蓝色代表可预防的疾病，红色代表伤口导致的疾病，黑色代表其他原因引起的疾病。从图中可以看出，南丁格尔的数据可视化水平，已经从实用层面上升到了审美高度，这让生活在数据科学时代下的我们都自叹不如。1859 年，南丁格尔被选为英国皇家统计学会的第一个女成员，她后来成为了美国统计协会的名誉会员。数据的使用推动着 21 世纪医学模式由传统的经验医学向新型的循证医学模式转变，并引发一场极为深刻而激烈的医学革命，为现代医学的发展树起了一座新的里程碑。

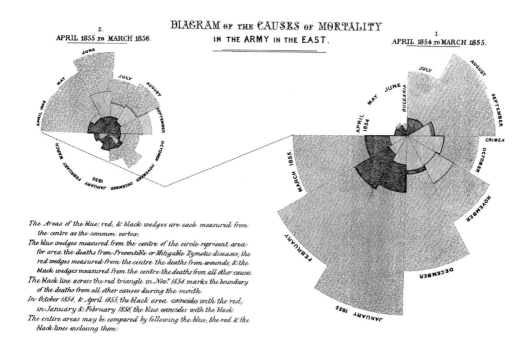

图 1-2 南丁格尔绘制的玫瑰图

1.2 数据化或是传统医学现代化的必经之路

1.2.1 现代医学与传统医学的分歧

现代医学兼具科学性和循证性,两者相关却不相同。在理论层面(基础医学层面),现代医学重视以自然科学方法为基础的观测和解释;而在实践层面(临床医学层面),现代医学更重视循证医学证据的支持。和现代医学相对应的是传统医学,其思维方式和现代医学是很难相融的。以中医为例,在民国时期,一些最早接触西方近代化思想的人士曾认为,中国欲求富强之道,必须抛弃传统封建文化,向西方学习。一些主张"科学救国"的人士认为中医也是封建文化的一部分,应该一并废止。严复、梁启超、章太炎等均主张废除阴阳、五行的概念。曾任上海医师公会会长、南京政府中央卫生委员会委员、教育部医学教育委员会委员等职的余岩(字云岫,1897—1954),提出了废止中医案。该议案在 1929 年 2 月南京政府召开第一次中央卫生委员会议时得以通过。余岩以西医知识作为衡量正确与否的标准,比较西医理论与中医理论,认为《内经》"无一字不错"。而中医认为,中医与西医是两个基础不同的医学体系,中医的脏腑与西医的解剖概念不能一一对应,以此释彼,中医理论基于自然哲学,来源于自然界最一般的变化规律。著名中医恽铁樵(字树玉,1879—1935)曾解释,"《内经》之五脏非血肉之五脏,乃四时之五脏"。另一位医家杨则民(字潜庵,1893—1948)强调:"吾人欲讨论《内经》之真价,宜以哲学眼光衡量之,不当以自然科学之见解批判之。"并认为:"中医之思想方法,为《内经》之辨证法,而外医则为近世之机械论的方法,二者绝不相同者也。"

1.2.2 数据科学助力传统医学融入现代

随着自然科学的引入和发展,一些现代科学的思想也在慢慢向中医渗透。中医界曾提出过"改良中医""中医科学化"和"创立新中医"等主张,希望借助近代医学知识来改良或改造中医,促使中医体系变革,早日实现"科学化"。最早提出这个口号的是近代医学教育家丁福保先生(1874—1952)。他曾写道"医说必循生理、病理学之正轨,方剂须循理化学、生物学之原则""至少限度,吾新中医界在理论方面应接纳传染病学说、内分泌说、维他命说,在治疗方面应采取各种特效疗法"。很明显,他认为中西医沟通的前提是中医向西医看齐,才能实现中医的科学化。人们对中医科学化的态度并不一致,认同者认为中医的经验是宝贵的,但是理论欠科学,应当用当代科学方法来整理中医,使得它的理论系统化、科学化,经验集中化、实验化,药物生理化、化学化;不认同者大多将临床有效性等同于临床科学性,认为中医有效，因而科学。另外，"中医科学化"总有一种中医并不科学的意味，从感情上容易让中医队伍产生抵触。此外，因为中医大多以中药为人治病，所以中医科学化很容易会变成中药科学化，即通过分析中药的化学成分来解析其药理作用，借此以西医的思维方式为患者治疗。而实际上中医的价值更多的在于理法，而非特定方药。以中药代替中医，与其说是"科学化"，倒不如说是取缔中医的另一种方式。在国外也有很多和中医类似的行之有效的医学体系和疗法，例如印度的草药和瑜伽术，美国的按脊疗法、足反射疗法，法国的香味疗法，德国的顺势疗法和日本的汉方医学等。随着西医的发展，暴露出的问题（例如化学药物的毒副作用、对于新冠等突发新型疾病的诊治能力不足、在健康管理特别是治未病方面的欠缺、医疗费用昂贵等）也得到了人们的日益重视。而在这些方面，上面介绍的传统和民间医药便成了西医很好的补充。因此，现代医学将这类医学统称为替代医学（alternative medicine）或补充医学（complementary medicine）。毛泽东主席曾指示："中国医药学是一个伟大的宝库，应当努力发掘，加以提高。"其实不只是中国医药学，任何被实践证明行之有效的传统医学和民间医学都是医学发展的宝藏。有效和科学之间不能画等号。反复有效说明确实有效，有效是一种现象级的描述，之所以"不科学"，一方面是因为没有经过笛卡儿科学方法论去论证，另一方面也是因为科学还没有强大到能解释所有复杂的医学现象。相信随着科学的发展，传统医学的谜团一定会被逐一解开，传统医学和现代医学的隔阂将不复存在。从科学探索角度来看，目前对替代医学的科学理论研究和专刊非常多，例如 *BMC Complementary and Alternative Medicine*、*Evidence-based Complementary and Alternative Medicine*、*Journal of Alternative and Complementary Medicine* 等。就中医来说，除了对中药成分、药理和药性的研究外，对于经脉等基础理论的研究也在不断深入。例如 2021 年，一篇中医针灸脉络显示的研究登顶 *Nature* 主刊[①]，这标志着中医药研究渐渐被世界所接受和认可，也提示现代科学和传统医学的融合逐渐深入，传统医学的合理性和科学性逐渐被证实。

从实践评价的角度来看，以中医药为代表的传统医学也逐渐和循证医学体系融合。例如，在 2017 年，张运院士的研究团队在 JACC 杂志上发文[②]，对 2006—2016 年发表的 56 项中医药治疗心血管疾病的随机对照试验进行了系统评估，其中部分中药的活性成分、药理作用以及作用机制已经被阐明。近年来，诸如此类的研究数量不断增多。事实证明，建立符合循证医学理念的中医临床评价体系有助于中医药走向世界。

---

① Liu S, Wang Z, Su Y, et al. A neuroanatomical basis for electroacupuncture to drive the vagal-adrenal axis[J]. Nature, 2021, 598(7882):641-645.

② Hao P, Jiang F, Cheng J, et al. Traditional Chinese Medicine for cardiovascular disease[J]. J Am Coll Cardiol, 2017, 69: 2952-2966.

在人类基因组计划后，表型组学迅速崛起。所谓表型（phenotype），是指有机生命体可被观察到的结构和功能方面的特性。而表型组（phenome），可以被理解为这些特性的集合。意大利物理学家、数学家、天文学家及哲学家伽利略（1564—1642）有一句名言："测一切之可测，并使不可测为可测。"表型组学的思维即是如此，其努力的方向是使得一切生物特征可测量，可归集。在这种思维引导下，人们尝试使用组学方法来表征中医，国内多个中心开始探索中医表型组测量平台的建设，中医表型组学（Chinese Medicine phenomics）的概念也随之被提出。2022 年，上海中医药大学的王拥军教授团队提出了中医表型组学的概念：中医表型组学是指以中医核心理念为根本，以大型人群队列为基础，采用多组学、生物信息学和人工智能等手段，从宏观、中观、微观水平上系统地、定性与定量结合地测定中医"证"与"病"发生发展全过程中的表型集合及中药干预下的转归机制，揭示中医现代科学内涵的一门学科[①]。中医表型组学作为现代科学测量方法在传统医学中应用的代表，将用全新的认识论和方法论为传统医学研究提供科学思路。用科学测量方法获取疾病数据表征，在数据的基础上推理循证，或是传统医学现代化的必经之路。

1.3 以实践和数据说话的循证医学发展历程

1.3.1 理解循证医学

循证医学（evidence-based medicine，EBM）可以被简单理解为遵循证据的医学。什么是证据？我们总说实践是检验真理的唯一标准，证据即是对于实践过程与结果的客观记录。在循证医学的世界里，对于一个指导实践的标准，无论从理论上被理解得有多么深刻，只要没在实践中真刀真枪地试验过，就不能得到现代医学的认可。相比于传统医学，循证医学追求的并不仅仅是医学理论逻辑上的自洽。它以结果为导向，强调临床实践应该基于目前所能获取的最佳证据。医学证据的应用并不仅仅局限于制订临床决策的环节（例如是否应该安排患者进行某项检查，是否应该给患者实施某种药物或手术干预等)，它是一个从寻找证据到评价证据的完整闭环，具体包括 5 个环节。

1. 提出临床问题：包括病因判断、预防措施、诊断试验、治疗干预、预后评估等各方面。

2. 寻找证据：通过检索循证医学证据资源（文献或指南）或借助计算机决策

---

① 原淳淳，王晶，舒冰，等 . 中医表型组学的概念与相关研究体系的构建 [J]. 中医杂志，2022，63(5): 407-411.

支持工具进行证据检索〔常用的证据检索工具，如英国医学杂志（British Medical Journal，BMJ）出版集团的 Best Practice 和 Up to date 临床顾问等〕。

3. 评价证据：对证据的适用性、证据等级、影响力进行评价，思考证据的临床意义。

4. 应用证据：将收集的证据进行整理，把高质量的证据应用于临床决策。

5. 后效评价：对证据应用的结果进行评估，思考实施过程产生的新问题以及后续改进的措施，为后续研究和临床实践提供有益参考。

不难看出，循证医学是以临床问题为出发点。这与临床教学中以问题为导向的学习（problem-based learning）很接近，都是提出问题 – 寻找答案 – 回答问题 – 引出新问题的循环过程。医生是一个终身学习的职业，临床的实践过程也是不断学习的过程。我们经常说医生最好的老师是患者，原因就在这里。同时，循证医学也是一种理念，是通过事实证据治病救人的思维方式。而事实证据的呈现又离不开数据和统计的支撑。Greenhalgh 等曾这样定义循证医学："Evidence-based medicine is the use of mathematical estimates of the risk of benefit and harm, derived from high-quality research on population samples, to inform clinical decision-making in the diagnosis, investigation or management of individual patients.[①]" 这里强调了循证医学离不开数学的方法和数据的应用。丘成桐院士曾在 2023 年北京协和医学院的毕业典礼上发表了主题为《探索医学与数学的交叉融合》的讲话。他谈到："数学帮助医学解决问题，反过来讲，医学推动数学提出新的理论、新的方法，向前发展。"临床流行病学的奠基人之一 David Sackett 教授曾将证据定义为"以患者为研究对象的各种临床研究（包括防治措施、诊断、病因、预后、经济学研究与评价等）所得到的结果和结论"。有了证据以后，便要评价证据，并依据证据的等级来定义推荐的强弱，进而制订医疗决策，这就是循证医学决策的基本过程。

1.3.2　循证医学证据体系建立的五个阶段

循证医学证据体系的建立并非一蹴而就，其证据分级和推荐强度的演变经历了一个不短的完善过程。我们可以将其大致分为五个阶段。

第一阶段：明确循证医学的根基——研究证据优于专家经验，证据需分级，推荐也分强弱。

1979 年，加拿大定期体检特别工作组（Canadian Task Force on the Peri-odic Health Examination，CTFPHE）的专家们首次明确提出了对医学证据进行分级的理念，并做了一套推荐强度体系，首次明确研究证据优于专家经验。相关证据分级和推荐强

---

① Yegneswaran B. T. Greenhalgh, Editor, How to read a paper: The basics of evidence based medicine (3rd edition), Blackwell Publishing, Malden (MA) (2006) [J]. Journal of Psychosomatic Research, 2007, 62(6):713.

度见表 1-1 和表 1-2。

表 1-1 1979 年 CTFPHE 证据分级

证据水平	定义
I	至少一项设计良好的 RCTs
II-1	设计良好的队列或病例对照研究，尤其来自多个中心或研究组
II-2	在时间和地点上设置了对照的研究，不管是否有干预措施；或重大结果的非对照研究（如 20 世纪 40 年代青霉素的应用）
III	基于临床研究、描述性研究或专家委员会的报告，或权威专家的意见

表 1-2 1979 年 CTFPHE 推荐强度

推荐强度	定义
A	定期体检中考虑该疾病的证据充分
B	定期体检中考虑该疾病的证据尚可
C	定期体检中支持考虑该疾病的证据缺乏
D	定期体检中不考虑该疾病的证据尚可
E	定期体检中不考虑该疾病的证据充分

第二阶段：在证据分级和推荐强度的基础上考虑了临床研究的质量。

CTFPHE 分级关注了研究的类型，但却未对研究的质量做出要求。而临床研究的质量（包括样本量、随机方法、有无对照等）对研究结论可靠性的影响极大。例如一个多中心研究显然比单中心研究更加可靠；一个大样本研究同样也比相同条件下的小样本研究更加可信；一个双盲甚至三盲 RCT 得出的结论显然要比单盲或者不设盲法的 RCT 结论更加坚定。为此，1986 年的 David Sackett 分级引入了对研究质量的考察（表 1-3）。

表 1-3 1986 年 David Sackett 证据分级及推荐级别

证据水平	定义	推荐级别	定义
I	有确定结果的大样本 RCT（I、II 型错误都较低）	A	至少一项 I 级试验支持
II	结果不确定的小样本 RCT（I、II 型错误都较高）	B	至少一项 II 级试验支持
III	非随机的同期对照试验	C	至少 III、IV、V 级证据支持
IV	非随机的历史对照试验		
V	无对照的系列病例报道		

第三阶段：将 Meta 分析、系统评价作为最高证据等级。

早期的证据分级都是基于 RCT 等原始研究，但无论多么严谨的研究都无法完全规避偏倚问题。同样的临床问题，会有多个不同的原始研究来解答。这些原始研究的结论可能一致，亦可能相悖。因此基于高质量研究的证据汇总相比于单个研究更有意义。1992 年，美国 AHRQ（Agency for Health Care Policy and Research）制订临床实践指南，将 RCT 的 Meta 分析作为最高级别的循证医学证据（表 1-4）。[①]

表 1-4　1992 年 AHRQ 证据分级及推荐强度

证据水平	定义	推荐级别
a	RCT 的 Meta 分析	A
b	至少 1 项 RCT	
a	至少 1 项设计良好的非随机对照研究	B
b	至少 1 项设计良好的准试验性研究 设计良好的非试验性研究	
	专家委员会报告、权威意见或临床经验	C

第四阶段：引入分类概念，将证据分级推广到治疗以外的领域。

2001 年牛津循证医学中心发布了新的循证标准，首次在证据分级的基础上引入了分类概念，涉及治疗、预防、病因、危害、预后、诊断、经济学分析等 7 个方面。新标准将证据分级推广到治疗以外的领域，是循证医学教学和实践中公认的经典标准。该标准几经修订，现通用 2011 版[②]，具体如表 1-5 所示。

表 1-5　2011 年牛津循证医学分级标准

问题	1 级	2 级	3 级	4 级	5 级
疾病或事件发生率	在疾病或事件发生的当地和即刻进行的随机抽样调查	对于事发地情况有可比性的若干其他情形下进行的抽样调查的系统综述	当地的非随机抽样调查	病例系列	无
诊断或检测的准确性	对采用同一参考标准并应用盲法的若干横断面研究的系统综述	采用同一参考标准并应用盲法的单一横断面研究	非连续收集的数据或采用非同一参考标准的研究	病例 - 对照试验；或低质量的采用不独立于试验方法的参考标准的研究	基于机制的推论

[①]　陈耀龙，李幼平，杜亮，等 . 医学研究中的证据分级和推荐强度的演进 [J]. 中国循证医学杂志，2018，8（2）：127-133.

[②]　OCEBM Levels of Evidence Working Group. "The Oxford 2011 Levels of Evidence". Oxford Centre for Evidence-Based Medicine.

问题	1 级	2 级	3 级	4 级	5 级
预后或自然病程	对起始队列研究的系统综述	起始队列研究	队列研究或 RCT 试验中的对照组	病例系列，病例对照研究，或低质量的前瞻性队列研究	无
干预效果	随机试验或 n-of-1 试验的系统综述	随机试验或效果显著的观察性研究	非随机性、对照性队列研究或随访研究	病例系列，病例对照研究，或历史对照研究	基于机制的推论
常见危害	随机试验的系统综述，巢式病例对照研究的系统综述，针对被研究患者的 n-of-1 试验，或显著效果的观察性研究	单个随机研究，或效果显著的观察性研究	非随机性、对照性队列研究或随访研究（上市后监督），研究样本量应足以判断某危害为常见危害，随访时间应足以确定长期危害	病例系列，病例对照或历史对照研究	基于机制的推论
罕见危害	随机试验或 n-of-1 试验的系统综述	单个随机研究，或效果显著的观察性研究	非随机性、对照性队列研究或随访研究（上市后监督），研究样本量应足以判断某危害为罕见危害，随访时间应足以确定长期危害	病例系列，病例对照或历史对照研究	基于机制的推论
疾病筛查	对随机性研究的系统综述	随机研究	非随机性、对照性队列研究或随访研究	病例系列，病例对照或历史对照研究	基于机制的推论

第五阶段：针对证据集群的 GRADE 证据质量评级。

到了第四个阶段，循证医学体系已经相对完善，但是仍存在一些尚未解决的问题。例如，循证医学把系统评价和 Meta 分析等证据汇总作为最高等级的循证医学证据，但如何评价证据集群的质量等级？先前的循证体系以研究类型对标证据等级，如何加入对研究质量的考量？临床研究（特别是 RCT）证明了在理想状态下的某种干预对结局的影响，在现实中该结论是否依然适用？在对某项诊疗措施进行推荐的时候是否考虑了经济负担和患者意愿等因素？这些问题，在随后的 GRADE 标准中得到了综合考虑。

2000 年，包括 WHO 在内的 19 个国家和国际组织共同创建了 GRADE 工作组，共同制订了国际统一的证据质量分级和推荐强度体系。GRADE 标准第一次清楚地阐述了证据质量和推荐强度的定义：证据质量指多大程度上能够确信疗效评估的正确性；推荐强度指在多大程度上能够确信遵守推荐意见利大于弊。GRADE 分级将证据质量分为高级证据、中级证据、低级证据和极低级证据。不同证据等级对应的含义和研究类型见表 1-6。

表 1-6　GRADE 证据质量等级

质量等级	定义	研究类型
高级证据	非常确信真实的效应值接近效应估计值	RCT；质量升高二级的观察性研究
中级证据	对效应估计值有中等程度的信心，真实值有可能接近估计值，但存在两者大不相同的可能性	质量降低一级的 RCT；质量升高一级的观察性研究
低级证据	对效应估计值的确信程度有限，真实值可能与估计值大不相同	质量降低二级的 RCT；观察性研究
极低证据	对效应值估计几乎没有信心，真实值很可能与估计值大不相同	质量降低三级的 RCT；质量降低一级的观察性研究；系列病例观察；个案报道

根据证据集群的研究质量，GRADE 分级提出了五项降级因素和三项升级因素。其中降级因素包括偏倚风险、不一致性、间接性、不精确性、发表偏倚。三项升级因素包括效应值很大、有剂量 – 效应关系、负偏倚。他们具体的解释和升降级标准见表 1-7。随机对照试验证据集群的初始证据等级为高级，而观察性研究证据集群的初始证据等级为低级。证据集群经过升级和降级标准筛选后，获得高、中、低和极低四种新的等级，并以此反映对效应估计值足以支持某种特定推荐的把握度。

表 1-7　GRADE 标准中影响证据质量的因素

因素	描述	升降级标准
可能降低临床试验证据质量的因素		
偏倚风险	未正确随机分组；未进行分配方案隐藏；未实施盲法；研究对象失访过多，未进行意向性分析；选择性报告结果；发现有疗效后研究提前终止	五个因素中任意一个因素，可根据其存在问题的严重程度，将证据质量降 1 级（严重）或 2 级（非常严重）。证据质量最多可被降为极地，但注意不应该重复降级。譬如，如果发现不一致是由于存在偏倚风险（如缺乏盲法或分配隐藏）所导致时，则在不一致性这个因素上不再因此而降级。
不一致性	如不同研究间存在大相径庭的结果，又没有合理的解释。差异可能源于人群、干预措施或结局指标的不同	

续表

因素	描述	升降级标准
间接性	一是比较两种干预措施的疗效时，没有"头对头"直接比较的随机对照试验，通过每种干预与安慰剂比较的多个随机对照试验的间接比较；二是研究中的人群、干预措施、对照措施、预期结局（PICO）与实际应用时的PICO特征存在重要差异	
不精确性	研究纳入的患者和观察到的实践相对较少而导致可信区间较宽	
发表偏倚	如果很多研究（通常是小的、阴性结果的研究）未能公开发表，未纳入这些研究时，证据质量也会减弱。极端的情况是当公开的证据仅限于少数试验，而这些试验全部是企业赞助的，此时发表偏倚存在的可能性很大	

可能提高临床试验证据质量的因素

因素	描述	升降级标准
效应值很大	当方法学严谨的观察性研究显示疗效显著或非常显著且结果高度一致时，可提高其证据级别	三个因素中任意一个因素，可根据其大小或强度，将证据质量升高1级（如相对危险度大于2）或者2级（如相对危险度大于5）。证据质量最高可升级到高证据质量
有剂量-效应关系	当干预的剂量和产生的效应大小之间有明显关联时，即存在剂量-效应关系时，可提高其证据级别	
负偏倚	当影响观察性研究的偏倚不是夸大，而可能是低估效果时，可提高其证据级别	

　　正因为原始研究的质量和证据等级相关，因此循证医学的证据等级金字塔分层之间不再适合用直线一条切，而是应该用波浪线，意指上下两种不同的证据等级之间可能因为原始研究的质量不同，而存在上下交叉。换句话说，高质量的低证据等级研究未必要比低质量的高证据等级研究的最终循证医学等级低。而作为证据等级金字塔尖的系统评价和Meta分析，它们一方面扮演着原始研究汇总和证据合成的角色，另一方面也起到了审视和评价原始研究的作用（图1-3[①]）。

---

① M Hassan Murad, Noor Asi, Mouaz Alsws, et al. New evidence pyramid[J]. Evid Based Med, 2016, 21(4): 125-127.

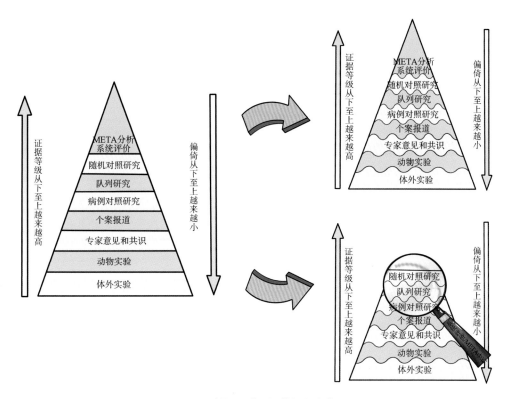

图 1-3 循证医学证据等级金字塔

GRADE 中推荐强度只分两类：强推荐和弱推荐，其中强推荐表示明确显示干预措施利大于弊或弊大于利；弱推荐相当于条件性推荐或酌情处理，表示利弊不确定或无论质量高低的证据均显示利弊相当。强弱推荐的不同对于患者、医生和政策制定者的意义不同，具体参见表 1-8。推荐强度的判断不仅仅依赖于证据质量，还要考虑利弊平衡、价值观和成本（也称资源利用），详细见表 1-9[①]。

表 1-8 GRADE 标准中强弱推荐对不同角色的含义

决策者	强推荐含义	弱推荐含义
患者	几乎所有患者均会接受所推荐的方案；此事若未接受推荐，则应说明	多数患者会采纳推荐方案，仍会有少量患者可能因不同的偏好与价值观而不采用
医生	应对几乎所有患者都推荐该方案；此时若未给予推荐，则应说明	应该认识到不同患者各有自适合的选择，帮助每个患者做出体现其偏好与价值观的决定
政策制定者	该推荐方案一般会被直接采纳到政策制定中去	制定政策时需要充分讨论，并需要众多利益相关者参与

---

① Gordon H G, Andrew Do, Gunn EV, et al. GRADE: an emerging consensus on rating quality of evidence and strength of recommendations[J]. BMJ, 2008, 336(7650): 924-926.

表 1-9　GRADE 标准中影响推荐强度的因素

因素	描述	强推荐举例	弱推荐举例
证据质量	证据质量越高，越适合强推荐，反之适合弱推荐	多个高质量 RCT 证明吸入类固醇药物治疗哮喘的疗效确切	只有个别案例考察了胸膜剥脱术在气胸治疗中的实用性
利弊平衡	利弊间的差别越大，越适合强推荐，反之适合弱推荐	阿司匹林能够降低心肌梗死病死率，且毒性低，使用方便，成本低	华法林治疗低危心房颤动患者有效，但增加出血风险，且使用不便
价值观和意愿	价值观和医院差异越大（患者对干预接受度分歧大），越适合弱推荐	绝大多数淋巴瘤年轻患者都十分看重疗效延长生存时间的作用，且都可以接受其毒副作用	很多淋巴瘤老年患者十分在意化疗的毒副作用，但也有很多主要关注治疗延长生存时间的作用
资源利用	一项干预措施的花费越高（即消耗的资源越多），越适合弱推荐	阿司匹林用于预防短暂性脑缺血发作患者复发的成本极低	氯吡格雷或双嘧达莫联合阿司匹林用于预防短暂性脑缺血发作患者复发的成本很高

1.4　基于 PICOS 原则把临床语言转变为数据语言

　　临床问题纷繁复杂，如何把临床问题用标准化的方式表达出来，使其更聚焦，更明确呢？这就必须要提到著名的 PICOS 原则。PICOS 原则本质上是一种临床问题的构建工具。P 代表参与者（participant），即问题研究的对象。严格定义参与者是临床研究制订纳排标准的依据，它需要考虑疾病是如何被定义的，例如研究对象有哪些重要特征（高龄还是低龄）、研究环境有什么界定（医院还是社区）、有哪些排除因素（是否是首次发病，是否是初始治疗）等。I 代表干预（intervention），从本质上说干预也是一种暴露（exposure），暴露于某种治疗方式下。我们需要考虑具体干预的定义（例如我们经常听到肿瘤的扩大切除，什么叫扩大，在不同的肿瘤治疗上这种定义有什么样的差异），干预措施有哪些变异（剂量和强度、给药方式、干预人员和时机等），以及各类干预和暴露的组合等。C 代表比较（comparison）或对照（control），我们需要了解在整个诊疗问题体系里，存在的平行干预和暴露都有哪些，以便更好地了解诊疗体系，选好参照。O 代表结局（outcome），包括主要结局和次要结局。主要结局是干预所要改善的核心指标，例如降压药的主要结局是血压降低是否达标，止痛药的主要结局是疼痛是否有效缓解，肿瘤治疗的主要结局通常是无进展生存期和总生存期的延长等；次要结局包含了对患者其他潜在的影响，例如不良反应，生活质量等，也包括了和决策者相关的结局，例如医疗花费等。S 代表研究设计（study design），只有明确了 PICO 四个要素，才能选择适当的研究来回答相应临床问题。临床常见的问题类型包括诊断、治疗、预后、病因四类，对于治疗方案的研究以 RCT 为主；而对于其他类问题则以观察性研究为主（表 1-10）[①]。根据循证医学证据等级金字塔（图 1-5）[②]，选择高等级的研究类型来回答相应临床问题是我们的第一选择，但却不是唯一选择，要根据具体情况灵活取舍。例如在评价干预措施时，大家都知道 RCT 是证据等级最高的，但我们需要考虑现有数据的情况、患者募集的难度、伦理的意见、发病率的影响、随访观察的周期以及团队的精力和能力等，必要的时候用观察性研究替代干预性研究也是可以接受的。

表 1-10　研究设计和解决的问题（＞：优于）

问题的类型	合适的研究设计
诊断	横断面研究或前瞻盲法金标准比较
治疗	随机对照试验＞队列研究＞病例对照研究＞病例序列研究
预后	队列研究＞病例对照研究＞病例序列研究
风险因素 / 病因学研究	队列研究＞病例对照研究＞病例序列研究

1.5　数据科学在循证医学证据体系以外的应用

循证医学的完整定义，指在临床诊疗实践中，针对临床需要解决的具体问题，将医生个人的临床经验和专业知识技能与现有临床研究的最佳证据结合，并充分考虑患者的价值观和意愿需求，做出临床诊治决策的过程。在这个定义中包含了循证医学的三个构成要素，分别为最佳临床研究证据、医生个人经验以及患者的价值观和意愿需求。而这三方面内容，均和数据科学存在非常紧密的关系。

循证医学证据等级方面，在图 1-5 所示的金字塔中，个案报道、专家共识，这些不需要统计学分析的研究形式证据等级是最低的。从下至上，无论是回顾性还是前瞻性的研究，无论是观察性还是干预性研究，无一例外地，都需要数据语言的介入，即都需要把临床特征转变为合适的数值变量，并选择与之相匹配的统计方法，通过统计分析得出可以让人信服的结果及结论。简言之，我们在做临床研究的时候其实一直在做一件事：把临床业务（临床语言）翻译成数理统计（统计学语言），然后把分析结果（统计学语

---

① Durr, E S. How to apply evidence-based principles in clinical dentistry[J]. J Multidiscip Health. 2019, c12: 131-136.

② Masic I, Miokovic M, Muhamedagic B. Evidence based medicine–new approaches and challenges[J]. Acta Inform Med. 2008;16(4):219–225.10.

言）翻译成临床意义（临床语言）。绝大部分循证医学证据都来自对临床研究得出的效应估计值的解读。毫无疑问，循证医学证据的产生离不开数据科学的支撑。

尽管现代医学以循证医学为基础，但医生却并不是全部精通循证医学。在现代，不懂循证医学的医生能不能做一个好医生呢？对于这个问题，不同的人会有不一样的答案。笔者认为是可以的。因为目前有这么多教材，这么多指南和文件，哪怕照本宣科，行医路上都不会出现原则性的错误。但这样的医生，想做到行业翘楚，几乎是不可能的，因为他们缺少在科学框架下思考和解决问题的能力。个人的体悟和洞察，一定要建立在科学的方法论框架下，否则这些经验就很容易导致片面的，甚至情绪化的判断。事实上，在临床中也会听到类似的说法，例如在没有客观证据支撑的前提下，主观认为这个患者应该如何如何；我曾经见过一个患者如何如何；这个患者和那个患者有点像，所以我觉得应该如何如何；上次用这个法子患者就好了，这次也试试，能不能好就看运气了，诸如此类……脱离概率谈个案、脱离整体谈细节、脱离数据谈现状、脱离标准谈判断，脱离条件谈结果，这些都是不专业的表现。因此，即便抛开循证医学证据不谈，医生也需要用数据科学思维武装自己的头脑，要用理性对抗感性，用逻辑性对抗情绪化，这些感觉、情绪、冲动都是导致片面经验的敌人，要尽量消除。因此，医生的经验并不是纯感性的，它也需要数据科学思想的支撑。

相比于证据和经验，患方的意愿和价值观是不好去量化的。但从医患沟通的角度讲，患方是否能够选择出最适合自己的医疗方案，取决于他们是否能够在选择前全面客观地了解各种医疗方案所带来的潜在获益和风险。遗憾的是，由于医疗本身的专业门槛很高，医方的时间精力有限，以及医患情绪化的影响，医患之间的信息不对称现象是持续存在的。这种信息不对称对小病的预后影响微乎其微，但在面对关乎生命的大病（例如癌症、脑出血、脑疝等濒死类疾病）时，患方对疾病的认知不足对其健康、经济和家庭的影响是巨大的。大病患者通常要经历 5 个心理阶段，分别为否认期、愤怒期、协议期、抑郁期和接受期。在否认期，患者的心理反应是没有思想准备，拒绝接受事实，四处求医，希望是误诊。此反应是一种防卫机制，它可减少不良信息对患者的刺激。在愤怒期，患者常表现为生气与激怒，内心不平衡，往往将愤怒的情绪向医护人员、朋友、家属等接近他的人发泄。在协议期，患者开始承认和接受临终事实。希望尽可能延长生命，并期望奇迹出现。此期患者变得和善，能积极配合治疗。在抑郁期，患者通常产生很强烈的失落感。出现悲伤、情绪低落、沉默、哭泣等反应，甚至有轻生的念头。在接受期，患者对死亡已有准备，一切未完事宜均已处理。喜欢独处，睡眠时间增加，静待死亡的到来。在整个医疗过程中，否认期是非常关键的。因为在发现疾病后，患方需要和医方配合，密集地做出医疗决策。而在医疗信息传递时，患方更容易采信那些积极的、自己愿意相信的部分，而对消极的信息加以否认甚至屏蔽。因此，如何提高医患沟通的质量和效率，促进医疗合理决策，是医疗行业常谈常新的话题。

临床中很多患者都会有这样的感慨，如果时间可以重来，在初始治疗时，自己可能会做出不一样的选择。之所以会产生这样的遗憾，很重要的一部分原因，就是在疾病初始期对医疗方案的认识不够准确，或者说，不够量化。一是对疾病预后的估计不够量化，二是对诊治所需的花费估计不够量化。而临床诊治的结果在预后和花费两方面一旦偏离患者的预期，就可能会出现严重的医患纠纷。即便符合患者的预期，不良的预后和巨额的花费仍然会导致医患纠纷。患方经常说，就算你（医方）交代了，但是我们都不懂，你说什么是什么，你说要做手术我们就做了，所以你要负责。导致这种现象的原因，确实有部分医生在交代病情时没有做到充分的沟通，但沟通工具或形式不够量化，医患双方对疾病认知无法对齐，沟通过程细节无法常规留证也是造成这种现象的一个重要因素。占据医疗界 SCI 影响因子排行榜魁首的杂志 A *Cancer Journal for Clinicians*（2021IF：286.13）在 2019 年发表了一篇名为 "Tools to facilitate communication during physician-patient consultations in cancer care" 的综述论文，评估了不同工具对医患沟通和患者结局的影响。结果提示，问题提示表（question prompt lists，QPL）和患者报告结局量表（patient-reported outcome measures，PRO）是促进医患沟通的最有效工具。QPL是向患者提供的结构化问题列表，用于鼓励患者在与医生磋商时选择要问的相关问题，目的是增加患者对咨询的参与度，提高患者的知识水平，促进医患信息交流。QPL 可以增加患者提问数量，帮助他们在会诊前思考和准备想问的问题，同时又不会增加医生问诊的时间。PRO 是患者以书面或电子方式提交的结构化问卷。内容涉及广泛的健康、心理及社会问题，如与健康相关的生活质量、功能状态、症状、总体幸福感、对护理的满意度和治疗依从性等。典型的 PRO 有 EORTC 生命质量测定量表 QLQ-C30 等。PRO 的常规使用能够促进疼痛管理、改善医患沟通、有助于症状的发现与控制，增加支持性护理的利用，提高患者依从性。好的医患沟通，要规范沟通的内容和范式，要尽量以规范的定性和定量方法来客观传递医疗信息。近年来，人们开始开发规范的患者决策辅助工具（patient decision aids，PDAs）。其目的是为患者提供易于理解的循证信息。而形象的数据可视化展示，是 PDAs 的主要载体。随着医疗数字孪生和医疗元宇宙的发展，动态模拟患者预后，以数据说话，改善患者对疾病预期的准确性，是未来医学发展的确定性方向。因此，患者的意愿和价值观反馈建立在对疾病本身的主观认识之上。在医疗过程中，疗效需求和经济需求是患方最主要的两大显性需求。前者希望通过医疗行为获得更好的预后，后者希望节省开支，尽量减少医疗花费。医患沟通的主要部分，都是围绕这两者展开的。如图 1-4 所示，医患双方对疗效或花费任一方面的期待无法对齐，或对结果的接受程度不一致，都有极大的可能引起医患纠纷的发生。数据科学可以为患者提供更客观的医疗信息，为医患沟通提供必要的辅助支撑。但因为目前基于数据科学的医患沟通和患教工具并不普及，其是否能够有效改善医疗关系，避免医患内耗，还有待进一步研究验证。

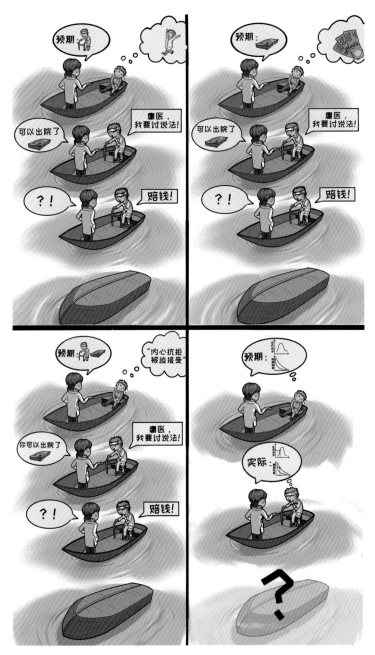

图 1-4　医患双方在疗效和经济需求方面的预期以及接受程度不一致是医患纠纷的主要原因

从上述几点可以看出，医学离开数据就不是一门科学。数据是医学进步的基础之一，对数据科学的应用贯穿着现代医学发展的始终。

第 2 章

走进数据科学时代

2.1　大数据的由来、定义和特征

2.1.1　大数据的由来和定义

"大数据"这个词始见于 1980 年，由著名未来学家托夫勒（Alvin Toffler）在其所著的《第三次浪潮》（*The Third Wave*）中首次提出。在这本至今仍然畅销的经典著作中，大数据被比作为"第三次浪潮的华彩乐章"。而所谓的"第三次浪潮"，指继农业浪潮和工业浪潮之后的信息化浪潮。

信息化浪潮开始于 20 世纪 80 年代，随着个人计算机的普及，各传统业务领域普遍迎来数字化变革（信息化 1.0）。20 世纪 90 年代中期，互联网带来的新经济概念和新商业模式引起了资本市场的巨大兴趣。一时间大批资金涌入信息技术（information technology，IT）行业，极大地促进了互联网的大规模商用。在商业领域，以网络化为主要特征的信息化 2.0 极大地提高了信息增长的速度；在学术领域，随着 90 年代复杂性科学的兴起，各种研究数据也在急速增加。人们还没有从惊人的"计算机速度每 18 个月翻番"的"摩尔定律"中回过神，更惊人的"全球数据总量每 18 个月翻番"的"新摩尔定律"已接踵而至。当数据的积累到达了一定的体量，"大数据"自然应运而生。

1997 年，美国国家航空航天局（NASA）阿姆斯研究中心的迈克尔·考克斯（Michael Cox）和大卫·埃尔斯沃斯（David Ellsworth）在第八届美国电气和电子工程师协会（Institute of Electrical and Electronics Engineers，IEEE）发表了《为外存模型可视化而应用控制程序请求页面调度》的论文。文中写道："可视化对计算机系统提出了一个有趣的挑战：通常情况下数据集相当大，耗尽了主存储器、本地磁盘甚至是远程磁盘的存储容量。我们将这一问题称为大数据。"2011 年 5 月，麦肯锡研究院发布报告——Big data: The next frontier for innovation, competition, and productivity，给大数据做出相对清晰的定义："大数据指其大小超出了常规数据库工具获取、储存、管理和分析能力的数据集。"我们简单理解，大数据的首要特征是大。大到什么程度呢？大到没有办法在一台电脑上存储和计算，没有办法使用旧有的常规工具进行存储和分析。也因为数据体量的庞大，出现了难理解、难获取、难处理和难组织等问题。

明确了大数据的定义，再反观现实，有多少"大数据"能够真正大到需要使用分布式技术来进行储存和分析呢？可以说在工业场景中这类数据很普遍，但在个人使用的场景（包括个人数据分析、模型开发等）中，不能说没有，但至少没有"大数据"这一称谓出现得频繁。我们日常听到的很多"大数据"，都是不够严谨的。或者说，基于个人或组织处理的数据体量不断增多的事实，"大数据"变成了一种相较以往的形象描述，其中还可能掺杂了商业噱头、概念炒作、跟风热度的成分。不过这并不全然是坏事。"大数据"概念的流行，促使其跨过技术范畴成为了一种意识形态，反映了人们在 DT 时代对于数据利用与价值实现的观念、热情、思想和价值观倾向。对数据科学的发展有积极的促进作用。

2.1.2　大数据的 nV 特征

提到大数据，总是"大"字当头，但全面了解大数据，不能只以体量大以偏概全。目前比较流行的说法是，大数据有 4V 或者 5V 特征。这种说法源于麦塔集团（META Group）（后被 Gartner 收购）分析师道格·莱尼（Doug Laney）在 2001 年提出的大数据管理 3 个方向——即时处理的速度（velocity）、格式的多样化（variety）与数据量的规模（volume），以上特征最初被称为"3V"。体量大和增速快无须再赘述。多样性，指大数据包括结构化、半结构化和非结构化等各类数据。结构化数据也称"行数据"，通俗地理解，就是相对固定的表格数据（例如我们存在 Excel 里的数据）。结构化数据由二维表结构来记录数据，它严格地遵循数据格式与长度规范，并主要通过关系型数据库进行存储和管理。我们平时处理分析的绝大多数数据都是结构化数据，即一个大表格，行通常代表观测（例如第 1 行是张三，第 2 行是李四），列代表属性（例如第 1 列是身高，第 2 列是体重）。我们从电子病历系统中导出的检验数据，生命体征数据，评估量表数据等都属于这个范围；非结构化数据的通俗理解就是不以表格形式表达的数据，如文字、图片、声音、视频等。半结构化数据介于结构化与非结构化数据之间，是能够通过表格逻辑进行表达的数据。但半结构化数据的结构变化很大，不能简单地建立一个表和它对应（如网页数据），即观测样本间的属性差异过大，且有不确定性，因此无法以一个固定的表格形式来记录。半结构化数据通常具有以下特点：自描述性（数据含义通常能够被其自身表征，无须为其添加属性）、数据结构描述的复杂性（数据的组成难以纳入现有的各种描述框架，实际应用中不易进行清晰的理解与把握）和数据结构描述的动态性（数据变化通常会导致结构模式变化，整体上具有动态的结构模式）。可扩展标记语言（Extensible Markup Language，

XML）和 JS 对象简谱（JavaScript Object Notation，JSON）是常见的半结构化数据，其参考格式见图 2-1。

语义	XML	Json

Brain这个器官有三种疾病——脑卒中、癫痫和帕金森病。脑卒中的症状有头痛和昏迷；癫痫的症状有抽搐和意识丧失；帕金森病的症状有静止性震颤和运动迟缓。	`<organ>`
	`  <name>brain</name>`
	`  <disease>`
	`    <name>脑卒中</name>`
	`    <symptoms>`
	`      <symptom>头痛</symptom>`
	`      <symptom>昏迷</symptom>`
	`    </symptoms>`
	`  </disease>`
	`  <disease>`
	`    <name>癫痫</name>`
	`    <symptoms>`
	`      <symptom>抽搐</symptom>`
	`      <symptom>意识丧失</symptom>`
	`    </symptoms>`
	`  </disease>`
	`  <disease>`
	`    <name>帕金森病</name>`
	`    <symptoms>`
	`      <symptom>静止性震颤</symptom>`
	`      <symptom>运动迟缓</symptom>`
	`    </symptoms>`
	`  </disease>`
	`</organ>`
		`{`
		`  "name": "brain",`
		`  "disease": [{`
		`    "name": "脑卒中",`
		`    "symptoms": {`
		`      "symptom": ["头痛", "昏迷"]`
		`    }`
		`  }, {`
		`    "name": "癫痫",`
		`    "symptoms": {`
		`      "symptom": ["抽搐", "意识丧失"]`
		`    }`
		`  }, {`
		`    "name": "帕金森病",`
		`    "symptoms": {`
		`      "symptom": ["静止性震颤", "运动迟缓"]`
		`    }`
		`  }]`
		`}`

图 2-1　XML 和 Json 数据结构实例

随着大数据理念的发展，人们在 3V 特征的基础上增加了其他特征，包括价值稀疏性（Value，4V），指随着互联网及物联网的广泛应用，信息感知无处不在，信息量大，但价值密度较低；真实性（Veracity，5V），强调有意义的数据必须真实、准确；动态性（Vitality，6V），强调整个数据体系的动态性；可视性（Visualization，7V），强调数据的显性化展现；合法性（Validity，8V），数据采集和应用的合法性，特别是对于个人隐私数据的合理使用；可变性（Variability，9V），表示数据和模型等在不断的变化。除了这些"V"以外，还有人总结了"O"和"C"特征——"O"代表On line，即大数据是以互联网在线的方式保存；"C"代表 Complicated，即大数据具有极大的复杂性。这些特征基本概括了大数据的特点，但随着人们认识的加深，在未来或许会出现更多的"V"或者其他特征。

2.1.3　走出数据以"大"论英雄的误区

2021 年，*Nature* 发 表 了 一 篇 名 为 "People systematically overlook sub-stactive changes"的论文，该研究发现人们在解决问题时更喜欢做加法（通过增加元素来解决问题），而忽视做减法（通过删除一些元素来解决问题）。虽然今天很多人都在谈"断舍离"，但真正明白"少即是多"（Less is more）的人却是少之又少，数据行业也不例外。随着大数据的影响力不断扩大，有很多错误的观念纷至沓来。例如，有人认为真实世界的所有数据都可以并且应当被捕获和存储；大体量的数据总是有助于建立更准确的模型；存储和计算更多数据的成本并不是应该着重考虑的问题……而事实是，我们尚不具备捕获所有真实世界数据的能力；重复或相似的数据对构建人工智能模型并没有益处，反而不精确的、带有大量干扰信号的低质量数据会对模型有害；大数据的存储和应用需要消耗大量人力和财力，需要根据实际需要谨慎权衡。

数据化的思维方式是以问题为导向的，我们应该思考，用什么样的数据，去解决一个什么样的问题，并据此设计数据管道以及管道中各节点的数据计算处理方式。从问题角度评判大数据的价值，绝不能仅仅观察其体量，更要考虑数据的价值。数据的价值很大程度上取于数据的代表性、精确性和深度。人工智能领域最权威的国际学者之一吴恩达（Andrew Ng）在 2022 年接受 IEEE *Spectrum* 杂志采访时曾表示："人工智能系统必须在代码中实现一些算法，比如说神经网络，然后在数据集上训练它。过去十年的主流范式是下载数据集，并专注于改进代码。得益于这种范式，在过去十年中，深度学习网络有了显著的改善，以至于对于很多应用程序来说，代码——神经网络架构——基本上是一个已解决的问题。因此，对于许多实际应用来说，将神经网络架构固定下来，转而寻找改善数据的方法，会更有成效。"他提出以数据为中心的解决方案（data-centric solutions）是人工智能未来发展的方向，而以数据为中心的 AI 是一门系统地设计数据以促成人工智能系统构建的学科。它不再追求数据的体量庞大，而是追求数据的代表性和精确性。我们常说人工智能，有多少人工，就有多少智能。这里面的人工，大部分集中在数据的收集、清洗和标注预处理上。人工智能界还有一种说法，叫杂乱信息输入，杂乱信息输出（Garbage in，Garbage out）。这是指如果喂给算法垃圾数据，算法所反馈的也只能是垃圾结果。因此，数据是为建模分析服务的，建模分析又是为解决问题服务的，数据价值必须突出问题导向，以是否全面且精准地反应了客观现象的构成要素为评判依据，而并不是仅仅凭借数据体量的大小论英雄。

另一种有别于大数据的提法是小数据。美国康奈尔大学的 Deborah Estrin 教授发现亲人在去世前几个月出现了很多生活习惯的改变，例如不再收发邮件、购物减少、散步时间变短等，而这些变化都无法从医疗文书或检查中发现。这些个体在日常发出的琐碎警示信息启发了 Estrin 教授，她最早提出"小数据"的概念，并在 2013 年神经信息处理系统国际会议上做了题为"Small，n=me，Data"的报告，进一步明确了小数据的概念。Estrin 教授称小数据为"your row of their data"，即在所有数据中，属于自己的个体数据。Estrin 教授认为，个体会普遍产生各具特色的并具有显著个人色彩的行为轨迹数据，这些数据可用来揭示人类行为规律和建立行为动机模式。与大数据的宏观视角不同，小数据立足微观视角，以个体为中心，通过对个体数据的深度挖掘，寻找并利用个性化信息。

无论是大数据还是小数据，以解决问题为导向的数据价值深度，永远是比数据体量更重要的属性。医疗大数据的价值深度，从横向角度看，取决于其能在多尺度、多模态上覆盖多少医疗信息，是否可能全面客观地反映某一时刻的健康医疗状况；从纵向角度看，取决于其是否能够保持高质量数据的持续收集，从而动态地映射全生命周期过程。医疗大数据的发展，要在保质的基础上保量，数据不仅要大，而且要深。医疗大数据行业就好比路边的一棵果树，果树上那些触手可及的果实早已被人摘走。如果我们想分享医疗大数据发展红利，就要爬到更高的位置去寻找果实。医疗大数据的挖掘是一个长期的过程，目前能被利用的数据资源仍是整个系统的冰山一角。医疗数据的挖掘不能满足于业务孪生数据，要有在深井中再挖井的精神，才能发掘到真正的矿藏。

2.2　大数据发展的数据工程问题

2.2.1　硬件工程问题

在实际应用中，大数据所面临的问题可以大致分为两类——数据工程问题和数据科学问题。如果说数据科学是要唱出大戏，数据工程就是布景搭台。工程，追求的是效率；科学，追求的是真理。数据工程（data engineering）是指如何构建数据管道，为数据的分析和利用提供平台支撑；而数据科学（data science）是以问题为导向，通过数据分析和建模来回答或解决一个科学或者业务问题。

首先来介绍大数据发展的技术工程问题。如前所述，既然一台电脑无法满足数据处理的需求，那不如一个好汉三个帮，使用多台电脑协同完成工作，这种多台主机组成集群并协同工作的方式称为分布式存储和计算。分布式存储和计算需要大量的硬件支撑，起初这些硬件都是由需求方建设和维护的。随着硬件需求规模的不断扩大，除了高额的建设成本外，计算机的运营支出、维护支出等也快速攀升，自购自建自营的方法带来的成本压力与日俱增。人们很快意识到，无论是从便利程度还是经济角度，独自生火都不如集中供热，急需在数据运营领域找到一种节省成本的集中资源管理办法，云计算便应运而生了（图 2-2）。

云计算的概念不难理解，它基于在线网络提供硬件服务，通过虚拟化技术，打破时空界限，利用应用虚拟和资源虚拟的方式，动态满足终端对数据的储存、备份、迁移、扩展和计算等需求。相比传统的独立硬件，云计算可以按需部署、弹性付费、灵活扩展。由于其不会因为单个计算机宕机而终止服务，因此安全性更高。通过对存储和计算资源的合理优化配置，压缩了使用成本，从而获得了更好的性价比（图 2-3）。

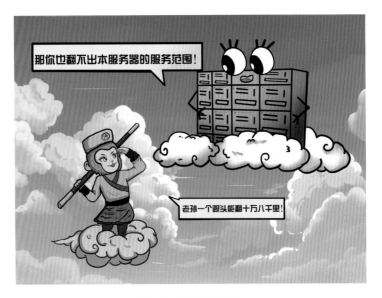

图 2-2　云服务的普及

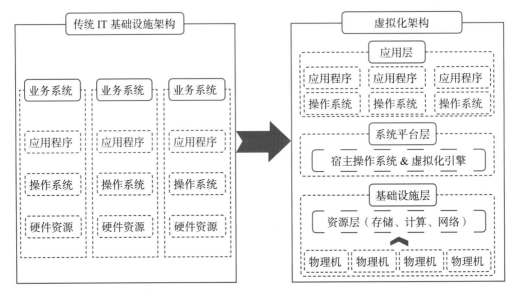

图 2-3　传统 IT 基础设施架构与虚拟化架构的示意图

2.2.2　软件技术问题

云计算解决了硬件配置问题，剩下要解决的便是软件技术问题。2003 年，Google 公布了 3 篇大数据领域的鼻祖性论文，包括分布式处理技术 MapReduce、列式存储 BigTable 和分布式文件系统 GFS。这 3 篇论文奠定了现代大数据技术的理论基础，被称为"谷歌三驾马车"。2002 年，Apache 软件基金会（Apache Software

Foundation，ASF，是专门为支持开源软件项目而办的一个非营利性组织）启动了 Hadoop 项目，为大数据的存储和计算研发分布式系统基础架构。2005 年，Yahoo 资助 Hadoop 按照 Google 的 3 篇论文对文件分布处理框架进行了开源实现。Hadoop 的核心部件由 HDFS（hadoop distributed file system）和 MapReduce 两部分组成。HDFS 负责为海量数据提供存储服务。与传统文件单点存储不同，存储在 HDFS 中的文件会被分割成块，被分散复制到多个计算机中，这些计算机简称 DataNode，即数据的分布式存储点。除了 DataNode 外，还存在另一类节点，NameNode。NameNode 像一个大管家，起到总调度和记账的作用，它会根据计算机集群的可用资源分布情况，分配和记录数据块被存到了哪些 DataNode 中，从而保证对数据文件各类操作的准确性。NameNode 会在 DataNode 以外的服务器上运行，以保证系统的安全。如果说 HDFS 解决了海量数据的存储问题，那么 MapReduce 则解决了与分布式存储相对应的分布式计算问题。MapReduce 由 Map 和 Reduce 两部分任务组成：Map 是地图的意思，同时也有映射的意思，即把集合中的每一个元素都给予同样的操作，生成一个键值对（key-value，例如：张三的身高 _cm：175）形式的数据；Reduce 是减少，规约的意思，即把 Map 的结果进行汇总统计，如把具有相同或同类键值的中间结果进行排序和合并，进而输出最终的计算结果。我们举一个简单的例子：有一个任务，需要知道"灰化肥发灰不发黑，黑化肥发黑不发灰，黑化肥发灰会挥发；灰化肥挥发会发黑。"这句话里有多少"灰"字。我们把整句话分成 4 小节并分给 4 个计算节点，每个节点各负责 1 小节，分别返回 key 为"灰"的键值（value）：{2, 1, 1, 1}，这就是 map 过程。之后键值相加汇总，得到 5 作为最终结果，这就是 reduce 过程。

真实世界中的所有数据产生都天然带有时间属性，把事件按照时间顺序排列起来，就形成了一个事件流，记录为数据就变成了数据流。数据流又分为有界数据和无界数据。有界数据指在一个确定时间范围内的数据流，有开始，也有结束。而对于在一段时间内已经采集并存储好的有界数据进行的批量计算就叫作批处理。无界数据指持续产生的数据流，这个数据流有开始，无结束，是接近无限的。而接收并处理一系列连续不断变化的数据，就叫作流处理。尽管 Hadoop 的开发和利用正式拉开了大数据时代的序幕，但是其工作方式依赖持久存储，每个任务需要多次执行读取和写入操作，因此速度相对较慢。而 Mapreduce 处理引擎虽然提供了批处理模型，但却缺少对流处理的支持。2009 年，伯克利大学的实验室研发出了 Spark，主攻一站式分布式内存计算框架、同时支持批处理和准实时计算，从而在 Hadoop 的基础上大大提高了计算效率。2014 年，Apache 软件基金会又孵化了另外一个大数据项目 Flink。Flink 在德语中是灵巧和敏捷的意思。Flink 数据处理引擎通过事件时间管理和增量迭代等技术，实现了对流处理的高效支持。目前，相关工程技术仍在以极快的速度更新迭代，为不断提升的大数据应用需求提供强大支持。

2.3　大数据发展的数据科学问题

数据科学的核心在于计算。英文中的计算（calculate）源自拉丁文"calx"，是"石头"的意思。在古代，小石头是常用的计数工具，每天早上牧人用石头标记羊的数量，到了晚上如果石头和羊的数目对不上，牧人就知道羊还没有全回来。在非洲和欧洲，人们出土了一些被刻了线条的骨头，距今已有 30 000 年历史，或许是最古老的计数符号。在古代美洲，人们用一根长串绳结表示 1 ~ 9，用绳结的位置表示十、百、千等位数。在中国古代，也有结绳记事的记载。《易·系辞下》有言："上古结绳而治，后世圣人易之以书契，百官以治，万民以察"。人类最初对数据的处理实践是随着计数活动产生的。直到距今三百余年前，随着统计学等数据相关学科的发展，人们才有了处理数据的科学方法体系。1974 年，著名计算机科学家 Peter Naur 在其著作《计算机方法的简明调研》（Concise Survey of Computer Methods）中首次提出了数据科学的概念："数据科学是一门基于数据处理的科学（the science of dealing with data）。"尽管这个数据科学的定义包含了一部分数据工程的内容，但今天我们在谈及"数据科学"这个概念的时候，更多指向的是分析和利用数据解答或解决现实问题的知识体系。其中，统计学和人工智能是数据科学中最重要的两部分。

2.3.1　统计学的由来与发展

统计学的发展大致经过了古典记录统计学、近代描述统计学和现代推断统计学三个过程。古典记录统计学形成于 17 世纪中叶至 19 世纪中叶。当时人们在记录与分析国家社会经济的过程中，初步摸索出了数据统计的方法和规律。这期间较为重要的人物和事件包括：贝努里（J.Bernoulli，1654—1705）提出二项分布理论并系统论证了"大数定律"，即样本容量越大，样本统计与总体参数之差越小；拉普拉斯（P.S.Laplace，1749—1827）最早系统地把概率论方法运用到统计学研究中，建立了严密的概率数学理论，并应用到人口统计、天文学等方面的研究上；高斯（C.F.Gauss，1777—1855）建立了最小二乘法，提出了"误差分布曲线"。后人为了纪念他，将正态分布称为高斯分布。近代描述统计学形成于 19 世纪中叶至 20 世纪上半叶。由于这段时间的主要理论创新是生物学家提出来的，因此历史上也称他们为生物统计学派。主要代表人物和事件包括：高尔登（F.Galton，1822—1911）开设了"人体测量实验室"，在连续 6 年中观测了 9 337 人的身高、体重、呼吸、拉力、听力、视力等资料，努力探索描述大量数据的方法和途径，引入了中位数、百分位数、四分位数、四分位差以及分布、相关、回归等重要的统计学概念和方法，首次提出"生物统计"（biometry）一词，创立了生物统计学。Galton 的学生毕尔生（K.Pearson，1857—1936）发展了他的理论，首创频数分布表与频数分布图，并发现许多生物度量不呈现正态分布，从而发展了偏态分布的相关理论。1900 年 Pearson 提出了卡方分布和卡方检验，而后提出了 Pearson 相关系数的计算方法等。随着社会科学和自然科学的发展，传统的记录和描述已经不能满足学术发展的要求。统计学在 20 世纪初叶至 20 世纪中叶由描述统计学跨入了推断统计学时代。主要代表人物和事件包括：歌赛特（W.S.Gosset，1777—1855）对样本的标准差进行了大量研究，在 1908 年以 "Student" 为笔名发表了《平均数的概率误差》，创立了 t 分布和 t 检验法。因为 "Student" 这个笔名，t 分布和 t 检验也被称为学生分布和学生检验。费歇尔（R.A.Fisher，1890—1962）1923 年发展了显著性检验和估计理论，提出了 F 分布和 F 检验；1918 年首创 "方差" 和 "方差分析" 两个概念；1925 年提出了随机区组和正交拉丁方实验设计，并在试验设计中提出 "随机化" 原则，在 1938 年和 Yates 合编了 Fisher Yates 随机数字表。除了这些学者外，还有许多其他学者在数据的抽样、获取、分析等方面做出了卓越的贡献，这里不再举例详述。

2.3.2　智能的内涵：知有所合谓之智，能有所合谓之能

了解完统计，我们再来看人工智能。"人工智能" 中的 "人工" 是很好被定义的，它指的是人类创造的；"智能" 则相对不好被定义。在 "人工智能" 这个词被制造出来以后，学界仍然没有关于智能的统一定义，甚至人工智能概念的提出倒逼了人们重新认识和理解人类智能。由于 "智能" 二字来自英文 "Intelligence" 的翻译，因此我们可以借鉴权威词典中的解释：在《牛津初级词典》中，"智能" 被翻译为获取和利用知识和技能的能力（the ability to acquire and apply knowledge and skills）；在 Merriam-Webster 词典里，有两个含义：一个是学习和理解的能力，或处理新的或尝试性情况的能力（the ability to learn and understand or to deal with new or trying situations），另一个是利用知识来操纵环境的能力，或用客观标准来测试的抽象思考能力（the ability to apply knowledge to manipulate one's environment or to think abstractly as measured by objective criteria）。如果发散开来，智能所指并非单纯某一方面的能力。如果用穷举法定义智能，可以根据 1983 年由哈佛大学发展心理学家霍华德·加德纳（Howard Gardner）提出的多元智能理论，将智能分成七个范畴：语言（verbal/linguistic）、逻辑（logical/mathematical）、空间（visual/spatial）、肢体运作（bodily/kinesthetic）、音乐（musical/rhythmic）、人际（inter-personal/social）和内省（intra-personal/introspective）。而以上所有的智能，目的都是让智能体适应周围的环境，从而更好地生存。因此一些研究者认为，"智能" 最具通用性（universality）的定义是 "适应环境的能力"（the ability to adapt to the environment）。斯图尔特·罗素（Stuart Russell）和彼得·诺维格（Peter Norvig）在他们的经典著作 *Artificial Intelligence: A*

Modern Approach 中，认为人工智能是类人思考、类人行为，理性的思考、理性的行动。这里强调了"理性"二字，即人工智能，更多的是模仿了人类的理性认知成分，而并非感性成分。人工智能的目的是创造从环境中感知信息并执行行动的 Agent。而所谓 Agent，指通过传感器（sensor）感知环境，并通过执行器（actuator）对环境进行操作的任何事物。

笔者最认可的"智能"定义并不出现在近现代，而是源于古代。《荀子·正名篇》有言："所以知之在人者谓之知，知有所合谓之智。所以能之在人者谓之能，能有所合谓之能"。这句话的意思是，人的固有认知可以被称为"知"，而这种认知能够和客观事物相吻合，符合客观规律，才能够被称为"智"；人的固有行为能力可以被称为"能"（本能），而这种行为能力和客观事物相匹配，并在现实中能取得预期的效果，才可以被称为"能"（才能）。这里强调了主观认知与客观事实的统一，叫作"智"；能力与现实场景所匹配，并依据主观目的完成对客观世界的改造，叫作"能"。其中，"能"是智的映射，"智"是能的基础。因此，"智"代表认知的合规律性；"能"代表行为能力的合目的性。按照这个定义，人工智能指人类创造的能够反应并利用真实世界客观规律（包括规则、关联、因果、数据分布等），依据人类主观意识目的，协助人类对世界客观情况进行预判和改造的工具。

2.3.3　人工智能的起落与辉煌

相比于统计学，人工智能的发展起步较晚，距今还不到一个世纪。1950 年，英国数学家、逻辑学家艾伦·图灵（Alan Turing）在论文《计算机与智能》中提出了著名的"图灵测试"（The Turing Test），即如果一台机器能够与人类通过电传设备进行对话而不能被辨别出其机器身份，那么就称这台机器具有智能。Alan Turing 对机器智能的大胆预测对人工智能有着深远影响，人们尊称他为"人工智能之父"。在此之后，为了让机器获得和人类相似的生物智能，学者们主要分为两派进行研究：符号主义学派（symbolists）和连接主义学派（connectionists）。符号主义，又称逻辑主义、心理学派或计算机学派。符号主义学派主要研究基于逻辑推理的智能模拟方法，认为人工智能源于数学逻辑，其原理主要为物理符号系统（即符号操作系统）假设和有限合理性原理。符号主义注重数学的可解释性，认为逻辑推理和数学计算等抽象思维是赋予机器智能的主要手段。连接主义又称仿生学派或生理学派，主要研究基于神经网络和网络间的连接机制 / 学习算法的智能模拟方法。连接主义倾向于通过仿造大脑神经元连接的形式，逼近生物智能。1956 年 8 月，人工智能的学者们在美国达特茅斯学院（Dartmouth）举行了历史上第一次人工智能研讨会，讨论用机器来模仿人类学习以及其他方面的智能问题。尽管学者们对机器智能的技术路径并没有达成共识，但总归要给这个领域起一个统一的名字，于是一个很有"爱"（AI）的名字横空出世：

在会议报告《2 个月，10 个人的人工智能研究》（2 month, 10 man study of artificial intelligence）中，提出了"人工智能"（artifical intelligence）这一术语，并沿用至今。1956 年也因此被认为是人工智能元年。

达特茅斯会议后，人工智能迎来了第一个黄金时代（1956—1974），搜索式推理、自然语言等亚领域得到了快速的发展。1966 年，麻省理工学院的 Joseph Weizenbaum 发表了一篇重要文章 "ELIZA——a computer program for the study of natrual language communication between man and machine"。文章介绍了最早的聊天机器人 Eliza，用于模仿心理医生进行临床治疗。Eliza 的技术实现是通过关键词匹配将输入的语句类型化，再选择合适的输出。尽管 Eliza 很简单，但效果却很好。Eliza 是当代聊天机器人的前身。笔者曾问过苹果的 Siri："谁是 Eliza？"Siri 回答："Eliza 是我的好朋友。一位了不起的心理医生，不过她现在已经退休了。"1958 年 Frank Rosenblatt 提出了感知机，它是神经网络的一种基础形式。1969 年，Marvin Minsky 和 Seymour Papert 出版了著作《感知机》（*Perceptrons*），并提出了反向传播算法（backpropagation），即根据预测结果与实际结果的偏离反向回馈并修正神经网络。这个算法是人工神经网络模型训练的基础。在首个黄金年代，人们看到了人工智能的无限可能，这也促使学界刮起了广泛的乐观思潮。第一代人工智能研究者们曾有许多乐观论调。例如，"10 年之内，数字计算机将成为国际象棋世界冠军。"——H.A.Simon，1958；"10 年之内，数字计算机将发现并证明一个重要的数学定理"——Allen Newell，1958；"20 年内，机器将能完成人能做到的一切工作。"——H.A.Simon，1965；"一代之内……创造'人工智能'的问题将获得实质上的解决."——Marvin Minsky，1867；"在 3 ~ 8 年的时间里我们将得到一台具有人类平均智能的机器"——Marvin Minsky，1970……在乐观思潮的影响下，社会对人工智能的科研经费投入也是源源不断。1973 年，英国数学家詹姆士・莱特希尔（James Lighthill）针对英国人工智能的研究状况，发表了著名的《莱特希尔报告》。它严厉地批判了人工智能领域里许多基础性研究，尤其是机器人和自然语言处理等最热门的子领域，并给出了明确的结论："人工智能领域的任何一部分都没有能产出符合当初向人们承诺的、具有主要影响力的成果"。《莱特希尔报告》给火热的人工智能泼了一盆杀伤力巨大的冷水，此后人工智能的研究资助断供，饱受批评。其中存在一个不可忽视的问题：1972 年，Richiard Karp 证明，许多问题只可能在指数时间内获得解决（即计算时间与输入规模的幂成正比）。这意味着除了个别极简单的情况，大部分智能问题的解决都需要无限长时间，而当时计算机的内存和处理速度根本不足以支撑人工智能算法的需求。人工智能迎来了它的第一次寒冬（1974—1980 年）。

1980 年，卡内基梅隆大学为 DEC（Digital Equipment Corporation，数字设备公司）设计了一个名为 XCON 的专家系统。专家系统（expert system）的设计是基于典型的符号主义学派思维：它指使用人类专家推理的计算机模型来处理现实世界中需要专家作出解释的复杂问题，并得出与专家相同的结论。简言之，专家系统可通过"知识库"（knowledge base）与"推理机"（inference machine）的交互，根据问题导出和专家一致的答案。XCON 是用来辅助人类进行计算机系统配置的专家系统。它运用计算机系统配置的知识，依据用户的需求，选出最合适的系统部件，如中央处理器的型号、操作系统的种类与型号、存储器和外部设备的型号等。在 1986 年之前，XCON 每年为 DEC 省下 4000 万美元。专家系统的成功促进了其在各大公司的落地应用，而"知识处理"也成为了人工智能领域研究和投入的热点。随着人工智能的回暖，资助也逐渐增多。1981 年，日本经济产业省拨款 8.5 亿美元支持第五代计算机项目，其目的是造出能够与人对话，像人一样推理的机器。英美等国家也不甘示弱，重新对人工智能项目提供大量资助，促使人工智能界走出了第一场"寒冬"，重新回到了学术领域的聚光灯下（1980—1987 年）。

经历过"人工智能寒冬"的第一代人工智能研究者们注意到了人们对专家系统的狂热追捧，他们预感历史会重演，低谷会再次降临。而事实正如黑格尔在《历史哲学》所说："人类从历史中学到的唯一的教训，就是没有从历史中吸取到任何教训。"XCON 等专家系统在应用中不断有问题暴露，包括难以使用和升级、维护费用居高不下、实用性仅仅局限于某些特定场景、系统脆弱（当输入异常时会出现莫名其妙的错误）等。这些暴露出来的问题，再次提醒人们，专家系统的发展与人们理想中的通用人工智能相差甚远。另外，专家系统需要专门的硬件，这些硬件无法与越来越普及的台式计算机竞争，这加速了专家系统的没落。而在第五代计算机项目开始十年以后，与人对话、像人一样推理等目标均未实现，人们对人工智能的期待再次落空，人工智能也迎来了它的第二个"寒冬"（1987—1993 年）。

计算机硬件的发展虽然在一定程度上加速了专家系统的没落，但却给人工智能算法的开发提供了更多的算力，尤其是并行计算的普及，极大地促进了连接主义学派的发展。我们知道传统电脑的运算能力主要来源于 CPU。CPU 擅长单线程计算，即专注于一项计算任务。然而神经网络的训练原理并不复杂，它并不需要 CPU 强大的单线程计算能力，而是需要有更多的计算单元来同步完成海量的计算任务。多线程并行计算，才是训练神经网络的有效办法。并行计算如何实现和普及？这个难题，意外地被游戏行业解决了。以 NVIDIA 为代表的显卡制造商开发了图形处理单元（GPU）芯片，用于完成在视频游戏中渲染图像的繁重任务，而擅长并行计算的 GPU 刚好迎合了神经网络的训练需求。NVIDIA 也注意到了这一趋势，并创建了 CUDA（compute unified device architecture）作为通用并行计算架构，使得神经网络在 GPU 上训练得以实现。另外，随着大数据时代的到来，来自于各行各业的庞大数据为神经网络的训练提供了丰富的素材。基于神经网络的深度学习逐渐在策略学习、图像识别、自然语言处理等领域完胜以往的任何模型，成为了人工智能应用的主要算法并延续至今。

2.3.4 发展人工智能应坚守的造物观：重己役物，致用利人

人工智能按照能力可被分为三类：弱人工智能、强人工智能和超人工智能。弱人工智能（artificial narrow intelligence，ANI）是擅长某个特定任务的人工智能，比如能预测疾病发生概率的人工智能和能战胜围棋世界冠军的人工智能；强人工智能（artificial general intelligence，AGI）是人类级别的人工智能，它能够自主推理（reasoning）和解决问题（problem solving）。并且，这样的智能体将被认为是有知觉的，有自我意识，甚至有自己的价值观和世界观体系，有和生物一样的各种本能，比如生存和安全需求，在某种意义上可以被看作为一种新的文明。超人工智能（artificial super intelligence，ASI）是指在几乎所有领域都比最聪明的人类大脑都聪明很多的智能体，包括科技创新、通识和社交技能等。从以上定义可以看出，从强人工智能开始，人工智能就被"人格化"了。人工智能的"人格化"是 AI 发展的一个特有现象，同时也是人类既期待又惧怕的事情。如果按照图灵测试的标准，在 ChatGPT 出现以前，基于自然语言处理技术开发的人机对话系统就已经可以误导人类对对方身份的判断了。但这是否意味着我们可以承认人工智能产生了意识？答案是不能的。1980 年，美国哲学家约翰·塞尔（John Searle）发表了一篇题为 "Minds，Brains and Programs" 的论文。在这篇论文中，Searle 旗帜鲜明地反对图灵：他认为一个计算机程序通过图灵测试并不意味着它具有智能，而至多只能是对智能的一个模拟。为了论证自己的观点，Searle 提出了一个名为"中文房间"（Chinese Room）的思想实验。这个实验指一个人手中拿着一本象形文字对照手册，身处图灵测试中所提及的房子中。而另一人则在房间外向此房间发送象形文字问题。房间内的人只需按照对照手册，返回手册上的象形文字答案，房间外的人就会以为房间内的人是个会思维的象形文字专家。然而实际上房子内的人可能对象形文字一窍不通，更谈不上什么智能。这种通过规则来定义行为，让机器知其然而不知其所以然，一样可以模拟智能的效果，达到行为主义或功能主义（behaviorism/funtionalism）的实现，但却不是真正的智能。那么，如何判断人工智能产生了意识，如何判断界定强人工智能呢？目前还没有统一的标准。尽管如此，既然人类智能是物质身体实现的功能，那么同样的功能或许也能用其他机器来实现。就如同大模型的出现，当我们把神经元的数量堆叠到一定数量，会不会量变产生质变，让机器觉醒意识？目前，我们尚无法回答这样的问题。但有一点很明确，即便人类能够创造智能，也很难去创造人类的心智。人们或许都有一种朴素的直觉，认为有智能的心灵和身体不是一回事儿。连笛卡儿都认为，身体与心灵是两种独立的实体，不能相互作用。但实际上，除了一些我们确实没有办法完全理解的圣贤以外，大部分人的心智是受身体牵绊的，例如一些生理性或是动物性的欲望（觅

食、求偶等），外界环境造成的主观体验，以及不同心智之间的交互和摩擦等。人格的塑造由生物遗传、社会文化、家庭环境、过往经历、自然环境、教育程度、自我调控等多因素共同决定。硅基意识生命的创造，还需要很长的路要走。在 2016 年 3 月，由中国香港的汉森机器人技术公司（Hanson Robotics）基于人工智能技术开发的类人机器人——索菲亚，能够通过面部表情识别和自然语言生成来进行较为流畅的人机交流。索菲亚在 2017 年 10 月被沙特阿拉伯授予了公民的身份，成为了历史上首个获得公民身份的机器人。然而多年过去了，再没有出现关于索菲亚或者类索菲亚机器人足够吸睛的报道。这也说明了几个问题：①强人工智能目前的技术水平，在实际应用中，并没有商业展示出来的那么美好，起码还不能达到人们想象中的状态；②类似索菲亚之类的机器人，在现阶段并没有给人类创造多么大的价值；③大多数人目前还没有做好准备，去接受机器意识的存在，或者更高层次的文明。在 ChatGPT 出现以后，一些业内人士更是狂呼强人工智能时代已经到来。ChatGPT 的相关内容我们会在章节 8.7 中详细介绍。但就目前来看，不妨再让子弹飞一会。

前节介绍人工智能概念的时候，谈到智能是"知有所合"和"能有所合"，强调了智能的合规律性和合目的性。从这个定义出发，人工智能的人格化，已经超出智能本身的范畴。因为智能并不包括自负、自卑、自恋等人性中的弱点，也不包含愤怒、嫉妒、固执、盲从等缺陷。我们创造的是人工智能，而不是人工情绪，或者人工感性，更不是人造人。人工智能的任务是帮助人类更好地适应环境。先秦时期荀子提出"重己役物，致用利人"的造物思想，指以人为主体自觉地驾驭物质材料，通过造物活动生产器物的目的在于为人所用。而在人工智能概念不断被炒作和滥用的今天，荀子提出的造物观，无疑具有特殊的警醒作用。

在人工智能的发展长河中，要保持时刻警觉，确保人工智能技术是在规划的航道里前进。这个航道的起点和终点都应该是让世界更美好，让人类更美好的初心。我们并不排斥人工智能的人格化发展，但在此之前要确保打开的不是潘多拉魔盒。这不光是技术上的问题，同样也是伦理、法律等一系列社会性问题。不论强人工智能时代是否已经到来，在当前人工智能的应用市场上，仍然以弱人工智能为主。弱人工智能代表着对数据科学方法的场景化应用，同样也是强人工智能解决现实问题的基础。因此，弱人工智能并不会被强人工智能所取代，强弱人工智能的发展也并不矛盾。而作为人工智能的使用者，更应该从数据科学的基本逻辑去认识人工智能，如果无法理解弱人工智能，就很难理解强人工智能。

人工智能是一个"效率工具"。这是目前笔者最认可的一种对人工智能的角色定位。人工智能是基于人类的技术和思想，通过计算和推理来协助人类完成智能依赖性任务的工具。这好比汽车等交通工具节省并替代了人类的脚力，人工智能节省和替代的是人类的脑力。没有交通工具，人照样可以行万里；没有人工智能，人照样可以收集足够多的信息资源并计算出最优化的决策依据。但前者和后者的效率和实际成效是有天壤之别的。对于出行而言，即便有交通工具，人类也要知道路径和终点；对于一项智能依赖型工作而言，即便有人工智能，人类也要理解计算的方式和预期的任务目标。只不过人工智能不知疲倦，更不会厌烦，同时可以用更短的时间处理更大体量的信息，完成更加复杂的计算。有了人工智能，我们就不需要亲自动用脑力参与具体实施过程，从而解放了人类，同时也大大提升了工作效率。

以上所讨论的内容，均和"重己役物，致用利人"息息相关。"重己"，要求我们明白自己造物的初衷，并且重视自身智慧的价值。在人工智能过往的发展中，我们一直尝试让人工智能理解人类。人工智能的发展及其向各领域的渗透，也倒逼我们要理解人工智能。在人工智能领域，人类无论是在宏观的发展历史长河中，还是在某个微观的具体任务上，都要牢牢把握住思想文明的掌控权。人工智能的发展对人类本身智能水平的要求不是弱化，而是强化！作为血肉之躯，我们在效率和稳定性上拼不过机器，但这也恰恰是我们需要人工智能的重要原因之一。人类和人工智能的立场不是竞争，更不是对立，而是协同。但协同的前提，是人类必须站在更高的文明层次，保留对人工智能审视的能力。这是"重己"最重要的表现，也是"役物"的基础。我们要去驾驭智能，而不是被智能所驾驭。因此，数据科学，也会逐渐成为人类认知世界里的基础组成部分。"致用"是人工智能发展的原动力。我们不需要满怀伤情、无病呻吟的人工智能；我们需要的是能帮助解决现实问题的人工智能。因此，人工智能技术的开拓需要和应用场景联系起来。这点其实在弱人工智能领域落实得很好，很多人工智能在特定业务场景中表现出了明显优于人类的能力。而反观强人工智能，人们是否需要它，以及用它来做什么？目前仍然是回答不清的问题。致用的目的在于利人，这又回到了人工智能的工具本体。技术本无罪，善恶在人心。人工智能是一项利人技术，要防止少部分人用它来行恶事。常见的如大数据杀熟，不太常见的如使用人工智能合成目标人群的亲人语音进行电信诈骗等。美国的个人成长演说家 Brian Tracy（博恩·崔西），写过一本叫作 *Eat That Frog* 的书籍，书的副标题为 "21 great ways to stop procrastinating and get more done in less time"。这本书中谈到了决定个人生产力的决定因素是自身目标是否明确，以及是否能够坚守初心。这种活得非常明白通透的品质被称为 "clarity"。书中的原话是这样的："Clarity is the most important concept in personal productivity. The number one reason why some people get more work done faster is because they are absolutely clear about their goals and objectives and they don't deviate from them"。对于人工智能的发展来说，"重己役物，致用利人"就是我们应该坚守的 "clarity"。如此，才能促进人工智能朝着以人为本的方向更好更快地发展。

2.4 大数据驱动的数据科学生态变革

2.4.1 从统计学思维到应用型思维

2012 年，牛津大学教授维克托·迈尔 - 舍恩伯格（Viktor Mayer-Schnberger）在其畅销著作《大数据时代》中指出，数据分析将从"随机采样""精确求解"和"强调因果"的传统模式演变为大数据时代的"全体数据""近似求解"和"只看关联不问因果"的新模式。实际上，传统模式和新模式并不相悖，更不能说新模式比传统模式高明，两者是应用于不同场景下的不同思维模式。传统模式侧重抽样、假设、验证和推论，是典型的统计学思维，也是一种理论型思维，它在乎的是我们的认知是否符合自然规律；而后者采用全量数据、利用数据间的关联进行建模评估，是一种应用型思维，它更在乎的是客体能否实现预设的功能。统计学思维更多服务于学术，是科学调查、评估理论的基础；而应用型思维更多服务于业务，利用数据模拟、预判结果、驱动决策并评价效果（图 2-4）。人工智能从本质上来说是通过大量的数据训练从而找出数据间的关联，建立从输入到输出的映射，是新模式下的主要数据分析方式。

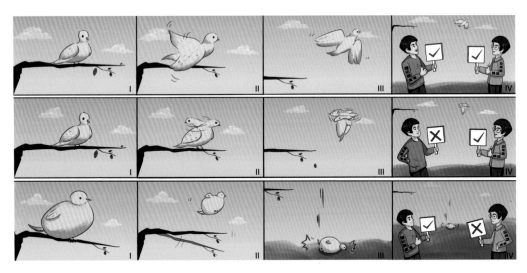

图 2-4　理论型思维和应用型思维的不同

然而，单纯把大数据时代下的数据分析归类为纯应用模式是不精确的。理论、技术与应用，这三个要素相辅相成地构成了人类的能力整体。无论谁离开另外两个要素，都无法持久高效地创造价值。在对科学的求知属性和应用属性认识方面，在 1944 年"二战"欧洲战场取得决定性胜利之后，罗斯福总统给时任战时科学研究与发展局（OSRD）局长的万尼瓦尔·布什（Vannevar Bush，曼哈顿计划的组织者之一，被誉为"信息时代的教父")写信，要求布什就如何把战时的科学技术经验用于即将到来的和平时期提出建议。1945 年，作为回应，万尼瓦尔·布什发表了《科学：无止境的前沿》（Science: endless frontier），提出了科学发现向技术创新的单向流动。受这一思想的影响，产生了由基础科学到技术创新，再转化为开发、生产和经济发展的科学发展"线性模型"。它奠定了二战后美国科技体制的理论基础，指导了之后 70 多年美国的科技政策，促进了第二次世界大战后美国科学技术突飞猛进的发展，也深刻影响了世界科学技术的发展。1997 年，司托克斯（Donald E. Stokes）发现法国著名的微生物学家、爱国化学家路易斯·巴斯德（Louis Pasteur）对甜菜酿酒的应用技术研究直接导致了微生物学的建立，但这一事实在布什"从基础到应用"的科学发展线性模型中找不到对应的解释。为此，斯托克斯发展了万尼瓦尔·布什的理论，建立了科学发展的二维巴斯德象限模型。这个模型由四个象限模式组成，分别为波尔模式、巴斯德模式、皮特森模式和爱迪生模式（图 2-5）。其中波尔、巴斯德和爱迪生这三位科学家／发明家的名字对我们来说已经如雷贯耳，此处不再介绍。皮特森模式来源于一位名为皮特森（Roger Tory Peterson）的鸟类艺术家。1934 年，美国 Houghton Mifflin 出版公司出版了皮特森所撰写和绘画的《鸟类野外手册》（A FieldGuide to the Birds），这是一本出于艺术又高于艺术的作品：它摈弃了以往鸟类图谱或插图对于鸟的各种自然姿态和生境的刻画，不再追求表现鸟的美丽，而专注于服务"便于教学，便于辨认"的目的。彼得森是一位艺术家，他从视觉的角度来考虑对象，并用以解决鉴别的难题——

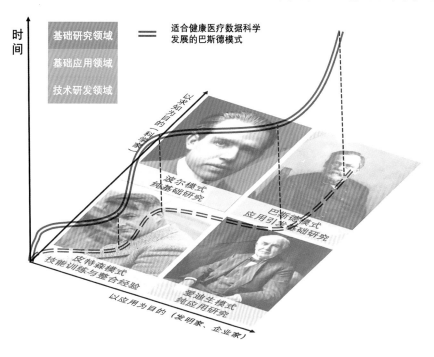

图 2-5　科学发展的四个模式象限

删繁就简，突出特征。皮特森模式的内涵是自由探索研究模式，其理论性和应用性都处在萌芽状态，在四象限中存在感不强，但其可发展为另外三种模式，因此同样重要。从皮特森模式发展下去：波尔模式代表纯基础研究，其主要由兴趣驱动，注重理论研究多，应用研究少；巴斯德模式代表应用引发的基础研究，其兼顾理论和应用研究；爱迪生模式主要由应用需求驱动，代表纯应用研究。在大数据和人工智能领域，也同时存在偏重基础研究、基础应用研究、技术研发的不同亚领域。在基础研究方面，例如生物可解释多功能类器官智能系统的研究；在技术研发领域，例如用户画像与推荐系统的模型与系统开发。健康医疗的行业特点要求我们不能走纯理论模式，毕竟一切技术最终都要落在患者身上才会有价值；同时我们也不能走纯应用模式，因为医疗必须可解释、可问责。因此，主要位于巴斯德象限的基础应用领域模式是最符合健康医疗大数据与人工智能的发展范式。由应用需求驱动技术进步，由技术需求带动理论发展，三者协同进步，是健康医疗数据科学的健康发展模式。

人工智能概念的内涵和外延虽然独立于统计学之外，但两者却有着密不可分的关系。2019年，华为创始人兼CEO任正非先生接受央视《面对面》采访时表示："人工智能就是统计学，计算机与统计学就是人工智能"。任正非先生的观点是有道理的，因为统计学和人工智能共享数学语言，研究的主要对象都是数据，很多人工智能的算法都是统计学的继承和延续。但需要注意，人工智能也存在着有别于统计学的特性。对此，阿里巴巴达摩院机器智能技术实验室主任金榕曾解释道："除了统计，AI中的'学习''推理'和'决策'，还使用了代数、逻辑、最优化等许多其他学科知识与方法。"正是有了综合学科背景的支撑，加上算力和数据的同步跟进，人工智能才能推动IT时代进入DT（data technology）时代。这里提到的DT时代，也被认为是信息化发展继数字化和网络化的第三个阶段——智能化阶段。智能化阶段以数据的融合应用和深度挖掘为主要特征，通过数据科学帮助人类更好地认知事物和解决问题。从信息化1.0到3.0，我们可以看出，信息技术发展的价值侧重点正在由时空传播转型到知识沉淀，进而演进到以模拟和预测为主要特征的知识自动化应用。在DT时代，数据变成了最重要的生产资料，数据科学变成了最重要的生产力，而人工智能就是数据变现最强大的生产工具。

2.4.2　数据科学生态促使数据从业者角色分化

数据科学工作与传统信息软件工作相关而又不同：前者是在可以确定的已知问题域下实现人向信息系统的单向指令输出，信息系统的行为完全受开发者设计并把控；后者是在不能完全确定的未知问题域下进行文学式编程和交互式分析。在系统的建设周期中，传统信息系统的初始开发周期长，后续优化迭代周期短；而数据科学系统的初始开发周期短，后续优化迭代周期长。随着业务状态随着时间缓慢迁移，随着数据、信息和技术的不断更迭，数据科学系统会一直保持更新下去（图 2-6）。

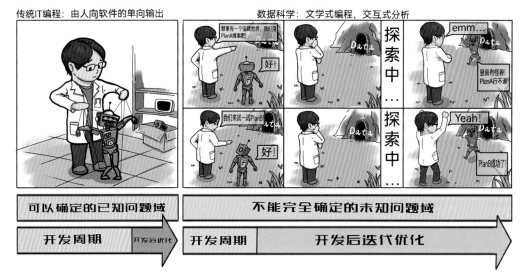

图 2-6 传统 **IT** 行业编程与数据科学文学式编程、交互式分析的工作方式差异

数据科学的知识体系非常庞大，一个人是无法全部精通的。因此在数据科学时代，数据从业者会根据专长被划分为不同角色，包括数据工程师、数据分析师、数据科学家、算法工程师等。数据工程师是系统的构建者与优化者，他们为数据集成提供存储仓库，为数据流通提供数据管道，为数据分析提供计算工具，为数据应用的全过程提供平台支撑。数据分析师又被称为"古典数据分析师"，根据所在的行业不同，还会有其他的称呼，例如商业分析师、业务分析师、运营分析师等。他们多在已知的业务和分析框架下进行数据分析工作，具体任务是对数据进行清洗，一般多用 Excel、SQL 对数据进行调阅和整理，并计算百分率、同比、环比、绝对值等指标，对业务数据进行描述性统计和可视化展示，主要的产出形式是数据分析报告或幻灯片等。数据科学家可以理解为数据分析师的升级版，常被称为"现代数据分析师"。他们需要在数据分析师的基础上具备更多的能力。①要具备对具体业务的理解和沟通能力，从而帮助业务端提出并抓取具体业务场景下的数据特征；②需要和数据分析师一样对数据进行基本的统计分析，从而寻找数据中的规律和趋势；③需要使用多种数据挖掘算法或人工智能算法来进行数据洞察和预测建模；④需要把洞见或模型部署到实际业务场景中，实现数据驱动的业务价值。算法工程师的任务通常是在一种算法已经实现并满足了基本业务需求的基础上研究如何去优化它。例如，如何使用更少的存储和计算资源去完成同一个工作；如何提高算法的运算效率，从而节省训练模型和预测结果的等待时间；如何让模型预测结果更加准确等。算法工程师需要具备极其深厚的数学、计算机和编程功底，并且通常有自己专注的方向，如推荐和搜索算法工程师、机器视

觉算法工程师、自然语言处理算法工程师等。数据科学的工作流程就如同做一盘菜，数据工程师帮我们建设了粮仓和运粮渠道，保证食材能送到我们手里，同时又提供了灶台和锅碗瓢盆，搭建了必要的厨房环境。数据分析师把菜品清洗好了，摆了一盘沙拉，任务完成。数据科学家在拿到食材以后会用肉蛋奶鱼果蔬等组合，煎炒烹炸蒸煮炖等手段，尝试做出基于原始食材又高于原始食材的美味。算法工程师则来研究如何改变某种工艺才能更好地提升食材的色香味，例如一些算法工程师会研究如何改变炒制方式，使得食材才更鲜嫩；而另一些会研究如何加减配料和火候，使炖煮更入味。

2.5 大数据驱动的科学研究范式变革

2.5.1 科学革命的结构

牛顿曾说："如果说我比别人看得更远些，那是因为我站在了巨人的肩上。"从这句名言中不仅可以感受到伟大科学家的谦逊，还能体会到科学的发展并非一日之功，它建立在前人的不断探索和积累基础之上。然而，科学是不是一个在井底再挖井，在高楼建新屋的过程？是，也不全然是。和浩瀚的宇宙相比，人类的认知是渺小的。科学，代表的是人类不断探索真理的过程。在现实中收集现象与数据，是科学研究的起手式。当出现了解释不清的现实问题，我们会构建假说和理论，并确定好科学理论框架里包含的元素，然后通过推演和实验的方法去论证它。在某一段时期，科学就像一张大大的拼图，科学家们各自拼凑自己的一小块，最终完成全景；科学也像一场目标明确的长途接力，科学家们前仆后继，最终抵达了阶段性的终点。然而，这些和世界比起来可能依旧微不足道，我们所谓的科学全景只不过是世界拼图的一小块；我们认为的研究终点，只不过是我们探索真理的道路上前进的一小步。而当我们想去掌握更多知识的时候，会发现原来科学的格局和路线已经无法支持我们继续前行。这时候就要改变思路和方法，在另一条科学的峭壁上重新攀爬。就像我们依靠牛顿的经典物理学理解了日常生活中的种种物理现象，但是当我们观测更加宏观的世界时，经典物理学从无法解释水星轨道的运行速度开始就已经不足以支撑我们理解宇宙。这就需要引入爱因斯坦的相对论，从另外一种认识世界的角度来重新探索科学。当我们从宏观跨入微观，在原子尺度上探索时，宏观物理学又会失效，要引入量子力学来帮助我们认识微观世界。不同科学路线的理论、思路、方法是不同的。我们常说不同价值观的人聚在一起往往很难合得来，因为他们之间的共同语言很少，无法相互理解。但其实这种现象在科学领域同样存在，而且在同样的科学研究领域就会出现，我们将科学理论之间这种无法互通互融的现象叫作不可公度性或不可公约性。这种现象在美国科学哲学家托马斯.库恩（Thomas S.Kuhn）1962 年所著的《科学革命的结构》中有详细的论述。这本书是 20 世纪学术史上最有影响力的著作之一，引导了科学哲学界的一场认识论大变革。库恩认为科学的高度并不是随时间而变化的线性累积，而是通过前科学—常规科学—危机—科学革命—新的常规科学的方式来进步。所谓前科学，就是学科还缺少系统的理论，处于众说纷纭的阶段（比如现在的人工智能）。而当系统的理论逐渐成熟，科学家们化解基本争论，形成共识，科学家的思维会因"范式"的形成而收敛，从而形成一个成熟的常规科学。所谓"范式"（paradigm），是指常规科学赖以运作的理论基础和实践规范，是从事某一科学的科学家群体所共同遵从的世界观和行为方式。定义一个科学领域是否成熟，其标志就是看这一领域的科学范式是否形成。循证医学，就是临床研究的一种范式。而随着人们的观察不断深入，在既有范式的基础上出现了新的盲点，而这个盲点无法通过现有科学范式解答。此时，原有的范式开始松动，新的理论和方法体系出现，科学变革启动，科学从旧范式转移到新范式。科学理论之间的不可公度性其实反映了我们在窥视世界本质的视角影响下，擅长不同科学范式的科学家所看到的东西也不同。而科学革命本质上是范式转移，即转换观察世界的视角，或许能够看到更多的东西。

2.5.2　第四范式与 AI for science

科学中的亚学科有自己的范式交替，科学这个大体系自身也存在范式交替。数据科学思潮或许就是科学范式交替的奇点。2007 年数据库领域的先驱人物 Jim Gray 指出，大数据将成为人类触摸、理解和逼近现实复杂系统的有效途径，并成为科学研究的新范式。Jim Gray 总结了四种科学研究的范式，包括经验科学、理论科学、计算科学和数据密集型科学。科学实验是经验科学的主要研究方式，用以描述和分析观察到的科学现象。例如伽利略在比萨斜塔上做了"两个铁球同时落地"的著名实验，推翻了亚里士多德"物体下落速度和重量成比例"的学说。理论科学主要研究模式的数学模型，是以超凡的头脑思考和复杂的计算超越了实验设计，形成对客观世界的理论认识。这种研究范式在物理、数学等领域极为普遍，例如牛顿三大定律成功解释了经典力学，麦克斯韦理论成功解释了电磁学，量子力学解释了物质世界微观粒子运动规律。20 世纪中叶，伟大的数学家、现代计算机之父、博弈论之父 John von Neumann 提出了现代电子计算机架构，使得利用电子计算机对科学实验进行模拟仿真得到了迅速普及。人们可以通过对复杂现象模拟仿真，推演出越来越多复杂的现象，如模拟核试验、天气预报等。这种科学研究范式就是计算科学，它的主要研究模式是计算机仿真和模拟。随着数据的爆炸性增长，计算机可以从数据中获取信息和知识，这些信息有些是人类知道的，有些是不知道的。通过数据对未知的知识进行探索和发现，就是科学研究的第四范式——数据密集型科学发现（data-intensive scientific discovery）。数据密集型科学的主要研究模型是数据挖掘和机器学习。数据挖掘是指从大量的数据中通过算法，搜索隐藏于其中信息的过程。这是学术研究方向性上的转变：传统的学术思维通常是从现象观察到提出假设，再到收集数据验证假设产生结论；而数据挖掘是先有了大量的数据，通过科学方法挖掘潜在的知识和洞见。前者是从问题到数据，后者是从数据到问题。机器学习是指让计算机模拟或实现人类的学习行为，以获取新的知识或技能，重新组织已有的知识结构使之不断更新，同时改善自身的性能。四种科学范式都离不开数据的支持，但其使用数据的方式有很大的不同：经验科学侧重于对数据的描述和统计；理论科学侧重于对理论的理解和数据的验证；计算科学侧重于在已有的知识框架下对数据进行计算推演；数据密集型科学侧重于根据已有数据进行信息和知识的获取。前三者更倾向于去探索我们尚未研究明晰的规律；而后者倾向于去探索我们尚未意识到的可能存在的规律。我们尚未意识到的可能存在的知识，超出目前人类理解能力的知识，也被称为"暗知识"。暗知识是相对于明知识和默知识而言的：明知识是指可以被表达，能够跟时间空间建立关系，可以在人与人之间传播的知识；默知识指不可被表达但可以被感受的知识。如果说人类的明知识是冰山漂浮在海面上的部分，那么默知识就是冰山在海面下的部分，而暗知识就是整个大海。由于人工智能凭借外联硬件可以捕获更多、更精准的、人类无法感知的物理信号，同时又比人脑具有更高的计算和存储效率，能够对已有数据进行更深入的推演计算，当其具有了推理和学习能力，即可以获得更多的信息关系模式，从而产生人类认知范围以外的，充满暗知识的机器认知，促成第四范式的形成。

在学界，与第四范式比较接近的概念为 AI for science（简称 AI4S，中文称为人工智能驱动的科学研究）。它是以机器学习、深度学习等人工智能技术处理多维度、多模态、多场景下的模拟和真实数据，解决复杂推演计算问题，加快基础科学和应用科学的发现、验证和应用。目前，AI for science 致力于解决数学、物理、化学、生物、天文等基础学科关键问题，围绕药物研发、基因研究、新材料研发等重点领域科研需求开展工作。相比于第四范式，AI for science 是一个更加宏大的概念。如果用一个公式概括，AI for science 可被表示为：

$$AI\ for\ science= 科学大数据 + 大规模算力 + 高性能\ AI\ 模型$$

AI for science 并不仅仅局限于对数据的感知和挖掘，它是以上四种科学范式的结合。是否能将其称为第五范式，目前还很难讲，毕竟学界还没有对此达成明确的共识。2023 年 *Nature* 刊文，总结了 AI 驱动科学研究的主要方式，包括通过辅助科研数据收集与整理，基于 AI 的科学假设生成，以及 AI 驱动的实验和模拟[①]。在 AI 辅助科研

---

① Wang H, Fu T, Du Y, et al. Scientific discovery in the age of artificial intelligence[J]. Nature, 2023, 620: 47–60.

数据收集方面，AI 的作用可以用五个单词概括：Selection、Annotation、Generation、Refinement 和 Representation。Selection 代表 AI 能够通过有效数据的识别实现数据去噪和清洗的作用，例如粒子碰撞实验每秒钟能产生超过 100 TB 的数据量，而其中超过 99.99% 的原始数据都是需要实时识别并舍弃的背景噪声，而这种去噪工作就可以由 AI 完成；Annotation 指通过专业知识匹配、伪标签法（pseudo labelling）和标签传播法（label propagation）等方法，实现数据的自动识别和注释，从而大大降低标注数据所需的人力和时间成本；Generation 是指通过 AI 自动数据增强（auto augment）和深度生成模型（deep generative AI）生成额外的数据点，以扩充训练数据集，从而达到更好的模型训练效果；Refinement 指 AI 通过辅助高精度仪器，如超高分辨率激光器和无创显微系统，进一步提高测量分辨率，减少噪声，并减小测量精度的误差，增加结果的一致性；Representation 指 AI 可以通过 embedding 等方式，找到数据的有意义表征，从而为进一步研究、推理和预测奠定基础。在基于 AI 的科学假设生成方面，① AI 可以根据既有数据的训练，来预测不同科学假设成立的可能性，从而从假设空间中寻找到高价值假设，或预先否定不太可能的假设。这无疑为后续的实验验证提高了成功率；② AI 可以使用强化学习的思想，通过训练智能体的方式来对组合假设空间进行搜索导航，即训练 AI 采取适当的行动策略，从而达到理想的实验目的；③ AI 的核心算法是优化理论，在可求微分的假设空间中，可以基于优化思想，利用梯度下降等方法对假设空间进行优化。在基于 AI 的实验和模拟方面，通过实验评估科学假设是科学发现的关键环节。然而，实验室实验可能成本高昂，操作复杂。计算机模拟已经成为一种具有前景的替代方案，为科研人员提供了更为有效和灵活的实验手段。我们可以通过 AI 识别和优化假设，并且可以利用计算机模拟将观察结果和假设联系起来。当前，AI for science 主要应用在蛋白质结构分析等生物制药、新材料研发、核聚变等前沿物理、气候预测等地球模拟和天文探索、飞机引擎、汽车动力结构等领域。在健康医药领域，2020 年 11 月，DeepMind 公司的开发的 AlphaFold2 模型在蛋白质结构预测大赛 CASP14 中，对大部分蛋白质结构的预测与真实结构只差一个原子的宽度，达到了人类利用冷冻电镜等复杂仪器观察预测的水平，这是蛋白质结构预测领域史无前例的巨大进步。在临床方面，如前所述，基于临床试验的临床证据收集是现代医学的基础。当前，已经有学者尝试使用人工智能和机器学习的计算模型来进行仿真临床试验。数字化模拟的患者和数字孪生体以及其他多尺度结构和生理功能数据都可用于精准模拟个体患者。通过这些模型，研究者可以测试候选生物标志物在特定疾病状态下的反应。预测治疗疗效，利用仿真临床试验模拟加速药物和医疗设备的开发，从而节省时间，经济和人力成本。当然，这还是一个萌芽领域，其未来发展，还需要人们不断探索。以上所谈到的 AI for science 应用逻辑可能对于一部分读者来说有些难以理解。要准确理解 AI for science 在各领域的应用，就要有一定的领域内基础和前沿知识并掌握基本的数据科学技术。相信读者在读完本书以后，会对本小节内容有更深层次的理解。

2.6 大数据驱动的日常生活变革

从文明之初人类就开始利用数据，为什么到了今天，我们才说人类社会进入数据科学时代？很重要的原因是以往对数据的使用只局限于科学家、会计等少部分人群，并服务于特定的专业领域。而今天数据的产生和使用已经成为人类的影子，与现代生活完全融合。正如 2019 年终结者系列电影 *Terminator Dark Fate* 中 Sarah Connor 所说："Nobody walks through this world without leaving a digital trail a mile wide"。大数据对人类生活的影响是全面而立体的。例如，随着近年来电商的普及，人们在谈到"双 11"的时候，首先想到的不再是"光棍节"，而是"剁手节"。在 2020 年 11 月 11 日 0 点刚过 26 秒，天猫双 11 的订单创建峰值就达到 58.3 万笔 / 秒。由 Flink 支持的阿里巴巴实时计算平台，在高峰时期每秒处理的数据流量总数为 40 亿条。可以说，是大数据技术支撑起了国民购物狂欢。如此多的数据在满足业务交互的同时，也在服务数据智能应用。宏观上，数据的实时汇总可以让管理者清楚地看到各类商品的需求量和各地区的购买力，这些信息可以帮助管理者更好地制定商业决策；微观上，数据的智能应用可以帮助商家进行目标群体识别和消费者偏好预测，从而促进个体的购买行为。

开始于 2019 年冬天的新冠疫情，给全社会应对突发性传染性公共卫生事件的能力提出了全新挑战。在传染性疾病的防控中，要完成三项基本要务，分别是控制传染源、切断传播途径和保护易感人群。在与时间赛跑的疫情急性期，快速响应对于有效完成上述目标非常重要。而响应速度，依赖于人们对于信息数据的收集和研判效率。传统的传染病防治以局部封控和线下流调为主，缺少信息数据的支撑，有明显的缺陷。这些缺陷包括及时性不强、空间识别率不高、不能对人口的流向做全面的掌握、不能全面发现传播路线、调查范围有限、不能有效干预社交距离和临床数据脱节等。在医学信息学领域，很早就有学者提出，通过设计传染性疾病流调系统，全面掌握防控要点信息。流调系统的设计需要考虑所收集信息的信度和广度。依托传统方法收集的数据虽然信度较高，但是其广度和综合性明显不足。近年来随着医学信息学的发展，人们提出使用混合系统（hybrid system）进行传染性疾病的数据收集。它的优势，是尽可能多地打通数据收集渠道，并获取最大量的数据资源，在数据之间做广泛的相互印证，同时扩充了数据的广度和深度，从而更好地辅助传染性疾病防控决策[1]。

在 2020 年初，湖北省武汉市的疫情在国内是最严重的。人们普遍关注到国家仅仅用了 10 天的时间就建成了配有 1 000 张床位的新冠收治定点医院——火神山医院。或许大家不知道的是，在湖北省的另外一个地方——洪湖市，当地政企联合仅仅用了 3 天的时间，就建成了首个大规模新冠流调的混合系统。这套混合系统依赖于洪湖市良好的数字云服务体系，主要由四部分组成：数字基建平台、数据源终端、数据处理管道和分析平台。其中，数字基建平台包括居民健康数据平台、临床数据平台和患者随访平台；数据源终端包括微信平台、实时问卷、医院的 EMR 记录、核酸检测和抗体检测实验室、公众健康信息系统等；数据处理管道负责完成 ETL 过程。ETL 分别代表 extract，transform 和 load。Extract 代表抽取，从业务端抽取；transform 代表转化，从原始数据转化为可以分析的数据；load 代表装载，转载到分析端去。数据最终用来建模、预测、辅助决策和随访提示[2]。

在 2020 年后的后疫情时代，尽管国际上对于新冠肺炎的应对同时存在多种政策，但在 2022 年 12 月 7 日以前，我国一直坚持动态清零的立场。为了满足疫情防控的需求，相应数据系统也从最初的应急流调系统升级为多场景、广融合的城市免疫平台。这主要表现在以下几个方面：①国内已经普及了医疗系统内传染病与高风险信息的直报系统，医疗机构内的信息通过省市级平台和国家级平台逐级上报，以信息和数据为媒介，形成监管机制；②基于多个场景和渠道，建立一体化信息平台，将人、物、时间、地点信息进行整合，从不同角度进行风险排查，形成广泛的联防联控机制，保证在疫情到来时能做到"四清"，即人数清，人头清，位置清和管控情况清。防疫大数据平台能够保证数据的实时性、真实性、可溯源性等特点，随时为应对疫情做好人、财、物的准备。通过城市免疫平台的建立，把公安、工信和公卫利用大数据整合在一起（俗称"三公一大"），形成融合协同机制。对潜在的新冠疫情，做到秒级发现，分钟预警，小时阻断。对所有风险因素，能够进行一屏统览；对所有防控指令，能够做到一网直达。是智能设备提供的相应数据，使得精准防控成为可能，进而通过时间维度、空间维度和人际维度对居民健康进行监测和风险分层，对不同人群给予不同的管控措施。新冠疫情防控只是大数据和人工智能应用的一个缩影。在数据科学不断发展的大潮流下，我们的生活会和数字不断融合，我们决定了数据，数据也改变了我们。

---

[1]　Bansal S, Chowell G, Simonsen L, et al. Big data for infectious disease surveil- lance and modeling[J]. J Infect Dis, 2016, 214(suppl_4):S375-S379.

[2]　Gong, Mengchun, et al. Cloud-Based System for Effective Surveillance and Control of COVID-19: Useful Experiences From Hubei, China[J]. Journal of Medical Internet Research, 2020, 22,4 e18948.

2.7 数字经济驱动数据要素价值变现

2.7.1 互联网泡沫破碎后的数字经济重建

在 2.1 节中，我们提到在 20 世纪 90 年代中期互联网产业的发展引起了资本市场的浓厚兴趣，表现在股市上，是以美国纳斯达克指数为代表的"新经济"指标在 2000 年以前的一路高歌猛进。然而，互联网的经济热度并没有持续多久。在 2000 年 3 月，随着互联网的渗透能力达到瓶颈，加上美联储加息缩窄货币政策，美国纳什达克指数崩盘，从高位 5000 余点暴跌至 1000 余点（图 2-7）。人们称这起事件为互联网泡沫破裂。当时互联网行业一片狼藉，以网易为例，其股价从 15.5 美元一路跌至 0.48 美元，下跌 97%。很多小微初创企业纷纷倒闭，留下 Google、亚马逊等互联网巨头在寒风中瑟瑟发抖。导致互联网泡沫平破裂的直接原因，是缺少新鲜资本的持续注入；而根本原因，在于互联网行业在早期并没有很好的变现回款能力，更无法支撑市场的非理性增长。资本市场有明显的逐利性，尽管人们普遍看好互联网产业的远期价值，但能否留住大部分投资者，还要看其能否在短期内找到合适的盈利逻辑。作为新兴产业，互联网和信息行业的变现盈利逻辑有别于实体产业：它们没有实物，更不能以物易物，它们有的，只是服务器和服务器上的用户数据。实体产业用实物变现，信息产业只能用服务和数据变现。服务变现是比较好理解的：随着互联网行业用户思维、流量思维、社交化思维、平台思维的不断普及，互联网服务已经成为了人们生活不可或缺的一部分。那么数据如何变现呢？商用数据变现的典型代表，是亚马逊开发的协同

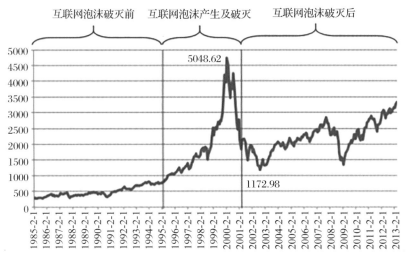

图 2-7　2000 年互联网泡沫破裂前后美国纳斯达克指数变化

过滤算法，它是推荐系统的主要算法之一。该算法首先找到和当前用户相似的用户群体，并根据相似用户群的商品喜好计算当前用户的潜在偏好商品及推荐值，并据此做商品推荐。这个算法在以卖书为主营业务的电商中尤其受用。至少笔者在买书的时候，同类的书通常不会只买一本，总觉得相同领域的书籍多本之间可以内容互补。而那些在计划外多买的书籍，很少来自笔者的主动搜索，大部分来自于网站的商品推荐。协同过滤算法使亚马逊的营业额在短期之内增长数倍。时至今日，仍有 30% ~ 40% 的电商营业额来自推荐系统。协同过滤算法在电商中的应用无疑是一个数据变现的直观例子，而数据的变现潜力远不止如此。著名的社交网站 Facebook 在 2021 年总营收突破了 1000 亿美元，归母净利润接近 400 亿美元。而创造这么多收益的 Facebook 没有向个人普通用户收取一分钱。作为一个社交平台，Facebook 同样也是一个营销推广平台，它的价值正是以数以亿计的用户无意间积累的数据形成的。Facebook 能够通过分析每个用户的资料和习惯，判断个体的喜好，增加商业资源与潜在消费客户之间的曝光匹配。新时代下的数据变现需求，使得人们很快意识到，数据科学是数据技术时代最重要的生产力，而数据本身，是数据技术时代最重要的生产资源。

2.7.2　理解数据要素化

要素，即构成事物的必要因素。根据古典经济学观点，资本投入、劳动力投入和土地要素投入，构成了三位一体的生产要素理论。而后又有学者把组织和知识列为生产要素，提出了资本、土地、劳动、企业家以及知识共同创造价值的五要素论。2019年 10 月，党的十九届四中全会首次将数据确定为生产要素，从经济学角度，称为数据要素。从数据到数据要素，意味着数据已经不再是单纯的事实或信息载体，它已经成为了和土地、劳动力、资本、技术并列的生产必需品。以至于有人把数据比作新时代的"石油"和"电力"。生产要素想要投入使用，并不仅仅需要生产力的加持，还需要生产关系来制约和保护。这好比现在有一块土地可以生产，并不是所有人都能过来开垦，后续种出的粮食也并不是为所有人共有。当生产呈现规模，就必须要有规则来护航，这是维护生产有序高效开展的必要条件。数据要素作为数字经济发展的核心引擎，在新环境下面临着同样的问题。如何从生产的角度认识数据、确定数据的权属、明确数据的价值、完成数据价值的分配和交易，这些都是数据要素所要研究的核心内容。2022 年 12 月 19 日，《中共中央、国务院关于构建数据基础制度更好发挥数据要素作用的意见》（以下简称其为"数据二十条"）正式对外发布。"数据二十条"坚持促进数据合规高效流通使用、赋能实体经济这一主线，以充分实现数据要素价值、促进全体人民共享数字经济发展红利为目标，提出构建四个制度任务：建立保障权益、合规使用的数据产权制度，探索数据产权结构性分置制度，建立数据资源持有权、数据加工使用权、数据产品经营权"三权"分置的数据产权制度框架；建立合规高效、场内外结合的数据要素流通和交易制度。在数据产业发展机遇与挑战并存的当下，政策的指引已经为我们指明了努力的方向。数据要素是理解数字经济时代的最好切入点，值得每一位和数据打交道的读者研究。

理解数据要素，首先要理解数据在信息学中的概念以及其价值传导链路。DIKW模型是经典的解释数据（data）、信息（information）、知识（knowledge）和智慧（wisdom）关系的模型。它最早可追溯到1934年，诺贝尔文学奖得主，托马斯·斯特尔那斯·艾略特（Thomas Stearns Eliot）对信息时代的数据泛滥感到焦虑。他在作品 *The Rock* 中反思道："Where is the life we have lost in living? Where is the wisdom we have lost in knowledge? Where is the knowledge we have lost in information?" 很明显，托马斯认为信息、知识和智慧具有完全不同的内涵和外延。他向读者发出忠告，"Make perfect your will"，即成全人类的意志，鼓励人们在现实的嘈杂和忙碌中保持警醒，回归初衷和本心，因为这是幸福和智慧的根本。1989年，管理学家罗素·艾可夫（Russell. L.Ackoff）撰写了《从数据到智慧》（*From Data to Wisdom*），系统地论述了DIKW体系。DIKW体系也如金字塔般，从数据到智慧是逐级提升，逐层提炼的过程（图2-8）。在DIWK模型中，数据是信息的底层要素，是真实世界事实的最小单位记录，是以原始形式呈现的字母、符号、数字、音频和视频字节等的集合，是对信息的数字化拆解。数据经过概念筛选，通过人类的认知加工，转变为有逻辑、有意义的信息。信息是物质、能量及其属性的标示集合，它回答了5个"W"问题，包括是什么（what），在哪里（where），什么时候（when），是谁（who），哪一个（which）。从个体描述角度，信息告诉我们什么事是什么样的，从而增加了事物的确定性。因此，1948年数学家香农（Claude E. Shannon）在论文《通信的数学理论》中指出："信息是用来消除随机不定性的东西"。然而，从基于群体样本的数据分析角度，信息反映的是差异化的现实。如果没有差异，就没有了分析的必要。这道理很简单：假如所有患者的病情都是一样的，我们就可以选定并照搬同样的最优治疗方案，而不需要再去分析它是否适合个体患者。知识是信息的进一步提炼，它通过在事实间建立关联，指导人类行为取得预期效果，解释了应该如何做的问题（how）。我们通常不满足把知

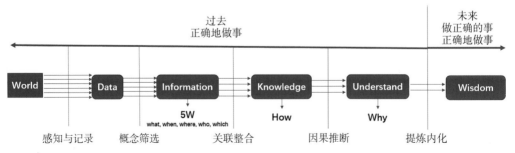

图 2-8　DIKW 模型示意

识停留在现象级的描述，自然科学追求的是对自然本质和机制的探寻，因此知识的更进一步是理解，它回答的是为什么（why）的问题。智慧属于最高层次，它包含了人对事物的所有洞见，并内化为一种哲学层次的认知，指导主体追求人类幸福的本质和内心的平静。

从 DIKW 模型中我们可以看出，数据是知识和智慧等高级认知的源泉，是人类认知路径上的必需要素。而数据科学所代表的智能体系所做的，就是完成从 World 到 Wisdom 的要素转移。近年来，有学者发展了 DIKW 模型，认为 DIKW 模型后应该加一个 P，成为 DIKWP 模型。P 指 purpose，意图，目的，即回到智能认知的功能层面，对世界进行改造。我们在章节 2.3.4 中提到过强人工智能的概念。所谓强人工智能，已经有了初步的人工意识（Artificial Consciousness，AC）。关于 AC 的研究是一个融合了脑科学研究、类脑智能研究、感知机器人学、AI 研究和脑机接口等领域的一个前沿学科，这里我们不过多介绍。在目前 AI 努力向 AC 转变的大趋势下，我们所要了解的是，如何区分 AI 和 AC。其中的关键要素，就在于 DIKWP 中的 Purpose。我们知道意识是一个主观过程，意识伴随着意图。在 AI 的世界里，任务目标（或称任务意图）都是人类指定的；而在 AC 的世界里，AC 可以自己产生意图，而人类需要保证 AC 的意图不存在恶意。AI 和 AC 的另外一点显著不同在于，AI 可以帮助我们实现 DIKWP 的要素转移，而 AC 可以围绕自身的 purpose，自主选择利用 DIKWP 各要素，指导其下一步行动。

既然数据是信息的基础，为什么人类先进入了信息技术时代，而后才进入数据技术时代呢？实际上，DIKW 模型中所说的数据和信息与在业务情景中所指的数据和信息概念上并不完全一致。在 DIKW 模型中，数据指的是信息的原始记录形式；而在业务层面，数据是从信息中提炼的可供进一步分析并提炼知识和转化产品的原始素材。今天我们所谈的信息化，侧重于把线下的业务线上化，并记录为信息，同时促进信息的互通互联，回馈业务使其不断优化，即信息化中的互联化；而数据化，侧重于建立数据中台，保持数据的可及性、可用性，并通过智能算法利用数据驱动决策，即信息化中的智能化。本书中谈到的数据，主要指后者。

2.7.3　数据变现的路径

数据价值的实现称为数据变现。从本质上讲，数据的主要价值是它减少了世界在认知层面的无序性和不确定性；而数据之所以能够变现，是因为人们能够通过数据看到可信度高的价值和回报。数据变现很少会上升到"形而上者谓之道"的智慧层次，大部分都处在"形而下者谓之器"的实用水平。人们通过数据来改良认知，制订科学决策和计划，将其作为监督、调节业务的依据和各管理层次、环节互相联络沟通的纽带。随着数据科学的发展，数据的价值越来越多地体现在融合多源数据进行建模预测。

数据的推断和预测价值衍生出了"需求—数据—功能—创新—产品"的数据产品化链路。同时数据的多样性也要求数据消费者全程参与数据生产过程，从而实现数据应用的个性化定制。基于"IoT化（Internet of Things，物联化）+ 云化 + 中台化 +APP化"的新构架正逐渐取代传统的IT架构。全面推进生产全要素、全产业链和全价值链的数字化、网络化与智能化建设，已经成为了数字经济时代不可逆转的确定性趋势。在人、机、物三元融合的大背景下，以"万物均需互联、一切皆可编程"为目标，数字化、网络化和智能化呈融合发展新态势。

数据价值的实现，一个不可或缺的环节就是数据价值的量化，即定价。数据定价的前提是对数据进行"三化"操作，即资源化、资产化和资本化。数据资源化是指通过收集、处理、整合和分析，将数据转变为可采集、可见、标准、互通、可信和有价值的数据资源。数据资产化是指通过机构内部使用或流通交易的方式，为数据使用者带来经济利益的过程。资产化的核心在于交换，只有交换（无论交换的是数据本身，还是数据产生的价值），数据才能在市场中形成自身经济价值。而数据交换的本质在于权属的变更，因此数据权属的界定，以及数据的确权过程，也是目前数据要素领域讨论的焦点。数据的分类分级关系到数据权属的界定和确权过程，个人隐私数据、企业生产数据、公共资源数据等的权属细分是不同的；数据的产生过程也关系到数据的权属分配。例如数据是由来源者支配，还是由收集者支配，如何界定数据产生过程中不同角色的贡献，数据在首次变现和二次挖掘时有何区别，这些都是在数据要素领域需要进一步探讨的问题。数据资本化是指数据由货币性资产向可增值的金融性资产转化，主要包括数据证券化、数据银行、数据质押融资和数据信托。数据资本化可以让数据拥有者和数据投资者共同分享数据经济收益，进一步释放数据的经济价值。数据和其他实体生产要素相比有明显的不同，例如数据能够被复制，能够被反复挖掘，具有隐私安全性，在学术研究领域有价值排他性等。数据的价值往往具有后验性，即数据价值往往由使用者判断，只有使用了，才能确定数据的具体价值。这些因素使得市场很难对数据要素进行准确定价。按协商定价、按用量定价、按数据服务的工作量定价、按市场产品定价等，都是目前数据定价可尝试的模式。随着数据要素市场规则的不断完善，未来数据定价一定会向着可持续的良性方向发展，数据市场也一定会逐渐活跃起来。

数据信息行业的人经常会听到IaaS、SaaS、PaaS和DaaS，它们都是数据变现的商业模式。IaaS、SaaS和PaaS是云计算提供的三种服务形式。IaaS指Infrastructure as a Service，即基础设施即服务。它提供的并不是数据服务，而是把IT基础设施作为一种服务通过网络对外提供。我们常用的云计算和云存储都属于IaaS服务。SaaS是Software as a Service的缩写，意思为软件即服务，即通过网络提供软件服务。SaaS模式可以被理解为是传统软件的互联网化，它以软件产品，并利用云服务，而不是本地部署提供服务。我们常用的微信和微博，本质上都属于 SaaS 服务；企业中用到的办公OA，也属于此类服务。PaaS 是 Platform as a Service 的缩写，即平台即服务。PaaS 是指将软件研发的平台作为一种服务，以 SaaS 的模式提交给用户。PaaS 模式的核心在于吸引开发者/租户入驻，与开发者联合研发数据产品，提供经过封装和脱敏的价值数据和开发环境，合作开发大数据产品与服务。DaaS 是继 IaaS、PaaS、SaaS 之后又一个新的服务概念，它是 Data as a Service 的缩写，即数据即服务。DaaS 是指以及时、受保护和负担得起的方式促进业务关键型数据的可访问性。数据要素的价值发挥是建立在数据科学的基础之上的，而数据科学是建立在以大数据为代表的数据集合基础之上的。因此，解决数据要素供给问题不仅要解决数据的可及性问题，更是要解决数据集的可及性问题。这里就出现了，是出于什么目的收集的数据集，数据集的个体特性是什么，它能满足什么需求，它的质量如何，以及是否能够灵活地根据需求以高效便捷的方式定制数据集。无论消费者和提供者之间是否存在任何组织联系或地理分离，都可以按需向用户提供指定的有用数据。除了以上服务形式外，还有其他数据变现模式。例如最传统的 CS（Consulting Service）咨询服务模式，它是指服务方针对客户的数据需求、业务场景和运营模式，进行定制化的数据分析和挖掘，提供业务咨询服务。再例如资源置换模式，它是指拥有共同用户池的甲乙双方进行联合运营，数据服务需求方向数据资源拥有者付费购买一定的营销资源。这种模式实际上是一方以技术换数据，另一方以数据换技术，各取所需，互利共赢。当然，以上提到的所有数据变现方式都不能私下交易，要确保数据的使用在合法合规的条件下进行。

值得一提的是，随着数据的价值日益凸显，知识产权家族迎来了一个新成员——数据知识产权。数据知识产权是指数据处理者对依法依规收集，经过一定算法加工，具有实用价值和智力成果属性的数据，享有相应权益，包括资源持有权、加工使用权和产品经营权。数据知识产权是数据要素化后数据确权的重要步骤。当前，我国已经在深圳、浙江、江苏等地上线可办理数据产权登记的平台系统。平台使用区块链等技术对依法依规采集的数据进行实时存证，并提供数据知识产权登记服务。

可以说，数据要素的研究是当下的时代命题。医疗大数据在性质上虽然有别于其他数据，但从长远来看，从合规、合理和充分利用角度，存在着和广义数据要素相同甚至更加复杂的问题。目前医疗行业的数据相关建设无非两类：一类是利用数据资源通过数据科学赋能医疗业务；另一类是构建医疗大数据的数据要素体系，使其对内和对外都能实现合规便利的价值挖掘。因此，了解数据要素，对于医疗大数据的管理和开发，同样有着重要的价值。

第 3 章

健康医疗大数据与人工智能

3.1 健康医疗大数据的范围

根据国家标准《信息安全技 术健康医疗数据安全指南》（GB/T 39725—2020），健康医疗数据（health data）指个人健康医疗数据以及由个人健康医疗数据加工处理之后得到的健康医疗相关电子数据。健康医疗数据可分为 6 大类，包括个人属性数据、健康状态数据、医疗应用数据、医疗支付数据、卫生资源数据和公共卫生数据。各类数据的具体含义见表 3-1。

表 3-1　健康医疗数据类别与范围

数据类别	范围
个人属性数据	人口统计信息，包括姓名、出生日期、性别、民族、国籍、职业、住址、工作单位、家庭成员信息、联系人信息、收入、婚姻状态等 个人身份信息，包括姓名、身份证、工作证、居住证、社保卡、可识别个人的影像图像、健康卡号、住院号、各类检查检验相关单号等 个人通信信息，包括个人电话号码、邮箱、账号及关联信息等 个人生物识别信息，包括基因、指纹、声纹、掌纹、耳郭、虹膜、面部特征等 个人健康监测传感设备 ID 等
健康状况数据	主诉、现病史、既往病史、体格检查（体征）、家族史、症状、检验检查数据、遗传咨询数据、可穿戴设备采集的健康相关数据、生活方式、基因测序、转录产物测序、蛋白质分析测定、代谢小分子检测、人体微生物检测等
医疗应用数据	门（急）诊病历、住院医嘱、检验检查报告、用药信息、病程记录、手术记录、麻醉记录、输血记录、护理记录、入院记录、出院小结、转诊（院）记录、知情告知信息等
医疗支付数据	医疗交易信息，包括医保支付信息、交易金额、交易记录等 保险信息，包括保险状态、保险金额等
卫生资源数据	医院基本数据、医院运营数据等。
公共卫生数据	环境卫生数据、传染病疫情数据、疾病监测数据、疾病预防数据、出生死亡数据等

3.2　健康医疗大数据的行业特征

3.2.1　医疗大数据的纵向和横向孤岛现象

健康医疗大数据作为大数据领域的一个分支，既有和广义大数据类似的特征，又有医疗行业自身的特点。我们所讨论的第一个特征是医疗大数据的纵向和横向孤岛现象。

健康医疗大数据是围绕着健康风险暴露、疾病诊断治疗、预后随访干预展开的。这三者又分别对应着疾病的诊前、诊中和诊后环节。相较于诊前和诊后，诊中环节是医疗干预和记录的重点。因此，医疗机构内的电子病历数据，是近年来医疗大数据最主要的增长点。健康和疾病是一个多维度的，有时间跨度的概念。这要求高质量的医疗大数据需要在个体的全生命周期具有高度的整合性和可及性。目前医疗数据的记录仍然不能满足上述要求。从纵向角度看，患者的诊前、诊中、诊后数据通常是割裂的，是不完善的。医生单纯关注患者的诊中环节，不重视对患者随访信息的记录，导致了医疗机构内的预后数据存在普遍性缺失，无法支撑严谨的临床科研和产业转化；从横向角度看，目前医疗数据的来源非常多，有健康体检数据、流行病学调查数据、医保数据，居民死亡数据等。这些数据的信息孤岛现象非常严重，即便在不同医疗机构之间，同样缺乏有效的整合，这也大大降低了数据的应用价值。跨域信息互通互联，这是近年来医疗信息化发展的努力方向，这点我们第 13 章中还会详细介绍。在医疗数字化早期阶段，人们普遍强调 EMR（electronic medical record）的建设。EMR 是指患者在医疗机构诊断治疗全过程的电子记录。EMR 的数据着重于诊疗过程的记录，它最大的作用是为医疗决策者提供支持。随着医院信息化建设的不断完善，近年人们的注意力逐渐转移到 EHR（electronic health record）和 PHR（personal health record）的建设上来。EHR 用 health 来代替 medical 的含义是以健康为中心进行数据记录和收集。EHR 是个人官方的健康记录，是以医院的电子病历为主体，注重医疗诊断的结论，以及能够在不同医疗机构和系统之间实现信息共享的数字化健康档案。尽管 health 相比于 medical 从词义上更倾向于从疾病到整个生命过程的延伸。不过在实际语境中，EHR 相比 EMR 更侧重于跨域和跨系统的健康信息共享。PHR 即以个人为中心的健康数据记录。它是指对个人健康、保健和诊断治疗信息的数字化记录，是"以人为本"的健康档案，包含了自然人全生命周期的生命状态、健康信息、医疗记录以及家族遗传等内容。从 EMR 到 EHR 再到 PHR，医疗信息和大数据资源整合的方向非常明确。但总体而言，还有相当长的一段路要走。

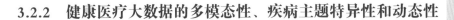

3.2.2　健康医疗大数据的多模态性、疾病主题特异性和动态性

医疗数据相比于其他领域业务数据，具有更强的多样性和复杂性。在形式方面，医疗大数据几乎包含了所有类型的数据，具体有结构化数据（如检验检查数据、组学相关的实验数据、各类量表数据等）、半结构化数据（电子病历系统数据）和非结构化数据（手术视频、记录病程的文本数据等）。多种异构形式数据可以围绕同样一种疾病展开，对这些数据进行综合应用，即是目前很火的一个概念——"多模态"。

在复杂性方面，生物疾病之间存在着极大的差异性，这种差异导致了围绕疾病本身记录的医疗大数据存在着极强的疾病主题特异性。这种特异性至少表现在以下三个方面：①每种疾病关注和记录的致病因素不一样，例如脑出血的致病因素是高血压、糖尿病、高龄等，而肿瘤的致病因素可能是电离辐射、毒物污染、感染因素、特殊的职业和环境暴露等。②每种疾病的干预措施不一致，有的疾病需要药物治疗，有的需要手术治疗。药物和药物，手术和手术之间，又存在着极大的差别。③每种疾病预后的评价方式不一致，对于肿瘤性疾病，我们通常记录的是患者的生存数据，包括总生存期（overall survival time，OS）和无进展生存期（progression free survival，PFS），同时也关心他们在生存期内的生活质量（quality of life，QOL）；对于非肿瘤性疾病，我们会更多地关注某一单一指标的变化，例如对于高血压患者，我们更关注血压的控制情况；对于糖尿病患者，我们更关注血糖的控制情况；对于功能性疾病的患者，我们更关注某一特定功能的恢复情况（例如面肌痉挛，我们更关注面部痉挛的改善情况）等。

此外，医疗大数据还有很强的动态性。从微观角度讲，每个人的健康医疗数据都在不断地叠加累计，而每个人的实时健康情况也都在不断地变化；从宏观角度讲，医疗大数据的整体生态受人口学情况、自然因素（如天气、位置、流行疾病等）和社会因素（医疗资源水平、医疗科技发展、卫生经济状况、健康监管力度、医疗政策环境等）共同影响，这使得医疗大数据无时无刻不处在动态的更新中，这种动态时效性也增加了医疗大数据的复杂性。

3.2.3　健康医疗大数据的主观性和价值稀疏性

医疗病历是医疗大数据的主要载体。它作为诊疗的决策依据、教研的信息源头、司法的法律凭证、医保的原始账册和医院的绩效体现，对于医疗行业的重要性不言而喻。医疗病历由主观病历和客观病历组成，前者是指医务人员对病史和病情进行综合分析后所做的描述性记录，包括病程记录、上级医师查房记录、术前小结和术前讨论、会诊意见、疑难病例讨论记录、抢救记录、死亡讨论等；后者是指记录患者症状、生命体征、检验检查、诊疗过程等信息的病历资料，包括门诊病历、住院志、体温单、医嘱单、化验单（检验报告）、医学影像检查资料、特殊检查知情同意书、手术知情同意书、手术及麻醉记录单、病理资料、护理记录等内容。医疗病历存在着极强的主观性，这是在理解医疗大数据时不可忽视的一点。就主观病历而言，同样的疾病，不同专业或不同技术水平的医生会看到不同的疾病细节，进而产生差异化的诊疗思路，并产生内容和风格迥异的病案文书。由于临床实践本就是医生知识经验和患者价值选择等主观因素共同作用的结果，同样的病情，不同的医生接诊，不同的沟通及诊疗过程，所形成的客观病历也不尽相同。另外，客观病历的很多评估内容（如各类评估量表）都是由医务人员人工评价的，观察者间变异性是影响结果是否稳定客观的重要因素。例如，Tada 公式（血肿的体积 = 血肿 CT 上最大面积轴面的长轴 × 宽轴 × 高度 /2）是神经外科医生评估脑内出血血肿量的最常用的方法，是几乎每天都会用到的评估工具。笔者曾对比了 8 位神经外科医生与软件测量的结果差异，发现人读血肿量存在观察者间信度不稳定，可能影响评估结果客观性的问题（图 3-1）[①]。临床中类似的例子数不胜数，因此即便是客观病历，也只能做到相对客观。

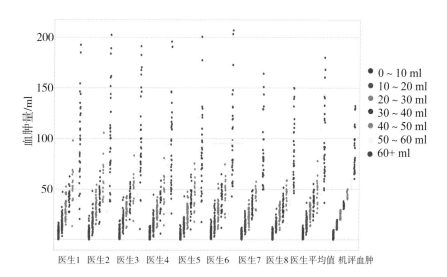

图 3-1　Tada 公式在评估脑内血肿体积时出现的观察者间差异

　　大数据的累计得益于我们对业务相关数据的收集和应用，医疗大数据也不例外。由于绝大多数医疗大数据来源于健康医疗的业务系统，缺少前置数据收集规范，因此也加重了价值稀疏性的问题。例如，下述临床常见的脑积水病历：

主诉：走路不稳 2 个月。

现病史：缘于 2 个月前无明显诱因自觉走路不稳，偶须挽扶周围物体，存在易跌

---

①　研究显示，机评结果的准确性要显著优于人评结果。因此图中以机评结果为参考，每10 ml 为单独纵列绘制。人评结果在纵坐标上相互重叠，并且相对离散，说明其评估结果欠准确。

倒倾向，步态较前细碎，休息后无缓解，双下肢无明显肌力减退，无明显痛温觉异常，无头痛头晕、无恶心呕吐、无视物模糊、无二便失禁，2个月来无明显改善，就诊我院，查颅脑 MRI，提示脑室扩大，现患者为求进一步诊治，经门诊以"脑积水"收治我科，患者自发病以来，精神食欲尚可，二便正常，体重无明显改变。

如果用 12 个字形容此类病历，那就是形式规范、内涵不足、普遍存在。为什么这么说呢？因为从病历书写的形式规范讲，该现病史可以算是及格水平——主诉里包含症状和时间，与第一诊断存在强关联；现病史中有主要的阳性症状和阴性症状，有发展变化过程的简要交代，有一般情况的描述等。但我们无法根据上述描述完整复现出患者的病情。脑积水患者通常表现出脑积水三联征，即痴呆、共济失调和尿失禁。对照上述病历，该现病史中缺少对患者的认知情况的描述。另外，部分脑积水为继发性，可由神经系统的其他疾病（如脑膜炎、脑室出血、脑肿瘤等）所导致，该病史中也缺少对可能的高危因素的描述。MRI 上的"脑室扩大"并不属于特异性的影像学表现，需要结合其他细节信息才能推导诊断，如老年人常常会出现脑萎缩，进而产生脑室扩大的影像学表现。脑萎缩和脑积水时常不好鉴别，需要对影像检查做更细致的分析和描述。这包括侧裂池是否清晰（在脑积水时，因为脑室扩张压迫脑组织，因而侧裂池往往会变小；而在脑萎缩时，因为脑实质体积减小，因而侧裂池增宽），脑室周围的白质脑脊液渗出是否明显（脑室周围白质有水的密度或信号提示脑室压力偏大，导致脑脊液向脑白质渗出，倾向脑积水），胼胝体角的角度是否缩小（如果小于 90°，倾向两侧脑室挤压形成，更倾向于脑积水），Evans 指数是否增大（轴位上双侧侧脑室前角最大间距与同一层面颅腔最大内径之比，脑积水时常 > 0.3）等（图 3-2）。遗憾的是，这些信息在电子病历系统中通常是找不到的。原因有以下几点：①临床工作太忙，大部分住院医师均以模板化的方式批量生产病历，从而节省精力；②目前国内大部分三甲教学医院的住院病历大多由实习、规培、进修和轮转人员书写，上级医师未能认真审改，因而病历质量达不到专科病历要求；③临床医学的专科性太强，从管理的角度而言并不存在可操作的、统一的病历内涵标准，因此病历内涵的提升很大程度上依赖医生的自觉性，进而无法保证质量。病历内涵的缺失在外科等操作性强、思辨性差的专科较为突出，甚至存在病历只分"有"和"无"，不分"好"与"坏"的思想，导致病历记录看似长篇大论，实则不清不楚。这些现象更加重了电子病历的价值稀疏性。尽管近年来医院管理在病案管理方面一直强调病历内涵质控，但因标准的缺失、专科结构化病历建设的不完善等原因，目前常规病历依然很难满足科研应用的需求。

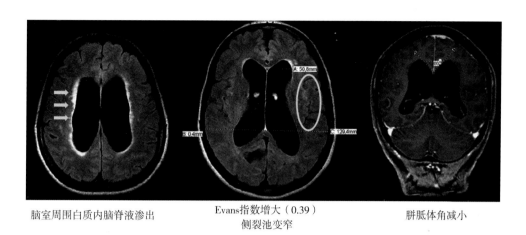

<table>
<tr><td>脑室周围白质内脑脊液渗出</td><td>Evans指数增大（0.39）
侧裂池变窄</td><td>胼胝体角减小</td></tr>
</table>

图 3-2 脑积水的影像学细节

3.3 大数据驱动的人工智能在医疗领域的应用与角色

3.3.1 人工智能在医疗领域的应用

随着医疗大数据和人工智能的发展，人工智能在生物医疗行业中的应用和角色是人们常谈常新的话题。我们在 2.7 节中提到，医疗大数据变现的两种方式，一种是通过数据科学赋能医疗业务，另一种是构建医疗大数据要素体系促进数据价值挖掘。其中对医疗业务的赋能，多数是通过人工智能算法实现的。医疗业务按照场景可大致分为诊疗业务、流程业务和管理业务三类。根据不同业务场景的实施目的，套用对应的数据科学算法，即可衍生出不同类型的人工智能应用（图 3-3）。决定医疗人工智能应用产生的主要因素有两个：①能否能够清晰地定义出决策内容（即需求）；②能否将影响决策的相关要素以数字化的形式来表示。只要能够清晰定义出上述两个要素，几乎所有医疗决策点都可以转化为人工智能产品。当然，并不是每一个人工智能产品都有价值。我们不能为了智能而智能，而是要以现实需求为基础，落地更多有价值的人工智能应用。

医疗领域目前已经成为了人工智能落地应用的最重要场景之一。人工智能在医疗领域的应用同样应该明确人工智能"效率工具"的定位，并遵守"重己役物，致用利人"的原则。要重视对医疗人工智能的认知纠偏，促进医疗人士对其形成合理定位，并积极从医疗行业内部，开拓医疗人工智能的适用范围。

在 ChatGPT 推出以前，医疗中应用的人工智能均为弱人工智能，只适用于特定场景下的特定任务。而随着数据科学的进步，人工智能是否能达到强人工智能的程

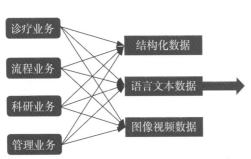

◆ 虚拟助理：相当于医疗界的 Siri 和小爱同学，具体应用包括语言电子病历、智能导诊、智能问诊、推荐用药等
◆ 医学影像：病灶识别与标注、靶区自动勾画与自适应放疗等
◆ 辅助诊疗：医疗大数据辅助诊疗
◆ 疾病风险预测：基因测序与检测服务、预测癌症等
◆ 药物挖掘：新药研发、老药新用、药物筛选、药物副作用预测、跟踪研究等
◆ 健康管理：身体健康管理、精神健康管理等
◆ 医院管理：病历结构化、分级诊疗、DRGs 智能系统、专家系统等
◆ 临床科研：医疗大数据研究平台
◆ ……

图 3-3　人工智能在医疗领域的应用场景

度，以及这样的人工智能在临床中的角色还需要进一步研究。弱人工智能是一种任务导向性的工具，它的本质是学习一种从输入到输出的映射，只能解决设计框架内的问题。笔者曾参加过某脑肿瘤人工智能影像识别系统的发布会。在提问环节，有医疗专家提出疑问，该系统是如何诊断罕见病的？产品方并没有正面回答该问题，而是笼统地说：我们的系统，对罕见病有迁移学习的能力。医学专家提出的问题，很明显反映了他对于模型的定位和角色认识不足。对于一套脑肿瘤诊断系统来说，它是不具备诊断罕见病的能力的。而开发者的回答更是在打圆场。迁移学习，指训练完成 A 任务的模型去完成 B 任务。尽管训练好的模型有迁移学习的能力，并具备一定通用的特征提取能力，但对于大部分既定模型来说，它的输出是完全被限定在设定好的框架内的。如果训练集中没有罕见病的数据和标签，训练出来的人工智能便不可能给出罕见病的诊断。任何产品都有自己的使用规则，脱离使用规则，产品就会失效。人工智能产品也是如此。对于一个检测脑肿瘤的 CT 影像判读模型来说，如果我们输入一张猫的图片，模型也可能会给出脑肿瘤可能性很大的结论。这并不是人工智能"不智能"的表现。这好比曾经有记者拿着绿茶去医院当尿进行检验，结果检出前列腺炎，并且该结果成为了媒体用来抨击医院坑害患者的有力证据。不知道未来还会不会有人搞这种"钓鱼"检测的闹剧，也不知道在人工智能界会不会出现类似的事情。作为一项有明确应用场景的技术，无论检测的素材是不是合规的，机器都会分析并给出结果。仪器在友好应用的前提下，只是在原理内工作，而并不会检测使用行为是否在原理应用的框架内。塑造一个全知全能的人工智能形象是出于产品商业化的目的，但这并不能引导行业向健康方向发展。作为医生，在概念噱头泛滥的环境中，要独具慧眼，明辨是非，不能跟风炒作，人云亦云。

3.3.2　从效率工具角度看待医疗人工智能

人工智能作为一种效率工具，可以替代人类完成重复性高、确定性强的工作任务，而并非接管所有医疗任务。例如一位影像科医生每天要调看数十甚至上百张正常的胸片影像，其观察步骤和方法都是相似的。对于此类有明确规则的简单判读工作，正是人工智能的用武之地。确定性的强弱可以根据专业判断，同时也需要依据模型在验证集上的区分能力以及在具体个案判读时的可信度来判断。例如，对于二分类任务（如判读是否是肿瘤性疾病），我们可以依据模型诊断性试验的结果来判断（通常为 ROC 曲线下面积 AUC）。AUC 反映诊断指标的区分度，即该指标能多大程度将疾病（阳性样本）和正常情况（阴性样本）区分开：AUC 越接近于 1，则代表区分度越好，该指标的敏感性和特异性越高，诊断参考价值越高。多数人工智能模型在分类任务上输出的是各种类别标签所对应的概率。对于区分度好的模型，并在个案预测中某种类别标签对应概率很高的情况下，可以认为预测的确定性是较强的，结果是相对可信的。在 Farzaneh 等于 2023 年发表的一项研究里，研究者使用了一个可以通过胸部 X 线片识别急性呼吸窘迫综合征（ARDS）的 AI 模型。该模型可以对 ARDS 进行评分：1 分、2 分、3 分分别表示为重度、中度和轻度可信非 ARDS，4 分和 5 分表示无法断言，6 分、7 分和 8 分分别表示轻度、中度、重度可信 ARDS。当至少有两个医生对于某个案例所作的 ARDS 的诊断不相符时，认为该案例为医生不确定案例；当 AI 评分在 3～5 分时，认为该案例为 AI 不确定案例。研究者比较了四种不同的医生与人工智能协作策略：第一种策略是人工智能模型首先检查胸部 X 射线，在判读结果不确定的情况下听取医生的意见；第二种策略是医生先下诊断，当医生意见不统一时，采纳 AI 的意见；第三种是医生和 AI 同时下结论，然后取两者的平均值；第四种是医生和 AI 同时下结论，然后取两者的加权平均值，其中权重的取值，按照在验证数据集上的表现最优为标准。结果显示，与其他三种策略相比，第一种策略实现了更高的诊断准确性。这意味着人工智能模型对不太复杂的胸部 X 射线检查具有更高且更一致的准确性，而医生对困难的胸部 X 射线检查具有更高的准确性。这可能提示我们，当某种临床状况经 AI 诊断得到的结果可信度较高时，医疗人员可以使用人工智能模型进行诊断决策，而医生本身则专注于解释更复杂的状况[①]。AI 通过自动完成一些简单的、时间劳动密集型工作，可以解放医务人员，让他们有更多精力去完成更加复杂或者更具有人文性的工作。对于模糊的诊断，很复杂的决策，仍然需要借助人类自身的知识和经

---

① 　Farzaneh N, Ansari S, Lee E, et al. Collaborative strategies for deploying artifi- cial intelligence to complement physician diagnoses of acute respiratory distress syndrome[J]. NPJ Digit, 2023, 6(62). doi: 10.1038/s41746-023-00797-9.

验，以及和患方的沟通结果来完成。在提高人类工作效率的同时，人工智能还是一种风险预警工具，它可以有效对医师的医疗行为进行监管，防止医师因忽略某些客观事实而犯下严重医疗常识性错误，同时也可以对常见临床高风险个体和事件进行识别，从而引导医生进行更合理的注意力分配，促进临床高危事件的及时干预，保障医疗安全，提高医疗质量。另外，随着 ChatGPT 等大模型的出现，人工智能或许为医疗带来了全新、高效的知识获取途径。通过大语言模型，医师可以实现自身专业知识的快速获取与迭代，这将大大提高医师的知识水平和工作能力。2019 年，*Nature Medicine* 曾发表研究表明，人机合作会比人类或人工智能单独作业在医疗业务中表现更出色，说明人工智能对人类医师的角色并不是替代，而是协作，并强化医师的能力。随着数据科学的发展，人工智能对人类医师的能力强化的增幅还将不断上升[①]。

3.3.3 医疗 AI 开发中的困难与瓶颈

一个 AI 产品研发，需要经过需求的提出、技术路线规划、数据收集、数据清洗、算法建模、算法验证、算法迭代与改进这一整串过程。从需求角度看，医疗 AI 应该从临床中来，回临床中去，要在应用场景中满足实际业务需求才会有生命力。这个需求是谁提出来的？是高校提出来的？是企业提出来的？还是领导提出来的？都不是！是临床一线提出来的！比如神经外科医生希望通过 CT 判断一个脑挫伤的患者是否需要手术治疗，出血灶扩大的概率和出血量的预估值为多少？作为一名护士，希望知道一个患者需要吸痰的频率是多少，需要多高的护理强度。有很多需求，并没有写在书本上，也没有被做到研究里，它们都隐藏在临床一线的日常工作中。因此，临床一线提出的问题，往往才是最有实际意义的问题。但在实际工作中，一线医护人员在医疗 AI 模型的开发过程中参与度是非常低的。其中的原因，一小部分是临床工作繁忙，医护人员没有精力主动参与医疗 AI 的研发；更主要的原因，还在于医护人员普遍缺少体系化的从临床问题到数据解决方案的思维框架，以至于他们对临床需求司空见惯，却无法清晰地定义一个有深度的临床问题。

数据的可获取性是目前医疗人工智能开发的主要瓶颈问题。我国还没有大规模的数据共享机制，想从医院批量获取数据来开发专属模型，会涉及以数据合规为中心的一系列管理和技术问题。因此，医疗 AI 的训练数据集通常来源于公开数据集。但基于医疗问题的复杂性，单凭公开数据集很难照顾到临床决策的深层次需求。目前医疗 AI 的开发主体通常以高校／企业以及医院里有想法和能量的主任为主。高校和企业与医疗机构强强联合，通过合规渠道获取脱敏的训练数据集，是当下高质量影像 AI

---

① He J, Baxtex S L, Xu J, et al. The practical implementation of artificial intelligence technologies in medicine[J]. Nat Med, 2019, 25(1): 30-36.

开发的主流途径。随着深度学习开源模型的普及化，影像 AI 的行业门槛已经不再是技术，而是高质量的、能代表特定临床问题和需求的数据。医院的相关负责人也可以安排下级医生和医学生以课题的形式有针对性地收集数据。由于一个具体的数据提取要求，常常需要大量人力消耗，因此普通医生想要获得相当规模的数据是一件非常困难的事。并且，拿到数据并不等同于皆大欢喜。绝大部分医疗 AI 需要完成的都是监督式学习任务，即需要人工给数据打好标签。一个模型的训练动辄需要上万个样本数据，个人的力量是很难完成的，就需要一个团队去配合。临床医生平日工作任务繁重，任何增加医生劳动量而不能带来近期获益的任务都很难推进，更何况这是一个团队任务。因此，医疗数据的收集没有行政力量的推动几乎是不可能实现的。数据是 AI 开发的根本，想让 AI 聪明，必须要给它高质量的数据。高质量就意味着数据要标注正确。由于很多医疗影像标注缺少客观的标准，个人主观标注很可能出现偏差甚至错误。因此对于 AI 的开发，数据标注工作经常需要不同人员之间交叉进行，以尽量减轻标注者的个体差异。例如 Google 的眼底分类网络：Adapt deep neural network to read fundus images，它的开发用了 128 000 张图像的数据集，其中每一张图像都得到了 54 位眼科医生中 3 ~ 7 位医生的评估。总体来说，医疗人工智能的开发是集劳动密集和技术密集于一体的复杂跨专业团队工作。不过很遗憾，这样成熟的团队非常少。业务壁垒、管理壁垒、数据壁垒、技术壁垒、人力壁垒都是阻遏其发展的原因。数据的收集工作不是一蹴而就的，它需要领导的支持和组织，需要团队的努力和配合，需要技术人员对数据需求和模型设计的不断调试，需要回到临床反复地验证。整体而言，医疗人工智能的开发需要有三类团队合作：①医疗业务团队，他们需要明确临床业务需求，找到适合人工智能可以落地的决策点，并进行相关要素的数据收集，建立支撑人工智能算法开发的数据库；②算法技术团队，他们要根据应用场景和数据情况，选择或设计最佳算法，实现人工智能模型的开发和部署；③临床试验与真实世界研究团队，他们需要对人工智能模型在临床业务的应用效果进行临床研究验证，为人工智能落地提供临床试验证据和真实世界证据。2021 年，国家工业和信息化部办公厅与国家药品监督管理局综合和规划财务司联合开展了人工智能医疗器械创新任务揭榜工作，提出了中国医疗人工智能的建设发展方向，包括两个重点方向——智能产品和支撑环境。智能产品包括智能辅助诊断产品、智能辅助治疗产品、智能监护与生命支持产品、智能康复理疗产品、智能中医诊疗产品；支撑环境，包括医学人工智能数据库、人工智能医疗器械临床试验中心、人工智能医疗器械真实世界数据应用中心。上述智能产品和支撑环境体现了人工智能落地的业务逻辑，即产品本身的真实效用价值是应用落地的基础。而从商业逻辑来看，产品的支付实现方式和持续收益能力是决定产业是否能被盘活的保障。可以说，无论从业务逻辑还是从商业逻辑，目前医疗人工智能产业均不成熟，需要有更多的社会资源介入，共同推动行业的发展。

3.4 模型的透明性和可问责性是医疗人工智能广泛落地的基础

模型的透明性包含了两层含义——模型的可理解性（interpretability）和可解释性（explainability），它们是两个经常混用但又有所区别的概念。可理解性偏向于对"how"的解答，即模型是如何得出结论的；而可解释性偏向于对"why"的解答，即模型为什么，或者说我们依据什么，会得出某种特定的结论。前者更侧重现象层面上的理解，而后者更侧重机制层面上的解释。

模型可解释并不代表其一定可以被理解，相比于可解释性，人工智能模型的可理解性更难实现。因为人想要理解模型，就必须要明白模型背后的思想和逻辑，这是很多没有数据科学背景的人无法跨越的知识鸿沟。因此，模型的可解释性，更倾向于模型固有的一种属性；而模型的可理解性，要考虑应用者的理解能力和对理解深度的要求。模型的实用性时常只是表象，其之所以有用，是因为它契合了某种客观存在的规律。当我们对模型本身的理解加深，很多想去理解的点，已经不处在模型本身的范畴。例如临床常用的 Cox 比例风险模型，我们很好理解它的数学原理，但为什么 Cox 比例风险模型的自变量和因变量存在等比例风险关系？或许就是在等比例风险假设下，我们发现模型拟合数据的效果还不错。这就是一种现象级的理解了。我们没有办法单从数据和模型角度完成机制层面的理解。模型的可解释性是更加宽泛的概念，我们可以通过解释，让人们同时了解或者选择其一了解模型的业务判断逻辑和数学计算逻辑。对于业务人员，例如医生，他们可以理解业务判断逻辑；对于数据科学技术人员，他们可以理解数学计算逻辑。模型的透明性包含了模型的可理解性和可解释性。它是指模型决策数据集、过程和决策的可追溯性，决策结果可以被人类（包括监管部门、社会公众）理解和追踪的特性。模型的透明性非常重要，它是建立可信人工智能的基础。所谓可信人工智能，是在可靠性、安全性、鲁棒性、可解释性、可控性等众多概念的基础上发展起来的一个新概念。在智能系统中，"可信"指一个智能实体在开放、动态环境下实现目标需求的动态过程中，其行为及产生的结果总是符合人们的预期。它强调目标与实现相符，强调行为和结果的可解释性、可预测性和可控制性，并在受到诸如环境影响、外部攻击等动态环境干扰时，仍然能够持续提供符合预期的服务。模型或者算法的不透明，从技术上将导致系统开发无法向前迭代，从监管合规（regulatory and compliance）角度，会使我们无法对智能应用的安全性和公平性进行监督和评价，导致人机无法协同，社会接受度（societal acceptance）降低，继而无法在医疗这种风险敏感型领域放心应用。

模型的可解释性大体包含六个方面，包括原理解释、责任解释、数据解释、公平解释、性能解释和影响解释。原理解释是指用可解释的技术与非技术化的方式，说明人工智能做出决定的原理。美国国家标准与技术研究院（National Institute of Standards and Technology，NIST）提出了解释人工智能决策的四项基本原则：解释原则（explanation）、有意义原则（meaningful）、解释准确性原则（explanation accuracy）和知识局限性原则（knowledge limits）。解释原则要求 AI 系统为所有输出提供相应证据和理由，但不要求证据是正确的、信息丰富的或可理解的，只要表明 AI 系统能够提供解释即可，不强加任何质量评价指标。有意义原则要求 AI 系统提供单个用户可理解的解释。其中，"单个用户"表明只要一个用户可以理解 AI 系统所提供的解释即符合该原则，不要求解释为所有用户所理解。有意义原则允许基于不同用户群体或个人做出定制化和动态的模型解释。不同用户群体对 AI 系统的解释需求不同，如系统开发者需要从技术路径角度去解释，系统使用者需要从业务逻辑角度去解释，律师需要从合规与法律角度去解释。此外，每个人知识、经验、心理等方面存在的差异也导致了其对 AI 解释的理解不同。解释准确性原则要求相应解释正确反映 AI 系统产生输出的过程，但不要求 AI 系统做出的判断准确。与有意义原则类似，解释准确性原则也允许用户差异性。有的用户（如专家）需要解释产生输出的算法细节，有的用户可能仅需要关键问题的解释。对算法的详细解释可以加强准确性原则但却牺牲了部分用户的理解性（有意义原则），这显示出了人工智能解释需要在有意义原则和准确性原则中间作平衡，要根据不同的用户群体定制多类型、多层次的解释。知识局限性原则要求 AI 系统仅可以在其所设定的条件下运行，以保证系统输出的准确性。知识局限性原则要求 AI 系统能识别出未经设计或批准以及响应错误的情况，以此防止错误、危险、不公正的决策和输出，从而增加 AI 系统的可信度。AI 系统有两类知识局限性，一是所需判断不属于 AI 系统本身设定，如脑肿瘤的 AI 系统无法分类脑血管病；二是所需判断超越内部置信度阈值，如影像 AI 系统无法基于模糊 CT 影像进行肺小结节识别。责任解释是指谁参与了人工智能系统的开发、管理和实施。责任解释体现了算法的可问责性，它明确了算法的责任主体。监管部门的责任，并不是做技术规制，而是做责任的划分，即一旦出现问题，谁应该承担责任的问题。数据解释是指在特定决策或者任务模型的训练中使用了什么数据以及如何使用。人工智能模型训练时收集的训练数据集的样本特征，在业务场景下，模型所遇到的样本和训练集并没有交集。而模型在实际应用中是否能够保持在训练数据集上的性能表现，这就是模型的泛化能力。目前主流人工智能模型的泛化应用阶段，有一个潜在的假设，即训练数据集和测试数据集是独立同分布的，即训练数据集和测试数据集两者互不干扰，没有关联；但两者均共处于同一样本空间，即所代表的群体，它们的特征分布是相同的。如果分布不同，就会出现判断上的偏差。而当训练数据集本身就含有一定偏见时，训练出来的模型几乎都是带有偏见性的。为了提高模型所用数据的可解释性，微软曾提出数据集数据清单工具（datasheets for datasets）。提倡为每个数据集都附随一个"数据表"，这个数据表记录了创建数据集的动机（motivation for dataset creation）、数据集的组成（dataset composition）、数据收集过程（data collection process）、数据的预处理过程（data preprocessing）、数据分发情况（dataset distribution）、数据维护情况（dataset maintenance、法律和伦理考虑（legal & ethical considerations）。通过数据表，使用者可以了解该数据的优势和局限性，防范偏见和过度拟合等问题；同时也可以促进数据生产者和消费者对数据源进行思考，反思数据所代表的业务场景和逻辑。它能够促使人意识到，数据并不是真理的来源，而是一种需要仔细审视和维护的资源[1]。公平解释是指在人工智能系统设计、部署过程中，采取措施确保其决策大体是公正和公平的。例如较低的收入水平是导致暴力犯罪的风险因素之一。在美国，由于黑人低收入人群比白人多，因此表面上看黑人似乎比白人更容易出现暴力犯罪的情况。但是，用肤色去判断一个人的品行是不公平、不正确的。人工智能更不能出现这类含有种族歧视性的判断。这种公平性，在医疗业务中同样重要。性能解释是指在人工智能系统设计、执行的过程中，采取措施使决策和行为的准确性、可靠性、安全性和鲁棒性达到最大化。影响解释指在人工智能系统设计、部署的过程中，考虑并且监控使用该系统可能带来的影响，包括对个人（用户利益和所有者利益）以及对社会的影响。

以上六个方面的可解释性共同保证了数据的可问责性，即对算法进行审计治理，包括应用的监督、安全认证，保证算法设计遵循一定的标准、规范、制度、规则，达到科技向善的根本目的。模型的透明性与公平性评价、安全考虑、人机协作、责任框架，这些都是人工智能领域的基本问题。在前面的介绍中读者或许能感受到，在对人工智能基本问题进行要求和评价时不能一味追求极致，而是需要根据受众需求、应用场景、技术与经济可行性、时空等因素，依据效率、安全、隐私、网络安全、知识产权保护等应用目标，权衡制定不同场景的最小可接受标准，必要时采取常规监测、人类审查等刹车机制。在医疗领域，人工智能应用的透明性和可问责性界定还不明确，但这是未来医疗人工智能算法治理和监管的必然趋势。为了促进人工智能模型在医疗领域的应用和普及，在技术层面要增加模型的透明性；在管理层面要制订模型落地应用的前置透明性和可问责性标准，并常态化监管；在应用层面要增加医疗人员的数据科学素养，提高医务人员对 AI 的理解能力，以更好地促进人机协同。

---

① Gebru T, Morgenstern J, Vecchione B, et al. Datasheets for datasets[J]. 2018.

第 4 章

健康医疗大数据让循证医学走进真实世界

4.1 以 RCT 为代表的理想世界研究的局限性

学医的读者都应该了解随机对照试验（randomized controlled trial，RCT）。历史上第一个 RCT 是 1948 年 Geoffrey Marshall 等在英国医学会会刊（*British Medical Journal*，BMJ）上发表的，该研究评估了链霉素治疗肺结核的疗效。从那以后，RCT 一直稳坐在循证医学证据等级金字塔顶端。一个设计良好的 RCT 试验，被视为除了系统评价以外的循证医学最高证据，是评价药物等干预措施安全性和有效性的金标准。然而在现实中，RCT 也有很多缺点和实施上的难点：

1. RCT 是一项系统性的、需要团队合作的复杂工作。临床研究的设计、注册、患者招募、实施、统计和报告都需要有严格的流程管理和质量把控，具体参见临床试验方案规范指南（Standard Protocol Items: Recom-mendations for Interventional Trials，SPIRIT）。高质量的 RCT 绝大多数是在多中心开展的，它不仅在学术上要求设计严谨，同时也需要实施者具有广泛的学术影响力和组织能力。因此，RCT 的实施难度已经超过了大部分医生的能力范围。主观上，高质量的 RCT 是所有医生做临床研究的首选，在条件允许的前提下，RCT 对临床决策的参考价值一定是所有临床研究类型中最高的；而客观上，RCT 的实施难度决定了它并不是一种亲民的研究形式。对于大部分还不是 PI（principal investigator）的普通医生而言，面对 RCT 只能是"爱你在心口难开"，心有余而力不足。

2. RCT 严格复杂的实施方式导致其不可能有很长的招募周期。对于罕见病、少见病和常见病的少见情况的研究，RCT 经常无用武之地。因为患者基数太少会导致受试者的招募周期过长，甚至超出了研究本身所能允许的最长周期。如果无法收集到足够多的样本，就很可能无法验证研究假设，进而导致研究失败。另外，RCT 的随机化有时无法做到个体层面的随机化，例如行为疗法，因为无法设盲，导致被随机对象之间存在关联，就无法进行有效的随机化，这时需要通过整群随机化来替代个体随机化。当然，这也需要更大的样本量和更长的研究周期。

3. RCT 的纳排标准限制了 RCT 的实施和应用。众所周知，每一个 RCT 都有严格的纳排标准，这导致了任何 RCT 都只是研究了某类特定人群的某种特定情况。但在真实世界中，患者都是按照纳排标准生病的吗？当然不是！根据统计，符合各类 RCT 标准，能够进入临床试验的美国成人癌症患者不超过 5%，这导致 RCT 的结论存在明显的外推性缺陷[①]。RCT 的结论适用于一类人，准确地说，是适用于符合 RCT 纳排标准的个体。这些个体并不代表所有人。例如，当我们面对一个新发脑出血合并心梗的患者，脑出血需要促凝止血，而心梗需要抗凝溶栓，当同一个人身上的不同疾病治疗策略是矛盾的，临床决策就会变得无所适从。在临床工作中，两害相较取其轻的例子比比皆是。医院也经常会给予患者中性治疗（例如在上面的例子中，如果心梗和脑出血的病情严重程度相当，那么很可能会被给予既不抗凝也不促凝的治疗方案），并不断请求专科会诊寻找更优的治疗措施。但出于医疗安全的考虑，在没有完全可靠的治疗方案时，专科医师通常会仅仅交代本专科的治疗禁忌，而其他科的治疗禁忌正是另一些科的治疗需求，这导致复杂疾病的临床决策常常陷入两难的境地。类似的例子还有很多，脑出血患者出现深静脉血栓是否要抗凝？房颤合并消化性溃疡出血，要怎么处理？这些情况要求我们在参考指南意见的同时，不断在真实世界中吸取经验，做到个性化诊疗。

RCT 的外推性缺陷虽然表面上来自于 RCT 的试验设计，但从本质上来说，是来自于 RCT 的研究初衷：RCT 所要研究的问题，是评价某种干预措施在理想的、严格控制环境下的效力（efficacy），是某个干预措施对结局影响的直接关系。尽管这种直接关系仍然停留在现象级的描述，并未牵涉到机制的"第一性原理"，但很多学者仍然把它称之为因果关系。然而不可忽视的是，在一个多因多果的世界里，结局变量（也叫响应变量）十有八九是由多个因素（或叫解释变量）共同影响的。而干预措施的效力也会受到其他因素的影响。尽管我们评估了单个因素对结局的影响，但仍无法准确掌控错综复杂的病程演变。RCT 是典型的理想世界研究，即所有的研究变量都在人为可控的范畴。而真实诊疗环境中却存在着太多不可控的因素。例如，患者是否能够耐受药物的副作用？是否能够承受诊疗措施所带来的经济压力等？在实际诊疗中，这些都是临床决策时所必须考虑的问题。临床实践并不是对着证据照本宣科，循证医学在强调证据的同时，也强调了在临床决策中要考虑患者自身意愿和医生的临

① Booth C M, Karim S, Mackillop W J, et al. Real-world data: towards achieving the achievable in cancer care[J]. Nat Rev Clin Oncol, 2019, 16(5): 312-325.

床专业知识。医生和患者的个体主观性对临床实践有着巨大的影响。医生的主观性对临床实践的影响我们会在第 9 章和第 14 章中做更详细的介绍。对于患者的主观性，有研究显示，在临床中约 15% 的患者会被医生认为是困难患者（difficult patients）。这些患者并不是因为所患疾病复杂而被认定"困难"，而是因为他们往往占用医生大量的时间，并且对医嘱的遵从性较差。困难患者所表现出来的特质包括苛求医疗的尽美尽善、咄咄逼人、粗鲁、寻求次要利益，常有多种非特异性的身心主诉。通常他们表现出来的社会功能状态较差，就医期待不易得到满足，对医疗行业的满意度较低，倾向于频繁地四处求医问药[①]。这些患者的主观行为都会对临床实践产生巨大的影响。临床工作和其他工作一样，存在着"二八定律"：我们用 20% 的知识解决了 80% 的临床问题，同时我们用了 80% 的精力去解决常规诊疗以外的其他问题，例如外科手术并发症的处理，困难患者的沟通等。现实医疗环境的复杂远远超过理想中的医学世界，理想世界研究证据以外的因素对临床结局造成的影响，本身也是另一种医学证据，需要在真实世界中重新评估。

4. 以 RCT 为代表干预性研究要符合均势原则。均势原则指在诊断、预防或治疗选项不能确定或者专家意见有争议时，按照产生新知识的模式将干预措施分配至受试者个人，从伦理上来讲是被允许的。这是什么意思呢？通俗来讲，对于同一类患者，有两种治疗方案 A 和 B。一定是在 A 和 B 存在均势的时候，才能用干预性研究去比较它们的优劣。一旦不存在均势，例如我们已经知道 A 会比 B 好，那么就无法使用干预性研究来比较两者的差异。因此，不同诊治方案的横向比较与差异量化，很大一部分需要基于真实世界的观察性研究来完成。

4.2　基于真实世界数据的真实世界研究

4.2.1　真实世界研究的定义

真实世界研究（real world study，RWS）是 RCT 等理想世界研究的补充和延续。1993 年，Kaplan 等首先提出了 RWS 的概念，它是指在真实的临床、社区或家庭环境下获取的多种数据，从而评价某种治疗措施对患者健康真实影响的研究[②]。

---

① Jackson J L, Kroenke K. Difficult patient encounters in the ambulatory clinic: clinical predictors and outcomes[J]. Arch Intern Med, 1999, 159(10):1069-1075.

② Kaplannm, Sproul L E, Mulcahy W S. Large prspective study of ramipril inpatients with hyper-ten- tion. CARE investigation[J]. Clin Ther,1993,15(5):810-818.

有学者认为"真实"二字翻译并不恰当。因为"真实"是科学研究的基础，理想世界研究并不是不"真实"，而是不"现实"。因此，更合适的翻译应该是"现实世界研究"。尽管如此，业内目前仍将 RWS 普遍称为真实世界研究。美国 FDA 于2016 年 12 月在 *The New England Journal of Medicine* 上强调，RWS 与其他研究的本质并不在于研究方法和试验设计，而在于获取数据的环境。RCT 等研究是在严格的试验环境下收集数据，而 RWS 是在医疗机构、家庭、社区等多种渠道收集数据（图 4-1）[①]。

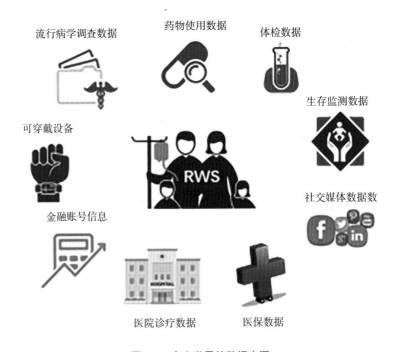

图 4-1　真实世界的数据来源

大数据时代的到来刚好迎合了真实世界研究的数据需求，为真实世界研究提供了丰富的素材，这使得 RWS 在近些年越来越受到人们的重视。2016 年底，美国国会公布的《21 世纪治愈法案》（21st Century Cures Act）提出将参考 RWS 产生的证据来进行药品和医疗器械的审批，引起了业内的极大关注。2018 年 3 月，吴阶平医学基金会和中国胸部肿瘤协作组共同发布的《2018 年中国真实世界研究指南》，是中国首个真实世界研究指南（以下简称指南）。根据指南，RWS 和 RCT 的区别对照见表 4-1。真实世界数据，通过真实世界研究，产生真实世界证据，借以对流行病学、诊断、治疗、预后和医疗政策管理等问题进行解答（图 4-2）。

---

①　Sherman R E, Anderson S A, Dal Pan G J, et al. Real-world evidence- What is it and what can it tell us?[J]. N Engl J Med, 2016, 375(23): 2293-2297.

表 4-1　随机对照试验和真实世界研究的特点与差异

特点	随机对照试验	真实世界研究
研究目的	以效力（Efficacy）研究为主	以效果研究为主
研究人群	理想世界人群，符合严格的纳排标准	真实世界人群，纳排标准宽泛
样本量	根据统计学公式推算获得，样本量较少	根据真实世界环境或统计学公式推算获得，样本量可大可小
研究时间	较短（多以评估结局指标为终点）	短期或长期（以获得所有治疗以及长期临床解决为终点）
研究设计	随机对照、前瞻性研究	全量数据，也可随机或非随机抽样、可前瞻也可回顾
研究实施场景	理想世界：高度标准化环境	真实世界：医疗机构、社区、家庭
数据	标准化，收集过程叫严格规范	来源多样，异质性高

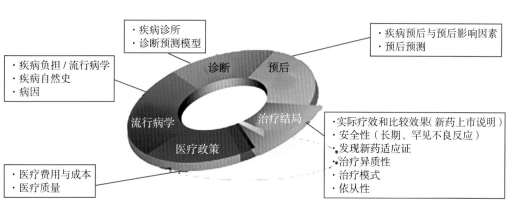

图 4-2　真实世界研究的问题

　　如前所述，RWS 和循证医学中传统研究方法的核心区别在于数据来源不同，并不在研究设计的差异。RWS 的提出，是对原有循证医学方法的补充强化，绝对不是和原有循证医学互斥的另一套体系。RWS 中各研究类型的解读，和传统解读基本相同（图 4-3）：首先依据有无干预措施将 RWS 分成观察性研究（无干预）和试验性研究（有干预）。再根据有无统计推断将观察性研究分为描述性研究和分析性研究。个案报道，病例系列报道和横断面研究是描述性研究；病例对照研究和队列研究是分析性研究。个案报道和病例系列报道通常研究的是罕见病或临床少见情况，或临床新方法、新技术的初步尝试结果。此类情况因无法收集大量病案，故以个案或病例系列形式进行研究；横断面研究通常回答的是疾病或状态的分布以及可能关联的影响因素，例如疾病的发病、患病及死亡率相关调查；病例对照研究是由果索因的研究，将病例分为病例组和对照组，观察患病与未患患者群间某个风险因素的暴露差异，回答的是疾病发病和预后的影响因素；而队列研究是由因索果的研究，即将病例分为暴露组和非暴露组，观察某种风险因素的暴露是否对结局造成影响，造成了多大的影响（效应值估计），回答的是病因、预后和疗效问题。如果在一个大队列中匹配病例 - 对照组，组成病例对照研究，就叫巢式病例对照研究。由于队列研究是 RWS 中最常见的研究类型，因此很多人误认为 RWS 不做干预，不做随机化，这种理解是错误的。RWS 中的试验性研究叫作实效性随机对照试验（pragmatic randomized controlled trial，pRCT），即除了随机分组后给予不同干预外，不采取其他限制措施，收集发生于真实世界的客观结果，甚至允许干预实施者基于患者疾病特征、自身专业技能和执业经验等实际情况，灵活决定干预措施的实施细节。pRCT 衡量的是某治疗方法在常规临床实践中的疗效（effectiveness），这包括对获益（benefits）、负担（burdens）和风险（risks）的全面评估。pRCT 的分析需要基于意向性分析（intention to treat analysis），即参与随机分组的对象，无论其是否接受该组的治疗，最终都应纳入所分配的组中进行统计分析。只有如此，才能综合生物学效应、医生管理预设治疗的能力、患者遵守意向性治疗方案的能力评估最贴近真实的干预效果。pRCT 的应用场景是临床疗效、结局以及安全性评价以及成本 - 效果分析等卫生经济学评价。

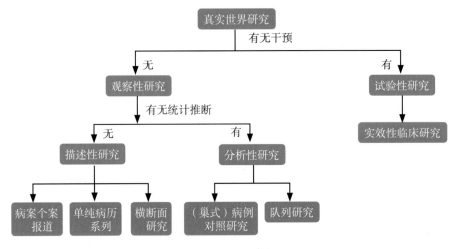

图 4-3　RWS 研究类型

4.2.2　真实世界研究的证据等级体系

真实世界证据，是真实世界数据通过严格的数据收集、处理、统计和多维度解读形成的。RWS 和理想世界研究是针对不同研究问题所做的不同研究设计，并不存在谁一定比谁证据等级高的说法。真实世界数据不仅可以指导诊疗，同时也可以作为药械审批的支持性证据，是原有循证医学体系的补充。RWS 和以 RCT 为代表的理想世界研究孰优孰劣，要看具体的应用场景。例如对常见病的治疗方式评估，设计实施良好的 RCT 仍然是业内推崇的标准；而在建立临床预测模型时，由于未经严格纳排标准筛选的数据是对真实世界的相对无偏估计，因此基于真实世界数据的预测模型通常比来源于理想世界研究数据的模型具有更强的泛化能力。[①] 而在干预性研究和观察性研究的选择上，即便研究对象为干预因素，有时也不适宜做 RCT 或 pRCT 研究。例如当疾病散发性强，发病率低，患者密度极度稀疏时，很难募集到足够的患者；再如依据科研伦理，某些治疗方式随机分组可能损害受试者利益，例如同为大量脑出血的患者，在具有手术指征的情况下，不能将患者分入不做手术的对照组。因此，RCT 或 pRCT 并不能研究所有的病种和所有的干预措施。这个缺陷，就需要观察性研究来弥补。

在 RWS 体系中，循证医学证据等级阶梯几乎和原有临床研究相同（图 4-4）。足够的样本量、前瞻性设计、治疗或暴露因素和结局事件的合理跨度、研究人群的代表性、合理的纳排标准、对混杂变量收集的全面程度、数据来源的可靠性、数据收集的完整性和准确性、对偏倚 / 混杂因素和数据缺失的控制和分析、清晰的质量控制、应用统计学方法的合理性、对结果分析的客观可靠性、研究问题和研究结论的相关性、同类研究的支持以及机制研究的作证对 RWS 证据等级都有影响。关于 RWS 的观察性研究的全面质量控制可以参考 STROBE（Strengthening the Reporting of Observational Studies in Epidemiology）指南。在 RWS 的设计和实施中，要全面注意以上各要素的把控，努力提高 RWS 的研究质量，得出更可靠准确的临床研究证据。

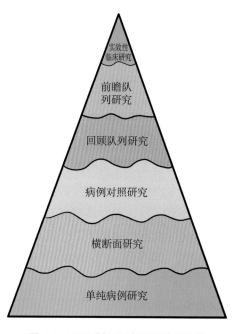

图 4-4　RWS 循证医学证据等级阶梯

4.3　大数据时代下的真实世界人群队列管理

　　尽管真实世界研究不等于观察性研究，但不得不承认，由于健康医疗相关信息化的发展，数据收集的途径和体量不断增加，产生于大数据背景下的真实世界研究以观察性研究居多。队列研究和病例对照研究是主要的观察性研究方法。队列研究有两个基本特征：①它是由因索果的研究，因是暴露，果是结局——根据病因，将患者分为暴露组和非暴露组，观察组间的结局差异；②队列研究要求只要患者符合研究的纳排标准，就要连续入组，以此促进对此类人群的无偏估计。与此相对的，病例对照研究是由果索因的研究，即根据结果将患者分为病例组和对照组，再反过来追溯潜在风险因素的暴露程度。例如我们要研究 X → Y 的关系，但由于 Y 的发生率很低，如果按照队列研究的要求，我们要收集所有符合纳排标准的患者，这样会收集非常多不发生结局 Y 的患者，增加工作量，且造成样本分类不均衡。因此需设置病例组和对照组，按照预先设定的比例，通常为 1 : 2 或 1 : 4，这样出现一个病例（发生 Y），收集 2 个或 4 个对照（不发生 Y）。由于病例对照研究需要研究对象出现临床结局，因此通常认为病例对照研究是回顾性的。而队列研究可以是回顾性的，也可以是前瞻性的，甚至可以是双向性的（即回顾性队列研究之后，继续追踪观察到将来某个时间）。是否是队列研究，跟研究本身是回顾性的还是前瞻性的并没有关系，队列研究和病例对照研究的核心区别是因果顺序，而不是时间顺序。

　　队列研究的实施需要定义三个要素，分别为纳排标准、变量名目和时间节点。①在研究开始之前，要明确研究人群的纳排标准，即研究人群的具体定义，包括年龄、性别、合并症、临床疾病分期等；②要明确要收集的研究变量，形成变量名目，通常包括人口学信息，疾病暴露信息和疾病预后信息三类；③在明确了要收集的变量后，要明确研究设定的三个时间点，包括入选开始时间、入选结束时间和观察终止时间。这三个时间点的顺序如图 4-5 所示，从入选时间开始，将符合纳排标准的患者按照数据收集规范序贯收集即可。入选结束后，仍要进行一段时间随访，并保证患者的随访质量。待患者数据收集结束，就可以统计分析了。

　　在大健康、大数据的背景下，"队列"这二字的含义已经不仅仅局限在队列研究。"队列"更是一种管理患者和管理数据的方式，即明确各类疾病的数据收集范式，使得人口学信息、疾病暴露信息和疾病预后信息尽量完整规范，将患者分到合适的队列组别，做到连续入组，不落下任何患者数据资源。在做好数据源质控和整合的同时，规范医疗业务的合理开展，推动健康促进和医疗救治水平的稳步提升。

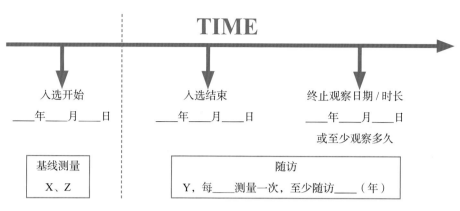

图 4-5　队列研究的时间线设置

第5章

基于真实世界数据的医学统计

5.1 医疗业务的数据化

临床业务能否通过数据科学得到提升，同时产出有价值的成果，主要取决于以下四个方面问题：

1. 是否能够找到一个被清晰定义的有趣的问题，并界定问题相关的构成要素。

2. 是否能够用数字去表征问题的各个组成要素，使得问题中的各类响应变量概念清晰，且可以被测量。

3. 是否有途径收集到足够的、合适的数据。

4. 是否能够找到匹配问题最佳算法。

找到一个有趣的问题，即选题。对临床工作的深刻理解，能够挖掘医疗业务的矛盾，提出相应的问题，这是真实世界研究最根本、最基础、也是最重要的环节。选题的灵感通常有两个来源，一个是读，另一个是做。在知识快速迭代的时代，任何专业人员，单纯阅读书本教材都是无法掌握最前沿科学技术的。读，指的不仅仅是阅读专业书籍，更重要的是跟踪相关领域的前沿文献。阅读文献，可以知彼，更可以知己，即知道自己目前的水平和定位，知道现状的不足和未来的方向，从而选择合适的问题去研究。网上流传一句话——"日读文献三百篇，不会科研也会编"。这句话有些功利，放在这里并不是鼓励大家去"编科研"。事实上，日读文献三百篇是做不到的，哪怕一个人能坚持每日读三篇文献，那么他的科研水平都一定不会差。笔者借用这句话，是希望通过它让读者明白，勤读文献可以帮助我们快速定位问题并找到切入和分析的方法。关于"做"，我们常说"做学问"，它包含两方面意思：一是要知道我们所做的事情里面有没有学问。就像牛顿发现万有引力一样，苹果下落对普通人来说是司空见惯和理所当然的事情，但对于牛顿来说却是打开科学大门的一把钥匙。学问都隐藏在现象中，而现象往往是我们习以为常而又不被重视的部分。我们要把熟悉的业务变成不熟悉的问题，多问为什么，多想能不能换个方式做。"做"的另外一层意思，是我们有没有在做学问。我们不能停留在仅仅提出问题的阶段，还要在业务中探索和验证我们的想法，从而把前面不熟悉的问题，变成相对熟悉的答案。在临床工作中我们也要不断地提问，对于什么样的患者我们不确定应该如何诊断和治疗？不懂的，去文献里找；文献和指南尚未明确或证据强度不足的地方，就是未来要探索的临床问题。因此临床问题可以从临床实践中提出，也可以在文献调研时提出，但本质上是从临床实践中提出的。临床问题分为描述性问题，推断性问题以及相关性 / 预测性问题。描述性问题适用所有未用数字量化的客观现象，例如罕见病的发病率和疾病负担等。推断性问题是临床最常见的一类问题，它的本质是暴露因素或干预方式的组间比较。相关性问题和预测性问题很相似，绝大部分预测是依据相关性来推导结论的——因为相关，所以可以彼此预测。爱因斯坦曾说过：“提出一个问题往往比解决一个问题更重要，因为解决问题也许仅是一个数学上或实验上的技能。我们需要提出新的问题和新的可能性，从新的角度去看旧的问题。（Asking a question is often more important than solving a problem, because the solution may be just a mathematical or experimental skill. It is necessary for us to put forward new problems and new possibilities and look at the old problems from a new angle）”提出好的健康医疗问题是数据科学在卫健领域价值实现的着力点。如果连业务逻辑和问题都搞不清，那么医疗数据领域的活跃就变成了信息圈内人自嗨的闹剧，这是一种虚假的繁荣。作为卫健工作者，我们要善于问为什么，不断发现新现象和新问题。当所有的司空见惯都变成理所当然，当所有的事出反常都变成了今天有点烦，砸中牛顿的苹果永远也不会落在一个停止思考的人头上。

至于第二个问题，本质上是收什么数据的问题。临床研究中收集的变量通常包括三部分：第一部分是研究人群的人口学特征，也称为一般特征，即和疾病并不直接相关，所有人都存在的特征。具体包括年龄、性别、种族、职业、地区、婚姻状况、工作状况等。第二部分是疾病暴露及与暴露有关的变量。这一部分的数据名目需要查阅文献并结合专业知识获得。第三部分是结局变量及与结局有关的变量。例如在研究高血压对脑出血预后的影响时，需要收集的变量包括人口学信息：年龄，性别等；暴露和暴露相关变量：血压情况及盐摄入、吸烟、饮酒、BMI 等；结局变量及与结局相关变量：脑出血的预后（例如 GOS 评分，Barthel 评分）和后期的疾病负担等。

问题三是查找、筛选和收集数据的具体实施过程。原始数据收集的规范性直接影响了数据的准确性以及后续数据清洗的难度，是科研过程中极其重要的源头环节。在现实数据分析的具体流程中，通常 80% 的精力都花在数据的准备和清洗上。如果能够养成良好的数据收集习惯，对于项目的开展大有裨益。数据收集通常需要两张表，分别为数据录入表和变量说明表。前者以数字的形式记录原始数据，即主数据；后者对具体数字的含义做详细的说明，即元数据。下面给出了数据录入表的一般性规范，供读者参考：

每个患者测量 1 次：每个患者一行，每个变量一列。

若患者的指标在不同时点测量多次，则每个患者一个唯一的编码，每次测量一行，变量中必须要有每次测量的时间。

连续变量用原始数据，不加单位，便于后续分析（加了单位以后，会导致分析软件无法识别）。

分类变量用 0，1，2 表示，不用中文或字母（同样易于分析软件识别）。

分类变量对照组编码为"0"。

数据中变量名称尽量简短，不出现运算符号。

变量名是第一行，不要多行。

缺失变量用 NA 表示。

不参与分析的变量（如姓名）不用列出。

随访数据要有随访时间变量和结局变量，0= 未发生结局，1= 发生结局，2= 截尾数据。

变量说明表包括"变量名""取值编码"和"意义（单位）"三列，如表 5-1。

表 5-1　变量说明表

变量名	取值编码	意义（单位）
X_1		id
X_2		sex
	1	male
	2	female
X_3		age（year）
X_4		SBP（mmHg）

问题四是算法选择和建模过程。随着数据科学的发展，在匹配问题和算法时，不会找不到解决问题的算法。通常在算法层面聚焦的问题，是如何找到合适的算法，并不断优化它，使得模型在特定任务上的表现能够达到最佳。关于算法的内容，我们在第 7 章中会做更详细的介绍。

5.2　缺失值的识别和处理

大数据的应用存在两个盲点，分别为逻辑盲点和物理盲点。逻辑盲点是指数据使用者可能缺少对数据产生对应的业务逻辑的深刻理解，导致无法准确定义数据并提出核心问题；而物理盲点，指的是数据中存在着大量应该记录但未记录的空位，我们将其称为缺失值。在试验环境中，所有的数据收集都需要在严格的监管之下，数据完整性是保证研究质量的前提。因此，RCT 等试验数据通常是不存在缺失值的。但真实世界数据的产生没有严格的监管，因此数据缺失是真实世界数据普遍存在的问题。导致数据缺失的原因很多，例如研究者因为个人疏忽等原因没有记录数据、因为患者拒绝相关信息的提供、数据本身不好测量而导致数据缺失等。根据缺失值产生的原因不同，可以将其分为三种类型：

（1）完全随机缺失（missing completely at random，MCAR）：完全随机的，没有规律的缺失。

（2）随机缺失（missing at random，MAR）：数据缺失和其他完全变量相关，而和其本身不相关。例如婴儿的血压经常是缺失值，因为成人科室很少配备婴儿的血压袖带，此时数据的缺失和年龄相关，和血压自身不相关。

（3）完全非随机缺失（missing not at random，MNAR）：数据缺失和其本身有关，和其他因素无关。例如某些癫痫类型发作间歇期很长，视频脑电监测有时无法捕获其发作规律，因此存在脑电异常数据缺失。

在处理缺失值时，首先要识别缺失值，并通过观察缺失值的比例和缺失值出现的位置，寻找缺失值出现的可能模式，以此初步判断缺失值类型。在三种缺失值中，完全非随机缺失可以从专业角度做初步判断。目前大部分缺失值的处理方法都默认数据为完全随机缺失或随机缺失。无论是做数据分析还是做人工智能，最终喂给模型的数据集都不能含有缺失值。因此对于含有缺失值的数据需要通过删除或插补的方式，将其调整为没有缺失值的完整数据集。

处理缺失值最简单粗暴的方法就是直接将有缺失值的个案删除。但在缺失比例太大，或者数据为非完全随机缺失时，删除缺失个案会导致样本量显著减少且会将一些含有特定特征的样本删除，造成最终研究型数据集为真实世界样本的有偏抽样。不同于删除个案，在大数据的清洗阶段，更常用的做法是缺失值插补。简单插补，就是用某个值（如均数、中位数或者众数）来统一代替缺失值。简单插补对于非 MCAR 来说同样会产生有偏抽样的样本池，因此尽管简单，但并不常用。除了简单插补外，基于 KNN 的最近邻插补和分类回归树插补也是常用的插补方法。其中 KNN 算法和分类回归树我们在后续章节会做详细介绍。

相比于以上插补方法，多重插补（multiple imputation，MI）应用更为普遍。多重插补是指用复杂方法给每一个缺失值都构造 m 个填补（通常 $m > 1$）。通过多重插补，产生 m 套完整数据集。在此基础上，对每个完整的数据集使用相同方法进行分析，最后综合这 m 个分析结果，得到对目标变量的估计值。在多重插补中，每个包含缺失值的变量都默认可以通过数据集中的其他变量预测得来，即认为缺失类型为 MAR。

多重插补实现的方法有很多，此处以链式方程法为例简述其原理。所谓链式方程，是一个形象的称谓，它是由一系列回归模型组成的。具体来说，如果 x_1、x_2、$\cdots$、x_i 为 i 个存在缺失值的变量，同时有 j 个没有存在缺失值的变量 $x_{1:j}$。链式方程法有以下步骤：

（1）首先用没有缺失值的变量对有缺失值的变量 x_1 做回归，即 $x_1 = f_1(x_{1:j})$。

（2）根据函数 $f_1(x)$ 对变量 x_1 进行插补。

（3）将 x_1 和 $x_{1:j}$ 合并，成为新的训练数据 $x_{1,1:j}$，使用该新的训练数据建立新的模型，预测 x_2。

（4）将插补过后的 x_2 和数据集 $x_{1,1:j}$ 合并，形成新的训练集，建立新模型，预测 x_3，如此反复，直到所有缺失数据均被插补完全。

（5）开始下一轮插补，插补过程和第一轮插补大同小异，唯一的区别是对任何 x 的插补，都用除了 x 以外的所有变量（此时所有变量都是经过插补的，因此都是完整的）。

（6）每次迭代，都使用最新插补的值建立回归方程。如此进行 n 轮插补，形成一套完整的数据集。这里的 n 是一个超参数，可以自行定义，通常将其定义为 10～50 之间。

（7）因为多重插补要形成 m 套完整数据集，因此还要进行 m 次上述过程，通常 m 值取 5 已经足够满足插补要求。

需要注意的是，在真实世界研究中，研究的暴露变量 x（主变量）和结局变量 y 不能被插补，而其他混杂因素是可以被插补的。最好的做法，是将插补的数据和原始数据都做一次分析，如果分析结果一致，说明数据缺失对分析结果影响不大。这相当于插补后的敏感性分析，即从定量分析的角度研究有关因素发生某种变化对某一个或一组关键指标影响程度的一种不确定性分析。

5.3 真实世界研究数据分析要点概述

尽管真实世界研究同样包含了干预性研究和观察性研究，但由于后者开展相对容易，因此观察性研究的数量要远远高于干预性研究。我们通常用干预性研究来评价一种干预措施对预后的影响；用观察性研究来评估一个暴露因素对结局的影响。干预性研究是否能用来评估一个自然暴露因素呢？答案是不能，因为当一个暴露因素被认为是潜在风险因素时，人为地增加风险因素的暴露会对受试者产生不好的影响，有违伦理；反过来，观察性研究是否能够用来评价干预措施呢？当然是可以的！干预措施从本质上也属于一种与疾病结局相关的暴露因素，不过干预措施通常是保护性因素（这也是为什么可以去选择干预的原因，干预可以有益，至少无害，决不能有害），其他疾病自然暴露因素多数是风险性因素。在方法学上，无论干预性研究还是观察性研究，在研究单变量对结局的影响时，都需要减少偏倚和可能的混杂、交互因素影响。干预性研究的典型代表 RCT 的核心在于"控制"，在数据收集的时候就控制干预组和对照组之间的组间异质性，对感兴趣的研究变量进行随机分组（如某种药物干预），保证不感兴趣的变量在组间没有显著差异（如性别、年龄等人口学信息）；而基于真实世界数据的观察性研究由于数据来源异质性高，无法做到事前质控，因此在研究过程中更侧重依赖统计方法进行"调整"。在偏倚的控制上，常见的偏倚来源如图 5-1 所示。临床研究并不是完全客观的，每位研究者在研究前或多或少都会有一些心理预期，希望出现阳性结果、重大发现等。无论出于商业目的，还是个人学术成长的需要，这些都是可以理解且无法完全避免的。这些内在动机是导致研究出现偏倚的重要因素。选择偏倚（selection bias）发生在选择和分配研究对象时。例如在 RCT 中，如果随机方法不完善，可能会导致研究者将情况好的患者分配到干预组中，从而导致实验组和对照组基线水平发生差异，人为产生干预组优于对照组的不严谨结论；实施偏倚（performance bias）发生在干预措施的实施阶段，指除比较的措施外，向干预组和对照组提供的其他治疗不一致，这同样会引入混杂因素，进而导致统计结果的不可靠；随访偏倚（attrition bias）是因受试者中途退出、失访等造成的偏倚；测量偏倚（measurement bias）也叫观察偏倚（detection bias），是指对干预组和对照组的结果观察方法不一致时导致的偏倚，特别在结局判读方法带有强烈主观性的时候；报告偏倚（reporting bias）指文章中报告的结果与测定但未报告的结果间存在的差异。我们控制的主要偏倚来自三方面：选择偏倚、实施偏倚和测量偏倚。RCT 的盲法，是为了控制实施偏倚和测量偏倚，而随机化是为了控制选择偏倚；而基于真实数据的观察

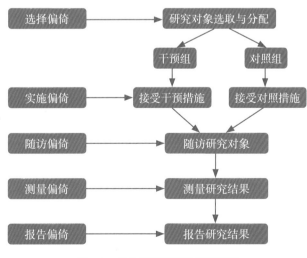

图 5-1　常见偏倚及对应偏倚来源

性研究强调"调整"，用统计学方法调整。例如，我们可以用倾向性评分来校正真实世界数据的选择偏性。由于人群队列采取了"随其自然"的数据生成方式，减小了试验环境对干预实施者和观察者的影响，因此也减少了实施偏倚和观察偏倚。

在控制混杂交互因素的影响方面，RCT 要求样本基线资料均衡，即各样本量的基线特征不能出现显著性差异。通过严格控制变量特征，尽量消除混杂因素和交互因素对结局的影响，留下一片净土给要分析的暴露干预因素。而观察性研究用多因素回归和工具变量控制混杂因素，用分层分析和交互项回归发现潜在的交互因素，这也充分体现了其用统计学对变量进行调整的思想。关于不同层次临床研究所用到的统计学方法，读者可能会发现一个有趣的现象：通常低质量的临床研究使用的统计方法是 t 检验、卡方分析、秩和检验、相关系数等单因素统计方法；中等质量的临床研究喜欢使用 Logistic 回归、Cox 比例风险模型、交互作用检验、竞争风险比例模型等方法；中上等临床研究可能会在中等研究的基础上加上决策树、xgboost、svm、概率图模型或深度学习等机器学习方法；而顶刊的临床研究里又会出现 t 检验、卡方分析、秩和检验、Logistic 回归、Cox 比例风险模型。这是因为低质量的临床研究对统计学方法的应用比较粗浅，甚至存在不合理的地方；中等质量研究对统计学方法的应用是中规中矩的，合理但不深入；中上等研究的研究者对统计学方法的应用非常娴熟，并且对机器学习等数据科学方法也有所了解，因而做了更高级也更鲁棒的分析；顶刊的临床研究通常是多中心 RCT，它们有非常严谨的试验设计，并不需要复杂的统计学方法来推导结论。在这个数据分析方法多到让人眼花缭乱的时代，上等研究有一种返璞归真的质感。当然，这里的研究等级并没有客观的评价分类标准，也并不单单靠使用的统计学方法决定。不同的学科、不同的研究意义、不同的研究方法、不同的数据质量等，都是影响临床研究质量和影响力的因素。每一位研究者心里都有一把特殊的尺子，去评估不同医学研究的学术地位和价值。而这一现象也说明，从证据等级的角度讲，试验设计的重要性要高于统计学方法。我们在强调数据分析方法的同时，也不能夸大其在医学研究中的地位和作用。

真实世界研究区别于理想世界研究的另一个问题是样本量。谈到样本量，就不得不说与其相关的另外三个指标，分别是效应值，检验效能（$1-\beta$，其中 β 是 II 类错误）和显著性水平（α，也是我们常说的 P 值，指 I 类错误）。这四个基本量是互相牵制的，一旦试验设计和统计方法确定，给定任意三个量，就可以推算第四个量。这个过程叫作功效分析，也是临床研究估算所需样本量的依据。效应值是指在备择或研究假设下效应的量，它的表达式依赖于假设检验中使用的统计方法，例如 t 检验就是均值差，卡方检验就是率的差，Logistic 回归就是 OR（odd ratio，比值比），Cox 比例风险模型就是 HR（hazard ratio，风险比）……研究的样本量越大，能够检测出的最小效应量值就越小，P 值就越可能小于特定阈值（通常为 0.05 或 0.01），从而具有统计学意义。

例如，在高中生群体中，同一年级的男生平均比女生高 10 cm。我们分别随机抽出 5 个同一年纪的高中男生和女生比较身高差异，未必会得出统计学意义（样本量和效应量都小）。但如果抽出 10 000 个男生和 10 000 个女生比较，大概率会得出统计学意义（样本量很大，同样身高的差异可以被大样本检测出）。而如果选取 5 名高中男生和 5 名小学 1 年级女生相比较的话，也几乎一定会出现统计学意义（尽管样本量小，但效应量很大）。

不难看出，在同一个统计场景下，P 值和样本量是负相关的关系，即样本量越大，P 值就越小。RCT 中的样本量是依据统计学公式推算获得的，这里的"统计学公式"，指的就是功效分析；但 RWS 中观察性研究的样本量通常是根据真实数据环境获得的。基于大数据的 RWS 通常样本量很大，这是用大数据做统计推断的一个明显优势：样本量大带来的往往是更强的说服力。比如研究甲用 200 个病例得出一个结论，研究乙用同样的研究设计通过 20 000 个病例得出同一个结论，这两个研究在其他方面一致的情况下明显后者优于前者；样本量大还带来另外一个好处，就是比较容易得到所谓的"阳性结果"。因为我们通常将 $P < 0.05$ 认定为具有统计学意义，因此在大数据的加持下，随着样本量增多，P 值减小，很容易得出 $P < 0.05$ 的阳性结果。以 RCT 为代表的理想世界研究在结果解读方面非常依赖于 P 值。这是因为 RCT 的样本量都是通过功效分析算出来的。这也意味着，RCT 需要检验的效应值的最小值已经根据现实意义的标准被提前设定好。所谓的现实意义，就是最小临床重要性差值（minimal clinically important difference，MCID）。MCID 是一个以患者为中心的概念，兼顾了治疗改善的幅度和患者对这一改善的价值评估。在 MCID 明确的前提下，统计学意义可以代表现实意义。但在大样本观察性研究中，由于缺少功效分析，具有统计学意义并不代表现实意义。人们对 P 值的依赖也造成了一些误解，例如认为 P 值越小，效应越大；认为 P 值 > 0.05 就意味着"无差别"或"无关联"等等。P 值大小反映了一个结论的可信水平；效应大小反映了暴露因素对结局的影响大小。另外，以 $P=0.05$ 作为统计上存在显著意义的界值，还有一层语义，即存在 5% 的概率，显著的统计学意义是由随机现象生成的。换句话说，如果我们对一个足够大的样本空间进行随机抽样，来比较组间差异。在组间没有差异的情况下，可能由于随机抽样导致了样本生成了统计学意义。因此在 $P < 0.05$ 为统计学意义的标准情况下，一次检验为真阳性的概率为 $1-0.05=0.95$，二次检验为真阳性的概率即为 0.95×0.95，n 次检验真阳性的概率为 0.95^n。因此，在多重检验的情况下，最终被赋予统计学意义的 P 值标准需要被校正，只有单次检验的 P 值小于校正后的 P 值标准，才能够保证赋予统计学意义的可靠性。Bonferroni 校正法是最简单粗暴有效的校正方法，它通过对 P 值的阈值进行校正来实现消除假阳性结果。Bonferroni 校正的公式为 $P \times (1/n)$，其中 P 为原始阈值，n 为总检验次数，即假设原始的 P 值为 0.05，检验次数为 10 000 次，那

么在 Bonferroni 校正中，校正的 P 阈值就等于 5%/10 000=0.000 005，所有 P 值超过 0.000 005 的结果都被认为是不可靠的。Bonferroni 校正是一种比较严格的校正，还有另外一种常用的校正法为 BH（Benjaminiand Hochberg）法。其计算公式为 $q = P * (k/m)$，其中 q 为校正后的 P 值，P 为原始的 I 类错误阈值（常为 0.05），m 为检验的次数，k 为其中一次检验结果的 P 值所对应的由小到大的排名。由于 m 检验最多只能出现 m 个结果，因此 $k \leqslant m$，因此校正后的 P 阈值，记作 q，一定小于等于原始 P 阈值。例如，如果我们做了 10 次检验，那么单次检验最小的 $P = P_1$ 值对应的 k 值为 1，设定 $P < 0.05$ 具有统计学意义。那么只有当 $P_1 < P \times (k/m)$=0.05 × (1/10)=0.005 时，才认定 P_1 对应的单次检验具有统计学意义。多重检验的 P 值校正仅仅是在一个研究中涉及多重比较时采用，但在多个研究中，我们不太好去判断 P 值的界定是否是合理的。例如给定一个数据集，大家都来挖这个数据，当我们试了所有可能的暴露变量和所有结局变量的关系后，总会找到一些存在统计学意义的关联。但当我们在不停地做各种比较的时候，出现假阳性的概率也会随着我们尝试次数的增多而增多。因此数据行业也流传一个笑谈，"只要你不停地折腾数据，总会出现统计学意义"。近些年来，对于 P 值的探讨更是愈加频繁，甚至有放弃统计显著性的呼声[①]。虽然有些激进，但这提醒我们，没有一个放之四海而皆准的方法来判断统计推断与科学假设是否相符。我们要理顺统计方法，并灵活应用它们。就像发明 Cox 比例风险模型的戴维·考克斯（sir David Cox）所说的："没有一成不变的统计问题，统计上的一成不变都是有问题的。"我们应该认识到研究的局限性，并且认识到统计学意义和现实意义是有差异的。当然，也存在 RWS 样本量可能不足的情况，这时可以根据功效分析算出在既定样本量下的检验效能，检验效能 > 90%，即说明样本量是相对足够的[②]。

5.4 统计三件套：说一说、比一比、找关系

著名的统计学家 C.R. 劳教授在《统计与真理——怎样运用偶然性》一书中写道："在终极的分析中，所有知识都是历史；在抽象的意义下，所有科学都是数学；在理性的基础上，所有判断都是统计。"这句话实际表达了数据从业者的一种理念，用分析迭代知识，用数学解释现象，用统计支持决策。循证医学研究是建立在统计学方法基础上的，那么统计学具体做了哪些事呢？安徽中医药大学的武松老师曾给过一个非

---

① Amrhein V, Greenland S, McShane B. Scientists rise up against statistical significance[J]. Nature, 2019, 567(7748): 305-307.

② 唐金陵, 李立明. 关于循证医学、精准医学和大数据研究的几点看法 [J]. 中华流行病学杂志, 2018, 39（1）: 1-7.

常简练生动的概括——统计学主要做了三件事：初级统计说一说，中级统计比一比，高级统计找关系。

"说一说"代表描述性统计学（descriptive statistics），它是研究数据特征，并通过图表等形式表达和展示分析对象的学问。通俗一点说，描述性统计学是用数字语言去描述某种群体属性的学问。统计和测量不同，描述一个人的高矮胖瘦是测量，描述一群人的高矮胖瘦是描述性统计。描述性统计首先要分清变量类型：对于连续型变量（比如年龄、身高、体重、血压、血糖、肌酐值等），要说一说这个变量的集中趋势（均值、中位数）和离散趋势（标准差、四分位间距）；对于分类变量（性别、种族、是否已婚已育、是否患病、是否重症等）和定序变量（高血压 1 级、2 级、3 级，低中高危等），要说一说绝对数（死亡人数、治愈人数）和相对数（比、比例、率）等。当然，除了这些变量以外，还有时间序列数据，泊松分布数据等临床研究中不常见的数据类型。描述性统计是统计学的第一个层次，也是最基础的部分。在临床研究中，论文的第一个表格大概率是对所有变量的描述性统计汇总，我们称其为基线资料表（表 5-2）。

表 5-2　基线资料表

变量	表示形式	组间比较方法	P 值
正态分布的连续型变量	均值 ± 标准差	t 检验、F 检验	P 值
非正态分布的连续型变量	中位数 ± 四分位间距	秩和检验	P 值
分类变量、定序变量	百分率	Fisher 精确检验 / 卡方检验	P 值

"比一比"指推断性统计学（inferential statistics），它是研究如何根据样本数据推断总体特征的方法，是在描述性统计的基础上，对特征属性做出概率形式表述的推断。推断性统计学同样做了三件事，分别是点估计（point estimate）、区间估计（interval estimate）和假设检验。点估计指根据样本数据确定一个统计量，用它来估计总体的未知参数。而所谓参数，指在一个既定分布下描述具体特征分布的数值。例如对于连续型变量，可以先做正态性检验，如果样本变量符合正态分布，那么均值就是反应样本集中趋势的参数；如果不符合正态分布，常用中位数取代均值，来反映偏态样本的集中趋势。这里的点估计和描述性统计很相似，但不完全相同。点估计得到的是总体的参数；而描述性统计得到的是获取到的样本的相应统计量。由于无法获得整个世界的全量数据，并且世界也在不断地动态变化，因此无论获取了多么多的样本，其本质都是世界总体的一个抽样，即总体的一部分。因此，通过样本来推断总体情况的逻辑，在大数据支撑下的真实世界研究领域依然是适用的。区间估计，指给定置信水平，根据估计值确定真实值可能出现的区间范围，该区间通常以参数估计值为中心。推断性统计的第三件事，才是真正的"比一比"，即假设检验，做差异化分析。假设

检验指给定置信水平，通过估计值和置信区间的大小来进行组间或单组与固定值的比较，借以推导谁高谁低，孰好孰坏的结论。商业调研中的"A/B test"、临床科研中对连续性数值变量的比较（t检验、方差分析、秩和检验）、对率的检验（卡方检验、Kappa一致性检验等）、通过回归方程（线性回归、Logistic回归、Cox回归）求系数、OR、HR等都属于推断统计的范畴。

在仅考虑两变量之间关系（不考虑其他变量对两变量之间关系的影响）时，推断统计是非常简单的。大部分时候，我们只需要把PICOS中的I和O联合形成一个由计数资料填充的交叉四格表就可以了。而PICOS中P这个部分，包含了三种常见的场景——病因、诊断、预防/治疗。设想在一个疾病周期内，首先出现了病因，导致个体对某类疾病易感；有了患病的嫌疑，就要去进行诊断；诊断过后证实没有患病就继续预防，有患病就要积极治疗；而预防和治疗的后效就要看后续有没有患病或者病有没有被治好（亦或是相对治好，就是没彻底治好，但是比差的强一些）。读者可能会有疑问，为什么最常用的是四格表，而不是六格表或是更多格的表呢？这是因为在比一比这个环节中，两组之间的比较是最直观的，是最能说清楚谁好谁坏，以及好坏之间差距的形式。即便是依据无序多分类变量进行的多组比较，往往在完成多组间的差异分析之后还要进行组间的两两比较。因此，四格表是大多数推断性研究的统计归宿。另外，我们对于疾病的判定以及是否干预的决策是离散的——不能说一个人好像得了病，又好像没得；医生给一点干预，又好像没给。这也是为什么我们在统计分析中常把年龄、BMI、血压、血糖、CRP等连续型变量做分箱操作，即设置一些卡钳值将它们分为高低组后再进行统计的原因（要同时注意卡钳值设定为具体某个值的依据）。因为只有这样，才更有临床意义（即临床可操作性）。例如，研究年龄每增加1岁对结局影响的效应值并没有太大的现实意义，但如果根据WHO对老年人的定义，计算高龄组相对于低龄组的相对风险，就更能说明问题，同时对临床干预决策的制定也更具指导意义。说白了，大部分临床决策首先面对的是一个"是"或者"否"的二元问题。

图5-2给出了在三种场景下做推断统计的常用统计量，这个表格非常重要，需要我们反复阅读。重要并不代表难度大，从图中可以看出，所有的指标都是由四格表中的a、b、c、d四个数衍生出来的。我们曾说过干预措施从本质上也可以看作是一种暴露，所以病因、预防和治疗这两个场景的统计量是非常相似的。其中RR和OR我们在后续章节中会详细介绍。试验组和对照组事件发生率简单到无需解释。病因通常是独立风险因素，因此其对绝对风险的影响用绝对危险度增加率ARI来表示。由于试验组（暴露组）的危险度要比对照组（非暴露组）高，因此ARI是由试验组（暴露组）风险减去对照组（非暴露组）风险而得到；于此不同的是，预防和治疗通常是独立保护性因素，试验组的风险低。因此其对绝对风险的影响用绝对危险度减少率ARR来表示，其由对照组风险减去试验组风险而得到。这在计算相对危险度变化时是一样的：针对

病因时，我们用相对危险度增加率来衡量；针对预防和治疗措施时，我们用相对危险度降低率来衡量。在计算相对风险变化时，我们总是用比较大的风险率作为分母，因此在计算 RRI 时，EER 是分母；在计算 RRR 时，CER 是分母。

病因				诊断				预防/治疗			
病因暴露	结局		合计	诊断试验	金标准		合计	干预组别	结局		合计
	发病	未发病			发病	未发病			预后好	预后差	
是	a	b	$a+b$	阳性	a	b	$a+b$	试验组	a	b	$a+b$
否	c	d	$c+d$	阴性	c	d	$c+d$	对照组	c	d	$c+d$
合计	$a+c$	$b+d$	$a+b+c+d$	合计	$a+c$	$b+d$	$a+b+c+d$	合计	$a+c$	$b+d$	$a+b+c+d$

病因列：

相对危险度 (relative risk, RR)：
$$RR = \frac{\frac{a}{a+b}}{\frac{c}{c+d}}$$

比值比 (odds ratio, OR)：
$$OR = \frac{a}{b} \Big/ \frac{c}{d} = \frac{ad}{cb}$$

归因危险度 (attributable risk, AR)：
$$AR = \frac{a}{a+b} - \frac{c}{c+d}$$

试验组事件发生率 (experimental event rate, EER)：
$$EER = \frac{a}{a+b}$$

对照组事件发生率 (controlled event rate, CER)：
$$CER = \frac{c}{c+d}$$

绝对危险度增加率 (absolute risk increase, ARI)：
$$ARI = EER - CER$$

相对危险度增加率 (relative risk increase, RRI)：
$$RRI = \frac{ARI}{EER} = 1 - \frac{1}{RR}$$

出现一例不良反应需要处理的病例数 (the number needed to harm, NNH)：
$$NNH = 1/ARI$$

诊断列：

敏感度 (sensitivity, Sen)：
$$Sen = \frac{a}{a+c}$$

特异度 (specificity, Spe)：
$$Spe = \frac{d}{b+d}$$

准确度 (accuracy, Acc)：
$$Acc = \frac{a+d}{a+b+c+d}$$

阳性预测值 (positive predictive value, +PV)：
$$+PV = \frac{a}{a+b}$$

阴性预测值 (negative predictive value, -PV)：
$$-PV = \frac{d}{c+d}$$

患病率 (prevalence rate, Prev)：
$$Prev = \frac{a+c}{a+b+c+d}$$

阳性似然比 (positive likelihood ratio, +LR)：
$$+LR = \frac{Sen}{1-Spe}$$

阴性似然比 (negative likelihood ratio, -LR)：
$$-LR = \frac{1-Sen}{Spe}$$

预防/治疗列：

试验组事件发生率 (experimental event rate, EER)：
$$EER = \frac{a}{a+b}$$

对照组事件发生率 (controlled event rate, CER)：
$$CER = \frac{c}{c+d}$$

相对危险度 (relative risk, RR)：
$$RR = \frac{\frac{a}{a+b}}{\frac{c}{c+d}} = \frac{EER}{CER}$$

比值比 (odds ratio, OR)：
$$OR = \frac{a}{b} \Big/ \frac{c}{d} = \frac{ad}{cb}$$

绝对危险度降低率 (absolute risk reduction, ARR)：
$$ARR = CER - EER$$

相对危险度降低率 (relative risk reduction, RRR)：
$$RRR = \frac{ARR}{CER} = 1 - RR$$

需要治疗的患者数 (number need to treat, NNT)：
$$NNT = 1/ARR$$

防治性措施受益与危害比 (likelihood of being helped vs harmed, LHH)：
$$LHH = \frac{NNH}{NNT}$$

图 5-2　病因、诊断、预防和治疗场景下的主要统计量

NNH 这个指标比较特别，它既可以放在病因这一列，也可以放在预防 / 治疗这一列，但从语义上来说，NNH 更倾向于是描述预防 / 治疗措施的统计量。为什么这么说呢？所谓是药三分毒，作为一项防治措施，通常既有预防和治疗作用，也会有副作用。所以，防治措施可以被看作是引起副作用的病因，它增加了某类不良结局的发生风险。因此，我们可以计算某类干预措施对某类不良结局的绝对危险度增加率（ARI），进而计算 NNH。NNH 的中文翻译为出现 1 例不良反应需要处理的病例数，它是 ARI 的倒数。设想，如果不用某抗血小板治疗的患者在 1 年内出现脑出血的概率是 1%，用了该治疗以后相应概率提升为 5%，那么由该治疗带来的脑出血绝对危险度（ARI）增加为 5%–1% = 4%（以上数字并不是真实数据，仅为说明计算过程）。即用该抗血小板药物治疗了 100 个患者，就多了 4 个脑出血的患者；反过来讲，如果多了 1 个脑出血患者，那么我们可能用该抗血小板药物治疗了多少个患者？很明显是 100/4=25，即相应 ARI（4%）的倒数。我们可以用同样的思维方式来理解 NNT。NNT 的中文翻译为（使得 1 例患者获益）需要治疗的患者数。例如，用了某抗血小板治疗可以使 1 年内出现急性冠脉综合征的概率从 30% 降低到 10%，相应的 RRR 为 30%–10%=20%。即治疗 100 例患者，可以使得 20 个人，免于在 1 年内出现急性冠脉综合征。那么如果想让 1 个人免于患病，需要治疗多少人呢？很明显是

100/20=5，也是相应 RRR（20%）的倒数。对于一项干预措施而言，NNH 越小，说明其危害越大；NNT 越小，说明其获益越大。如果仅仅考虑危害事件和获益事件的发生概率，而不考虑具体危害和获益的效应量值，那么病人是否能够从一项干预措施中获益，就取决于 NNH 和 NNT 谁更小。因此有了防治型措施收益与危害似然比（LHH）这个指标，其为 NNH 和 NNT 的比值。当 NNH < NNT 时，LHH < 1，说明该防治措施的危害要大于获益。LHH 越大，说明获益相比于危害的发生率更高。

以上"比一比"的方法存在两点主要不足：第一，它只考虑了单一因素对结局的影响。在多因多果的世界中，忽略多因素的协同效应，仅进行简单的交叉表分析，是不能得出准确结论的；第二，其无法衡量连续型变量对结局的影响。因此，病因和防治措施的交叉表，在真实世界研究中并不常见。我们需要借助回归等技术，进行更准确的分析。关于图 5-2 中诊断的部分，和临床预测模型的评估内容重叠，会在第 6.2.3 节中详细介绍。

在临床数据的基线资料表中也会出现推断性统计（表 5-2）。在 RCT 中，基线资料表需要按试验组和对照组进行分别描述，然后使用推断统计学来进行组间比较，并得出相应统计量（例如 t 检验就是 t 值，F 检验就是 F 值，卡方检验就是 χ^2 值，统计量一般无须在表格中体现）和对应的 P 值（通常认为 P 值 > 0.05 代表组间没有显著性差异）。这个推断统计的目的在于观察各种协变量的特征分布在试验组与对照组间是否均衡，因此也被称为均衡性检验。在观察性研究的基线资料表中，也会经常按照暴露变量（队列研究）或结局变量（病例对照研究）进行分组描述并进行组间比较。但这样做的意义明显没有 RCT 大。因为在 RCT 中，试验组和对照组之间，除了所研究的主暴露（干预）因素不同外，其他特征分布通常是被要求组间均衡的。因为只有这样，RCT 才能够从试验设计上排除其他因素的影响。这好比我面前有很多个开关，我想确认其中一个主开关是否能够把灯打开，我需要在保持其他开关不动的情况下，单独改变主开关的状态，然后去观察灯是否开启，才能确认主开关是否是开灯的责任开关。相比之下，在真实世界收集来的观察性数据，无论按暴露因素分组还是按结局因素分组，组间出现各种各样的差异几乎是必然现象。并且样本量越多，组间各变量差异就越显著。那么这些来自单因素比较的差异意味着什么？对主暴露变量和结局变量的关系有什么影响？这是非常复杂的问题，例如可能是收集数据的过程存在权重扭曲的问题，或者有差异的协变量和分组变量存在关联。这点我们接下来会在 5.5.3 中详细讨论。通常观察性研究并不会对单因素比较的差异进行过多解释。因此，观察性研究分组后描述的意义大过组间比较的意义。

在比一比这个环节中，要特别注意对效应量的解读。在有统计学差异的情况下，效应量为多少？在医学快速发展的今天，很多时候单纯比较某个疗法与安慰剂对照的差异已经没有意义。临床研究中更多比较的，是两种不同治疗方案的差异。这些差异可以是优效的，也可以是非劣效的，抑或是等效的。这里没有劣效的差异，因为证明A药比B药优效，也同时证明了B药比A药劣效。孰优孰劣，要看效应量的置信区间落在哪里。图5-3直观地给出了效应量落入不同区间所代表的不同含义。这里除了我们常规认识的优效性试验，还有等效性试验和非劣效性试验。之所以有这些研究，是因为一个治疗的价值并不完全取决于其生物学效应，还有很重要的一点，是成本效益评价。例如仿制药通常价格要明显低于原研药，如果能证明仿制药和原研药等效或者是非劣效性的，那么使用仿制药代替原研药，就成了减轻疾病负担的重要途径。因此，要根据效应量的具体情况，来解释临床研究的现实意义。另外，相比于相对效应量，我们要更重视绝对效应量。在图5-2所示的各项指标中，RR、OR和RRI等均为相对效应量，它们表示的是相对危险度的变化；AR、ARI、NNH和NNI等，是绝对效应量，它们直接反映了绝对危险度的变化。我们曾讲过，脱离效应量谈统计学意义等同于耍流氓；同样的，脱离绝对效应量谈相对效应量亦是以偏概全，并不可取。在基础风险为百分之一的疾病中，一个额外风险因素的RR为2，意味着该风险因素能够将百分之一的风险提高到百分之二（百分之一的2倍）；而在基础风险为百万分之一的疾病中，即便额外风险因素的RR为20，也只能将基础风险提高到十万分之二（百万分之一的20倍）。由此看出，绝对效应量对现实更具指导意义。尽管如此，在多因素分析中，自变量对因变量的影响掺杂了许多混杂因素和交互因素的影响，因此直接分组计算AR等绝对效应量是不合适的。这也是为什么RWS研究更多以OR、HR等相对效应量为主效应量的原因。我们在关注相对效应量的同时，要注意基础风险，综合绝对和相对指标，得出全面、系统、真实、准确的结论。

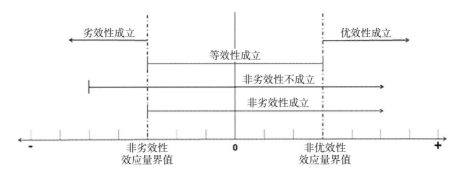

图 5-3　效应的差别（新治疗与有效对照之差）

"比一比"其实研究的是单变量对单变量的关系，即变量A在不同变量B的状态下，是否呈现不同的分布。但是真实世界是一个多因多果的世界。在传统专注于"比一比"的临床研究中，即便知道了单因对单果的影响，也无法推断出多因对单果的影响。这就需要统计学跨入下一个层次——"找关系"。"找关系"指的是通过建立模型来模拟变量间的关系，明确疾病暴露和干预措施对预后的影响或关联，并做准确的疾病风险和预后评估。临床预测模型的建立，医疗人工智能模型的开发，广义上都属于找关系、利用关系的范畴。

5.5 从暴露到结局的单变量关系是经典循证医学研究的基本关注点

5.5.1 单变量之间的线性和广义线性关系

临床研究可以分为很多种类，如病因与危险因素研究、治疗性研究、预后研究、药物不良反应研究、生活质量研究和临床经济分析等。无论是哪种研究，都是研究 PICOS 中 I 和 O 的关系，即暴露和结局的关系。PICOS 中的 I 可以被认为是医学统计中的自变量。在一项临床研究中通常只包含一个或者一对 I；O 可以被认为是医学统计中的因变量。与 I 不同，一项临床研究中可以有很多个 O。例如临床试验中通常同时包括主要终点（primary endpoint）和次要终点（secondary endpoint），分别是设计者根据研究目的而确定的主要和次要观察指标。在很多慢性病的临床研究中，因为由慢病导致的系统损害众多，经常使用复合终点作为结局。例如心肌梗死、冠心病、死亡和脑卒中可以联合作为复合终点来评估冠状动脉钙化的健康影响。但整体而言，经典循证医学研究无论是否存在多个结局，其研究内容大多是针对暴露因素或干预因素与各个结局之间关系的假说验证，即单变量与单变量之间的关系。

我们可以将单变量之间的关系大致分为线性关系、线性趋势关系和非线性关系三类。线性关系是最简单的关系，指不同变量之间按比例、成直线的关系，在数学上可以理解为一阶导数为常数的函数。再通俗地理解，就是形如式 5.1 的一次方程。

$$y = a_1x_1 + a_2x_2 + \cdots + a_ix_i + b + \epsilon \qquad （式 5.1）$$

在上式中，x 是自变量，y 是因变量，a 是各因变量的系数，b 是截距项，ϵ 是误差项。x 每变化一个单位，y 就变化了 x 前面系数（a）个单位。上式被称为标准线性模型，它是我们认识因变量与自变量关系的一个基础模型。有了标准线性模型，不仅能够定性出 x 对 y 是什么影响，还可以定量出 x 的变化对 y 会产生多大的影响。现实中线性关系最简单的例子就是身高和体重——我们知道身高和体重具有正相关的关系，如果我们观测到一个非常高的身高，那么具有该身高的人大概率也拥有较大的体重。并且当身高每增高一个单位，例如 10 cm，体重也会跟着增长 10 kg 左右。图 5-4 展示了来自某医院的一组真实患者身高、体重数据。如果我们以身高为 x，以体重为 y，可以建立身高和体重的一元线性回归模型，在本组数据中为 $y = 0.93x-92.38$。根据模型可知，在这组患者中，身高每增加 1 cm，患者体重平均增加 0.93 kg。

以上标准线性模型虽然形式简单,但有很强的局限性:首先,y必须是连续型变量;其次,x和y的关系必须满足线性关系条件,即y随x成比例变化。如果不满足上述两个条件,标准线性模型是不是就没用了?并不是的。对于x和y不满足线性关系的情况,我们可以给自变量x套上函数,即通过一个函数,把自变量x的值转换为另一个值,使得转换后的自变量x与因变量y满足标准线性关系。给自变量x套函数的方法有两个:一是给式 5.1 的整个右侧套上一个函数,即令$z = a_1x_1 + a_2x_2 + \cdots + a_ix_i + b + \epsilon$:

$$y = f(z) = f(a_1x_1 + a_2x_2 + \cdots + a_ix_i + b + \epsilon) \qquad (式 5.2)$$

或者给每一个自变量都套上一个函数,使得因变量和经各函数转变后的自变量满足线性关系,即:

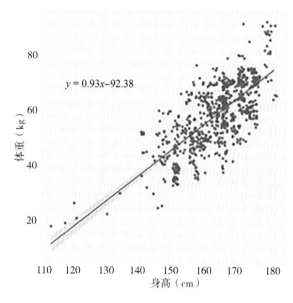

图 5-4　身高和体重的线性回归

$$y = a_1f_1(x_1) + a_2f_2(x_2) + \cdots + a_if_i(x_i) + b + \epsilon \qquad (式 5.3)$$

其中f_y、f_1、f_2和f_i表示不一样的函数。如果能将x、y的关系表示成式 5.2 和式 5.3,同样可以通过基本的线性表达来显示x和y的关系。我们将式 5.2 称为广义线性模型(generalized linear model,GLM),把式 5.3 称为广义相加模型(generalized additive model,GAM)。通过对比三种线性模型,会很明显地发现,标准线性模型没有套函数;广义线性模型套了一个函数;广义相加模型套了多个函数。它们越来越复杂,变化也越来越多,适用性也越来越强。我们在选择分析模型时要记住一个原则:奥卡姆剃刀——如无必要,勿增实体,即寻求解决问题的最简约途径。放在这里,即能用标准线性模型解决的问题,绝对不用广义线性模型;能用广义线性模型解决的问题,绝对不用广义相加模型。然而标准线性模型太简单,y又必须是连续型变量;广义相加模型太复杂，不容易解释和计算；因此在临床研究出镜率最高的，当属广义线性模型。我们几乎可以在九成以上的真实世界研究中找到它的身影。

在广义线性模型中，为了使变换后的 y 和原来的 x 满足线性关系，我们给 x 的线性组合套了一个函数 $f(x)$，我们称这个函数为连接函数。连接函数的不同，意味着回归种类的不同。以二分类判定决策为例，它是临床中最常见的决策类型。它所回答的问题形如是或者否，例如判定患者是否属于某类疾病的高危人群，是否需要深入检查；是否能够确诊患者罹患某种疾病，是否需要干预治疗等。一个大型的复杂系统决策往往可以拆解成数个二分类判定决策，组成类似 if-else 不断套叠的是非逻辑结构。当结局是一个二分类变量时，y 就变成了结局是否判定为真的概率。概率的值域是 [0, 1]，如果绝对不会发生，概率即为 0；如果肯定会发生，概率则为 1；如果不确定是否会发生或者不发生，概率则在 0 ~ 1 之间。我们还是用 z 来表示各暴露因素的线性组合—— $a_1 x_1 + a_2 x_2 + \cdots + a_r x_i + b + \epsilon$，根据式 5.1 线性模型的基本表示，$z$ 的值域是整个实数域，即负无穷到正无穷。如何把负无穷到正无穷的值域映射到 0 ~ 1 之间的概率呢，这就需要连接函数来对 z 进行转换。最最常用的连接函数为 Logit 函数，而使用 Logit 函数的广义线性模型，就是大名鼎鼎的 Logistic 回归，又称为逻辑回归模型。它可以表示为：

$$\text{Logit}(z) = \frac{1}{1 + e^{-z}} \qquad (式 5.4)$$

我们回忆一下，函数 $f(x) = e^x$ 是一个值域在（0，+∞）的单调递增函数。由此试想，在式 5.4 中，z 无穷大的时候，$-z$ 无穷小，它的自然指数 e^{-z} 就无限接近于 0，那么 Logit(z) 就无限接近于 1。反之，z 无穷小的时候，$-z$ 无穷大，他的自然指数 e^{-z} 无穷大，那么 Logit(z) 就无限接近于 0。数学就是这么神奇！通过 Logit 函数，我们把一个定义在实数域的问题转化成了 0 ~ 1 之间的概率问题。如果把 Logit 函数它画出来，如图 5-5。

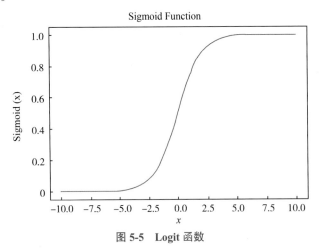

图 5-5　Logit 函数

我们把 Logit 函数当成连接函数：

$$P = \text{Logit}(z) = \frac{1}{1+e^{-z}} \qquad （式 5.5）$$

其中 $z = a_1 x_1 + a_2 x_2 + ... + a_i x_i + b + \epsilon$（即 z 是暴露因素 x 的线性组合），P 是结局变量发生的概率。

由 $P = \dfrac{1}{1+e^{-z}}$

$\Longrightarrow e^{-z} = \dfrac{1-P}{P}$

$\Longrightarrow e^{z} = \dfrac{P}{1-P}$

$\Longrightarrow a_1 x_1 + a_2 x_2 + ... + a_i x_i + b + \epsilon = ln\dfrac{P}{1-P}$

写到这里，又回到了标准线性模型的形式。其中 $\dfrac{P}{1-P}$ 是一个事件发生的概率除以它不发生的概率，这个值被称为比值或比数，记作 $Odds$。通过上式可知，如果 x_i 变化 1 个单位，那么 $ln\dfrac{P}{1-P}$ 就变化了 a_i，进而得到 $\dfrac{P}{1-P}$ 就变化了 e^{a_i} 倍，也可以写作结局的 $Odds$ 变化了 $\exp(a_i)$ 倍。即因为 x_i 的变化，由未暴露在 x_i 的状态下，转为暴露在 x_i 的状态下，变化后的 $Odds_{exposed}$ 变成了变化前 $Odds_{non\text{-}exposed}$ 的 $\exp(a_i)$ 倍，记作：

$\dfrac{Odds_{exposed}}{Odds_{non\text{-}exposed}} = \exp(a_i)$。$\dfrac{Odds_{exposed}}{Odds_{non\text{-}exposed}}$ 是 $Odds$ 之比，称为比值比，即：

$$OR_{exposed} = \frac{Odds_{exposed}}{Odds_{non\text{-}exposed}} = \exp(a_i) \qquad （式 5.6）$$

为了更加明确 OR 的内涵，我们再来看一个表。假设我们收集了一组患者数据，依据某种风险因素的暴露情况和健康情况，将患者分成表 5-3 形式：

表 5-3　暴露结局分布表

暴露情况	病例组	健康组
暴露组	a	b
非暴露组	c	d

在上表中，暴露组的 $Odds_{exposed} = \dfrac{\frac{a}{a+b}}{\frac{b}{a+b}} = \dfrac{a}{b}$；非暴露组 $Odds_{non\text{-}exposed} = \dfrac{\frac{c}{c+d}}{\frac{d}{c+d}} = \dfrac{c}{d}$。

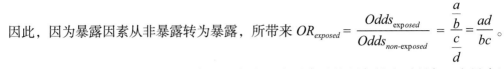

因此，因为暴露因素从非暴露转为暴露，所带来 $OR_{exposed} = \dfrac{Odds_{exposed}}{Odds_{non\text{-}exposed}} = \dfrac{\frac{a}{b}}{\frac{c}{d}} = \dfrac{ad}{bc}$。

我们在 4.2 节中谈到，在观察性研究中，由因索果的研究是队列研究，由果索因的研究是病例对照研究。以上分别计算暴露组和非暴露组的发病情况，即是由因索果的研究，是队列研究的基本思维方式。如果按照病例对照研究的思维方式，病例组的

暴露 $Odds$ 为：$Odds_{case} = \dfrac{\frac{a}{a+c}}{\frac{c}{a+c}} = \dfrac{a}{c}$；健康组的暴露比值为：$Odds_{control} = \dfrac{\frac{b}{b+d}}{\frac{d}{b+d}} = \dfrac{b}{d}$。

因此，根据健康组别回溯的暴露机会比值比为：$OR_{case} = \dfrac{Odds_{case}}{Odds_{control}} = \dfrac{\frac{a}{c}}{\frac{b}{d}} = \dfrac{ad}{bc}$。这和前面的 $OR_{exposed}$ 表达式相同，所以无论是由因索果，还是由果索因，说明的都是风险因素的暴露与疾病发生的关联。

结合上述，根据式 5.6，某暴露因素 x_i 的 OR 就是 $\exp(a_i)$。其中 a_i 是 Logistic 回归中 x_i 的系数。OR 的含义与相对危险度相同，指暴露组的疾病危险性为非暴露组的多少倍。OR 量化了自变量对概率型因变量的影响：如果回归结果显示 a_i 的 95% 置信区间是跨越 0 的，那么 $OR_i = \exp(a_i)$ 就是跨 1 的（因为 $\ln(OR = 1) = a = 0$，也可以写成 $\exp(a = 0) = OR = 1$）。OR 为 1，意味着风险因素并不能增加或减少结局发生的概率；系数 a 为 0，意味着该因素在方程中并不对方程值产生影响，因此这两种表述是等价的。$OR > 1$ 说明疾病的危险度因暴露而增加，暴露与疾病之间为正关联；$OR < 1$ 说明疾病的危险度因暴露而减少，暴露与疾病之间为负关联。

和 OR 一样重要且常出现的另外一个效应量是 RR。RR 是相对危险度（relative risk），它的本质为率比（rate ratio）或危险比（risk ratio），即暴露组与非暴露组发病率之比，或发病的概率之比（OR 为比的比，RR 为率的比）。依据表 5-3 数据：

$$RR = \dfrac{\frac{a}{a+b}}{\frac{c}{c+d}}$$

由此可见，RR 其实是比 OR 更好理解的一个概念，指暴露与非暴露间，结局发生的概率变化了多少倍；而 OR 指结局发生概率与不发生概率之比变化了多少倍。由于病例对照研究不能计算发病率，所以病例对照研究中只能计算 OR，不能计算 RR。但是，发病率越低，RR 计算公式中的 a 越小于 b，c 越小于 d，$a+b$ 越接近 b，

$c+d$ 越接近 d，最终导致 $a+b \approx b$，$c+d \approx d$，从而 OR 和 RR 的计算公式变为一样，$OR \approx RR$。通常当人群中疾病的发病率 < 10% 时，可以用 OR 值代替 RR。

在广义线性模型中不得不说的另外一个模型是 Cox 回归。Cox 回归又称为比例风险回归模型（proportional hazards model），它作为生存分析的基本方法，其出镜率和 Logistic 回归不相上下。说 Logistic 回归和 Cox 回归是真实世界研究的左膀右臂，一点都不过分。

生存分析，虽然字面意思是对生存死亡数据的分析，但它可扩展到任何时间依赖性结局变量。医学研究中，最常见的结局就是分析肿瘤的两大结局指标：总生存期和无进展生存期（period of free survival time，PFS）。生存资料中非常重要的一个概念就是风险率 $h(t)$，它是指患者在 t 时刻仍然存活，在时间 t 后瞬间死亡的概率。风险率 $h(t)$ 的数学表示为：

$$h(t) = \lim_{\Delta t \to 0} \frac{Pr[t \leqslant T \leqslant t + \Delta t] | (T \leqslant t)}{\Delta t}$$

而风险因素暴露组的风险率与非暴露组的风险率之比，我们称之为风险比（hazard ratio），简写为 HR，$HR = \dfrac{h_{\text{exposed}}(t)}{h_{\text{non-exposed}}(t)}$。它是继 OR 和 RR 以后的第三大常用效应量。

Cox 回归的基本形式非常简单，就是在基础风险的基础之上，乘以一个风险因素线性组合的自然指数值，即：

$$h(t, X) = h_0(t)exp(\beta_1 X_1 + \beta_2 X_2 + \cdots + \beta_p X_p) \tag{式 5.7}$$

上式中，$h_0(t)$ 为基准（baseline）风险函数，是与时间有关的任意函数，函数性质无任何限定。$h(t, X)$ 为在时间 t 处与 X（协变量）有关的风险函数（hazard function）；β 为回归系数，它代表 X 变化一个单位后，患者在 t 时刻死亡的风险就改变了 $exp(\beta)$ 倍，因此对其取自然指数 $exp(\beta)$ 后可以得到对应 X 的 HR 值。我们用到的算法模型可分为两类，分别为参数化模型和非参数化模型。前面所提到的标准线性模型和 Logistic 回归都属于参数化模型，因为其模型表达式已经被规范好了。例如在式 5.1 中，标准线性模型的结构已经明确，我们只是对系数和截距的值进行估计既可以建立模型。和参数化模型不同的是，非参数化模型不能由一个固定的数学表达式表示，建模过程不完全依赖对固定几个模型参数值的估计。Cox 回归是一类比较特殊的模型，它被称为半参数化的模型。原因在于式 5.7 中，$h_0(t)$ 是不能用固定数学公式表达的，而剩下部分 $[exp(\beta_1 X_1 + \beta_2 X_2 + \cdots + \beta_p X_p)]$ 的结构是明确的。Cox 回归之所以称之为"比例风险模型"，是因为在 Cox 回归方程中，每一个患者的死亡风险均以比例的形式存在，即式 5.8：

$$h(t)/h_0(t) = exp(\beta_1 X_1 + \beta_2 X_2 + \cdots + \beta_p X_p) \tag{5.8}$$

我们只需要估计上式中的系数即可（β_p）。由于 $h_0(t)$ 的存在，Cox 回归无法通过线性回归的常用方法——最小二乘法进行参数估计，需要借助最大似然估计。最大似然估计是在统计学与机器学习领域常用的一种参数估计方法，它的大体思想是这样的：最小二乘法等参数估计方法是通过数据来直接计算参数值，现在由于非参数化部分的存在，无法用观察数据直接推导参数，那么我们能不能反过来，用参数来推导数据呢？虽然具体数据推导不出来，但是我们可以推导出数据的参数化表现形式，然后让推导出来的数据和已经观测到的数据最吻合，即给定模型的形式，通过调整参数的值，让观测到的数据分布出现的概率最大化。当然，观测数据出现特定分布的概率是很难计算的，因此我们需要找一个概率的参照物。例如，线性回归的实际观测值和预测值之间的残差平方和（$\sum(y_i - \hat{y}_i)^2$）就是一个参照物。模型的预测值和真实值越相符（模型推导的数据分布和真实数据分布越相符，真实数据分布出现的概率越大），残差平方和就越小，其负数就越大。因此，负残差平方和（$-\sum(y_i - \hat{y}_i)^2$）就可以是真实数据分布出现概率的一个参照，两者同增同减。既然是参照，就意味着相似而不相同，因此我们把类似的参照叫作似然，似然可以用函数的形式来表示。例如，对于最简单的一元一次方程来说，$y = ax + b$，其负残差平方和为 $likehood\ function(x) = -\sum[y_i - (ax_i + b)]^2$。$likehood\ function(x)$ 被叫作似然函数，我们优化这个似然函数，让它最大化。当似然函数最大的时候，在给定模型的前提下，观测数据分布出现的概率也是最大的，这就是所谓的最大似然估计。其通用做法是：首先选取似然函数（一般是概率密度函数或概率质量函数）；给定输出 x 时，关于参数 θ 的似然函数 $L(\theta|x)$ 等价于给定参数 θ 后变量 X 的概率：$L(\theta|x) <=> P(X = x|\theta)$。求 $L(\theta|x)$ 最大值，我们并不关心似然函数的最大值是多大，只关心似然函数取最大值的时候，θ 值为多少。这个值，就是最大似然估计的解。实际应用中一般会取似然函数的对数作为求最大值的函数，这样求出的最大值和直接求最大值得到的结果是相同的。

我们再回过头来看 Cox 比例风险模型的参数求解。假如有 3 个人，分别为 X_1、X_2 和 X_3，他们分别在时间 t=1，5，7 去世。我们希望模型预测的结果是，当 t=1 时，第 1 个人去世了，其他 2 个人活着；当 t=5 时，第 1，2 个人去世了，其他 1 个人活着；当 t=7 时，第 3 个人也去世了。根据式 5.8，当 t=1 时，我们需要最大化 $h(1, X_1)$，最小化 $h(1, X_2) + h(1, X_3)$。为了将这两个目标统一起来，我们采用构建分数的形式，将问题转化为 $max \dfrac{h(1, X_1)}{h(1, X_2) + h(1, X_3)}$。以此类推，t=5 时的目标为 $max \dfrac{h(5, X_2)}{h(5, X_3)}$。需要注意的是，因为 t=5 时 X_1 已经去世了，我们不用再去管 X_1；当 t=7 时，因为没有其他人活着了，我们在所有分母上加上分子这一项用来平滑，避免分母为 0 的情况发生。得到 $max \dfrac{h(7, X_3)}{h(7, X_3)}$。最终三个目标为：$max \dfrac{h(1, X_1)}{h(1, X_1) + h(1, X_2) + h(1, X_3)}$ `

$$max \frac{h(5, X_2)}{h(5, X_2) + h(5, X_3)}$$ 和 $$max \frac{h(7, X_3)}{h(7, X_3)}$$。将它们乘在一起，就得到 Cox 比例风险模型的似然函数：

$$
\begin{aligned}
L(\beta) &= \frac{h(1, X_1)}{h(1, X_1) + h(1, X_2) + h(1, X_3)} \frac{h(5, X_2)}{h(5, X_3) + h(5, X_3)} \frac{h(7, X_3)}{h(7, X_3)} \\
&= \frac{exp(\beta \cdot X_1)}{exp(\beta \cdot X_1) + exp(\beta \cdot X_2) + exp(\beta \cdot X_3)} \frac{exp(\beta \cdot X_2)}{exp(\beta \cdot X_3) + exp(\beta \cdot X_3)} \frac{exp(\beta \cdot X_3)}{exp(\beta \cdot X_3)}
\end{aligned}
$$

以上述公式进行泛化：设共有 N 个事件，第 i 个事件的风险特征为 X_i，发生的时间为 t_i，得到 Cox 模型的通用极大似然函数为：

$$
L(\beta) = \prod_{i=1}^{N} \frac{exp(\beta \cdot X_i)}{\sum_{i: t_j \geq t_i} exp(\beta \cdot X_i)}
$$

对数似然函数为：

$$
l(\beta) = ln L(\beta) = \sum_{i=1}^{N} [\beta \cdot X_i - ln(\sum_{j : t_j \geq t_i} exp(\beta \cdot X_j))]
$$

对该似然函数求极值，这变成了一个优化问题。关于这个问题，我们会在讨论优化（章节 6.1.3）和梯度下降（章节 8.1.2）的章节中继续深入讨论。接受此部分内容有困难的读者，可以在看完后面的章节后反过来看此处的推导，自然会豁然开朗。此处为了内容完整，先埋下伏笔：我们只需要计算对数似然函数的梯度，即对对数似然函数求参数 β 的偏导数：

$$
\frac{\partial l(\beta)}{\partial \beta} = \sum_{i=1}^{N} [X_i - \frac{\sum_{j: t_j \geq t_i} X_j \cdot exp(\beta \cdot X_j)}{\sum_{j: t_j \geq t_i} exp(\beta \cdot X_j)}]
$$

令偏导数为 0，即 $\frac{\partial l(\beta)}{\partial \beta} = 0$，求解这个关于 β 的函数。此时求出的 β 就是在其他参数保持不变时能够使似然函数达到最大概率值的 β 取值。

作为医生，理解以上模型的基本假设和结构，能够通过软件计算出相应参数，这已经完全能够满足工作的需求。除了 Cox 比例风险模型外，临床研究在涉及生存分析时还会经常见到竞争风险模型。竞争风险模型只不过是在 Cox 风险比例模型的基础上，考虑了与感兴趣的结局存在竞争关系的风险事件而已，其计算的是子分布风险比（subdistributtio HR），这里不再赘述。另外，线性模型和广义线性模型除了上面常见的三种，还有 probit 回归和泊松回归等模型。它们和 Logistic 回归很类似，都是参数化模型，最大的区别在于连接函数不同，适用于不同业务分析需求，在临床研究中相对少见。表 5-4 给出了最常用的三种回归模型比较，供读者对比学习。

表 5-4　常用回归模型比较

	多元线性回归	Logisitic 回归	Cox 回归
因变量	连续变量	分类变量（二分类）	生存时间变量
模型结构	$y = \beta_0 + \Sigma\beta_i x_i$	$\mathrm{logit}\,(p) = \beta_0 + \Sigma\beta_i x_i$	$h(t) = h_0(t)\exp(\Sigma\beta_i x_i)$
参数解释	回归系数	OR	HR
样本含量	5～10 倍自变量以上	结局事件至少为 15～20 倍自变量	非截尾事件至少为 15～20 倍自变量

可能读者会有这样的疑问，我们为什么会知道暴露变量和结局变量存在线性或者广义线性的关系呢？其实很多时候，我们也不知道。笔者甚至觉得，去验证线性关系的成立是很多临床研究者故意回避的问题。例如，在使用 Cox 比例风险模型时，需要满足比例风险（proportional hazards，PH）假设。PH 假设是指协变量对生存率的影响不随时间的改变而改变，即风险比值 $h(t)/h_0(t)$ 为固定值。但临床研究在用到 Cox 比例风险模型或竞争风险模型时，PH 假设的验证并不是一个强制的要求。例如一篇研究比较了扩大切除脑胶质瘤对于超老年患者（80 岁以上）生存期的影响——结果显示，扩大手术组和非扩大手术组的 1 年生存率有显著差异，分别为 18% 和 26%；但两组 3 年的总生存率是相同的，都是 10%[①]。这就是很典型的扩大手术对于生存率的影响会随着时间的推移逐渐减弱。但这并不妨碍研究者们在各种场合应用线性和广义线性模型，因为它们很简单，也很好理解，同时又很好解释。其实从本质上说，一切模型都是错的，它只代表对于当下数据规律的片面认知。当暴露因素和结局变量不符合线性模型条件时，如果硬是用线性模型去分析会出现什么情况呢？大概率会得出暴露因素和结局变量没有显著关系的结论。但这个关系，是模型限定的关系，即线性关系或广义线性关系。因此，如果暴露变量和结局变量在线性或者广义线性模型中没有发现关联，是否就可以说明它们之间不存在关系呢？答案肯定是不能的，因为除了线性关系外，还有非线性关系。

5.5.2　单变量之间的线性趋势关系和非线性关系

尽管在医学研究中线性模型用得多，但是暴露因素和结局的关系，或许以非严格的线性关系存在更为多见。暴露变量和结局变量如果不满足线性或者广义线性关系，可以退而求其次，满足线性趋势关系。所谓的线性趋势，就是虽然 X 和 Y 不满足严格的线性关系，但如果用 X 和 Y 做一个函数，这个函数是单调递增或者递减的。即

① Zhao L, Gong K. Refined efficacy and outcome estimates of surgical treatment in oldest-old patients with glioblastomas based on competing risk model and conditional survival analysis: A surveillance, epidemiology, and end results population-based study[J]. Clin Neurol Neurosurg, 2022, 221:107391.

随着 X 的增高，Y 永远是增高，或者永远是减少，总之是朝一个方向变化。线性趋势关系可以通过趋势性检验来验证。其做法非常简单，即把作为连续变量的暴露变量进行分箱操作，如变为 3 组的定序变量，为每一个类别由低到高赋予新值（一般从 0、1、2 开始）或用组内中位数对原暴露变量的值进行替代，最后将替代的暴露变量值带入线性或广义线性回归模型中做分析。如果转换后的变量系数对应的 P 值是有统计学意义的，那么即可以认为线性趋势关系成立，我们把转换后变量对应的 P，称为 P for trend。例如，想研究收缩压的绝对值对大面积脑梗死风险的影响，当以是否出现大面积脑梗死为因变量，以患者的收缩压绝对值作为自变量做逻辑回归时，收缩压的系数对应的 P 值可能是不显著的。但按照 < 120 mmHg、120 ～ 140 mmHg、140 ～ 160 mmHg 和 > 160 mmHg 将原收缩压分为四组，依次分别赋值为 0、1、2、3。用新的赋值（0、1、2、3）替代原收缩压的绝对值，带入逻辑回归模型，所得到的系数对应的 P 值，即为收缩压线性趋势关系检验的 P for trend 值。如果 P for trend < 0.05（如果设定一类错误的可接受水平为 0.05），即可说明收缩压和大面积脑梗死的发生风险存在线性趋势关系。按照 0、1、2、3 赋值，这里包含了一个假设，即各组对结局风险的影响差别是大致等距的。如果认为分组后各组之间的结局风险影响差异不等距，可以用原暴露因素的各组中位数替代原值，这或许是更加明智的选择。

暴露因素和结局变量可以呈现多种非线性关系，如果画一个坐标系，横坐标代表暴露因素，纵坐标代表结局变量，做样本分布的散点图，并做暴露因素和结局变量之间的平滑曲线拟合，可以粗略看出来暴露变量和结局变量的非线性关系形态。平滑曲线拟合的方法有多种，以下举出四种方法：

（1）多项式回归：通过拟合 $y = a_1x + a_2x^2 + a_3x^3 +...+a_nx^n + b$ 来实现 x 和 y 曲线关系的拟合，当 x 的幂次大于 3 时，过拟合的风险非常高，因此多项式回归通常最多只用到三次幂。多项式回归实际上是通过给 x 增加幂次变换函数，使得变换后的自变量 $f(x)$ 与因变量 y 符合线性关系。因此也可以将其视为一种特殊的广义相加模型。

（2）分段回归：如果 x 和 y 是曲线关系，这个曲线可以像积分的思想一样，分解成有限个线段组成。通过对 x 和 y 的关系趋势判断，分成适当个段，然后分段拟合直线关系。在 R 等语言中，程序会自动分段。

（3）Spline 样条回归：Spline 的中文含义是曲线尺，Spline 样条回归是多项式回归和分段回归的结合体，即首先对数据分段，然后对每段进行多项式回归。

（4）Lowess 平滑方法：这个方法的思想非常简单，它是选取 x 周围的数个点做回归，然后根据回归方程计算出 x 点所对应的 y 的位置，每一个 x 都建立一个方程，算出对应的 y 预测值 $\hat{y}$。最后把所有（x，$\hat{y}$）坐标连在一起就成了平滑曲线。因为曲线上的每一个点都是一个回归方程得出的，因此该算法无法得出具体的方程，只能给出一个图例参考。

经过平滑曲线拟合得到 x 和 y 相互关系的曲线，较为经典的形状有三种：U 形、S 形和抛物线形（图 5-6）。关于 U 形的情况，我们可以参考 BMI（体质指数，BMI= 体重（kg）/ 身高（m）的平方），作为人体营养代谢情况的一个指标，太低或者太高的 BMI 对身体都是有害的。例如，BMI 和广泛型侵袭性牙周炎风险即呈现一个 U 型的非线性关系，即当 BMI 减小到一定值后，其越小，广泛型侵袭性牙周炎风险越大；而当 BMI 大到一定值后，其越大，广泛型侵袭性牙周炎风险也越大。S 形既是形状如 Logit 连接函数一样。这种情况下暴露变量对结局变量的影响基本满足线性趋势关系。但有两种非常重要的效应影响了线性关系的成立，它们是阈值效应和饱和效应。所谓阈值效应，是指只有当 X 的值增大或者缩小到某一程度后，才会影响 Y。而饱和效应，是指随着 X 的增大或缩小，X 对 Y 的影响越来越弱，暴露的改变不能够明显改变结局。阈值效应和饱和效应在药效学研究中表现非常突出。比如，只有当某种药物的血药浓度到达一定量后，才能发挥对疾病的治疗效果；但超过一定量以后，用得再多，也不会出现同等的疗效增益。前者是阈值效应，后者是饱和效应。很明显，干预强度要在阈值效应和饱和效应之间，才能获得最大的效益。而对于重金属、有毒有害物质的暴露，也存在一个安全剂量。如果人体暴露的量超过安全剂量，就会量变产生质变，对身体带来极大的危害。生物体对一般性的伤害都具有一定的抵抗能力。我们把身体对损伤的承受能力叫作机体代偿能力，有时也叫储备值，例如心肺功能储备。当伤害值的高低处在身体可承受的范围内时，机体并不会表现出明显的功能障碍，这时机体处在代偿期；当伤害值高于某一个阈值以后，身体就会很快出现功能障碍，所谓压倒骆驼的最后一根稻草，我们说这种情况是机体走进了失代偿期。通过阈值效应的发现（通常为平滑曲线的拐点），寻找最佳的干预区间，或发现安全暴露区间，对临床决策是非常重要的。对于抛物线关系，古人曾说"增之一分则太长，减之一分则太短；著粉则太白，施朱则太赤。"这是形容一个人长得美，长得恰到好处。在医疗场景中，用药也好，操作也好，有时也会讲究恰到好处。例如脊柱手术打椎弓根钉时，一定有一个最合适的角度，大了或是小了，都会影响到固定强度。如果以固定强度为 Y，角度为 X，就会发现随着角度越来越接近最适宜位置，强度 Y 逐渐升高，而过了最适宜位置后，Y 会逐渐下降，这就是典型的抛物线关系。

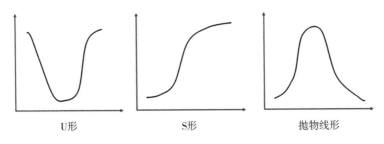

图 5-6　常见的非线性关系

5.5.3 从辛普森悖论看为什么研究单变量之间的关系同样要做多因素分析

以上我们讨论了单变量和单变量之间存在关联的几种模式，但在单变量对单变量的分析模式下（例如单纯画散点图，做平滑曲线拟合），我们看到的关系很可能是不真实的。为什么呢？我们先来看一个著名的统计学现象——辛普森悖论。

辛普森悖论（Simpson's paradox）最初是由英国数学家辛普森（Edward Huge Simpson）于 1951 年发现并提出的。维基百科中对辛普森悖论是这样定义的：

"Simpson's paradox, which also goes by several other names, is a phenomenon in probability and statistics, in which a trend appears in several different groups of data but disappears or reverses when these groups are com- bined. This result is often encountered in social-science and medical-science statistics and is particularly problematic when frequency data is unduly given causal interpretations"，这段话说明，当将数据分组分析时，各组间的关系结论保持一致；当将数据整合在一起分析时，可能会出现完全相悖的结论。这么说或许有些抽象，可以想象我们在比较 A 和 B 两个药品的作用好坏，我们在 C、D 两家医院都得出来 A 药比 B 药好的结论。但是我们把两家医院的数据汇总起来分析，却得出了 B 药比 A 药好的结论。是不是很反直觉，这可能吗？我们不妨看表 5-5，在 C、D 两家医院 A 药 *vs.*B 药的比较中，A 药的好转率均好过 B 药（C 医院：93% *vs.* 86%，D 医院：75% *vs.* 69%），但是两家医院的数据综合分析得出的结论刚好相反（78% *vs.* 83%）。

表 5-5 不同医院的药物实验结果

医院	服用 A 药			服用 B 药		
	好转患者数	患者总数	好转率 /%	好转患者数	患者总数	好转率 /%
医院 C	81	87	93	234	270	87
医院 D	192	263	75	55	80	69
合计	273	350	78	289	350	83

我们再来看一个真实研究的例子，这是一篇比较两种治疗肾结石的成功率的研究[①]。表 5-6 显示了治疗小肾结石和大肾结石的成功率和治疗次数，其中治疗 A 包括所有开放手术，治疗 B 是经皮肾镜取石术。

---

① Charig CR, Webb DR, Payne SR, et al. Comparison of treat- ment of renal calculi by open surgery, percutaneous nephrolithotomy, and extracorporeal shockwave lithotripsy[J]. Br Med J (Clin Res Ed), 1986, 292 (6524): 879–882.

表 5-6 肾结石治疗方式疗效比较

	治疗方案 A		治疗方案 B		综合	
	成功	失败	成功	失败	成功	失败
	第一组		第二组			
小肾结石	81	6	234	36	315	42
小肾结石占比	93%	7%	87%	13%	88%	12%
	第三组		第四组			
大肾结石	192	71	55	25	247	96
大肾结石占比	73%	27%	69%	31%	72%	28%
合计	273	77	289	61	562	138
占比	78%	22%	83%	17%	80%	20%

从占比可以看出，A 疗法对小结石和大结石都更有效，但综合来看，却是 B 疗法更有效。所谓事出反常必有妖，这个妖出在哪里？妖就出在我们的视野盲区，那些我们还没有注意到，并能影响数据生成过程的隐藏变量上。表 5-6 数据的问题在于，医生倾向于对大结石给予更大创伤的治疗（治疗方案 A），对小结石给予微创治疗（治疗方式 B）。因此，总数由第三组和第二组支配，而不是由规模小得多的第一组和第四组支配。尽管分组比较的时候，A 方案都比 B 方案好。但是当把数据整合到一起后，主要对结果起决定性作用的是第三组和第二组，也就是使用 A 方案治疗大肾结石的效果和使用 B 方案治疗小肾结石的效果比较，最后会得出后者比较好的结论。但这个结论之所以被得出，主要是 B 治疗方案本身好，还是小肾结石的预后本身就比大肾结石好呢？在这里，大小肾结石的预后不一致一定是非常重要的原因。反观表 5-5，同样存在着样本数量在表内分布不均匀，在医院 C 服用 B 药和在医院 D 服用 A 药占数量优势，因此在整合分析时结果会偏向两者之间的比较，而并不是单纯的 A 药和 B 药相比。由于不同医院接诊的患者情况不同，医院 D 可能经常收到重患者，因此普遍药物疗效较差，而他们又用 A 药比较多，因此单中心分析时，A 药比 B 药好，整合起来分析就得出了相反的，A 药比 B 药差的结论。需要注意的是，尽管以上两个例子均为列联表数据，辛普森悖论同样也可以在其他分析中出现。例如，运动对于改善代谢水平、保持体脂率、预防高血脂是有非常大的益处的。通常情况下，运动量水平和血脂水平应该是负相关的关系。但随着人们年龄的增加，代谢性疾病的发病率变高，基础代谢率变慢等原因，人的血脂水平会升高，即血脂水平和年龄趋向正相关的关系。如图 5-7 所示，在每一个年龄组别内做回归，血脂水平和运动水平都是负相关的关系。受固定年龄的影响，血脂水平随着运动水平的提高而降低。但如果忽略年龄的影响，把所有样本当作一个整体分析，会得出运动水平和血脂水平正相关，即越运动血脂越高的违背常识的结论。

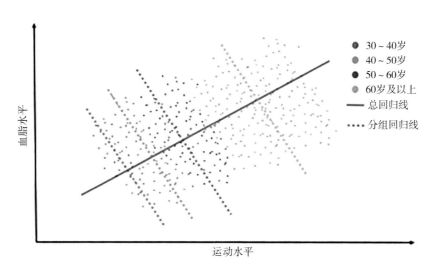

图 5-7　年龄引起的运动和血脂水平关系假象

辛普森悖论产生有两大原因，分别是权重扭曲和遗漏变量。这在前面举的例子里表现得非常明显。辛普森悖论提示我们，数据给了我们一个看世界的窗口，但同时也给了我们一个很狭小的管状视野。我们要意识到，我们目光所及，只是世界的局部。而根据片面的见识，会得出有偏差的结论（图 5-8）。想要得到客观的分析结果，需要注意平衡各类情况的权重，同时尽可能把可能影响暴露因素和结局的变量收集齐。在真实世界的复杂环境下，单因素之间的分析往往是不准确的，即便是探索单因素与单因素之间的关系，依然要做多因素分析。

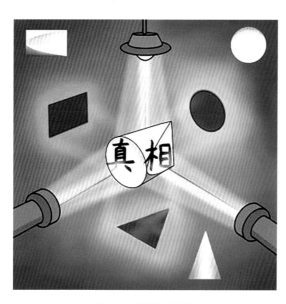

图 5-8　真相的多面性

5.5.4 单变量间的相关关系和因果关系

我们在前章中讨论了单变量之间的各种关系，它们都是具体关系的表现形式。我们现在换一个维度看，单变量之间的关系可以是因果关系（causation），也可能仅仅是相关关系（correlation）。通俗理解因果关系，需要把一个事件归因或者追责到另外一个事件。比如一辆行驶的汽车违规变道导致后车躲闪不及，造成交通事故——前车违规变道是因，交通事故是果；在医学环境下，常年控制不良的高血压，会损害脑血管壁，引起高血压性脑出血——高血压是因，脑出血是果；在分子层面，胰岛素通过与细胞膜表面的胰岛素特异受体结合，激活胰岛素通路，促进物质合成代谢、维持血糖水平稳态——胰岛素的适当分泌是因，血糖稳定是果。以上因果关系就像两个咬合的齿轮一样，主动轮带动着被动轮转动，主动轮旋转是因，被动轮旋转是果。这是能够被肉眼所捕获或者通过实验被证实的因果关系，可以称其为机制级因果。区别于机制级因果，另外一种因果关系并不通过机制证明，可以把它称为现象级因果。为什么在临床研究的体系中，RCT 是永远的"大哥"？就是因为 RCT 通过试验设计排除了其他变量的影响，非常单纯地研究两个变量之间的关系，也把这种关系叫作因果关系，但这种因果关系有别于机制级因果关系。例如，一个 RCT 比较了 A 药和 B 药哪一个降压效果好，并得出了 A 药比 B 药降压能力更强的结论。在这个试验中，服用药物的不同是导致两组血压控制率差异的原因（现象级因果关系）。但 RCT 并没有解决 A 药为什么比 B 药更好的问题（机制级因果关系）。因此，大家有必要对因果关系从数据角度掌握一个新的认知：从数据角度来看，设 X 和 Y 是两个随机变量，当且仅当 Y 的取值一定会随 X 的取值变化改变而发生改变时，我们就说 X 和 Y 存在因果关系，X 是 Y 的因，记作 X → Y。曾在 2011 年因为概率和因果推理的算法研发而获得图灵奖的 Judea Pearl 教授总结了因果推理的三个层次：第一个层次是关联分析（association），即通过观察，如果 X 改变了，是否会改变我们对 Y 的信念（预期）？如果是，那么 X 和 Y 就存在关联；第二个层次是干预实验（intervention），通过实验干预来寻找 X 和 Y 之间固定的规律，即如果我们固定 X 在某一个特定的状态，观察 Y 会如何；第三个层次是反事实推理（counterfactual），它是指对过去已经发生的事实进行否定而重新表征，以建构一种可能性假设的思维活动。因果推理的三个层级逻辑在医学基础实验中体现得尤为明显：假如我们想要验证 A 基因和 B 表型的同向因果关系，可以通过三步来完成一个基本的论证，分别为上调、下调和 rescue。首先，上调 A 基因，观察 B 表型是否增加；然后，下调 A 基因，观察 B 表型是否减弱；如果上两步成立，在第二步的基础上，即在基因 A 下调，表型 B 减弱的基础上，增加 A 基因的表达产物，观察 B 是否因为 A 的增加而重新增强。这其实可以被看作是观察、干预和反事实推理的过程。

相关关系是因果推理三个层次所发现的第一个层次。因此，相关关系是包含因果关系的。这也同时意味着，两个变量没有因果关系，也会产生相关关系。相关关系的产生，除了因果关系所导致以外，还有常见的共因关系、共果关系和中介关系（图 5-9 ）。区分因果关系和相关关系对于临床决策的意义重大。因为只有依据因果关系，才能做出有效、可靠的临床决策。真实世界中的观察性研究之所以证据等级没有 RCT 高，就是因为没有办法完全排除所有其他变量的影响，从而无法确切说明两变量之间的直接因果关系。但随着数据科学的发展，学界也在不断开发基于观察性研究的因果推论方法，其涉及的数学原理较为复杂，在临床研究中并不常用。在下节，我们会介绍临床科研较常用到的单变量关系论证架构。当然，经过严谨的数据统计，是否能够推导出可靠的因果关系，这是个仁者见仁、智者见智的问题。我们能够做的，就是在真实世界研究中收集数量更多、种类更全的数据，并尽可能地用科学严谨的论证思路来推导结论。

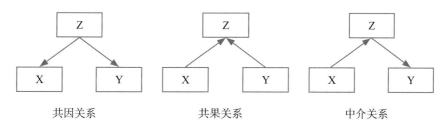

图 5-9　引起 X 和 Y 发生相关关系的常见原因

5.6　单变量之间关系的论证逻辑结构

5.6.1　从定性到定量：单变量关系研究需要回答的四个问题

单变量之间的关系，我们写成 X 和 Y 的关系：X 是自变量，即暴露变量，是 PICOS 中的"I"；Y 是因变量，即结局变量，是 PICOS 中的"O"。当然，对于一个结局变量来说，对它有影响的暴露变量通常很多，但单个临床研究多聚焦于某一个暴露变量对结局的影响。我们把当前研究聚焦的暴露变量称为主暴露变量，记作 X，其他潜在的影响因素记作混杂因子（confounders）。如前所述，X 和 Y 之间的关系可能是单纯的线性关系，也可能是复杂的非线性关系；可能是单向影响（即 X 对 Y 的作用方向是一致的，或促进，或抑制），也可能是混向影响（即 X 对 Y 在某些情况下有促进作用，在另外一些情况下是抑制作用）。从发现简单关系，到发现复杂关系，这是一个分析深度的问题。随着论证深度要求的增加，对业务知识、样本量和统计方法的要求也会越来越高。目前绝大多数临床研究的假设，都建立在 X 对 Y 存在单向影响的基础上，即 X 是 Y 的独立风险因素或者独立保护因素。幸好，绝大部分风险因素对结局的影响都是单向的。想论证 X 对 Y 是否存在单向影响，要依次回答以下四个问题：

1. 主暴露因素和结局因素是否有关系。

2. 有哪些混杂因素影响了主暴露因素的作用。

3. 有哪些交互作用影响了主暴露因素的作用。

4. 主暴露因素对结局因素的独立影响到底有多大？

不难看出，以上四个问题，是由浅入深，由定性到定量，由考虑单因素到考虑多因素的过程。问题 1 最简单，可以通过单因素分析来解答。当主暴露变量是分类变量时，可以按照主暴露变量的取值将样本分组，比较不同组别的结局变量差异。如果差异显著，则可初步判断主暴露变量和结局因素是有潜在联系的。当然，当主暴露变量是连续型变量时，可以通过分箱操作（即把连续型变量分段归类），把主暴露变量变为分类变量，再进行比较。不过这也存在一定风险，因为分箱操作的本质是对原有数据的一种近似，如果分箱的取值不恰当，或者 X 和 Y 之间的关联本身较弱，就可能会导致数据分箱后，原有的关联被掩盖。因此，更常见的是另一种更加简单粗暴的方法，即把主暴露因素作为自变量，结局变量作为因变量进行回归分析。回归模型的选择依据结局变量而定：通常结局变量是连续性变量就用线性回归，如果是分类变量用 Logistic 回归，如果是生存资料使用 Cox 回归。通过回归分析，得到暴露变量的系数和对应的 P 值。如果 P 显示具有统计学意义，则认为主暴露变量和结局变量是有关联的，需要进一步分析明确。使用回归分析的另外一个好处，是可以把所有潜在的暴露因素通过回归分析，批量完成单因素分析。在单因素分析中有统计学意义的变量，应该作为重点控制的潜在混杂因素，甚至有成为另外一个研究方向的潜力。如果连单因素分析都过不了（即单因素分析就显示没有统计学意义），也可以尝试找一下上面讨论过的非线性关系。但在大部分情况下，由于临床的暴露变量和结局变量以线性关系、广义线性关系和线性趋势关系多见，因此如果单因素分析的结果是阴性的，那么关于当前主变量和结局变量的关系研究出现阳性结果的可能性不大。

5.6.2　从一根杠杆看懂何为混杂和交互因素

问题 2 和问题 3 涉及混杂因素和交互因素，它们是影响单变量与单变量之间关系的最常见的两类变量。我们首先来理解何为混杂因素？何为交互作用？请观察图 5-10。

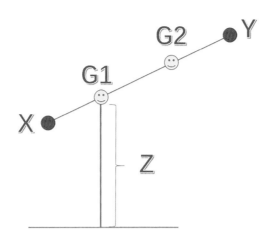

图 5-10　杠杆中的交互与混杂

图中所示是一个杠杆系统，Z 为支杆，G 为支点，X 和 Y 为杠杆的两端。假设要研究 Y 与 X 的高度之间的关系。依据图中所示，很容易判断出，在 Z 不变的情况下，X 和 Y 是此消彼长的关系，因为 X 和 Y 在杠杆支点的两侧，随着 X 的增高，Y 必然会降低，即 X 和 Y 是负相关的关系。当 Z 的值不再是固定的（杠杆的支杆是一个伸缩杆），如果 Z 点的高度升高，我们会发现 X 和 Y 一起升高；反之，如果 Z 点下降，X 和 Y 的高度会一起下降。这时，如果忽略了 Z 值对 X 和 Y 的影响，就很可能会得出 X 和 Y 是正相关关系这一错误结论。在上述这种情况下，因素 Z 不仅影响了 X，又影响了 Y，但它没有影响到 X 对 Y 的作用，这种因素就叫作混杂因素。试想一下，如果 X 自发地上下摆动，同时 Z 也来回伸缩，那么 Y 的高度就变成了是 X 运动和 Z 运动叠加后的结果。如果没有注意到 Z，那么就会错误地认为 Y 的高度变化完全是 X 造成的，这就会造成我们对 X 和 Y 的关联产生错误的认识。换句话说，混杂因素是指与研究因素和研究疾病均有关，若在比较的人群组中分布不匀，可以歪曲（掩盖或夸大）暴露因素与疾病之间真正联系的因素。混杂因素会严重影响我们对于 X、Y 之间关系的判断，是研究目的之外的因果链，是我们在研究中应该消除的。而作为支点的 G，它的位置移动并未显著改变 X 和 Y 的高度，但是不同位置的 G 点，却影响了 X 对 Y 的作用。例如在 G1 点，X 很小的变化会引起 Y 很大的变化，因为 Y 的臂长要大于 X 的臂长；而在 G2 点，情况就反过来，X 很大的变化，却引起 Y 比较小的变化。这就是交互作用，简言之，G 点没有明显影响 X 和 Y 的高低，但是 G 点修饰了 X 对 Y 的作用，即在不同的支点位置，X 对 Y 的作用是不同的。我们称 G 点为交互因素。

既然 Z 和 G 都会影响我们对 X 和 Y 之间关系的判断，那么固定 Z 和 G 不就可以了吗？这就是典型的 RCT 思路。RCT 之所以证据等级高，是由于它特别强调对混杂因素和交互因素的试验设计控制，尽量让干预组和对照组除了干预措施以外，其他特征的组间分布保持均衡。但在观察性方法为主的真实世界研究中，特别是在队列研究中，由于对协变量的控制没有理想世界研究严格，且在一个复杂的临床问题体系中，潜在的 Z 和 G 很多，也做不到一一完全控制，因此需要在事后（数据收集完成后）使用统计学方法来识别和消除混杂因素和交互因素对结论的影响。识别和控制影响单因素之间关系的混杂因素和交互因素非常重要，因为只有把它们的影响降到最低，才能去伪存真，挖掘出暴露变量和结局变量的真实关系。

5.6.3 混杂因素的识别和控制

对于混杂因素的识别和控制，最常用的还是回归分析。我们以最简单的标准线性回归举例（其他回归只不过是套了连接函数，道理是一样的），在单因素分析中，我们得到了 Z 和 Y 的回归方程：

$$Y = a_z Z + b$$

如果 Z 是混杂因素，Z 对 Y 一定是有影响的，因此系数 a_z 对应的 P 值应该是显著的。因此，判定 Z 是潜在混杂因素的第一个条件，就是在单因素分析中，Z 对 Y 的影响是有统计学意义的。由于遗漏混杂因素会造成对 X 的主效应量评估不准确，因此常把对 a_z 对应的 P 值要求放宽，由常见的 $P < 0.05$ 改为 $P < 0.1$，即认为 Z 对 Y 有潜在影响。同样，我们也会得到 X 和 Y 的回归方程：

$$Y = a_1 X + b$$

上式的意义在于告诉我们，X 变化了 1 个单位，Y 会变化 a_1 个单位。所以 a_1 就是 X 对 Y 的效应量，它量化了 X 对 Y 的影响。但是单因素分析没有考虑混杂因素 Z，因此效应量化 a_1 是 X 和 Z 对 Y 的作用叠加后的结果。如果我们把混杂因素 Z 也加到方程中，一起去做回归，就会得到：

$$Y = a'_1 X + a_2 Z + b$$

很明显，因为 Z 的加入，就把 Z 对 Y 的影响从 a_1 中剥离出来了。使得回归后得到 X 的新系数 a'_1 和原系数 a_1 必然是不相等的。而且，Z 的混杂作用越大，a'_1 和 a_1 的差别就越大。因此，从统计上来判断，我们可以把 a'_1 和 a_1 的差别，当成判定 Z 是否为混杂因素的第二个依据。一个不成文的规定，如果 $\left| \dfrac{a_1 - a'_1}{a_1} \right| > 10\%$，即由于 Z 的加入，使得 X 的主效应量变化超过 10%，则认为 Z 是一个混杂因素。如果 Z 是一个混杂变量，当把 Z 带入回归模型以后，得到 X 的新系数 a'_1 和原系数 a_1 哪一个更接近 X 对 Y 影响的真实效应量呢？应该是 a'_1！因为它去掉了 Z 的影响。因此，把潜在的混杂因素作为自变量带入有主暴露变量的回归模型中，以结局因素作为因变量做多

因素回归分析，这个过程叫作多因素回归控制法调整混杂因素。在单因素分析中对结局影响有显著性意义的暴露因素我们只能将其称为风险因素，只有在多因素分析中有统计学意义的暴露因素我们才能称其为独立风险因素（independent risk factor）。"独立"一词，表示当前暴露因素对结局的影响从目前的分析结果看，不依赖其他因素起作用。另外，我们把通过与混杂因素共同建立多元回归模型，对主暴露因素的效应量不断修正的过程叫作调整（adjust）。在多元回归模型中得到的主暴露因素效应量的前面，要冠以 adjusted。例如，在使用单因素 Logistic 回归时，得到的效应量是 *OR*；在多元 Logistic 回归时，得到的 *OR* 常被标记为 adjusted *OR*。而 *OR* 对应的 *P* 值，也会被表示为 adjusted *P* value。

反过来看，如果 *Z* 不是混杂因素，甚至是一个无关因素，把 *Z* 当作自变量一起带入回归模型，会产生哪些影响呢？首先，因为 *Z* 和 *X*、*Y* 的关系都不大，所以在单因素分析中，*Z* 可能是一个不显著的风险因素；其次，当把 *Z* 带入以 *Y* 为因变量，以 *X* 为自变量的回归模型中时，*Z* 变量的回归系数的绝对值会很小（即它对 *Y* 的影响很小），并且对应的 *P* 值不显著；最后，把 *Z* 带入模型后，*X* 系数的改变不大（即 *Z* 并没有显著影响 *X* 对 *Y* 的作用）。因此，在使用多元回归控制混杂因素时，是否需要把混杂效应不明显的变量从多因素分析中剔除掉？这没有明确的规定。根据漏掉一个混杂因素对主效应量的影响要比加进来一个无关因素的影响大很多的思想，很多研究单变量之间关系的文章时，并不会对看似无关的混杂因素在多元回归中予以排除。相反地，有很多学者习惯将诸多因素以累加分批的形式带入多因素回归模型中。所谓累加分批，是指带入模型的混杂因素要一个一个，或者一批一批地加入模型。但前次已经放入模型的变量，都会被加入后续的众模型中。之所以要累加，是因为我们希望对混杂因素的调整尽量做到彻底，将所有因素带入模型，无疑是最彻底的调整方式；之所以要分批，是因为我们希望通过调整发现两个问题，即哪些因素对主效应量产生了影响和主效应量改变了多少。

Park 等 [1] 研究不同咖啡摄入对生存期的影响（表 5-7），文中使用多因素分析，分别建立三个模型，其中模型 1 调整了年龄、性别和种族；模型 2 增加调整了吸烟相关的情况；模型 3 在前两个模型的基础上继续调整了 BMI、教育水平、活动量、酒精和能量摄入和先前患有的疾病。这里所谓的调整，就是把这些因素带入模型做多因素分析，观察主效应量（这里相当于咖啡摄入的效应量）的变化。值得注意的是，这种把非常多潜在混杂因素都放在模型里做调整的做法，通常适用于样本量足够大的研究。当样本量与方程变量数之比不满足表 5-4 给出的参考时，应该慎重使用此

---

[1]　Park S Y, Freedman N D, Haiman C A, et al. Association of coffee consumption with total and cause-specific mortality among nonwhite populations[J]. Ann Intern Med, 2017, 167(4): 228-235.

方法，以免得出不稳健的结论。

表 5-7　咖啡摄入量和总死亡率的多因素分析（1993—2012 年）

咖啡摄入	队列人数	死亡人数	Adjusted *HR*（95%）		
			例 1[*]	例 2[†]	例 3[§]
不喝咖啡	30 082	9460	1.00（reference）	1.00（reference）	1.00（reference）
1～3杯/月	13 370	4277	1.00（0.96～1.04）	0.98（0.95～1.02）	1.00（0.95～1.05）
1～6杯/周	24 637	7894	0.99（0.96～1.02）	0.94（0.91～0.97）	0.97（0.93～1.01）
1杯/天	57 488	19 623	0.97（0.95～1.00）	0.88（0.85～0.90）	0.88（0.85～0.91）
2～3杯/天	47 282	13 395	0.95（0.93～0.98）	0.80（0.78～0.83）	0.82（0.79～0.86）
≥4杯/天	12 996	3748	1.11（1.07～1.16）	0.80（0.77～0.84）	0.82（0.78～0.87）

[*]对年龄、性别和民族调整；[†]进一步对吸烟情况进行调整；[§]进一步对 BMI、教育程度、运动量、酒精摄入、能量摄入和既往疾病调整

这种多因素回归调整混杂因素的使用是极为普遍的，但它有一个局限性：对于记录下来的混杂因素，可以通过多因素回归模型调整；如果有混杂因素未被记录下来该怎么办呢？如何来发现是否存在未被考虑的混杂因素呢？

假设一个回顾方程中同时考虑了暴露和混杂，会得到回归方程：

$$y = a + b_1 x_{exposure} + b_2 x_{confounder} + \epsilon$$

上式中，ϵ 是误差项。如果我们没有考虑混杂因素，就会将 $b_2 x_{confounder} + \epsilon$ 合并为一个新的误差项 μ，得到如下的方程：

$$y = a + b_1 x_{exposure} + \mu$$

我们之前说过混杂因素的定义，它是和暴露相关的。而新回归方程中的误差项 μ 包含了混杂因素，这就导致 μ 和暴露因素 $x_{exposure}$ 相关，即回归方程中，暴露因素的水平和方程误差存在相关性。这种与误差项有关的自变量叫作内生性变量（endogenous variables）；相反，方程中与残差无关相关的自变量被称为外生性变量（exogenous variables）。如果暴露因素是一个内生性变量，即可以说明混杂因素是没有考虑全面的。而此时对于暴露变量系数 b_1 的估计也一定是不准确的。在这种情况下，可以将 $x_{exposure}$ 分成两部分，一部分和残差有关，一部分和残差无关。$x_{exposure}$ 和残差有关的这部分效应量我们认为是混杂因素导致的（内生性部分），而和残差不相关的效应量（外生性部分）我们认为是暴露对于结局变量影响的独立主效应。因此，要找到 X 的外生性部分，它对结局的影响，就是 X 对 Y 的主效应量。X 本身的外生性部分很难去找，可以用另外一个变量来替代这个外生性部分，这个变量像是 X 的一个工具，我们称它为工具变量（instrumental variable）。工具变量既然是 X 外生性部分的代表，那么它就需要满足外生性变量的基本条件：首先，它和暴露变量 X 高度相关（关联性假

设，如果没有强相关关系，那么使用工具变量评估效应量会出现偏差）；其次工具变量不能与结果直接相关（排他性限制，如果不满足该原则，即工具变量既和暴露相关，又和结局相关，那么就变成很典型的混杂因素了）；工具变量不能与任何可能的混淆因素相关（独立性假设，如果它和其他混杂因素相关，就不能代表 X 的外生性部分，因为外生性的定义就是和其他混杂因素不相关）。这三个条件中，只有第一个条件是可以通过数据验证的，而后两个条件是无法验证的，需要研究人员通过专业知识判断。这里要强调，工具变量是选出来的，不是算出来的。比如我们试图研究血压对于颅内动脉瘤破裂风险的影响，这时当日温差就可以是一个工具变量。这是因为根据临床推断，入冬周围等温差较大的时候更容易出现动脉瘤破裂，而温差很可能是通过对血压的影响增加或降低动脉瘤破裂风险的。最重要的是，温差并不受人为控制，它自然和其他混杂因素以及残差没有一点关系。Chen 等[1]总结了 5 种工具变量选择来源，分别为：

（1）地区作为工具变量：由于不同地区的医疗水平不同，具体诊疗细节也不同，显然地区和暴露是有关的，但是地区并不直接影响预后，因此地区是常见的工具变量候选之一。

（2）基于医疗机构的临床实践方式：例如以医疗机构使用某种治疗方式或药物的比例等作为工具变量。

（3）基于医生层面，例如某个医生的处方偏好。

（4）基于患者，患者的其他方面病史和经济情况。

（5）基于实践特性的工具变量（例如患慢性病的时间等）或其他。

除了以上来源的工具变量以外，还有一种把遗传变异作为工具变量的做法，叫作孟德尔随机化（Mendelian randomization，MR）。使用遗传变异作为工具变量有非常明显的优势：①在遗传相关中，遗传多样性导致了不同的表型，反之则不成立，因此用遗传变异作工具变量的因果关系的方向是确定的；②一般情况下我们所测量的环境暴露因素都或多或少与行为、社会、心理等因素相关，造成偏倚，但遗传变异则不受这些混淆因素影响；③遗传变异与其效应的测量相比误差较小，更为精确。

工具变量最常用的实现方法叫作两阶段最小二乘法（two stage least squares，2SLS），其本质就是做两次回归。第一阶段回归：以暴露因素为因变量，以工具变量和已知的混杂因素为自变量进行回归，回归所得的暴露 x 估计值 $\hat{x}$。$\hat{x}$ 的计算和结局变量 Y 没有任何关系，因此也和 X 与 Y 回归方程的残差毫不相关，用它来代表 x 的外生部分。然后，用真实的暴露 x 和 x 的估计值 $\hat{x}$ 作差值，会得到相应 x 的残差：$\mu = x - \hat{x}$，这里的 μ 就是内生部分，即 x 中和残差有关系的部分。第二阶段回归：以

① Chen Y, Briesacher BA. Use of instrumental variable in prescription drug research with observational data: a systematic review[J]. J Clin Epidemiol, 2011, 64(6): 687-700.

结局变量为因变量，利用第一阶段回归中得到的暴露因素的估计值替代原始暴露因素值，即用 $\hat{x}$ 替代 x，并且和其他已知混杂因素一起，作为自变量，对结局变量进行回归，从而得到暴露因素对于结局的效应估计值。工具变量分析的难点在于找到合适的工具变量，这点限制了它在临床研究中的应用。不过近年来随着孟德尔随机化研究的增多，工具变量也越来越得到重视。

5.6.4　交互因素的识别和控制

说完了混杂因素，我们来讨论交互因素。在图 5-9 中我们把交互因素比作杠杆的支点，其左右移动并没有明显改变 X 和 Y 的高度，但显著的改变了 X 对 Y 的影响。我们说 G 修饰了暴露 X 对结局 Y 的作用。所谓的修饰，就是放大或者缩小。交互因素也可以这样理解，G 是交互作用，那么 G 和 X 在一起的作用，要大于（协同）或小于（拮抗）各自的作用之和。例如糖尿病和低蛋白血症同为术后伤口感染的风险因素，两者在一起具有协同作用，会使术后伤口感染的风险大大增加。

同样以标准线性模型为例来说明交互因素的作用：$y = a + b_1 x_{exposure} + b_2 x_{confounder} + \epsilon$。假设目前存在一个交互作用 $x_{interactor}$，根据交互因素的作用形式，它显著了改变了 $x_{exposure}$ 对 y 的影响，但是没有显著改变 y 本身，那么这个 $x_{interactor}$ 应该出现在式 $y = a + b_1 x_{exposure} + b_2 x_{confounder} + \epsilon$ 的什么位置呢？没错！应该在 $x_{interactor}$ 的系数里：

$$y = a + (b_1 + b_{interactor} x_{interactor}) \, x_{exposure} + b_2 x_{confounder} + \epsilon \qquad （式 5.9）$$

上式也可以写为：

$$y = a + b_1 x_{exposure} + b_{interactor} x_{interactor} \times x_{exposure} + b_2 x_{confounder} + \epsilon \qquad （式 5.10）$$

看到这里，交互因素的识别方法已经呼之欲出了。如果存在交互因素 $x_{interactor}$，那么暴露变量和结局变量的方程里就会多一个交互项，即 $b_{interactor} * x_{interactor} * x_{exposure}$。其中 $x_{interactor} * x_{exposure}$ 是主暴露因素和交互因素的乘积，$b_{interactor}$ 为交互项的系数。如果 $x_{interactor}$ 的交互作用确实存在，那么在回归方程中，系数 $b_{interactor}$ 对应的 P 值应具有统计学意义，而 $b_{interactor}$ 的正负和绝对值大小，也反映了该交互项与 X 所起的作用，是协同作用还是拮抗作用，具体是多大的作用。

同样的，因为交互项的存在，如果基于交互因素做分层分析（即根据交互因素分组，各组内样本分别分析），那么分层各组内 x 的效应量应该是有差异的。而且分层分析所得的主效应量值，应该是在交互作用得到控制的前提下，更加接近组内真实效应量的值。例如在研究低血清白蛋白是否增加术后感染概率的例子中，糖尿病可能是潜在的交互因素。我们可以将糖尿病患者（空腹血糖高于 7.0 mmol/L）和非糖尿病患者各分为独立的一组，分别对两组患者进行回归分析。如果在两个回归方程中，血清白蛋白的系数有明显差异，则可以初步判断，糖尿病修饰了血清白蛋白对术后感染的影响；也可以说，糖尿病对血清白蛋白影响术后感染风险产生了交互作用。

这里需要注意一点，在式 5.9 和式 5.10 中，我们是同时考虑了混杂因素的，即方程中有混杂因素项，所以 $b_{interactor}$ 也是被调整过的系数。在分层分析中，由于会根据交互因素将总样本拆分成组，导致各组内的样本只是总样本的一部分，因此样本量会减少。特别是交互作用项特征分布不均衡时（例如按照年龄分组，患高血压者年轻人特别少，老年人特别多），在特征相对少见的组别，样本量可能会小到无法支持多因素分析的程度（表 5-4 中曾给出了做多因素分析的最小样本量要求）。因此，尽管多因素分析所得的主效应量更加可靠，但是在分层分析控制交互作用时，并不能强求做到多因素分析。要根据具体样本的情况，在统计方法上做一定取舍。我们在做数据分析时，要根据研究素材的局限性，考虑方法使用的合理和可行性，而并不是一味追求分析方法的"顶级配置"。

混杂因素的识别和控制可以让主暴露因素的效应量接近真实值，这是一个去伪存真的过程。交互作用的识别和控制，可以发现同样的暴露变量或者干预措施，对不同人群的影响是不同的。这给临床进行精准决策提供了非常有意义的线索。例如，如果研究发现高盐饮食对青年人的健康影响微乎其微，但是对老年人的健康影响非常显著（这只是一个举例，并不代表真实情况），我们就应该对老年人的盐摄入量进行重点控制。因此，交互作用的发现往往是临床研究的一个亮点。在真实世界的观察性研究中，潜在的混杂和交互因素很多。并且，有没有一种变量，既有混杂效应，又有交互效应呢？我们在控制交互效应的分层分析里，分层后的组内是否还存在来自其他变量的交互效应呢？这些都是可能存在的。我们要善用统计学工具，并结合业务知识，去挖掘数据中隐藏的信息，同时也要意识到样本数据的局限性，保证统计方法的合理性应用，以此获得可靠的分析结论。

5.6.5　倾向性评分：控制多个混杂的神器

无论是观察性研究还是干预性研究，减少研究偏倚，都是得到可靠结论的前提。RCT 和 pRCT 研究会随机将患者分配到试验组和对照组，这种随机化是为了减少选择偏倚，但观察性研究无法随机化，所以当干预措施作为暴露因素时，患者是否为暴露组常常由某些基线特征决定。例如，癌症患者常常由于年龄过高而放弃手术治疗，因此高龄患者通常不在手术组内。故此，选择偏性是观察性研究一个无法回避的问题。另外，当很多个因素共同影响主暴露因素时，为了消除混杂因素对结局指标的影响，需要做试验组和对照组间的样本特征匹配，但观察性研究无法保证做到多因素的匹配（即便配平了一个变量，另外一些变量也可能是组间不均衡的）。所以，要做到多因素的匹配，就要把多因素浓缩成一个综合性评分，即把多维降成一维。这个评分就叫倾向性评分（propensityscore，PS）。为什么叫倾向性评分呢？可以这样理解，研究样本倾向于接受某种治疗，或者倾向于被分入暴露组的评分。它的具体算法非常简单：将研究的主干预因素本身作为因变量，将除了主干预因素之外的特征因素作为自变量，做回归模型。由于干预因素绝大多数是分类变量，例如是否接受某种治疗，接受A治疗还是B治疗，因此绝大多数回归都是Logistic回归。建立方程后，根据各特征因素就会计算出患者接受某种治疗方式的具体概率。这个概率，就是倾向性评分。

举个例子，在研究手术治疗对于脑出血患者预后的影响时，纳入的基线特征包括年龄、出血量、GCS评分，结局变量为出血后3个月的GOS评分。我们按照患者是否手术将患者分为手术组和保守组，如果两组的基线特征不均衡，就需要做倾向性评分（如果两组的基线特征是均衡的，就不需要再做倾向性评分了。统计方法一定是为了达到某种统计目的所服务的，不要本末倒置地把统计方法本身当作目的，不要为了分析而分析，为了统计而统计）。我们把年龄、出血量、GCS评分当作自变量，把是否手术当作因变量，做Logistic回归。根据回归方程和各个样本的特征，计算出患者接受手术治疗的概率P，这个P值就是倾向性评分。

倾向性评分实际上是把诸多协变量拟合成一个和主研究变量相关的标量（即一维变量）。通过降低维度，使得样本间协变量和主变量有关的整体相似程度能够被度量。倾向性评分有常见的四种用法，分别为倾向性评分匹配（propensity score match，PSM）、倾向性评分校正调整、倾向性评分分层和倾向性评分加权。在RCT和pRCT中，患者入组后的第一件事就是被随机分配到实验组和对照组。这种随机化是事前随机化，它的目的是减少选择偏移，促进样本间特征的均衡；而倾向性评分匹配一样能够起到随机化的效果，只不过因为数据收集已经完成，所以这种随机化被称为事后随机化。

我们通过一个例子来介绍倾向性评分匹配的过程。假如有以下研究：

冠脉搭桥对患者3年内冠脉缺血发生率的影响

X：冠脉搭桥

Y：3年内的冠脉缺血事件

倾向性评分的匹配过程：

1.首先根据干预措施，将样本分为冠脉搭桥组和非冠脉搭桥组。

2.采用Logistic回归，以是否冠脉搭桥为结局变量，以其他所有已知的临床特征（比如BMI、高血压等）作为自变量，构建Logistic回归方程，并根据方程计算出每个患者的"冠脉搭桥概率"。这个冠脉搭桥的概率就是倾向性评分，取值在0～1之间。

3.根据倾向性评分将研究对象在暴露组和非暴露组间进行匹配。需要人为设定一个卡钳值（caliper），即匹配允许的最大误差。例如在冠脉搭桥组中，一个患者经过回归方程计算，其搭桥的概率是0.6，那么我们就需要在非冠脉搭桥组中，也找到一个搭桥概率是0.6（或接近0.6）的样本和其匹配。匹配成功后，两个样本才会被选为研究对象，被放入样本池。

按照倾向性评分对样本进行匹配，可以考虑所有混杂因素对分组的影响，一定程度上减少了选择偏倚。所以倾向性评分既是一个控制混杂因素的方法，也是一个减少选择偏倚的方法。PSM 是倾向性评分最常见的用法，但它也会带来一些问题：在使用 PSM 匹配样本时，很多样本可能无法与其他样本进行匹配，从而造成样本量的损失。遗漏的样本通常是那些治疗方式确定性较高的病例，即倾向性评分接近 0 或者 1 的病例。例如具有明确冠脉搭桥指征的患者，通常都会接受手术治疗；而具有明确手术指征，却又未接受手术治疗的情况，因为违背了治疗原则，所以符合的患者数量一定很少，这导致部分病例无法匹配到合适的样本。如果漏配的病例数过多，不能排除这样的匹配会造成选择偏倚的可能性。

倾向性评分匹配以后，还要检查一下匹配的目标有没有达到，即通过均衡性检验检查匹配后的暴露组和非暴露组间样本特征是否均衡。真实世界的观察性研究几乎可以无限量地收集样本，在样本量非常大时，P 值就会变得没有意义（这点我们已在 5.3 节中说明原因）。因此对于连续型变量的组间比较，在大样本研究中可以用标准化均方差来代替（standardized mean difference，SMD），它是通过两组估计均数差值除以平均标准差而得到。当 SMD < 0.1，则可以认为组间基线特征没有明显差异。如果匹配后样本均衡，那么就可以认为达到了匹配目的，甚至可以使用单因素分析结果替代多因素分析结果。但实际上，在协变量较多时，想做到全部协变量的样本组间特征均衡是很难的。如果匹配后不均衡应该怎么办呢？可以使用其他混杂因素的控制方法，例如把不均衡的变量带入多因素分析回归调整主效应量。基于真实世界数据统计分析的努力方向，是在不完美的数据基础上增加结论的可靠性。这不是一个固定的程序，而是一个与数据交互，递进式分析的过程。

倾向性评分校正调整是倾向性评分和传统回归分析相结合的一种方法。在多因素方程调整中，控制的混杂因素越多，需要的结局事件的例数就越多，通常样本例数与协变量个数之比大于 10∶1 是最基本的要求。如果收集到的结局事件极少时，采用多因素调整，就很难全面控制多个混杂因素。这时，计算倾向性评分，将倾向性评分作为一个协变量与主暴露变量作为分析变量一起带入回归模型，就达到了控制多个混杂因素的作用。

同样，倾向性评分也可以用于分层分析。在传统的分层分析中，是利用原始的混杂因素去分层的。但是当混杂因素众多，混杂因素的层级也非常多的时候，对所有混杂因素逐一分层很明显是不现实的。特别是如果层级之间互相嵌套的时候，比如在年龄的分层后面再加入性别的分层时，会导致传统分层极为复杂。如果仅用倾向性评分一个变量进行分层，就避免了分层过多的问题，同时每个层级的研究对象也具有较高的同质性。通常可以按照倾向性评分的大小，将研究对象分为 5 ～ 10 层，分析暴露 /

处理因素 X 与 Y 之间的关系，对比不同层级之间暴露变量对结局变量的效应值变化。

倾向性评分的最后一项常用用法是倾向性评分加权。所谓加权，是指给每一个样本赋予一定的权重。为什么要赋予权重呢？因为有一些样本不易获得。在一组研究病例中，如果某类样本相对较少，成为了绝对弱势样本。那么很可能造成该组病例所得出的研究结论不适用于弱势样本群体。因此，可以通过增加弱势群体的权重，减少优势群体的权重，来平衡其对结论的影响。直观地理解，如果中年人接受手术治疗的概率是老年人接受同样治疗概率的 2 倍。那么不妨给老年样本赋予一个权重，让这个权重等于 2，这样 1 个老年患者就被当成 2 个样本用，以此减轻暴露组和非暴露组之间的特征不匹配程度。倾向性评分加权法的权重计算有两种方式：逆处理概率加权法（inverse probability of treatment weighting，IPTW）和标准化死亡比加权法（standardized mortality ratio weighting，SMRW）。

逆处理概率加权，顾名思义，就是特定组别的样本除以它被分到同一组别的概率。这样一除，就把倾向性带来的样本分布偏差给除掉了。逆处理概率加权用数学表达式表示为：

- 处理组（发生事件 1）：$\dfrac{1}{PS}$

- 对照组（未发生事件 0）：$\dfrac{1}{(1-PS)}$

而标准化死亡比加权法和逆处理概率加权几乎等价，它是对照组除以其自身比数，相当于乘以自身比数的倒数，即

- 处理组（发生事件）：1

- 对照组（未发生事件 0）：$\dfrac{PS}{(1-PS)}$

这里的处理组相当于暴露组，对照组相当于非暴露组。做倾向性评分加权要经过三个步骤：

1. 先算出倾向性评分，然后评价倾向性评分是否可靠，即通过 AUC 判断倾向性评分的区分度。

2. 根据 IPTW 法或 SMRW 法计算样本权重。

3. 用样本特征与权重相乘，评价暴露组和非暴露组间基线资料是否配平（观察组间比较 P 值或标准化均值差）。

我们来看一篇来自 JAMA 的临床研究[①]，该研究讨论了不同治疗方式（PT：

---

① Kishan A U, Cook R R, Ciezki J P, et al. Radical prostatectomy, external beam radiotherapy, or external beam radiotherapy with brachytherapy boost and disease progression and mortality in patients with Gleason score 9-10 prostate cancer[J]. JAMA, 2018, 319(9): 896-905.

prostatectomy; BERT: external beam radiotherapy; BT: brachytherapy）对 Gleason 评分在
9 ~ 10 分的前列腺癌患者预后的影响。之所以不做干预性研究，是因为 Gleason 评
分在 9 ~ 10 分的前列腺癌患者较少，招募患者的难度极大。从基线资料表（表 5-8）
可以看出，患者的基线资料特征是不均衡的，研究者使用标准化均值差（standardized
mean difference）来替代 P 值，观察两组之间基线特征的差异。通过年龄、初始 PSA
浓度、肿瘤分期和 Gleason 分级对治疗方式做 Logistic 回归，计算出倾向性评分。经
过倾向性评分加权，患者的标准化均值差明显变小（例如年龄的标准化均值差从 0.582
降到 0.127）。研究者将标准化均值差 < 0.1 作为两组之间基线特征均衡的标准，但
经过调整后，年龄仍然是不均衡的。因此，在后续的分析中，研究者又将年龄带入多
因素回归方程中进行二次调整。从这个过程我们可以看出，没有十全十美的研究。真
实世界研究，数据的庞杂虽然没有太好的办法限制，但我们可以通过正确使用统计手
段，从已有的数据中尽量得到可靠的结论。

　　至此，关于单因素之间关系的讨论告一段落。回顾在章节 5.6.1 单因素之间关系
所解答的四个问题：问题一，主暴露因素和结局因素是否存在关联？这需要通过单因
素分析来回答；问题二，有哪些混杂因素影响了主暴露因素对结局因素的作用？通常
通过多因素回归来进行混杂因素的识别；问题三，有哪些交互作用影响了主暴露因素
对结局因素的作用？通过分层分析或回归方程的交互项检验来识别；问题四，主暴露
因素对结局因素的独立影响作用到底有多大？这需要通过倾向性评分、工具变量、多
因素回归等手段控制混杂因素的影响，通过基于交互作用项的分层分析明确独立效应
量在不同交互组内的变化，来得出单变量暴露与单变量结局之间关系的最终结论。有
一种比较少见的情况，主暴露因素会不会在单因素分析中没有统计学意义，而在多因
素分析中出现统计学意义呢？是有可能的！如果主暴露因素 X 对 Y 的影响并没有很
大，且同时存在多个混杂因素，共同作用在 Y 上，彻底混淆掩盖了 X 和 Y 的关系，
就会出现单因素分析没有统计学意义，多因素分析有统计学意义的现象。那么单因素
分析是否还有必要做呢？答案是肯定！单因素分析是一个很好的初筛变量效应量的
方法，在识别主效应量与结局效应关系的同时，也可以识别其他重要的潜在混杂因素
和交互因素。当样本量不足以支撑校正所有变量时，可以只校正在单因素分析中有统
计学意义的变量。因此，统计方法知识给了我们一个认识世界的方法，它并不是一成
不变的，我们要根据具体情况活学活用统计学方法，才能真正起到抽丝剥茧见真知的
效果。以上，是单变量之间关系，从定性到定量论证的基本逻辑结构。

表 5-8　Gleason 评分在 9-10 分的前列腺癌患者基线资料

	Unadjusted No./%			P value			SMD	
	PT(n=639)	EBRT (n=734)	EBRT+BT (n=436)	EBRT vs PT	EBRT + BT vs PT	EBRT + BT vs EBRT	Un-ad-justed	PS Ad-justed
临床特征								
年龄, 平均值, 中位数 [四分位间距]	61.0(61.2) [39.7～98]	67.5(68) [39.7～98]	67.5(68.0) [48～83]	< 0.001	< 0.001	> 0.52	0.582	0.127
PSA 水平, 平均值, 中位数 [四分位间距]	11.26(6.9) [0.4～378.6]	21.5(9.93) [0.4～525.5]	14.8(9.6) [0.1～273.5]	< 0.001	< 0.001	< 0.001	0.291	0.006
活检 Gleason 分数								
9	613(95.9)	686(93.5)	398(91.3)	< 0.001	< 0.001	> 0.15	0.128	0.048
10	26(4.1)	48(6.5)	38(8.7)					
临床肿瘤分期								
1c	327（51.2）	212(28.9)	148(33.9)	< 0.001	< 0.001	< 0.001	0.507	0.05
2a	138(21.8)	137(18.7)	63(14.4)					
2b	72 (11.3)	111(15.1)	88(20.2)					
2c	20 (3.1)	52 (7.1)	44 (10.1)					
3a	36 (5.6)	103(14.0)	63(14.4)					
3b	21 (3.3)	75 (10.2)	17 (3.9)					
4	24 (3.8)	44 (6.0)	3 (3.0)					

第 6 章

由统计推导结论到智能预测

6.1 从医学统计到统计学习

6.1.1 从效用统计到结局预测

在前章中我们讨论了医学统计的前两个层次——"说一说"（描述）和"比一比"（推断）。描述性统计和推断性统计让临床研究有了回答选择题的能力：对于某种潜在的风险因素，暴露与不暴露相比，哪种患病的风险更大？对于某一类患者，吃 A 药还是吃 B 药，对患者更有益？这是典型的描述 + 推断。在以比较为目的的医学研究中，做到推断统计这个层次就已经达到验证研究假设的目的了。尽管医疗研究更多关注的是单个暴露因素对结局的影响，但在真实诊疗场景中，病情的演变通常是一个多因导致多果的过程。这意味着，即便我们对各个暴露因素所造成的影响都有定性和定量的认识，在现有的知识框架下，依然无法综合多类暴露因素对结局进行预判。例如，我们已经知道高龄、吸烟、糖尿病、低蛋白血症和手术时间长，都是术后继发感染的高危因素。现在有一个高龄患者，吸烟，有糖尿病，没有低蛋白血症，手术时间 8 小时，那么他的感染发生率是多少呢？我们应不应该预防性使用抗生素呢？这些问题是推断性统计学回答不了的。在真实世界中，任何个体都是携带着多个高危和低危因素的混合体，很少能够根据单个指标对临床结局进行精准推断。如何根据患者的一些可观察特征来预测我们感兴趣的未知特征或结局，这就是统计的第三个层次——"找关系"（预测）要解决的问题。

由前章可知，尽管现实中暴露变量和结局变量未必符合严格的线性关系，但是把这些关系简化为线性关系或者广义线性关系以后，通过回归分析，确实帮助我们解答了很多临床问题。基于线性回归模型构建临床预测模型，可以把风险暴露因素分析与临床风险预测结合在一起，思路上更加连贯；同时，由于线性模型可以被很好地可视化［可绘制成诺莫图（Nomogram）］，只需要人工计算就可以得出具体概率，应用也更加方便。因此，基于线性模型的临床预测模型在医学研究中是最多见的。

线性预测模型的构建原理我们在前章中已经介绍过。线性模型的基本结构是 $y = a_1x_1 + a_2x_2 + ... + a_nx_n + b$；逻辑回归的基本结构是 $\ln\dfrac{P}{1-P} = z = a_1x_1 + a_2x_2 + ... + a_nx_n + b$，其中 p 为结局发生的概率；Cox 比例风险模型的基本结构是 $\ln(h(t)/h_0(t)) = a_1X_1 + a_2X_2 + ... + a_nX_n + b$，$h(t)$ 为 t 时刻的风险率。当我们有了大量的样本数据 $\{(x_1, x_2, x_n), y\}$，就可以把具体的模型参数 a_1、a_2、a_n 和 b 计算出来。只不过在单变量效应研究中，我们关注的是各自变量的系数以及它们的显著性水平。例如在上式中，a_1 对应的 p 值是否显著，决定了是否可以判定 x_1 为结局变量 y 的独立风险因素。而 a_1 的正负大小，表示了 x_1 对 y（结局变量）的影响是正向的还是负向的，具体影响的效应有多大。而从临床预测模型的角度，当有了新的观测样本，在暴露因素已知，结局变量未知的情况下，就可以通过模型来对结局变量进行预估。在这个过程中，我们关注的是模型的诊断效力、预测概率与实际概率的吻合程度、根据预测结果进行临床决策的客观影响等。例如我们通过图 5-3 中模型得知身高对体重有正向影响，身高每增加 1 cm，体重预期增加 0.93 kg，这是风险因素研究关心的问题；如果我们知道一个人的身高（如 165 cm），即可以预测相对应的体重（0.93 × 165–92.38=61.07 kg），它与实际值的差异，据此预测会对临床有何影响，这是临床预测模型关心的问题。我们经常会用到 Logistic 回归做各类流行病调查，但很多临床工作者不知道，Logistic 回归本身就是人工智能领域机器学习中监督式学习的经典算法之一，同时 Logistic 的连接函数 $\ln\dfrac{P}{1-P}$，也是深度学习最常用的神经元激活函数 sigmoid。很多语义相同或相近的事物在不同语境和不同意图下会出现不同的称谓，logistic 回归就是很好的例子：在商业领域它叫作人工智能，在技术领域它叫作机器学习，在代码层面它叫作逻辑回归。因此，往回一步是统计，往前一步是智能。所谓人工智能＋医疗的实施过程，本质是对生命建模，对疾病建模，对诊疗活动建模的过程。临床研究所关注的是暴露对结局的影响，人工智能模型关注的是从输入到输出的映射，同样是用数据驱动决策，同根异枝而已。

6.1.2 从人工智能到机器学习

在第 2 章中，我们从智能体的角度讨论了人工智能的定义。实际上，人工智能的内涵和外延极其复杂，时至今日都缺少一个公认的、全面的、严谨的定义。似乎所有模拟人类进行决策或知识发现的应用都可以被冠以 AI 之名。人工智能并不是一定需要数据，例如在符号主义方法中，基于逻辑的推演判断只依赖事实推导结论。而近年来发展最快的，实际上是数据驱动的人工智能板块，即机器学习（machine learning）。什么是机器学习？周志华教授所著的《机器学习》（俗称"西瓜书"）这样定义：机器学习"致力于研究如何通过计算的手段，利用经验来改善系统自身的性能。"因为机器只能理解数字语言，因此这里的经验，约等于数据。机器学习的本质，是通过拟合数据规律，建立数据模型，从而对新的数据点进行预测。哪怕简单如一元线性回归，只要做了预测，都属于机器学习的范畴。机器学习是一个机器自主学习的过程，比如我们让算法去观察一些人，它会发现头发长的多半是女人，头发短的多半是男人。如果您告诉算法，自己长发及腰，它可能跟您说女神快乐。这是算法自己学习的（机器学习），不是人类告诉它的（传统编程）。我们经常会看到市面上有一些打着机器学习旗号的路径程序，其本质是 if、then、else 的条件逻辑穷举，并不是机器学习。我们要注意甄别相关产品的本质和逻辑，不能被概念和噱头蒙骗过去(图 6-1)。

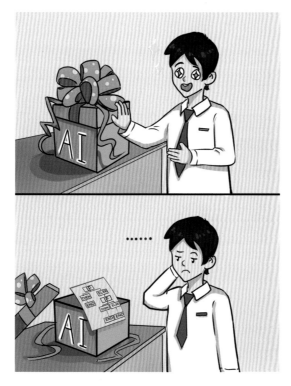

图 6-1　真 AI？假 AI？

当下机器学习的主流算法有两类: 统计学习(statistical learning)和深度学习(deep learning)。统计学习并不是教人怎么样学习统计，而是使用与统计学相近的算法让机器自主学习样本特征分布的一类方法；深度学习指基于神经网络实现的一系列算法。神经网络通常有三层基本结构：输入层，中间层和输出层。输入层负责接收信号，输出层负责输出结果，中间层负责信息处理。大部分的神经网络都只有一层输入层和一层输出层，但几乎百分之百的应用级神经网络都有数个中间层。深度学习指的是含有多个中间层的神经网络，由此可见深度学习不等于神经网络，但是几乎所有神经网络都属于深度学习。

按照具体学习方式，机器学习还可被分为四种常见类型：监督式学习、非监督式学习、半监督式学习和强化学习。监督式学习（supervised learning）简单理解就是需要人类监督的学习。它需要在训练模型前把数据标注好，即提前告知算法训练集样本的预测答案。监督式学习又分为两种常见的任务，分别为分类任务（classification）和回归任务（regression）。分类任务预测的是分类变量，可以是二分类（例如预后好还是预后差），也可以是多分类（例如同样是发热咳嗽，分普通感冒、流感、新型冠状病毒肺炎）。回归任务预测的是连续型变量，如身高、体重、血糖等。非监督式学习（unsupervisedlearning）是不需要人类监督的学习。算法通过扫描样本特征以及特征之间的关联，会最大程度地厘清样本的分布规律，并据此进行分类或回归任务。例如，把一堆瓜果梨桃放在一起让算法去分析，算法会发现有一些样本颜色偏冷色调，味道不酸不甜；而有一些样品颜色偏暖色调，味道有酸有甜。算法会自动将这些食物分成两类，当然这里具体分为几类可以人为设定。算法并不知道这两类对应着蔬菜和水果，但是它能够把样本区分出来，这就是非监督式学习。非监督式学习常见任务有三类，分别是聚类（clustering）、降维（dimension reduction）和关联规则（association rule）。聚类指寻找样本的相似性和差异性，把相似的样本聚在一起，归为一类，同时把具有差异性的样本群分开。例如当我们碰到一种未知的新疾病时，我们想知道疾病的不同分型，就可以通过聚类算法来寻找患者群的差异，进而根据相似性将患者分类。在无监督聚类的基础上，研究不同类别之间预后的差异，对不同治疗的差异化反应，据此提出更精准的处理方式。降维是通过在大量特征中提取高价值信息，用少数特征代表多数特征的算法。通俗来讲，这好比在相亲时，相亲者往往会把对方的容貌、学识、性格等因素综合起来，变成对对方的好感。这个好感就是降维后的特征，它用一个维度代表了前面提到的所有特征。关联规则是寻找项集中共显模式的一种算法，表示了一个事物出现与另一个（或另一些）事物出现的关联性。例如，人类疾病（尤其是老年病）常常不以单纯一种疾病出现为主要表现形式，临床中遇到的患者经常存在综合征（例如代谢综合征）和共患病（糖尿病和脑血管病）的情况。哪些疾病容易一起出现？常见的共患病模式是怎样？这些问题，就可以通过关联规则算法来解答。

在实际应用中，监督式学习是最常用到的模型训练方法，但它需要大量的标注数据，时常不易获得。尤其对于医疗数据来说，很难得到保质保量的标注样本。如何使用小批量标注数据在无标注数据的辅助下训练出更精确的模型呢？这是一个非常有意义的问题。用有标注的样本学习叫作监督式学习；用未标注的样本学习叫作非监督式学习（或称为无监督式学习）；如果两者混合，叫作半监督学习（semi-supervised learning，SSL）。自学习和协同训练是两种常见的半监督学习方法。自学习（self-training）也叫自训练（self-teaching）或自举法（bootstrapping）。它的基本思路是：首先按照监督式学习的方法，用有标记的样本训练模型。模型训练后，用该模型去预测无标记的样本，生成无标记样本的伪标签（即模型预测的标签）。将预测置信度比较高的样本和其伪标签一起合并到训练集中，形成新的训练集。通过这种办法，扩大有标签的样本个数，而后用新训练集重新训练模型，再用新模型预测非标记样本，再生成新的训练集……如此往复，通过不断的迭代来提高模型的能力。协同训练（co-training）是自训练的一种改进方案。它对样本进行不同角度的观察，例如判断一个人的性别，可以通过这个人的体貌特征，也可以通过气质性格。协同算法根据不同的特征训练多个模型 f_n，用这 n 个模型分别对未标记样本进行预测，选取各个模型预测置信度最高的样本更新训练集。协同算法要求不同模型所用的特征是独立的，如果它们不独立，那么协同训练就会变成自训练了。在医疗情境下很少会用到半监督学习，读者理解即可。最后一种学习方式是强化学习，它是人工智能的策略学习方式，例如训练模型玩游戏、下象棋等，用的都是强化学习。强化学习与监督式学习、非监督式学习的区别，通俗理解可参考图 6-2，我们将在后续的章节中做更详细的介绍。

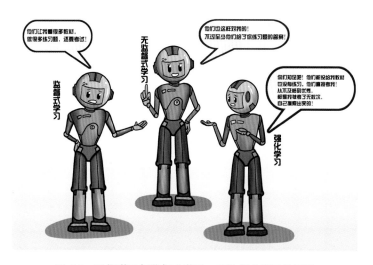

图 6-2　强化学习与监督式学习、非监督式学习的区别

6.1.3　人工智能中的损失和优化

上节我们讨论到，医疗人工智能的本质是对生命建模，对疾病建模，对诊疗过程建模。所谓建模，也就是要用算法模型来拟合现实。任何模型，都不是现实的百分之百复刻，那么模型和现实的偏差，就反应了建模拟合的有效性。拟合的好坏可以用损失（loss）来定义，损失可以被理解成模型预测的结果和现实结果的差异。如果差异很小，损失很小，说明预测很准，拟合得好；如果差异很大，损失很大，就说明拟合

得不好。这个差异，不仅仅指在训练数据集上的差异；更重要的，是要看模型在训练集以外的数据集上的差异。好的拟合，是指模型既可以反映出训练数据集中数据分布的规律和联系，又具备由此及彼的泛化能力。而不好的拟合可以分为两大类，一种是欠拟合（underfitted），一种是过拟合（overfitted）。欠拟合，是指所用的模型没有能力拟合数据的规律。比如用直线模型（$y = ax+b$）去拟合曲线关系（$y = ax^2$），这样无论如何都是拟合不好的。具体的表现是，所用的模型在所有数据集上的表现都很差。过拟合是欠拟合的反义词，指模型完全记住了训练集中的几乎每一个细节，这里就包含了一些无关紧要的特性。比如，当我们训练一个能通过衣着来判断性别的模型，在训练集中有一位女性手里拿着一支笔，而其他人都没有拿笔，一旦拿笔这个细节被模型捕捉到并且记住，它就会认为所有拿笔的都是女性，这是典型的过拟合。表现在模型上，会发现模型在训练集上的损失非常低，但是在训练集以外的数据集上损失非常高。换句话说，它预测训练集的准确度越来越高，因为它完全记住了训练集的细节特征，但它的泛化能力却越来越差，碰到自己没见过的，就无所适从（图 6-3）。

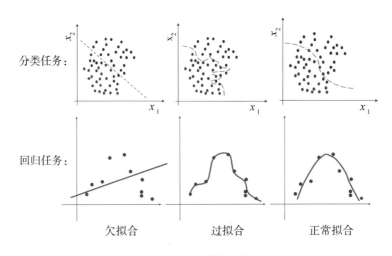

图 6-3　拟合情况比较

　　通常，预测结果和现实结果的差异，即损失，可以用一个数学表达式来表示。我们通常将这个数学表达式定义为人工智能模型的损失函数。这个函数的自变量，是模型的参数；而因变量，即是损失本身。模型训练的目的，就是通过找到最合适的参数值，使得损失最小化。我们还是以最简单的线性回归为例，为读者展示损失函数和 AI 训练的本质：

　　设 x 为一个样本特征向量，$x = [x_0, x_1, x_2, \cdots, x_n]$，$w = [w_0, w_1, w_2, \cdots, w_n]$，其中 $x_0 = 1$，$w_0 = $ 截距项，$x_0 \times w_0 = $ 截距项。现要拟合方程：

$$y = w \cdot x = w_0x_0 + w_1x_1 + w_2x_2 + \cdots + w_nx_n$$

此时，我们可以定义损失函数：lossfunction：$J(w_0, w_1 \cdots w_n) = \frac{1}{2m} \sum_{i=1}^{m} (y - w \cdot x)^2$，其中 m 是样本数量，$w_0, w_1 \cdots w_n$ 是函数的系数。这个表达式的含义，是预测值和实际值的差异的平方和。让这个平方和最小，也可以说让损失的二范数最小，即可以达到该线性模型在样本上的最佳拟合。我们把它写成向量的形式：

$$\min\|y - x \cdot w\|_2^2$$

如果想让二范数最小，因为它是一个凸函数 [①]，所以只需要对它求 w 的偏导数，使偏导数等于 0 即可，即：

$$\frac{\partial(y - wx)^2}{\partial w} = \frac{\partial(y - wx)^2}{\partial(y - wx)} \times \frac{\partial(y - wx)}{\partial w} = 2(y - wx)x^T = 0$$

$$yx^T - wx^Tx = 0$$

$$w = \frac{x^Ty}{x^Tx} = (x^Tx)^{-1}x^Ty$$

这就是非常著名的最小二乘法。其推导过程涉及一些数学知识，包括向量的范数度量，链式求导法则，向量点积和矩阵求逆。如果读者不理解，只需要知道线性回归是使用最小二乘法求出来的，最小二乘法是从一个损失函数中推导出来的即可。

绝大部分人工智能模型的训练过程，都不是解方程一样的一次性求解过程，而是让模型不断迭代并优化内部参数的过程。损失和优化，是人工智能算法开发的基本思想，是模型达到预期表现的技术路径。机器学习的过程，也是模型内部迭代和优化的过程，同时也是让损失函数越来越小的过程。

6.2 临床预测模型构建的基本思路

6.2.1 建模前工作

临床预测模型一定是为某个医疗业务场景服务的。所以构建临床预测模型的第一步，就是找到一个有预测需求的临床问题。这里我们还是用 Y 表示感兴趣的预测结局。Y 的选择，要首选患者最关注的结局，比如疾病的复发、死亡、并发症、治疗反应以及生存质量，也可以是经济花费、时间消耗等社会学指标。对于结局指标的测量，应

---

① 所谓凸函数，数学严谨地定义为，在实数域上，对于任意的实数，都有函数的二阶导数，即对函数的导数再求一次导 $f'' \geq 0$，那么函数就是凸函数。凸函数的极值出现在一阶导数为 0 处，故而此处求偏导并使偏导等于 0。

该在不需要知晓预测因子的情况下完成，这是为了避免引入观察偏倚，这一点在结局变量需要主观评定时需要特别注意。

确定了感兴趣的结局变量 Y，下一步是寻找影响结局指标的相关因素，即预测因子 X。在选择 X 时，应该考虑到在应用预测模型时，X 能否被测量到，以及是否容易获得。我们可以从患者的人口学信息、病史、体格检查、检验检查结果以及治疗历史中筛选 X。可以纳入研究的 X 应该有明确的定义，有标准化的测量方法，并且可重复测量。预测因子 X 的检测方法最好是日常使用的方法。由于治疗措施很难被标准化（例如同样用药，可能有人用药规范，有人不规范；同样一种手术，有人做得好，有人做得相对不好），因此纳入干预作为预测因子可能引入偏倚，故不推荐。对样本特征进行加工处理形成最终预测因子的技术叫作特征工程（feature engineering），它是建模或改善模型效果一种手段，包括异常值处理、缺失值处理、数据分箱操作、特征构造、特征筛选及降维等。通过特征工程，使得一些不合理、不可用的样本特征取值得到纠正，使得一些容易被模型忽视的变量更容易被模型所用，提高特征本身的可用性。

确定了研究变量，下一步是确定研究的样本数据集。在临床预测模型中，训练集的样本量估计没有硬性的规定，通常模型中多一个预测因子，至少需要增加 10 个发生结局事件的样本，这是比较保守的估计。模型并非建立即有效，要经过训练集以外的数据集验证。因此，监督式学习模型需要有两个基本的数据集，一个是训练集，另一个是测试集。训练集用来训练模型，而测试集被用来测试样本在同类问题非训练数据集上的表现，即泛化能力。前者相当于教会模型的课本，后者相当于测试模型的考卷。测试的方式又分为内测试和外测试两种，其区别在于测试样本的来源不同：内测试是指将训练集抽取一定比例样本作为测试集。抽取方式可以随机抽取，也可以按照时间点来划分，如某个时间前的样本作为训练集，之后的样本作为测试集。内测试的样本往往来自同一研究机构，通常由同一研究人员，采用同样的方式收集数据。外测试是指测试人群来自不同研究机构，不同的研究人员采用几乎相同的定义和数据采集方法收集的数据。单中心研究没有构建外部测试集的条件，因此内测试往往在单中心研究中出现。而如果研究在多中心开展，那么测试模型的方式多用外测试，因为外部测试对于模型泛化能力的评估更加客观和准确，也更有说服力。例如有很多学者利用 MIMIC 和 eICU 两大重症医学数据库资源做临床预测模型。通常他们都是选择其中一个数据库进行建模，另一个数据库用于测试；或者用两大数据库来建模，用自己的数据做测试。这些都是外测试，为的是更好地说明模型的泛化能力。除了训练集和测试集以外，在部分建模过程中，还会出现验证集。验证集是用于调参的数据集。所谓调参，指模型由人为设定的参数，例如决策树中树的深度、随机森林中树的数量、弹性网络回归中惩罚项的权重等。Logistic 回归和 Cox 回归是没有人为参数设定的，因此不存在预留验证集的问题。

6.2.2　建模中工作

有了问题和数据，接下来就是建模的过程。选择模型是建模的第一步。在选择模型时应考虑以下四点：模型的准确性、稳定性、复杂性、可解释性。准确性和稳定性当然越高越好，但是复杂性不见得越高越好。复杂的模型意味着需要消耗更大的计算资源，对于强调时效性的场景往往用相对简单的模型更为有效。模型的复杂性过高，也会增加过拟合的风险。有一些医疗管理者在交流工作时，经常讲他们构建了多么复杂的模型结构，这其实是一种不专业的表现。机器学习模型可分为参数化模型和非参数化模型。参数化模型是指在建模前先选择一种目标函数形式，建模过程就是从训练数据中学习模型参数的过程。例如线性回归，其基本形式是 $y = ax + b$，我们用线性回归建模，只需要学习参数 a 和 b 的值即可。我们常用的线性回归，Logistic 回归、Cox 回归等模型，都是参数化模型；相反，非参数化模型在建模前没有对目标函数形式做明确的假设，机器学习算法中的 KNN、决策树、SVM 等，均属于非参数化模型。参数化模型的优势和局限性都很明显。其优势有：简洁，容易理解理论和解释结果；快速，参数模型学习和训练的速度都很快；数据更少，和非参数化模型相比需要的数据少。其局限性有：拘束，以指定的函数形式来指定学习方式；有限的复杂度，通常只能应对简单的问题；拟合能力不足：实际中通常无法和潜在的目标函数完全吻合，容易出现欠拟合。相反地，非参数模型虽然具有匹配数据的灵活性、模型强大、表现良好等优势，但同时也有数据需求量大、训练速度慢、可解释性不高、容易过拟合等劣势。机器学习奉行着一条很重要的指导原则——奥卡姆剃刀（Occam's Razor），它由 14 世纪英格兰的逻辑学家、圣方济各会修士奥卡姆的威廉（William of Occam）提出。这个原则称为"如无必要，勿增实体"，即"简单有效原则"，它在算法和样本特征的选择上具有非常重要的指导意义。在算法选择方面，我们不能用弹弓去打飞机，也不能用大炮去轰蚊子。在选择模型的时候，要考虑模型是否能够胜任当前的任务，同时也要考虑用最小复杂度的模型去解决问题以增加模型的可解释性，同时占用最小的计算和存储资源来获得最大的工程效益。那些动辄即说使用了多么多么深奥复杂的算法预测了某种业务的"教授"，多半对数据科学只是一知半解。医疗研究人员通常建模使用 Logistic 回归和 Cox 回归，这两个模型对应着临床常见的判别问题和生存分析问题，在建模的同时还会计算出对应风险因素的 *OR* 和 *HR*，符合医学科研的传统思维模式。当然，Logistic 回归和 Cox 回归如此盛行的原因也不能排除医疗科研工作者对其他模型并不熟悉。我们前面提到，没有绝对正确的模型，所有模型都是对现实的一种近似。我们也不能根据自身的喜好或者熟悉程度选择模型。当我们掌握更多模型后，可以通过比较不同模型的表现，找到最佳的模型以及最佳的性能。最佳模型的选择常使用 AIC 和 BIC 准则。AIC（Akaike Information Criterion）又称赤池信息量准则，其计算公式为 $AIC = -2\ln(L) + 2k$。其中，L 指的是似然值，我们可以将其大致理解为在给定模型下，出现实际观察数据值分布的相对概率大小。给定模型对原始数据的拟合越好，L 就会越大，AIC 就会越小；k 是模型的参数数量（自由度），其值越大，说明模型越复杂，AIC 就越大。很明显，AIC 是对模型的拟合优度与其参数量之间的平衡估计。BIC（Bayesian Information Criterion）又被称为贝叶斯信息准则，其计算公式为 $BIC = k\ln(n) - 2\ln(L)$。很明显，BIC 与 AIC 的区别在于，BIC 用 $k\ln(n)$ 替换了 AIC 的 $2k$。其中 k 为模型的参数个数，n 为样本量。很明显，BIC 对于模型复杂度的惩罚要比 AIC 更重。无论是以 AIC 还是以 BIC 为模型选择依据，我们在做选择时，都挑选 AIC 或 BIC 值小的那一个模型。

人工智能界将在某种研究任务中，目前最好/最先进的模型称为 SOTA 模型（state-of-the-art model）。相对应地，SOTA 模型的表现称为 SOTA 结果（state-of-the-art result），即在该项研究任务中，目前最好的模型的结果/性能/表现。这些"行话"我们需要适当了解，以便在不同的知识圈顺畅交流。

选好模型的下一步是筛选变量。基于真实世界数据的预测模型构建，在收集变量时，追求的是尽量全面。这样做的目的是防止遗漏与结局相关的重要变量。但不是所有患者特征都是疾病的风险因素。同样地，不是所有的样本属性都能够帮助模型解决问题。我们在选择变量时，要筛选有用的特征信息。所谓有用的特征，是促进模型在测试集上表现良好性能的特征。这里为什么不是训练集呢？因为在模型训练过程中，随便给样本增加一个特征，无论这个特征是否和结局相关，将其纳入模型后都会或多或少地提高模型对训练集的拟合程度，但这种效果实际上是模型过拟合的表现。因此绝对不能把模型在训练集上的表现误当作模型的最终性能。筛选变量的方法有两大类，一种是人工筛选，第二种是模型自动筛选。基于 Logistic 回归和 Cox 回顾的临床预测模型常常使用人工筛选的方式，即在单因素分析中对结局有显著性影响的变量纳入多因素分析模型，在多因素分析中仍然显著的变量纳入最终的预测模型。这样做在逻辑上同样解释得通——只有在多因素分析中仍然显著的变量才能够被认为是影响结局的独立风险因素。而只有独立风险因素，才对结局的预测有价值。在使用 Logistic 回归和 Cox 回归的研究中，也偶尔会见到逐步回归法（stepwise regression）。逐步回归法是一种线性回归模型自变量选择方法，即观察各个变量的偏回归平方和。所谓的偏回归平方和，可以理解为某一特征变量 x_i 对因变量 y 的回归贡献。其定义为从多元回归模型中取消自变量 x_i 后，回归平方和减少的那部分（即因为自变量 x_i 被剔除，模型对 y 总变异方差的可解释部分变小了），或者也可以说是残差平方和增大的那部分（不能解释的方差变大了）。在使用逐步回归法时要选择使用前进法还是回退法：前进法是将变量按照偏回归平方和从大到小的顺序逐一纳入方程，进行显著性检验，如果具有统计学意义则保留变量 x_i，否则就将其剔除，直到有变量无统计学意义或没有可纳入变量为止；而后退法是将变量都纳入回归方程，再按偏回归平方和从小到大的顺序逐一剔除，直到有被剔除变量具有统计学意义为止。同时，也可以检验特征加入前后模型的变化，当模型由于新的变量加入或剔除后和旧模型出现明显差异时，新变量才会得以保留。除了前进法和后退法，还有两者结合的双向消除法。双向法是前向选择法的一种改进，指将变量逐一带入模型后，当模型产生显著性改变时，同时对旧有模型变量的系数进行检验。如果旧变量的系数因为新变量的加入而变得不显著，那么就把旧变量去除。逐步回归法可以被当作一种自动筛选变量的工具。但这种自动化方式的临床解释性不如人工筛选变量强，因此逐步回归在医学类研究中并不多见。逐步回归法的设计初衷，是为了解决回归模型自变量存在共线性的问题。这个问题的解决，我们在后章中还会介绍。这里存在一个少见但值得我们注意的问题：无论使用哪种变量筛选法，当一个被医学界普遍认同的高危因素（例如肥胖之于高血压），在筛选变量时被规则筛掉，是否应该将其纳入模型呢？遇到这种情况时，应该注意模型的其他自变量是否有和该高危因素相类似的内容（即两者存在一定程度的共线性，例如体重和BMI）。如果存在，说明模型已经考虑了该高危因素的影响，是不需要把该高危因素放进模型的；如果不存在，当从专业知识判断，该高危因素确实被认为对结局有影响，甚至存在强因果关联时，该高危因素被模型排除的原因，可能是样本收集出现偏倚造成的。这时，无论该高危因素是否显著，都应该把它纳入模型。在应用数据推导结论时，要警惕唯数据论，当数据和业务出现矛盾时，要以实际业务为准。

6.2.3　建模后工作

模型建立以后，需要对模型进行评价，以验证模型应用于现实业务场景的潜力。我们知道，回归类任务解决的是连续型变量的预测问题。对于连续型变量，一个特定数值对于其平均值的偏离，称为离差；而一个变量的各数值对于其平均值的偏离，称为变异。我们曾说，信息反映的是差异化的现实。这个思想在方差分析、主成分分析等多种分析中均有体现。信息反映的差异，在数据里体现为变异，它反映了一些样本特征对结局连续型变量的影响。统计学中，通常用离差的平方和来描述变异程度。离差平方和又简称平方和（sum of square），平方和除以相应的自由度，得到平均平方，简称为均方（mean square）。在正态分布的变量中，这个均方即是方差。因此从信息的角度讲，一群样本的方差和标准差越大，这里面隐藏的故事或许越多越精彩。对于一个连续型变量 y，其总的离差平方和（total sum of squares，TSS）可表示为 $\sum_{i=1}^{n}(y_i - \bar{y})^2$。由于模型对于每一个 y_i 都会有一个预测，记作 $\hat{y}_i$，那么由模型可以解释的变异为 $\sum_{i=1}^{n}(\hat{y}_i - \bar{y})^2$。这部分变异被称为回归平方和（regression sum of squares，RSS）。而 $\sum_{i=1}^{n}(y_i - \hat{y})^2$ 即为模型无法解释的变异，记作残差平方和（error sum of squares，ESS）。总变异为能够被模型解释的变异与不能被模型解释的变异之和，即 TSS = RSS + ESS。

我们也可以用简单的推导来证明这一点：

对于回归方程 $y = \beta_0 + \beta x$ 来说（如果多几个自变量是一样的，这里 βx 也可以理解为一个向量点积，即多个自变量和多个系数相乘后相加）：

$$TSS = \sum_{i=1}^{n}(y_i - \bar{y})^2 = \sum_{i=1}^{n}(y_i - \hat{y}_i + \hat{y}_i - \bar{y})^2$$

$$= \sum_{i=1}^{n}(y_i - \hat{y}_i)^2 + \sum_{i=1}^{n}(\hat{y}_i - \bar{y})^2 + 2\sum_{i=1}^{n}(y_i - \hat{y}_i)(\hat{y}_i - \bar{y})$$

把 $y_i - \hat{y}_i$ 记作第 i 个样本的残差 e_i，上式的最后一项：

$$2\sum_{i=1}^{n}(y_i - \hat{y}_i)(\hat{y}_i - \bar{y}) = 2\sum_{i=1}^{n}(y_i - \hat{y}_i)(\beta_0 + \beta x_i - \beta_0 - \beta \bar{x})$$

$$= \beta\sum_{i=1}^{n}(y_i - \hat{y}_i)(x_i - \bar{x})$$

$$= \beta(\sum_{i=1}^{n}e_i x_i - \bar{x}\sum_{i=1}^{n}e_i)$$

$$= 0$$

$TSS = \sum_{i=1}^{n}(y_i - \hat{y}_i)^2 + \sum_{i=1}^{n}(\hat{y}_i - \bar{y})^2 = ESS + RSS$。

对于回归模型而言，RSS 相比于 TSS 越大，说明模型能够解释的变异越大，也说明其反映的信息量越大。我们把 RSS 占比于 TSS 的比例叫作可决系数，也称决定系数，用 R^2 表示。

$$R^2 = \frac{RSS}{TSS} = 1 - \frac{ESS}{TSS}$$

R^2 表示了回归模型能够解释百分之几的方差，它是回归优度评价中最常用的指标。在回归模型中，还经常会看到 $R_{adjusted}^2$，即调整 R 方。R^2 为什么要调整，要怎么调整呢？之所以要调整 R^2，是因为在训练预测模型时，随着特征变量的增多，无论特征变量是否和结局变量有关系，模型对训练数据的拟合效果都会增高，即 R^2 会不断增大。显然，无用的特征会引起过拟合。为了剔除不必要的特征变量，经常在给出

R^2 的同时也计算 $R^2_{adjusted}$：

$$R^2_{adjusted} = 1 - \frac{(1 - R^2)(n - 1)}{n - p - 1}$$

上式中，n 为样本个数，即样本量；p 为特征数。参照 R^2 的计算公式，我们只需要看多出来的这部分即可，即 $\frac{n-1}{n-p-1}$。如果 $p = 0$，$\frac{n-1}{n-p-1} = 1$，则 $R^2_{adjusted} = R^2$。但很明显，$p1$，此分数分子大过分母，合起来永远是一个大于 1 的数，所以 $R^2_{adjusted}$ 永远比原 R^2 要小。样本的特征数 p 越大，此分数也就越大，在 R^2 不变的情况下，$R^2_{adjusted}$ 就越小。这说明，$R^2_{adjusted}$ 加入了一个对特征数量的惩罚。如果加入的特征对模型的贡献很大，R^2 也会变大，尽管有 p 增大的影响，$R^2_{adjusted}$ 也可能增大，这时该特征对模型就是有价值的。相反，如果一个特征变量的加入会使 $R^2_{adjusted}$ 降低，那么这个特征变量对结局变量的解释并不强，不应该将其纳入模型的自变量中。

以上为回归分析的模型评价，也是回归分析的基本常识。下面我们来看分类模型的评价。临床中最常用的模型是分类模型，对于分类模型的评价（特别是二分类模型），主要有三部分内容，分别为区分度评价、校准度评价和临床意义评价。

区分度评价是反映预测模型能否将患者（正例）和非患者（负例）区分开来的能力。评价区分度的第一步是制作混淆矩阵。所谓混淆矩阵，是一个误差矩阵，是一个大小为（n_classes，n_classes）的方阵，其中 n_classes 表示类的数量。这个矩阵的每一行表示真实类中的实例，而每一列表示预测类中的实例。二分类模型的混淆矩阵如表 6-1 所示。其中 TP 为 true positive 的缩写，代表真实为正例，预测也为正例的样本数；FN 为 False negative 的缩写，表示真实为正例，预测为负例的样本数。后两者分别为 false positive 和 true negative，其含义不再赘述。可以看出，TP 和 TN 代表预测正确，FN 和 FP 代表预测错误。TP+FP+TN+FN 为总样本数 N。根据以上数值，可以计算模型的最基本评价指标——精度：

$$\text{模型的精度（accuracy）} = \frac{TP + TN}{N}$$

表 6-1　二分类预测模型的结果混淆矩阵

真实情况	预测结果	
	正例	反例
正例	TP（真正例）	FN（假负例）
反例	FP（假正例）	TN（真负例）

当样本类别的分布不平衡时，模型的精度（也称为准确度）更多地会受到优势类别的判别准确性影响。例如当正例样本非常少时，TP 就会非常小，模型的精度更多地取决于 TN。这个道理很明显，如果总样本中只有 10% 是正例样本，当模型把所有样本都判定为负例样本后，模型的总精度也有 90%。因此，精度自己不足以判定模型的性能。我们常以准确率（precision）和召回率（recall）作为精度的补充。准确率也叫查准率，是指预测为正的样本中真实情况是正样本的比例；召回率也叫查全率，是指真实为正的样本预测是正样本的比例。两者的数学表达式为：

$$Precision = \frac{TP}{TP + FP}$$

$$Recall = \frac{TP}{TP + FN}$$

查准率和查全率哪一个好？这要根据具体业务情况具体分析。假设当一个样本为正例时，将接受某种治疗。如果这种治疗需要的代价很大，如创伤或毒副作用很大，就需要预测结果为正例的样本尽量不掺杂负例样本，即查准率要求高；如果这种治疗的代价并不是很大，但能够给患者带来非常大的获益，那么就要求尽可能不要放过任何一个正例样本，即查全率要求高。查全率和查准率是一个矛盾的存在，如果想要尽量查全，就要降低正例判定标准，因此无法避免一些负例样本会掺和进来；如果想要查准，就需要设定比较高的正例判定标准，因此无法避免一些正例样本被误判到负例中去。因此，查准率和查全率往往是此消彼长的关系。为了平衡查准率和查全率，考虑查准率和查全率的相对重要性，定义 β（正数）为召全率相对召准率的重要性，$\beta > 1$ 表示召回率更重要，$\beta < 1$ 表示准确率更重要，定义查准率（P）和召回率（R）的调和平均数：

$$F_{\beta} = \frac{1 + \beta^2}{\frac{1}{P} + \frac{\beta^2}{R}} = \frac{(1 + \beta^2)PR}{\beta^2 P + R}$$

通常 β 值设定为 1，则上式变为：

$$F_1 = \frac{2}{\frac{1}{P} + \frac{1}{R}} = \frac{2PR}{P + R}$$

我们称上式中的 F_1 为 F1 指数，它是平等地综合了查准率和召回率的分类模型评价指标。

除了上述指标外，我们更常用到的指标是灵敏度（sensitivity）和特异度（specificity）。灵敏度也叫真阳性率（true positive rate，TPR）是指正例样本被预测为正例的概率。这个概念是不是有点熟悉？没错，敏感度和召回率是一回事。特异度又称为真阴性率（true negative rate，TNR），指负例样本为预测为负例的概率。特异度不同于以往我们介绍的模型评价指标，它的表达式：

$$特异度 = \frac{TN}{TN + FP}$$

我们之前谈到过检验统计中的一类错误和二类错误，一类错误是假设为真，但被拒绝的错误，俗称"弃真"错误，在表 6-1 表现为 FN。一类错误率为 $\frac{FN}{TP + FN}$ = 1– 灵敏度；二类错误是假设为假，但被接受的错误，俗称"存伪"错误，在表 6-1 表现为 FP。二类错误率为 $\frac{FP}{TN + FP}$ = 1– 特异度。这样就把假设检验中的两类错误和灵敏度 / 特异度联系在了一起。如果模型判定一个样本为正例，那么这个模型是真的正例的概率有多大呢？首先，假设这个样本确为正例，那么其被报为正例的概率其实就是灵敏度；如果这个样本为负例，那么其被误报为正例的概率实际上为 $\frac{FP}{FP + TN} = 1 - \frac{TN}{FP + TN}$ = 1– 特异度。因此，灵敏度和 1– 特异度实际代表了当样本被判定为正例，其实际为正例或负例的相对概率，即似然。如果以 1– 特异度作横坐标，以灵敏度作为纵坐标画图，即得出了模型的 ROC 曲线（receiver operating characteristic curve，受试者特征曲线，图 6-4）。试想，当横坐标为 0 时，1– 特异度 = 0，即特异度 = 1，即模型会把所有负例样本均判定为负例。在模型无法百分之百判断准确的时候，想要达到特异度 = 1 的目的，只有一种方法，即所有样本都判定为负例。而如果这么做，所有正例样本都会被判定为负例，进而导致纵坐标灵敏度为 0。同理，如果想使得灵敏度 = 1，即所有正例样本被判定为正例，在模型无法完全正确的情况下，只有把所有样本判定为正例。这会导致 $TN = 0$，进而特异度 = 0，1– 特异度 = 1。因此，ROC 曲线必定经过的两点就是（0，0）和（1，1）。如果模型对样本的判定毫无能力，通过随机的方式（比如抛硬币）来判定样本的正负例，那么当我们拿到一个被模型判定为正例的样本时，它实际上为正例或负例的概率都是 0.5，也就是说，因为模型毫无根据地判断，导致它的正确报阳率和错误报阳率相等。这个时候，灵敏度 = 1– 特异度，即样本实际为正例或负例的相对概率相等。因此，ROC 曲线为 $y = x$。而当出现阳性判定时，有用的模型，一定会保证样本实际正例的概率要大于为分负例的概率，即灵敏度 > 1– 特异度。因此，我们看到的大部分 ROC 曲线，均为 $y = x$ 之上的一条曲线。另外一种极端情况，就是模型对正例样本的判断，是百分之百正确的。这个时候无论 1– 特异度如何变化，灵敏度始终为 1，ROC 曲线为 $y = 1$ 平行与 X 轴的一条直线。我们用 ROC 曲线和 X 轴间在 $x \in [0，1]$ 区间所成的面积作为评价区分度的指标，这个指标叫作 ROC 曲线下面积（area under curve，AUC），也称为 C-index。如前所述，当模型为完全天真的模型，即作毫无根据的判断，ROC 曲线为 $y = 1$，$AUC = 0.5$。当模型有判断能力时，$AUC > 0.5$。我们通常认为 C-index 在 0.5 ~ 0.7 代表模型有较低的区分度，C-index 在 0.71 ~ 0.90 之间代表中等区分度，高于 0.90 为高区分度。您可能会有疑问，AUC 能不能小于 0.5 呢？当然可以！当模型颠倒黑白，故意把正例判定为负例，把负例判定为正例时，AUC 就是小于 0.5 的。因为当模型报正例时，其为正例的概率要小于为负例的概率，灵敏度 < 1– 特异度。ROC 曲线上距离坐标为（0，1）最近的点，具有最大的灵敏度和特异度受益，因此常被用来作为诊断试验的最佳 Cut off 点，即以该点所对应的诊断值作为判断正反例样本的依据。

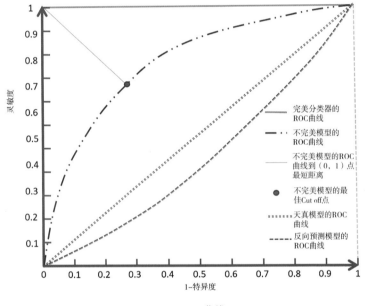

图 6-4　ROC 曲线

看到这，读者可能会被绕晕，我们稍做一下小结：准确率 = 查准率，是指预测为正的样本中实际也为正的概率；召回率是指实际为正的样本中预测也为正的概率。灵敏度 = 真阳性率 = 召回率 = 查全率；特异度 = 真阴性率，是指实际为负，预测也为负的概率。F1 指数综合了查全率和查准率；ROC 分析综合了灵敏度和特异度。

模型的区分度评价后是模型的校准度评价。校准度评价（calibration）是评价一个疾病风险模型预测未来某个个体发生结局事件概率准确性的重要指标，它反映了模型预测风险与实际发生风险的一致程度。预测模型的校准度评价有两个方式：Hosmer-Lemeshow 检验（拟合优度检验）和绘制校准图（Calibration plot）。Hosmer-Lemeshow 检验的思想：首先根据预测模型来计算每个个体未来发生结局事件的预测概率；根据预测概率从小到大进行排序，并按照十分位等分为 10 组；分别计算各组的实际观测数和模型预测数；根据每组实际观测数和模型预测数计算卡方值（自由度 $=8$），再根据卡方检验得到对应的 P 值；若卡方值小，说明 P 值大，提示预测模型的校准度较好，若检验结果显示有统计学显著性（$P < 0.05$），则表明预测值和实际观测之间存在一定差异，模型校准度差。校准曲线如图 6-5 所示，横坐标为模型预测发生概率，纵坐标为实际发生概率。将不同组的取值点用线段依次连接起来构成校准取线，并将该线与 $y = x$ 对比。曲线越接近 $y = x$，越说明实际出现概率和预测概率越相符，即模型的校准度越好。

绘制校正曲线：

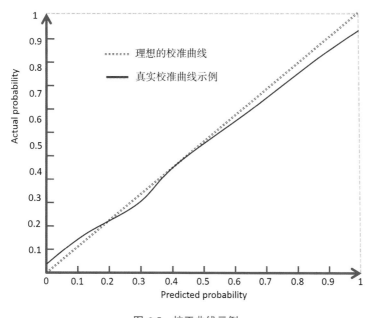

图 6-5 校正曲线示例

模型评价的最后一步是临床意义的评价。我们知道，在 ROC 曲线中，可以选择一个切点，作为诊断点或者决策点，使特异度和灵敏度在我们可以接受的范围，但是任何特异度和灵敏度都存在假阳性和假阴性的问题，它们对于患者的影响是不同的。例如，假阴性（漏诊）对癌症等恶性病变患者的危害是非常大的，诊断稍稍马虎就可能导致患者错过最好的救治时机。相反，如果诊断是假阳性的话，虽然患者需要做一系列检查进一步排除，但是生命无虞。所以为了弥补 ROC 曲线的这个缺点，2006 年由纪念斯隆凯特琳癌症研究所的 Andrew Vickers 博士等提出了决策曲线分析法（decision curve analysis，DCA）。

DCA 曲线横坐标是诊断（或者决策）正确的可能性（%），即阈概率（threshold probability）；纵坐标是患者治疗的获益减去损害后所得的净获益（net benefit，NB）。

图 6-6 中有五条线，None 是在 y=0 的直线，它指将所有样本都诊断为阴性，所有人都不接受治疗，因此净获益始终为 0。All 是灰色的实线，表示所有人都诊断为阳性，所有人都接受治疗时的净获益，此时净获益是个斜率为负值的反斜线。其他的三根线代表三个预测模型。它们与 None 和 All 两条线相比较，越接近这两条线，说明模型带来的临床获益越低。假定我们选择预测概率为 48% 时可以判定阳性诊断并进行治疗，那么在每 100 个使用此模型的患者中，有 15 个人能够获益而不损伤任何其他人的利益。本着知其然也要知其所以然的态度，下面我们简单介绍一下 DCA 曲线是如何画出来。

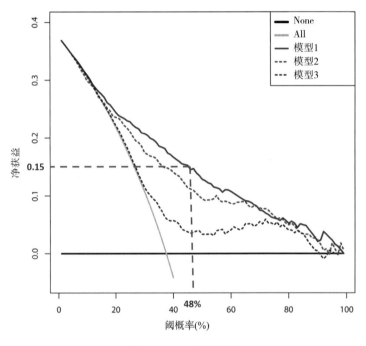

图 6-6　DCA 曲线示例

假设 Q 代表给真阳性患者施加干预的受益值（比如用某生化指标预测某患者有癌症，实际也有，予活检，达到了确诊的目的）；L 代表给假阳性患者施加干预的损失值（比如预测有癌症，给做了活检，原来只是增生，患者白白挨了一刀）；P_i 代表患者 i 有癌症的概率；P_t 代表诊断概率阈值。当 $P_i > P_t$ 时为阳性，给予干预。所以较为合理的干预时机是，当且仅当 $P_i \times Q > (1-P_i) \times L$，即预期的收益高于预期的损失。推导一下可得，$P_i > L/(Q+L)$ 即为合理的干预时机，于是把 $L/(Q+L)$ 定义为 P_i 的阈值，即：

$$P_t = \frac{L}{Q+L}$$

而由此也得出，在某个固定 P_t 下，损失和获益的比值：

$$\frac{L}{Q} = \frac{P_t}{1 - P_t}$$

接下来，我们用这些参数来定义真阳性（A）、假阳性（B）、假阴性（C）、真阴性（D），即：

A：$P_i \geq P_t$，实际患病；

B：$P_i \geq P_t$，实际不患病；

C：$P_i < P_t$，实际患病；

D：$P_i < P_t$，实际不患病。

我们有一个随机抽样的样本，A、B、C、D 分别为这四类个体在样本中的比例，则 $A+B+C+D=1$。注意，在 P_t 给定的情况下，对于指定样本群来说，A、B、C、D 的具体值都是可以被计算出来的。那么，患病率（π）就是 $A+C$ 了。在这个样本中，如果所有 $P_i \geq P_t$ 的人我们都给做了活检，那么就会有人确诊，有人误诊，净获益率 $=A \times Q - B \times L$。对于决策而言，知道 Q 和 L 的确切值和知道 L/Q 的比值是等价的，所以将上面的公式强行除以 Q，变成 $NB=A-B \times L/Q$。根据 P_t 定义公式可推导出：$NB=A-B \times P_t/(1-P_t)$。以 P_t 为横坐标，NB 为纵坐标，画出来的曲线就是决策曲线。若使用患病率进行校正，则 $NB=A \times \pi - B \times (1-\pi) \times P_t/(1-P_t)$。接下来是两个极端情况的曲线推导：当所有样本都是阴性（$P_i < P_t$），所有人都没干预，那么 $A=B=0$，所以 $NB=0$。当所有样本都是阳性，所有人都接受干预，那么 $C=D=0$，$A=\pi$，$B=1-\pi$，$NB=\pi-(1-\pi)P_t/(1-P_t)$。当 P_t 越大，$P_t/(1-P_t)$ 越大，NB 就越小。因此此时 DCA 曲线为斜率为负值的曲线。

ROC 和 DCA 一般是联合起来使用的：通过 ROC 分析选择决策点，判断统计学上的区分度，再将此切点放在 DCA 曲线中来分析切点给患者带来的临床净获益。当存在多个模型时，需要进行模型间的比较。在区分度评价方面，除了 ROC 分析以外，还有净重新分类指数（net reclassification index，NRI）和综合判别改善指数（integrated discrimination improvement，IDI）两个指标用于评价模型间的区分度差异。NRI 假设一组病例有 N 个样本，其中阳性患者数为 N1，阴性患者数为 N2，用新旧两个模型分别做一次预测，得出两个模型之间的混淆矩阵。在阳性患者组（表 6-2）：

表 6-2 阳性患者组混淆矩阵

阳性组（N1）	新模型	新模型
旧模型	阳性	阴性
阳性	A1	B1
阴性	C1	D1

新模型分类正确而旧模型分类错误的有 C1 个样本, 旧模型分类正确而新模型分类错误的有 B1 个样本, 所以新模型比旧模型的优势是 C1–B1, 分类正确的提高比例为（C1–B1）/N1。同理, 在阴性患者中（表 6-3）:

表 6-3　阴性患者组混淆矩阵

阴性组（N2）	新模型	新模型
旧模型	阳性	阴性
阳性	A2	B2
阴性	C2	D2

新模型较旧模型分类正确的提高比例: $(B_2-C_2)/N_2$, 最后 $NRI=(C_1-B_1)/N_1+(B_2-C_2)/N_2$。若 $NRI > 0$, 说明新模型强于旧模型。我们可以通过 Z 统计量来比较 NRI 与 0 相比是否具有统计学意义:

$$Z = \frac{NRI}{\sqrt{\dfrac{C_1 + B_1}{N_1^2} + \dfrac{C_2 + B_2}{N_2^2}}}$$

NRI 主要用于在设定好诊断阈值水平下（即只考虑了一个阈值）, 判断和比较新、旧模型的预测能力好坏。它的缺点是不能考察模型的整体改善情况。为此, 我们引入 IDI, 其计算公式:

$$IDI = (P_{new,events}-P_{old,events})-(P_{new,non-events}-P_{old,non-events})$$

$P_{new, events}$ 和 $P_{old, events}$ 表示在阳性组中, 新模型和旧模型对于每个个体预测疾病发生概率的平均值。$P_{new, non-events}$ 和 $P_{old, non-events}$ 表示在阴性组中, 新模型和旧模型对于每个个体预测疾病发生的概率平均值。两者相减表示预测概率提高的变化量, IDI 越大, 说明新模型预测能力越好。

IDI 仍然可以通过 Z 分布来进行统计检验:

$$Z = \frac{IDI}{\sqrt{SE_{events}^2 + SE_{non-events}^2}}$$

其中 SE_{events} 为 $P_{new, events}-P_{old, events}$ 的标准误。首先在阳性组, 计算新旧模型对于每个个体的预测, 求概率差值, 再计算其标准误。同理, $SE_{non-events}$ 为 $P_{new, non-events}-P_{old, non-events}$ 的标准误。

通过模型的比较, 我们确定了最终的应用模型, 接下来的工作就是模型部署, 确定临床模型的应用方式和途径。Logistic 回归和 Cox 回归等线性模型可以通过公式、评分表和列线图等方式应用。公式和评分表都很直接, 此处不再赘述。列线图又称诺莫图, 它是建立在多因素回归分析基础上, 将多个预测指标进行整合, 采用带刻度的线段，按照一定比例绘制在同一平面上，从而表达预测模型中各个变量对结局的影响关系。图 6-7 给出了在新冠疫情暴发初期，预测网络问诊患者是否会到线下就诊的列线图。图中给出了判读方法示例：对一个发热，没有气短，没有腹泻，初诊，有疑病情绪、没有暴露史的男性患者来说，每项对照 Points 后求和形成的总分为 368 分，对应来院的概率为 0.367。对于其他复杂的应用，可以作为后端算法嵌入网页计算器、手机 App 或直接封装为软件提供给医务工作者使用。

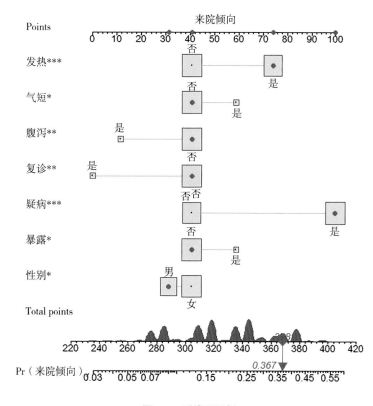

图 6-7 列线图示例

临床预测模型研究的开展和写作要符合 TRIPOD 声明，即 transparent reporting of a multivariable prediction model for individual prognosis or diag- nosis[①]。TRIPOD 声明给出了做临床预测模型研究的基本范式。在做临床预测模型研究时，需要按照 TRIPOD 声明做逐条认真比对。有需要的读者可以自行深入学习。

---

① Collins GS, Reitsma JB, Altman DG, et al. Transparent reporting of a multivariable prediction model for individual prognosis or diagnosis (TRIPOD): the TRIPOD statement[J]. Ann Intern Med, 2015, 162:55-63.

6.3 医疗机器学习的"PICOS"

以机器学习为代表的数据科学在医疗领域更侧重于应用导向,我们同样可以借鉴循证医学的 PICOS 原则,为机器学习在医疗领域的应用建立统一的思维范式,我们不妨称之为 ML-PICOS(machine learning-PICOS)。在机器学习领域,P 同样代表(participant),即任何机器学习模型都有它的使用情景和适用人群。我们要明确模型解决了哪些人的哪种问题,了解训练模型所用数据产生的医疗背景。数据之于模型相当于经验之于人类,模型的预测逻辑和训练数据有着莫大的关系。医疗人工智能的一个重要用途,就是复制专家的诊病经验,用专家数据训练出来的模型辅助基层医师决策,相当于把专家经验引入基层,起到了类似优质医疗资源下沉的作用。但是我们也要思考,专家所看的病种和基层是否相符,专家的思维方式是否适用于基层?我们可以将这些信息称为模型背景,这是我们使用机器学习模型时必须思考的问题。*Belmont Health Law Journal* 在 2019 年曾发表了一篇名为 *All Health Care Is Local: Exploring the Roles of Cities and States in Health Care Delivery and Reform Keynote* 的文章。笔者作为一名临床医生,深深认同 all healthcare is local 的观点,医疗的地域差异性,甚至医疗组间差异性是非常大的。我们要了解一个模型的产生环境和参与要素,才能更好地确定模型的适用范围。

机器学习的 I 可以代表输入(input),也是样本特征,对应于医学中的风险因素和干预情况。C 代表计算(compute),亦即算法。算法选择的思路是由问题定任务,由任务定算法。医学讲究"审证求因,辨证施治",诊断是治疗的基础,治疗又是诊断的开始。大部分医疗 AI,都是针对诊断这一分类问题进行建模的。例如,临床上刚刚接受手术治疗的患者常常出现发热的现象,这种发热可能是短暂的术后应激,可能是术区创伤导致的无菌性炎症,可能是术中的各种有创管路引起的泌尿系或呼吸道感染,当然也可能是所有医生都惧怕的术区感染。在目前严格管控抗生素滥用的环境下,是否应该给术后发热的患者使用抗生素呢?要回答这个问题,首先要对诊断进行可靠的分类判别。任务类型的确定时常取决于问题的提法,例如在对某个个体的生存期进行预测时,如果问这位患者预期能存活多长时间(连续型变量),那么这就是一个回归问题;如果问这位患者的 5 年存活率是多大(概率),那么这就是个分类问题。临床任务中的分类问题较为多见,适用于诊断试验的问题都是分类问题;回归问题相对较少,其解决问题的层面也更加深入,例如使用 AI 基于年龄、体重、肾小球滤过率等指标预测药物浓度和暴露量、判断给药剂量,并以此提高治疗药物检测(therapeutic drug monitoring,TDM)和模型引导的精准用药(model-informed precision dosing,MIPD)效果。分类任务的常见算法包括 Logistic 回归,K 均值聚类、朴素贝叶斯算法、支持向量机、决策树、随机森林等。回归任务的相关算法包括线性回归、多项式回归、岭回归和 Lasso 回归等。深度学习是比较全能的算法，根据网络神经元的设计不同，深度学习可以适配各种任务。

O代表模型的最终输出（output），对应着医学中的结果，也是我们想要预测的标的。ICO 实际上是机器学习的整个建模过程。医学研究探寻的是干预或暴露对结果的影响，机器学习侧重的是建立输入到输出的准确映射，前者最终通过学习来实现，而后者通过落地在某个具体场景中的智慧服务（serve）发挥作用。所以 ML-PICOS 中的 "S" 可以代表服务。数据科学并不是数据工作者与数据之间的游戏，而是要借数据之力形成做法或产品，落地并触达更多的人群和需求。如果一个机器学习模型最终不能服务到业务场景，没有触达人数，那它就失去了存在的意义（表 6-4）。

表 6-4　循证医学和机器学习的 PICOS 原则

	P	I	C	O	S
循证医学	Participant	Intervention/Exposure	Comparison/Control	Outcome	Study design
机器学习	Participant	Input	Compute	Output	Serve

第7章

统计学习的常见算法浅析

7.1 回归分析中的多重共线性与 Lasso 回归

7.1.1 多重共线性的影响和识别

无论是简单线性模型还是广义线性模型，它们都有线性回归的成分，需要满足线性回归的前置假设条件。线性回归有 5 项基本假设，包括线性趋势（自变量与因变量的关系是线性的）、独立性（因变量 Y 的取值是相互独立的）、正态性（因变量 Y 符合正态分布，反应到模型上，实际是要求残差符合正态分布）、方差齐性（残差的方差齐性）、非共线性（回归模型中，自变量因素之间不能存在高度自相关）。在这 5 条基本要求中，第一个条件是显而易见的，如果不存在线性关系，却要拟合线性模型，那么结果只能得到一个欠拟合的模型；第二个条件也很好理解，即样本之间的 Y 是独立的，彼此之间不能存关联；第三、第四个条件要求不是很严格，所以通常在做线性回归的时候，并没有对两者进行特殊的检验。在做回归诊断时，研究者可以画残差图，观察残差是否符合正态分布。我们本节重点讨论的内容是第五点，多重共线性的问题，这也是构建回归模型最常遇见的问题。

在多因素线性回归模型的经典假设中，回归模型的解释变量之间不存在线性关系。也就是说，解释变量中的任何一个都不能是其他解释变量的线性组合。如果违背这一假定，就称线性回归模型中存在多重共线性。多重共线性违背了解释变量间不存在线性相关的古典假设，将会导致最小二乘法无法计算：我们曾推导过的最小二乘法系数计算公式：$w = \dfrac{x^T y}{x^T x} = (x^T x)^{-1} x^T y$。如果解释变量 X 之间存在线性相关关系，会导致 x 组成的样本特征矩阵不满秩，即 x 会变成奇异矩阵，无法求逆，因此也无法估算系数 w 的值。

多重共线性可以通过以下四个指标衡量：

1. 容忍度（tolerance，tol）：$tol_i = 1 - R_i^2$，其中 R_i^2 是用其他特征变量预测第 i 个特征变量所得的决定系数。容忍度值越接近于 1，表示多重共线性越弱。

2. 方差膨胀因子（variance iflation factor，VIF）：是指解释变量之间存在多重共线性时的方差与不存在多重共线性时的方差之比。同时，膨胀因子也是容忍度的倒数，即 $VIF_i = \dfrac{1}{1 - R_i^2}$。VIF 越接近 1，表示解释变量间的多重共线性越弱，通常当 VIF ≥ 10 时，说明解释变量 X_i 与其余解释变量之间有严重的多重共线性。

3. 特征根：将特征向量矩阵 X 标准化（即通过 $z = \dfrac{x - \bar{x}}{sb_z}$ 将 X 转变为符合标准正态分布），计算矩阵 XX^T 的特征根，如果最大特征根 λ_{max} 远大于其他特征根的值，则说明这些解释变量之间具有相当多的重叠信息。

4. 条件指数（condition index，CI）：各特征维度的条件指数 $CI_i = \sqrt{\dfrac{\lambda_{max}}{\lambda_i}}$，当 $10 \leq CI < 100$ 时，认为多重共线性较强；当 $CI \geq 100$ 时，认为多重共线性很严重。

医学研究中常使用 VIF 来判断多重共线性，因为其含义更加直观。计算 VIF 的 R^2 在章节 6.2.3 中已经介绍过，它是衡量线性回归拟合优度的指标。在 VIF 的计算公式中，R_i^2 越大，说明自变量 x_i 越容易被其他自变量所解释，这等同于存在更强的共线性；R_i^2 越接近于 0，VIF 就越接近于 1。

如果遇到特征变量之间存在多重共线性，解决的办法主要分三种：①是根据专业知识删减一部分特征；②使用逐步回归；③采用 Lasso 回归。和第一种方法相比，显然后两种方法主观操控的因素更少。逐步回归法我们在前章已经介绍过，此处不再赘述。如果特征变量非常多，且变量之间存在多重共线性，这种情况下 Lasso 回归就派上用场了。我们先明确一下 Lasso 回归的角色：在回归模型中，如果自变量太多或者自变量之间存在多重共线性，就需要筛选变量或者减少一部分变量对模型的影响，这个时候就可以用 Lasso 回归。

7.1.2　Lasso 回归的原理

我们在介绍人工智能的损失和优化时提到，机器学习模型的训练通常是通过定义一个损失函数，通过迭代来优化损失函数，让损失函数逐渐变小，最终求得最佳拟合参数的过程。对于一个线性回归 $y = \theta_0 + \theta_1 x_1 + \theta_2 x_2 + \cdots + \theta_n x_n$。它的损失函数如下：

$$lossfunction : J(\theta_0, \theta_1, \cdots, \theta_n) = \frac{1}{2m} \sum_{i=1}^{m} (\theta x - y)^2$$

Lasso 回归本质上就是在定义损失函数的时候，向损失函数增加了 L1 正则化项。

什么叫 L1 正则化呢？L1 是线性代数里范数的概念，它相当于把自变量 x 前所有的系数 θ 取绝对值，然后加在一起，所以 Lasso 回归的损失函数就变成了：

$$lasso\ loss function : J(\theta_0, \theta_1, ..., \theta_n) = \frac{1}{2m} \sum_{i=1}^{m} (\theta x - y)^2 + \lambda \sum_{i=1}^{n} |\theta_n|$$

从 Lasso 回归的损失函数我们可以看出，为了使函数值变小，每个 θ 的绝对值都不能过大，模型在优化的过程中会在保证模型拟合能力的同时，尽量减少系数的绝对值。上式中的 λ 是一个超参数，是我们自己设置的。λ 值越大，损失函数对于 L1 正则项惩罚越重，使得模型尽量减少系数；反之，如果它的值越小，越接近 0，模型系数的收缩就越慢；如果等于 0，那么该模型就等同于单纯线性回归。λ 的值是需要调节的，所以 Lasso 回归是一个需要调参的模型。Lasso 回归可以将部分自变量 x 的系数收缩到 0，如果收缩到 0 了，那么这个 x 就在模型没用了，就被淘汰了。这也正是 Lasso 回归筛选变量的方法。

Lasso 回归和岭回归经常会被同时提及，因为它们本质上属于同一种算法。唯一的区别在于，岭回归的损失函数增加的不是 L1 正则化，而是 L2 正则化，也就是 x 前所有的系数 θ 的平方和。损失函数变成：

$$Ridge\ loss function : J(\theta_0, \theta_1, ..., \theta_n) = \frac{1}{2m} \sum_{i=1}^{m} (\theta x - y)^2 + \lambda \sum_{i=1}^{n} \theta_n^2$$

岭回归整体的效果和 Lasso 差不多，但是它没有选择特征的功能，因为当 θ 小于 1 以后，θ^2 的缩小速度变得非常慢，例如 $0.01^2 = 0.0001$，这个对损失已经影响很小了，模型不会优先去优化它。一旦模型中某自变量的系数无法归零，那么该自变量就无法从模型中剔除，自然也就没有起到筛选变量的作用。

Lasso 回归因为有了超参数 λ，因此需要在模型的训练中调整参数，以帮助模型达到最好的预测效果。这就需要在测试集中预留一部分数据作为验证集（此处要注意它和前面提到的训练集、测试集的区别：训练集是用来训练模型的；测试集是用来检验模型泛化能力的；验证集是用来调超参数的）。但预留固定验证集的情况是比较少的，毕竟一个固定的验证集也常常无法代表所有样本的特征。因此，我们更常使用交叉验证（cross validation，CV）的方式来调参。常见的做法有 10 折交叉验证（10 fold CV），也有的是 5 折。具体怎么做呢？拿 10 折 CV 为例，10 折就是把训练集拆分成 10 等份，用其中的 9 份训练模型，在剩下的 1 份数据集上做验证，记住验证的评价指标，可以是准确率或者 AUC 等。之后，在刚刚做训练集的 9 小份数据集中再拿出来一份当验证集，用剩下的 8 小份数据集和前次的验证集合并作为新的训练集训练模型，训练结束后用新的验证集做验证，再记住评价指标……如此重复 10 次，每次选取的验证集都是不一样的，也就是说 10 小份数据，每一份都当了 9 次训练集，当了 1 次验证集。最后把 10 次训练的验证结果汇总取平均值（图 7-1）。这个平均值，可以比较客观地反映出在当前超参数下模型的表现。

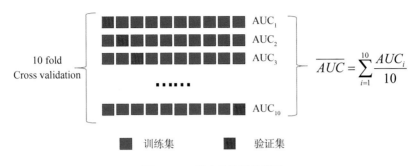

$$\overline{AUC} = \sum_{i=1}^{10} \frac{AUC_i}{10}$$

■ 训练集　　■ 验证集

图 7-1　10 折交叉验证示意图

Lasso 回归由于具有将不重要变量从模型中剔除的能力，因此常用来做组学相关研究的变量筛选，在影像组学研究中尤为常见。例如 Zhang X 等[①] 使用影像组学特征来对胶质瘤的高低危进行判断。其具体做法是收集来源于 TCGA 数据库的脑胶质母细胞患者，共入组了 105 个患者，将其分成了训练集和验证集。作者获取了所有患者的颅脑 MRI 影像，包括 T1，T2，FLAIR，T1+C。从这些片子上读取了 4 000 个影像特征。可见，4 000 个特征是非常多的，比样本量 105 多了接近 40 倍。并且，某些影像特征彼此之间是有相关性的，即存在多重共线性。如何通过回归的办法筛选出对结局有影响的变量？用 Lasso 回归是最直接快速的方法。作者用 Lasso 回归，将所有 4 000 个特征代入方程，通过系数收缩，挑选出了 25 个特征。而后使用这 25 个特征，构建了一个回归模型，根据回归系数，做了一个影像评分，并将该影像评分定义为 Radiomics signature。最后用此 Radiomics signature 结合临床特征，使用 Logistic 回归做列线图来判别胶质瘤的高低危组别。

图 7-2 显示了模型中随着超参数 λ 的变化，模型 AUC 和回归系数的改变。a 图横坐标是 λ 的自然对数值，纵坐标是 AUC，也就是研究者用 AUC 作为模型衡量指标。从图中可以看出，AUC 在前面很长一段时间都是平稳的，但是到了 log(λ) = −2.525 92 以后就掉下去了，此时还有 25 个非零系数。这意味着，取 λ = 0.079 98, log(λ)= −2.525 92，可以尽量把没用的特征淘汰掉，同时又不影响模型的拟合效果。b 图叫作岭迹图，它描绘了模型系数的收缩过程。这些花花绿绿的线是各个 x 的系数，随着 λ 值的增大，它们在不断收缩，向 0 靠拢。

Lasso 回归是正则化的典型代表。所谓正则化（regularization）是指给损失函数加上一定的约束，让模型的优化迭代遵循一定的规则，不要自我膨胀的做法。Lasso

① Zhang X, Lu H, Tian Q, et al. A radiomics nomogram based on multiparametric MRI might stratify glioblastoma patients according to survival[J]. Eur Radiol, 2019, 29(10):5528-5538.

回归不仅适用于简单线性回归，它可以和 Logistic 回归与 Cox 回归等广义线性模型相结合，帮助它们在众多的特种中自动寻找高价值属性，减少过拟合的可能，以最精练的形态，解决实际问题。

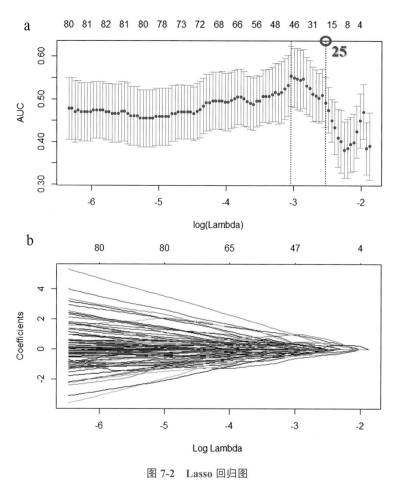

图 7-2　Lasso 回归图

7.2　通俗好用的树模型和集成算法

7.2.1　用于分类任务的决策树构建

决策树（decision tree），是笔者认为最符合人类决策思维习惯的 AI 算法。为什么这么说呢？我们先来看下面的例子：

如果您在犹豫要不要出去打网球，您首先会看一下外面的天气，感受一下温度，湿度和风的强度，然后做出判断：如果天气多云，您会选择去玩；而如果是细雨绵绵，您会看一下当天风力如何：如果是风雨交加，您会选择不玩，否则会选择玩。假设上述决策您一共做了 14 次，如果把这 14 次具体决策流程记录下来，就形成了图 7-3 所示的决策树。

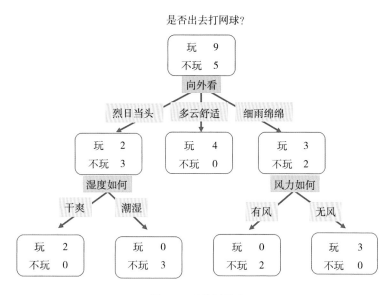

图 7-3　决策树示意

决策树和 Logistic 回归一样，是针对分类变量进行预测的模型。它的核心思想是，找到对分类最有意义的特征，以此为根，将样本分流到不同的枝干。而后选择次级重要的特征，继续将样本分流。这样形成了一个从根到枝干到叶的过程。通过干支分流，把不同类别的样本分开。

如何评判样本的分类效果呢？分类模型的目的，是要将同一类别的样本尽量归为一组。这里我们引入一个概念——纯度（purity），它指在一个特征类别中，一类事物的比例，比例越大，纯度越高。经典的"不纯度"的指标有三种，分别是信息增益、信息增益率以及基尼指数。而根据这三种不纯度指标进行分类，即是决策树的三类算法 ID3 算法、C4.5 算法和 Cart 算法。

信息增益和信息增益率都是以计算信息熵（entropy）为基础的。我们在大学无机化学课学过这个概念，不过那时我们学的是热力学熵，它是表征系统无序程度的物理量，熵值越大，系统的无序程度越高，可用的部分越少。这好比不同颜色的墨水有规律地分布，可以组成一幅生动的画作。但如果把同等量的墨水毫无规律地溅洒，我们只能得到一张被污染的废纸。画作和废纸的材料和能量相等，但前者的价值高于后者，熵值低于后者。这种现象通俗来讲就是一个系统的混乱程度越高，熵越大。热力学第一定律（能量守恒定律）告诉我们，能量既不会凭空产生，也不会凭空消失，它只会以一种形式转化为另一种形式，或者从一个物体转移到其他物体，而能量的总量

147

保持不变。而热力学第二定律（也称为熵增定律）告诉我们，虽然能量是守恒的，但是能量只会从熵值小的形式转变为熵值大的形式，即封闭系统中（和外界没有接触，没有能量交换），熵值会随着时间推移而增加。这好比把一个盛着热水的杯子放在凉水盆里，尽管杯子和盆并没有发生水的交换，但两者的温度会逐渐传导直至相同。在这个过程中，能量的总量未变，但熵值增加了。熵增定律是有史以来最让人绝望的定律，没有之一。它指出，如果宇宙本身是一个与更大的外界相隔绝的封闭系统（宇宙与更大的外界没有物质和能量交换），其最终的宿命一定是随着熵值的不断增加，达到熵值最大的状态。这个状态被称为"热寂"，"热寂"过后，宇宙将陷入死寂，成为一团没有价值的能量，甚至不复存在。熵增定律具有不可逆性，即时间的箭头永远指向无序和混乱。因此，熵增定律也被称为"时间之矢"（Arrow of Time）。熵增定律不仅体现在宏观的物理现象，也体现在我们生活的各个角落。例如我们常说，学如逆水行舟，不进则退。这句话其实是在说，当我们不再给学习这件事注入能量，它就会往混乱和低价值的方向发展。不仅是学习，生活、工作和感情等，只要我们不再向其注入能量，它们都会越来越糟。在一个多维的世界中，熵增是个体所有行为的附加物，这也符合所有事物都是一体两面的矛盾统一体。著名的量子力学奠基人之一埃尔温·薛定谔（Erwin Schrödinger，1887.08—1961.01）在 1944 年出版的《生命是什么》中写道："生命以负熵为食（Life feeds on negative entropy）"，指出生命的意义在于对抗熵增，以自律建立秩序。

根据信息熵的定义：

$$S = \sum_{i=1}^{c} -p_i \log_2(p_i)$$

其中 c 是类别水平数；p_i 是落入第 i 类中某案例的比例。如果只有 2 类，那么 S ∈ [0, 1]；如果有 n 类，那么 S ∈ [0, $\log_2 n$]。

下面我们通过一组实例来了解一下熵的算法：

假设有一组队列，青年占 40%，中年占 60%，则该数据的分割熵计算方法为：
$-0.4 \times \log_2(0.4) - 0.6 \times \log_2(0.6) = 0.971$。

了解了熵的算法，我们来看一下决策树是如何找到对于分类最有帮助的特征的。对于未分类的样本集合来说，设其熵为 S_{total}；经过分类后，分类样本的熵记作 $S_{classified}$。很明显，分类后样本各类的纯度会提高，样本的熵会减小，即 $S_{classified} < S_{total}$。用两者做差 $S_{total} - S_{classified}$，即得出分类前后熵的减小值，也叫作信息增益。信息增益大的特征，就是我们要寻找的节点特征。

再回到要不要去打网球的问题，请看表 7-1[①]。

---

① 该示例数据来源于中文 IT 技术交流平台 China Software Developer Network (CSDN).

表 7-1 决策数据表

天数	天气	温度	湿度	风力	是否玩球
1	晴	热	大	弱	否
2	晴	热	大	强	否
3	阴	热	大	弱	是
4	雨	中	大	弱	是
5	雨	凉	正常	弱	是
6	雨	凉	正常	强	否
7	阴	凉	正常	强	是
8	晴	中	大	弱	否
9	晴	凉	正常	弱	是
10	雨	中	正常	荣	是
11	晴	中	正常	强	是
12	阴	中	大	强	是
13	阴	热	正常	弱	是
14	雨	中	大	强	否

这组数据中的结果中有 9 个是和 5 个否，首先算一下这组数据的总信息熵：

$$S = S(\text{yes9, no5}) = -\frac{9}{14}\log_2(\frac{9}{14}) - \frac{5}{14}\log_2(\frac{5}{14}) = 0.940286$$

然后，我们需要计算根据天气将样本集分类后得到的样本熵值：

天气这组特征有三个属性：晴、阴和雨。其中晴有 2 个是，3 个否；阴有 4 个是，0 个否；雨有 3 个是，2 个否。计算三组熵值有：

$$S(\text{晴}) = -\frac{2}{5}\log_2(\frac{2}{5}) - \frac{3}{5}\log_2(\frac{3}{5}) = 0.97095$$

$$S(\text{阴}) = -\frac{4}{4}\log_2(\frac{4}{4}) - \frac{0}{4}\log_2(\frac{0}{4}) = 0$$

$$S(\text{雨}) = -\frac{3}{5}\log_2(\frac{3}{5}) - \frac{2}{5}\log_2(\frac{2}{5}) = 0.97095$$

一个分割得到的总熵是根据案例落入分区中的比例 w_i 加权的 n 个分区的熵值总和，表述成公式：

$$S = \sum_{i=1}^{n} \times \text{Entropy}(P_i)$$

因此：

$$Entropy(weather) = \frac{5}{14}Entropy(sunny) + \frac{4}{14}Entropy(forecast) + \frac{5}{14}Entropy(rainy) = 0.69353571$$

用总信息熵减去分割熵，算出信息增益：

$Gain(S, weather) = Entropy(S) - Entropy(weather) = 0.940286 - 0.69353 = 0.247$

同法，可求得气温、湿度和风力的信息增益：

$Gain(S, weather) = 0.029$

$Gain(S, humidity) = 0.151$

$Gain(S, wind) = 0.048$

比较四者，不难发现天气的信息增益是最大的。也就是说，按照天气这个属性作为分类，可以尽可能地把去和不去打网球的情况分开，如此天气便成了新的节点。再往下，天气成为新的根节点，根据晴、阴、雨进行了分割，又有了新一级的信息熵。晴下方再从温度、湿度和风力三个特征中，依据上法寻找新的特征变量进行再次分割，直到分割后的信息增益为 0，或不再有新的特征变量可供分割，最后得到类似图 7-4 的决策树模型。如此，就是 ID3 决策树的构建方法了。

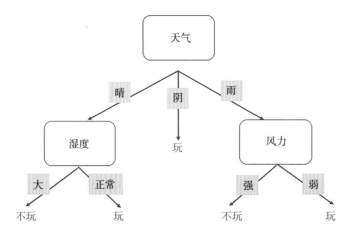

图 7-4　是否去玩网球的决策树示意

除了信息增益以外，还可以根据信息增益率来进行根节点的选择。信息增益率记作 Gain ratio。属性 a 在数据集 D 中的信息增益率：

$$Gainratio(D,a) = \frac{Gain(D,a)}{IV(a)}$$

其中：$IV(a) = -\sum_{v=1}^{v}\frac{|D^v|}{D}\log_2\frac{|D^v|}{D}$

IV（a）称为属性 a 的固有值（intrinsic value）。属性 a 的可能取值数量越多（即 V 越大），则 IV（a）的值通常会越大。因此，信息增益率相比于单纯的信息增益，实际上是对特征的类别数做了一个惩罚，以避免通过增加子节点的数量来减少信息熵的现象。

除了信息增益和信息增益率，模型分析的时候还会给出基尼指数，基于基尼系数进行分类的决策树模型，称为 CART（classification and regression tree）。根据李航老师所著的《统计学习方法》，基尼指数指分类问题中，假设有 K 个类，某样本属于第 k 类的概率为 p_k，则概率分布的基尼指数定义：

$$Gini(p) = \sum_{k=1}^{K} p_k(1-p_k) = 1 - \sum_{k=1}^{K} p_k^2 \qquad （式 7.1）$$

对于给定的样本集合 D，C_k 是 D 中属于第 k 类的样本子集，K 是种类的个数，则其基尼指数：

$$Gini(D) = 1 - \sum_{k=1}^{K} (\frac{|C_k|}{|D|})^2$$

基尼系数其实非常好理解。从式 7.1 中可以看出，p_k 尽管是一个概率，但实际上它也是第 k 个类别在总样本的占比。而（$1-p_k$）是这个样本没有被分到第 k 类的概率。因此基尼系数更通俗的解释，是指所有分类的可能错误分类率之和。因此，基尼系数也被称为基尼杂质（Gini impurity）或基尼不纯度。类别个数越少，基尼系数越小；类别个数相同，类别集中度越高，基尼系数越小。说白了，当样本都集中在少数几个类别，即越规整的时候，基尼系数就越低。和依据信息增益的 ID4 以及依据信息增益率的 C4.5 做法一样，CART 通过选取特征节点进行分类，计算各组的基尼系数并加权求和，最终所得的基尼系数越小，对应的分类特征价值越大。

7.2.2　用于回归任务的回归树和模型树

我们可以用决策树来做分类任务。如果最终要预测的结局是个连续型变量，那么是否还可以使用树模型呢？是可以的！我们接下来介绍两类用于回归任务的树模型——回归树和模型树。

前节我们介绍过，在决策树里，模型是根据熵、信息增益或者基尼系数来实现节点属性选择的；同样的道理，回归类树模型也可以通过统计量来选取节点属性（包括：方差、标准差、平均绝对偏差等）。最常用的统计量叫做标准偏差减少（standard deviation reduction，SDR）。SDR 的计算公式如下：

$$SDR = sd(T) - \sum_{1}^{i} \frac{T_i}{T} \times sd(T_i)$$

上式中，$sd(T)$ 代表样本的总标准差，T_i 表示第 i 个属性中的样本量；$sd(T_i)$ 表示

T_i 样本的标准差，$\dfrac{T_i}{T}$ 表示 T_i 样本占总样本的比例。如果用熵来替换上式中的标准差，那么 SDR 公式相当于信息增益的计算公式，这说明两者的思想是相同的，只是因为处理的数据类型不同，所以采用的统计量不同。

从上式中可以发现，重新分割后，各 T_i 样本的方差最小时，SDR 最大，以此为依据，可以找出最理想的分割（即分割样本后，各组内的方差最小，即可以将数值相近的样本尽可能地归为一类）。同样地，如果重新分割后方差不再减少，或者无属性变量可供分割，那么决策树就到达了叶节点。

回归树和模型树的区别并不在于分割方式，而在于输出结果的赋值方式：回归树给每一个样本的预测值是该样本所在叶节点的平均值，而模型树会在叶节点建立多元线性回归模型，所以一个模型树包含了很多个回归模型，然后根据回归算法进行赋值。所以回归树并没有用到统计学中的回归算法，非常容易混淆。

7.2.3 群策群力的集成学习

在答题类综艺节目中，常常会设置场外求助的环节，即如果嘉宾对问题的答案不肯定，可以求助现场观众。而观众会给出自己认为正确的答案。通常嘉宾会选取多数观众认同的答案作为参考，敲定具体答案。集体决策，少数服从多数，这种投票机制用在机器学习上，就是所谓的集成学习。

集成学习是以单个机器学习模型为基础的。以分类模型为例，在机器学习中有三类分类器：天真的分类器、弱分类器和强分类器。所谓天真的分类器就是一无所知，胡乱猜测的分类器。这类分类器是来"打酱油"的，并不具有实际意义。它的存在是为了给其他分类器做一个反面教材，并提供一个分类基线表现，最差的分类器也不过如此。例如在一个样本均衡的二分类任务中（如猜硬币的正反），天真的分类器的正确率应该是 50%。在 ROC 曲线中，天真分类器的表现是 $y = x$ 的直线，其 $AUC=0.5$。所有其他分类的表现以此为基线，看看能把准确率提高多少。如果是一个多分类任务，基线水平会随着类别数量的增加而下降。例如，在一个 1000 种类别的均衡分类任务中，天真分类器的准确率应为 1‰。如果这时有一个分类器能够把准确率提高到 50%，就已经是很不错的成绩。弱分类器的分类准确率稍强于天真分类器，这种既不是天真的分类器，又不能达到较高准确率的分类器，我们称它为弱分类器。弱分类器相当于"臭皮匠"，许许多多的"臭皮匠"加在一起，就顶上一个"诸葛亮"了。这个"诸葛亮"，就是指强分类器，即分类性能良好的分类器。集成学习通过某种策略将多个模型集成起来，通过群体决策来提高决策准确率。对于 M 个不同的模型 $f_1(x)$，$f_2(x)$，……，$f_M(x)$ 来说，其平均期望错误为 $\overline{R(f)}$。设 $F(x)$ 是基于这 M 个不同模型的简单投票机制集成模型，那么 $F(x)$ 的期望错误在 $\dfrac{1}{M}\overline{R(f)}$ 到 $\overline{R(f)}$ 之间。

在集成学习中，为了得到更好的集成效果，要求每个基模型之间是独立并且具有一定差异的。为了保证模型的独立和差异，常使用三大类方法，分别为 Bagging 类方法、Boosting 类方法和 Stacking 类方法，其各自特点见图 7-5 所示。

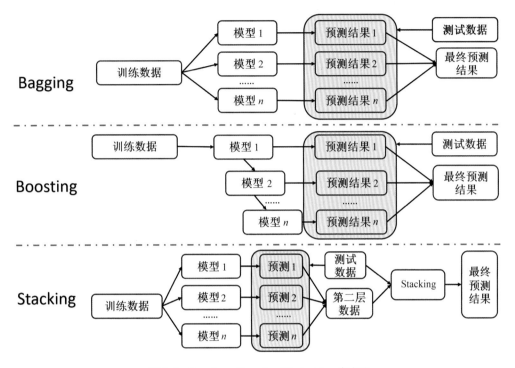

图 7-5　**Bagging、Boosting 和 stacking 类方法**

Bag 在做名词的时候指的是袋子，做动词的时候有把东西装进袋子的意思。如果用一句网络热词来形容 bagging 的意思，那就是"你是我的菜，快到碗里来"。Bagging 类算法通过随机构造训练样本和随机选择样本特征的方法来提高基模型的独立差异性。单纯的 bagging 类方法又叫自助聚合算法（bootstrap aggregating），它是从训练集中进行可放回抽样，组成每个基模型所需要的子训练集，并对所有基模型预测的结果进行投票产生最终的预测结果；随机森林（random forest）是简单 Bagging 的扩展体，它以决策树为基学习器，在训练过程中引入了随机特征选择，即首先随机选择样本（可放回抽样），再随机选择特征，构建独立的多个决策树，最后进行随机森林投票，平均投票结果作为最后的预测结果。

Boosting 有推进、增强的意思，因此 Boosting 类方法又叫正向激励算法。Boosting 类算法的根本思路是对前序基模型分类错误的样本进行加强学习。具体实施上，Boosting 会按照一定的顺序来训练不同基模型。每个基模型在训练时，都根据前序基模型的表现调整下一个基模型的训练，使得下一个基模型的表现往更好的方向发展。也可以说，下一个基模型，是对上一个基模型在预测精准性上的补充。这在分类任务上，表现为下一个基模型要努力把上一个基模型分类错误的样本分类正确；而在回归任务上，表现为下一个基模型要努力修正上一个基模型的预测值与真实值的差异。

在分类任务中，AdaBoost（adaptive boosting，自适应增强）就是基于调整样本权重的思想实现了分类纠偏。具体来说，Adaboost 使用可放回抽样随机挑选个体基模型的训练样本，并根据上一轮基模型的分类结果调整训练样本的权重（降低分类正确的样本权重，增加分类错误的样本权重）。而权重可以影响原始数据中的样本在下次采样中被抽中的概率。这样就使得在下一次迭代时，被分类错误的样本能够被后序模型重新训练。Adaboost 算法有三个步骤：首先，初始化训练样本的权值分布，每个样本具有相同权重（即在抽样过程中，被抽到作为模型训练集的概率一样大）；之后，训练弱分类器，即基模型。如果样本分类正确，则调低对应样本的权值，反之提高。依据权重重新进行可放回抽样，用更新过的样本集去训练下一个分类器；在各个弱分类器的训练过程结束以后，加大分类误差率小的弱分类器权重，降低分类误差率大的弱分类器权重，将所有弱分类的预测结果加权平均，组合成为强分类器的预测结果。

对于回归任务而言，下一个基模型是为了弥补上一个基模型预测的残差（即真实值与预测值之间的差值）。此处我们要认识两个模型——GBDT 和 Xgboost 模型。GBDT 全称为 Gradient Boosting Decision Tree，梯度提升决策树。基于梯度提升算法的学习器叫作 GBM（gradient boosting machine），和脑胶质母细胞瘤的英文缩写一样。理论上，GBM 可以选择各种不同的学习算法作为基学习器。现实中，使用最多的基学习器是回归树。不同于 Adaboost 每次加大分错样本的权重，GBDT 在每轮训练中，用下一个基模型来拟合上一轮预测的残差。例如小王的真实身高为 1.75 米，在 GBDT 的第一个模型中，预测出其身高为 1.65 米，残差为 0.1 米；下一个回归树对小王这个样本，回归的就是 0.1 米；如果第二个回归树预测后的结果为 0.15 米，那么其留给第三个回归树的残差就是 0.1–0.15=–0.05 米，这个值即是第三个回归树针对小王这个样本的拟合值。GBDT 模型的结果，就是其所有基分类器的预测结果之和，即 $f_M(x)=\sum_{m=1}^{M}T(x,\theta)$。其中 $f_M(x)$ 表示整个集成学习模型，$T(x)$ 表示决策树；x 为样本特征，θ 为决策树的参数；M 为树的个数。这是提升树（boosting tree）的通用加法模型表示形式，也是 GBDT 模型"BDT"这三个字母的来源。对分类问题决策树 $T(x)$ 是二叉分类树，对回归问题决策树 $T(x)$ 是二叉回归树。在小王的例子中，如果第三棵树拟合后预测的结果是 –0.04 米，那么模型给出的最终小王预测身高为 1.65+0.15–0.04=1.76（米）。有读者或许会有疑问，如果 GBDT 的算法如此简单，那么这和梯度（Gradient）有什么关系呢？事实上，函数梯度（即函数自变量的一阶导数）被认为是一个函数上升最快的方向。源于前面介绍的损失函数优化的思想，对于任意一个损失函数 $Loss(F(x))$，如果想让 Loss 快速下降，都要使得 $F(x)$ 沿着损失函数梯度的反方向，即负梯度的方向变化，即 $-\dfrac{\partial Loss(F(x))}{\partial F(x)}$。此优化方法为梯度下降法，在后续优化和神经网络的相关章节我们会做深入的介绍。对于回归任务而言，我们常用残差平方和来表示整个回归模型的损失，即 $Loss = \dfrac{1}{2}(y - F_m(x))^2$。其中 y 是真实值，$F_m(x)$ 为模型在 m 步的预测值。这个函数的自变量是 $F_m(x)$，为了使损失函数尽快变小，我们要计算 $Loss = \dfrac{1}{2}(y - F_m(x))^2$ 对 $F(x)$ 的负导数，而这刚好得到 $y-F(x)$。即对于以残差平方和为损失函数的回归模型来说，损失函数梯度的负值刚好为残差。因此，Freidman 提出了梯度提升（gradient boosting）算法，即利用损失函数的负梯度在当前模型的值作为提升树算法中残差的近似值。这是一种更加泛化的说法。结合上述，GBDT 也是依据梯度提升的思想来进行建模的。如果梯度提升的损失函数不再是残差平方和，那么残差和负梯度就不相同了，这时同样可以用梯度来近似残差值，进行下一个基模型的拟合。相比于 GBDT，另一个同原理的更为人所知的模型是 XGboost。XGboost 是 GBDT 模型的改良扩展版，相比于 GBDT，XBboost 最大的特点在于，其在损失函数的优化方面引入了二阶导数，相当于神经网络优化的牛顿法（我们将在章节 8.1.3 做详细介绍）。当然，作为当前统计学习领域的王者模型，Xgboost 还有其他的改进。有兴趣的读者可以自行钻研，此处不再过深讨论。

集成学习的优点是能明显提高模型的预测准确率。但由于集成算法是很多基模型堆叠在一起的，因此其解释性下降。在以树模型为基模型的算法中，由于分裂根节点所采用的特征是可以被追溯到的，因此可以据此判断样本各特征的重要性（feature importance），这可以部分弥补集成模型解释性降低的缺陷。由于临床诊疗常需要解释决策的依据，因此目前随机森林等较少用于临床结局的预测。不过在某些对解释性要求不高的纯应用领域，集成学习是一类提高预测效果的非常棒的模型。

7.3　人们日用而不自知的贝叶斯推理

7.3.1　初识贝叶斯定理

设想，现在有一项血液检查，可以用来筛查乳腺癌。这个检查的灵敏度和特异度都是 90%。也就是说，如果一个人得了乳腺癌，去做这个检查，有 90% 的概率会得到一个阳性结果；如果患者没得乳腺癌，那90%会得到一个阴性结果。现在您在门诊，就有一个患者拿着检查结果找到了您，心急如焚，跟您说她的乳腺癌筛查结果是阳性的，此刻您认为她有多大的概率得了乳腺癌呢？如果我跟您讲，乳腺癌的发病率在人群中为1%（此发病率为假设，请勿当真），是否会影响您对前面这个问题的判断？带着这个问题，我们来了解贝叶斯定理。

贝叶斯是18世纪英国的神职人员，他研究数学的初衷是为了证明上帝的存在。虽然，他并没有成功，却阴差阳错地开创了贝叶斯统计。统计学有两大分支，一是频率学派，二是贝叶斯学派。我们平时学到的统计学以频率学派为主，它认为一个事件发生的概率分布是固定的，是相对独立的，只要找到这个概率分布就可以了。例如点估计中的均值估计，频数估计等等。贝叶斯学派的世界观和频率学派不太一样。贝叶斯学派认为世间万物是彼此联系的，一个事件发生的概率依赖于其他有联系的事物。一个事件的发生是有条件的，我们找的，是满足特定条件下的概率，也叫条件概率。

对于联合概率的计算有一个常见的公式：$P(A \cap B) = P(A) * P(B)$，代表 A 和 B 事件都发生的概率等于 A 事件发生的概率和 B 事件发生概率的乘积。例如抛两次公平硬币均为正面的概率（25%）等于抛第一次为正面的概率（50%）乘以第二次为正面的概率（50%）。这个公式的应用有一个前提：A 和 B 是独立事件。如果事件不独立呢？那么 A 和 B 同时发生的概率就等于其中一个发生的概率乘以在前者发生的基础上，后者发生的概率。在这里可以表示为 B 发生的概率，乘以 B 发生以后 A 发生的概率，即：

$$P(A \cap B) = P(B|A) \times P(A)$$

当然，也可以写成：

$$P(A \cap B) = P(A|B) \times P(B)$$

上式左右同时除以 $P(B)$：

$$P(A|B) = P(A \cap B)/P(B)$$

同时，由 $P(A \cap B) = P(B|A) P(A) = P(A|B) P(B)$ 得：

贝叶斯定理

$$P(B|A) = P(A|B)P(B)/P(A)$$

回到本节刚开始的问题，如果知道乳腺癌在人群中的发病率是1%，我们记作：

$P(cancer) = 1\% = 0.01$

人群中非乳腺癌人群即为：

$P(noncancer) = 1-P(cancer) = 0.99$

而该血液检查的灵敏度和特异度都是90%，也就是说：

$P(pos|cancer) = $ 灵敏度 $= 90\% = 0.9$

$P(pos|noncancer) = 1-$ 特异度 $= 1-0.9 = 0.1$

$$P(pos) = P(cancer) \times P(pos|cancer) + P(noncancer) \times P(pos|noncancer) = 0.01 \times 0.9$$
$$+\ 0.99 \times 0.1 = 0.108$$

$$P(cancer \mid pos) = \frac{P(pos \mid cancer)P(cancer)}{P(pos)} = \frac{0.9 \times 0.01}{0.108} = 8.3\%$$

最后经过计算，当人群发病率为 1% 时，在没有任何其他信息的情况下，某个体在得到一项灵敏度和特异度均为 90% 的检查阳性结果后，其患乳腺癌的概率仅为8.3%。这是不是和您最开始估计的有差异呢？

熟悉流行病学的读者一定能够看出来，这里的 8.3%，其实是诊断试验中的阳性预测值，即诊断试验阳性结果中，真正患病的比率。如果有 1 000 个个体，按照 1% 的发病率，共有 10 个人患乳腺癌。因为敏感性为 90%，故而 9 人被检出乳腺癌，1 人未被检出；又因为特异性是 90%，因而在 990 个未得乳腺癌的个体中，有 990 × 90%=891 个未患病个体试验结果为阴性，剩下 990–891=99 个未患病患者试验结果为阳性。如果我们按照诊断试验的方法建立一个混淆矩阵四格表，在上面的例子中，可有如下表格（表 7-2）。根据表格，阳性预测值 = 9/（9+99）= 0.083。这与我们通过贝叶斯方法计算出来的结果相符。

表 7-2　乳腺癌患病数据的诊断四格表

	患乳腺癌	未患乳腺癌
试验阳性	9	99
试验阴性	1	891

贝叶斯定理告诉我们，一件事情发生的概率与两个因素有关：一个是它的先验概率。先验概率就是我们在什么条件都不知道的时候观察到的基础概率（前面乳腺癌的例子就是 1%）。另一个是具体的制约条件。我们通过条件概率，能够推导出一件事物在先验概率的基础上，经过条件影响，得到的最终发生概率（也称后验概率）。从这个过程我们可以看出，为什么疾病筛查工作要在尽量高危人群中进行。因为在低危人群中，由于基础患病率很低，只要筛查项目并不是诊断疾病的金标准（即不能认为该检查的灵敏度和特异度为 100%），那么即便得到了阳性筛查结果，也不能说明该个体的患病概率很大。因此，疾病的早筛是一个不断增加先验概率的过程。当前，很多疾病的早筛以年龄作为决策依据。例如，医生普遍建议超过 40 岁以后要定期复查胃肠镜（短者 1～2 年复查，长者 3～5 年复查）。但实际上仅根据年龄进行大规模癌症筛查的方法既不有效，也不经济。未来如何应用个性化数据和 AI 辅助癌症精准筛查，是一个值得持续探索的问题。

7.3.2 朴素贝叶斯算法

在现实世界中，单一事件的发生几乎都是多个因素共同作用的结果。如果想研究高龄患者术后感染的概率，我们将感染记为 infection、高龄记为 old，根据贝叶斯定理：

$$P(infection\,|\,old) = \frac{P(old\,|\,infection) \times P(infection)}{P(old)}$$

但影响感染的因素不止一个，可能还有糖尿病（DM）、术程长（longOP）等因素，假定只有上述这三个因素对感染有影响。我们如何求出非高龄，糖尿病并且术程长患者的感染风险呢？根据贝叶斯定理，得出新的公式[1]：

$$P(infection\,|\,\neg old \cap DM \cap longOP) = \frac{P(\neg old \cap DM \cap longOP\,|\,infection) \times P(infection)}{P(\neg old \cap DM \cap longOP)}$$

现在的问题是，$P(\neg old \cap DM \cap longOP)$ 怎么算？按照条件概率的计算方式：

$$P(\neg old \cap DM \cap longOP) = P(\neg old) \times P(DM\,|\,\neg old) \times P(longOP\,|\,\neg old \cap DM)$$

这样看，三个因素似乎还勉强计算，如果影响因素再多，条件概率的计算将会越来越复杂。有没有一个简化它的办法呢？这就要提到我们本节所介绍的朴素贝叶斯模型（naive Beyesian model，NBM）了。为什么要给 NBM 前加上一个"朴素"的帽子呢？因为它有一个非常朴素且天真的假设：类条件独立（class-conditional independence）。类条件独立假设各个特征的出现是互相独立的，即 $P(A \cap B) = P(A) \times P(B)$。我们知道这个条件在大部分场合是不能被满足的，因为条件之间通常是不独立的。例如上面这个例子，高龄和糖尿病很明显就是两个不相互独立的因素。所以朴素贝叶斯模型是对现实的一种近似估计，但通常这种近似估计却能得到非常稳定并且准确的分类效果。

既然假设条件因素是独立的，那么 $P(\neg old \cap DM \cap longOP\,|\,infection)$ 就可以写成：

$$P(\neg old \cap DM \cap longOP\,|\,infection)$$

$$= P(\neg old\,|\,infection) \times P(DM\,|\,infection) \times P(longOP\,|\,infection)$$

由此得：

$$P(infection\,|\,\neg old \cap DM \cap longOP)$$

$$= \frac{P(\neg old \cap DM \cap longOP\,|\,P(infection)) \times P(infection)}{P(\neg old \cap DM \cap longOP)}$$

$$= \frac{P(\neg old\,|\,infection) \times P(DM\,|\,infection) \times P(longOP\,|\,infection) \times P(infection)}{P(\neg old \cap DM \cap longOP)}$$

---

[1] 注意：式中 ¬ 代表逻辑"否"的意思，¬ old 即是非高龄。

而 $P(\neg old \cap DM \cap longOP)$ 的计算，是患者基础情况的计算，跟感染与否并无关系（感染是结局），因此：

$$P(infection \mid \neg old \cap DM \cap longOP)$$

$$\propto P(\neg old \mid infection) \times P(DM \mid infection) \times P(longOP \mid infection) \times P(infection)$$

而在同样条件下，非感染的概率可表示为：

$$P(\neg infection \mid \neg old \cap DM \cap longOP)$$

$$\propto P(\neg old \mid \neg infection) \times P(DM \mid \neg infection) \times P(longOP \mid \neg infection) \times P(\neg infection)$$

上面两式中符号"$\propto$"是比例符号，表示 $\propto$ 两侧是比例关系。其中，我们把 $P(\neg old \mid infection) \times P(DM \mid infection) \times P(longOP \mid infection) \times P(infection)$ 称为感染的总似然（ $likelihood_{infection}$ ）；而 $P(\neg old \mid \neg infection) \times P(DM \mid \neg infection) \times P(longOP \mid \neg infection) \times P(\neg infection)$ 称为非感染的总似然（ $likelihood_{\neg infection}$ ）。因为感染和非感染是互斥事件，因此该患者感染的风险为：

$$P(infection \mid \neg old \cap DM \cap longOP) = \frac{Likelihood_{infection}}{Likelihood_{infection} + Likelihood_{\neg infection}}$$

由此，便得出了在非高龄，糖尿病并且术程长患者的感染风险。总结朴素贝叶斯模型，它本质上是依靠类条件独立假设，对概率似然做了近似计算。最后以各类似然的相对大小来推断预测事件风险。您或许觉得这样的近似不够完美，不过在以模型表现说话的人工智能领域，能够高效经济，而又准确快捷地解决问题才是人们追求的目标。本节为了方便读者理解，只举了三个相关因素的例子。当存在成百上千个，甚至更多的相关因素时，条件概率的计算将变得困难甚至无法达成。此时朴素贝叶斯就是一个非常经济高效的模型。当前电子邮箱都有识别垃圾邮件的功能，很多后端都是依靠朴素贝叶斯模型。具体的做法是：把每个词都当成一个元素，分别计算在出现这个词的情况下，该封邮件是垃圾邮件或不是垃圾邮件的似然，从而计算垃圾邮件的风险。语言用词成千上万，计算条件概率是不可能的。在这类情况下，朴素贝叶斯就是必要的简化模型了。

7.3.3　概率图模型

贝叶斯学习是一个非常庞杂的体系，考虑多因素之间的联合概率分布，用图形表示最合适不过。例如，在上面的例子中，如果不考虑年龄和糖尿病的关系，则有图 7-6 表示。

如果考虑年龄对糖尿病的影响，则有图 7-7。

这种用图结构表示因素之间概率关系的模型叫作概率图模型（probabilistic graphical model）。概率图模型分为两类：一种是有向图模型，另一种是无向图模型。

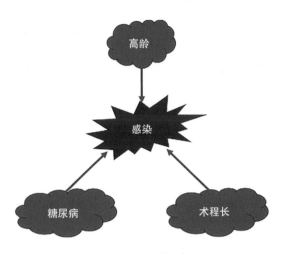

图 7-6　概率图示意

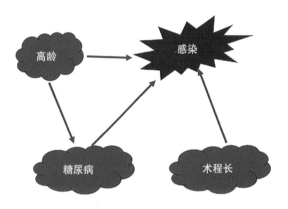

图 7-7　考虑年龄对糖尿病影像的概率图

上面我们画的就是有向图模型，也可以叫贝叶斯网络（Beyesian network）或信念网络（belief network）。贝叶斯网络是有向无环图，"有向"指各因子之间用有方向的箭头相连，每个箭头都表示因果关系；"无环"指从任意顶点出发都无法经过若干条边回到该点，即任何变量都无法自己决定自己。将贝叶斯网络的方向去掉，就变成了无向图模型，也叫马尔科夫随机场（Markov random field）或马尔科夫网络（Markov network）。马尔科夫随机场和贝叶斯网络在拓扑结构上有两点不同：马尔科夫随机场连接顶点的边没有方向，同时也可以存在环路结构。马尔科夫随机场表示的是网络中因素的互相作用，而贝叶斯网络表示的是各因子的因果关系。对于概率图模型的学习包括图结构学习和图参数学习，其深度超出了本书的讨论范围。有许多专著对概率图模型进行了深入的探讨，例如《概率图模型》（*Probabilistic Graphical Models*），达芙妮·科勒 & 尼尔·弗里德曼（Daphne Koller, Nir Friedman）；《贝叶斯推理与机器学习》（*Bayesian Reasoning and Machine Learning*），大卫·巴伯（David

Barber）。请有兴趣的读者自行参读。

贝叶斯统计在医疗、基础、经济等方面均有介入，例如使用贝叶斯网络评估治疗措施的疗效和社会经济效价（Haeussler, den Hout et al. 2018，Haeus-sler, den Hout et al. 2018）、填补缺失值（Hoijtink, Gu et al. 2019）、诊断试验（Johnson 2017）、识别疾病分类（Johnson 2017）、风险预测（Krause, Holthouser et al. 2017）等等。尽管医生所学的经典循证医学里较少看到贝叶斯统计的身影，但在临床工作中，我们却是对贝叶斯理论日用而不知。为什么这么说呢？因为根据前验和条件推导后验的思维方式，相比于频率学派统计学更符合医生日常的推理模式。设想一个患者最初来找医生的时候，他只有大概的症状，医生通过症状甄别和查体，做出患者是否需要进一步检查的判断，之后再根据从低价到高价、无创到有创的顺序逐级递进式地检查，甚至当所有检查都结束了，仍然无法得到确定性的诊断，还需要诊断性治疗（即按照假定疾病先进行治疗，如果治疗有效，说明假定疾病大概率为真）。这个过程说明，实际临床工作中医生并不具备观察疾病的上帝视角，我们更常用的思维模式是依据不全量特征的不确定性推理。并且这个推理的范围如同一张网络一样，存在多因多果，以及因因交互，果果交互，因果关系转换等复杂关系。当患者在既有状态下发生了一个新的事件，我们需要思考新的状况提示患者病情接下来将向哪个方向演变，以及患者是否会出现新的问题。这是很典型的贝叶斯思想。尽管贝叶斯理论在现有的医学研究中并不常用，但随着医学研究方法与数据科学的融合发展，贝叶斯理论一定会在医学领域发挥更大的作用。

7.4　基于距离的机器学习分类与聚类

距离，在语义上指在空间或时间上相隔。在用笛卡儿坐标系表示的向量空间中，这个相隔也代表了差距，两个事物距离越大，提示其差异也越大。度量距离的方式有很多种，图 7-8 给出了最常应用到的三种，分别为欧几里得距离（简称欧氏距离，Euclidean distance）、曼哈顿距离（简称马氏距离，Manhattan distance）和余弦相似性（简称余弦距离，cosine distance）。我们总说两点之间直线最短，这条最短的距离，就是欧几里得距离。欧几里得距离是从点的笛卡儿坐标用勾股定理计算出来的，即 $D(x,y)=\sqrt{\sum_{i=1}^{n}(x_i-y_i)^2}$。在图 7-8 中，A 点到 B 点的欧几里得距离为 $\sqrt{(x_1-x_2)^2+(y_1-y_2)^2}$。曼哈顿距离，通常称为出租车距离或城市街区距离（taxicab distance or city block distance）。它把两点之间的路径描述为均匀网格（如棋盘），两点之间只能按照直角移动，在计算距离时不涉及对角线移动。曼哈

顿距离的计算公式为 $D(x,y) = \sum_{i=1}^{n} |x_i - y_i|$。图 7-8 中，A 点到 B 点的曼哈顿距离表示为 $|x_1-x_2| + |y_1-y_2|$。余弦相似度就是两个向量夹角的余弦。两个方向完全相同的向量的余弦相似性为 1，而两个方向完全相反的向量的相似性为 –1。在线性代数中，向量 A 和向量 B 的点积公式为 $A \cdot B = x_1 \times x_2 + y_1 \times y_2$，其代表向量 B 的长度乘以向量 A 在向量 B 方向上投影的长度（反过来说，和向量 A 的长度乘以向量 B 在向量 A 方向上的投影长度，两者等价），而向量 A 在向量 B 上的投影长度等于 A 的长度乘以 $\cos\theta$，其中 θ 是向量 A 和 B 间的夹角，即 $A \cdot B = |A| \times |B| \times \cos\theta$。因此，余弦相似度的计算公式为 $\cos\theta = \dfrac{A \cdot B}{|A| \times |B|}$。反映在图 7-8 中，向量 A 和 B 的余弦相似度为

$$\cos\theta = \frac{x_1 \times x_2 + y_1 \times y_2}{\sqrt{x_1^2 + y_1^2} + \sqrt{x_2^2 + y_2^2}}。$$

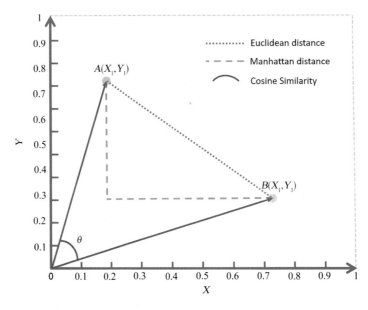

图 7-8　三种常用的距离

以上三种距离在机器学习领域最为常用。除了这些度量距离的方式以外，还有汉明距离、切比雪夫距离、闵可夫斯基距离、Jaccard 索引、哈弗辛距离等。通过这些距离，我们可以度量样本间的差异和相似性，进而完成分类和聚类任务。

7.4.1　K 近邻分类

K 近邻算法（K-nearest neighbor，KNN）是一种近邻分类器，也是最简单的懒惰机器学习算法之一。所谓懒惰学习，就是在学习过程中免去一切抽象化的步骤，并不建立回归方程，模型中没有参数，完全依赖样本分类的分类。这样说比较抽象，我们

看一个经典的应用例子——分类西红柿。

如图 7-9，按照甜度和脆度将食材分为三类：蔬菜、蛋白质和水果，西红柿落在了中间。现在我们希望通过该图来为西红柿的类别定性，应该如何做呢？

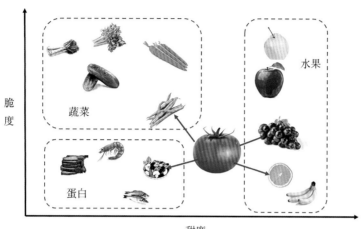

图 7-9　西红柿属于哪种食材？

根据 KNN 算法，会选取离西红柿最近的 k 个点，在这里 k 如果等于 4，那么则选取坚果、四季豆、橙子和葡萄四个点。计算离西红柿最近的 k 个点的所属类别，依次投票，因为橙子和葡萄都属于水果类的，占比最多（2 : 1 : 1），所以西红柿也会被分到水果类。

在这里涉及两个问题：

1. K 值如何确定：K 的初始值通常可设置为 $\sqrt{样本量}$。如果在本例中训练集案例数是 14，则 K 从 3.74 ≈ 4 开始。当然，可以多尝试不同的 K 值，使分类器的预测效果最佳。

2. 距离如何确定：KNN 算法采用欧几里得距离。

KNN 算法的优点是简单有效；对数据的分布没有要求；训练阶段很快。但缺点也很突出：它不产生模型，在发现特征之间关系上的能力有限；分类阶段很慢；需要大量的内存；分类变量（特征）和缺失数据需要额外处理，很难部署等等。KNN 可以作为一种插补缺失值的方法，在分类任务中，单独应用 KNN 的研究较少，有一些研究将其作为一种辅助手段，利用它来增强复合模型的鲁棒性。

7.4.2　聚类算法

俗话说物以类聚，人以群分。所谓聚类（clustering），就是根据样本特征自动将样本分类的一类算法，它是非监督式学习的代表算法。最常见的聚类算法包括 K 均值聚类和层次聚类。

上节介绍的 K 近邻分类和本节的 K 均值聚类（K mean Clustering）尤为类似，两者都需要提前设定 K 值，都是以距离为分类标准，且最常用的距离度量都是欧几里得距离。不同点在于：

1.KNN 算法作为一种分类器最终目的是预测类别，而 K 均值聚类作为聚类方法的一种，是一种数据归纳技术，作用是在已知的数据中寻找规律。

2.KNN 算法的类别是事先给定的，而 K 均值聚类的类别是随 K 值大小产生的，类别的意义要看聚类中心的特征，后加以解读。

3.KNN 算法之所以称为近邻分类，是因为它度量的是观察点到邻近点的距离；而 K 均值聚类之所以称之为均值聚类，是因为它算的是观察点到聚类中心的距离。

以下是 K 均值聚类的计算过程（图 7-10）：

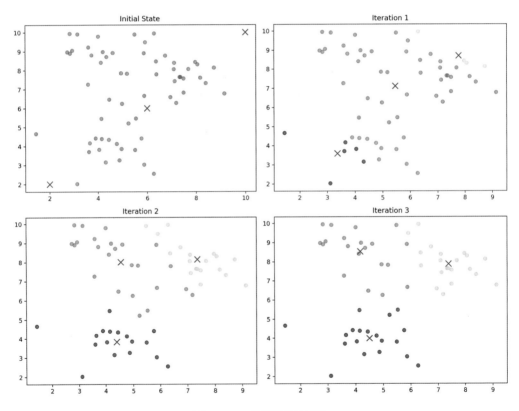

图 7-10　K 均值聚类的过程

1. 从所有数据中随机抽取 k 个对象作为质心，算各样本点到质心的距离，并依此将所有样本分类（一个样本更靠近哪个质心，它就会被分到哪一类）。

2. 重新计算各类别的聚类中心，并将新的聚类中心作为质心，重复第一步骤。

3. 重复 1、2 步骤，直到聚类中心不再改变，或达到最大迭代次数。

在医学应用方面，K 均值聚类作为一种寻找数据内部同质性的方法，可以作为模式识别的工具。例如 Vogt 等对心衰患者的急救过程进行分析，分别对接诊医师身份、检查和药物使用情况进行聚类，最后识别出救治过程的不同模式。而后分析聚类所得的各种模式对预后的影响（Thommandram, Eklund, et al. 2013）。可见，聚类将数据分成性质相近的簇，为后续分析提供了思路。这种思路在流行病学调查中尤为适用，例如 Hosseini 等通过分析流调数据，根据 K 均值聚类来探索儿童和青少年的饮食模式（Hosseini, Papanikolaou, et al. 2019）。类似地，还有对尿流动力模式识别（Kim, Yoon, et al. 2017）、对气道通气功能下降模式的识别分类（Lee, Rhee, et al. 2017）等。

层次聚类（hierarchical clustering）是在不同层次上对数据进行划分，形成树状的聚类结构算法。在层次聚类开始时，算法将每一个样本看成一个簇，这些簇根据簇之间的距离一步步合并，直到达到预设的聚类簇个数。

这里的距离计算可以使用三种距离：最小距离，即两个簇的样本对之间距离的最小值；最大距离，即两个簇的样本对之间距离的最大值；平均距离，即两个簇的样本对之间的平均距离。层次聚类是生物信息学研究的常用方法，通过基因表达量绘制热图并行层次聚类，将聚类结果和预后的关系进行探讨。这是一种在基因数据层面上的模式识别。

和均值聚类相同，层次聚类也可用于临床和流行病学调查数据的模式归类（Jordao, Malta, et al. 2018；Goeg, Cornet, et al. 2015）。无论是哪种聚类方式，其依据的都是样本间距离的计算，因此层次聚类的树状结构如果用坐标系的形式表示和 K 均值聚类的结果非常相似，但因为聚类方式不同，其结果略有不同（图 7-11）。

聚类的表象是把相似的事物聚在一起，但本质上，聚类是一个从具象（样本）到抽象（类别）的过程。我们要理解并解读好聚类所形成的类别含义，用好类别，并以其为基础模式，探索差异存在的原因以及对现实的影响。

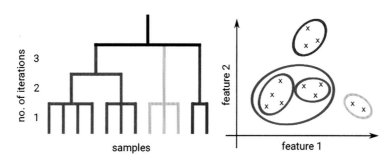

图 7-11　层次聚类后的平面坐标图

7.5 数据降维的艺术

7.5.1 主成分分析

对于数据分析者而言，样本的特征非常多，既是好事也是坏事。好事是因为特征多总比特征少好，至少有了分析的素材和空间；坏事是因为特征多，好比一盘散沙，分不清轻重，让人一头雾水。把样本的特征数量由多变少的办法我们已经介绍过一个——Lasso回归。Lasso回归是筛选变量的方法，它把和感兴趣变量不相关的特征去掉了。除了筛选变量，还有一种浓缩变量信息的办法，即数据降维，即通过构建少数变量，使其携带多个变量的信息，并以此少数变量代替多数变量，从而达到减少特征数量的目的。

主成分分析（principal component analysis，PCA），是最常用的数据降维方法。我们先来看一看主成分分析的基本形式。

设一个样本有 d 个特征，它可以表示成：

$$sample = \{x_1, x_2, \cdots, x_d\}$$

那么：

$$PC = a_1 x_1 + a_2 x_2 + \cdots + a_d x_d$$

这里的PC，就是所谓的主成分，它是观测特征变量的线性组合。PC可以代替原有的特征（那些众多的x），成为样本新的特征。PC的数量通常不止一个，有很多个，我们假设有 d′ 个，用这些主成分来代替原有的特征，变量的特征数量就从d个变成了d′个，而样本的维度，也从d维降到了d′维。显而易见，d′是一定 ≤ d 的，否则就不叫降维了。所谓主成分分析，就是找到PC，这里的PC可以是一个，也可以是很多个，用计算出来的PC代替原有的特征变量，而不影响对样本的特征描述。即：

$$sample = \{x_1, x_2, \cdots, x_d\} \longrightarrow sample = \{PC_1, PC_2, \cdots, PC_d'\}$$

了解了PCA的形式，下面我们谈一谈PCA的内涵。在章节6.2.3中我们曾谈到，信息反映的是差异化的现实。那么如何去表示这种差异性呢？在统计学中，我们常用方差来代表一组特征的离散趋势，而离散趋势越明显，说明差异性越大。从这个角度来说，方差也代表着统计学中的信息携带。方差越大，说明数据越离散，也就是样本间差异越大。这个差异是由什么造成的呢？这里就有很多值得继续挖掘的内涵了。

PCA的统计内涵可以理解为最大方差解释。什么叫最大方差解释？请看图7-12。图中的点都在二维坐标系中，或者叫笛卡儿坐标系中。如果看原来的坐标轴 X 和 Y，各个点的横坐标和纵坐标所形成的方差分别为 sd_x 和 sd_y，如果把红线也看成是一个坐标轴，那么各个点在红线上的投影刻度也会形成一个方差，我们记作 sd_{pc}。您可以猜猜看，是 sd_x 和 sd_y 大呢，还是 sd_{pc} 大呢？很明显，一定是 sd_{pc} 大，因为图中各点分布是沿着红线的方向纵深的。所谓主成分分析，统计上的目的就是找到数据分布的纵深线，在这条线上，数据投影后的方差最大。方差大，会让样本之间更好区分，从而保留了各个样本的个体信息。而让投影方差最大的这条线，其实就是样本的第一主成分。

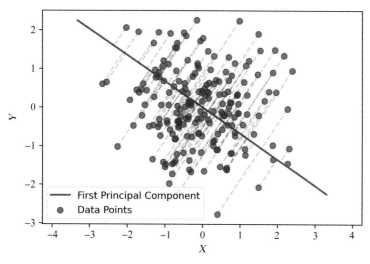

图 7-12　最大方差解释示意

主成分并不止一个，其他的主成分，比如第二主成分，要在和第一主成分垂直的方向找。因为 PCA 有一个特点，即所有主成分之间都是正交的，也就是垂直的。如果在二维平面，那么毫无疑问，第二主成分就是和红线垂直的这条线；如果是三维空间，那您还需要以红线为轴，转动这条垂直线，找一下，看看在哪个方向上，各个点在这条线上的投影所得的方差最大。那条方差最大的线，就是第二主成分。在三维空间上，第二主成分确定下来了，第三主成分的方向也定下来了，因为第三主成分一定是垂直第一和第二主成分的。第一主成分和第二主成分两条线确定了一个平面，在三维空间里，垂直一个平面的方向是唯一的。而在更高维空间中，虽然不太好想象，但是道理都是一样的。

您或许会不解：主成分的基本形式是 $PC = a_1x_1 + a_2x_2 + \cdots + a_dx_d$，这个形式是怎么和投影联系在一起的呢？这里就涉及一些线性代数的知识。

我们已经知道，原来的样本可以表示成：$sample = \{x_1, x_2, \cdots, x_d\}$，这里的 x 可以看成是空间里点的坐标，$(x_1, x_2, \cdots, x_d)$ 也可以看成是原点到该样本点的一个向量，记作 $\overrightarrow{sample}$；而主成分的方向，其实就是向量 $a_1, a_2, \cdots, a_d$ 的方向，记作 $\overrightarrow{PC}$。这里，

我们把主成分的向量做了一个限制，使得主成分向量的长度等于 1，记作 $\parallel \overrightarrow{PC} \parallel = 1$。$PC = a_1 x_1 + a_2 x_2 + ... + a_d x_d$ 就是 $\overrightarrow{sample}$ 和 $\overrightarrow{PC}$ 这两个向量求点积的表达式。在线性代数中，点积也叫内积。所谓向量 a 和向量 b 的点积，它的几何意义我们在介绍余弦相似度的时候已经介绍过，这里再加深一遍印象：向量 a 的长度，乘以向量 b 在向量 a 上的投影长度。因为这里我们把主成分向量的长度规定为 1，任何数乘以 1 还是它本身，所以 PC 就代表样本在主成分方向上的投影长度。

就 PCA 的日常应用来说，理解到这里已经足够了。如果继续深挖，就要涉及主成分的数学求解过程。PCA 计算的是样本特征之间的协方差矩阵。要回答为什么是协方差矩阵，首先要回答什么是协方差，为什么是协方差。

PCA 之所以能够降低样本的表示维度，并且使有限的主成分携带大量的样本信息，其根本原因是样本特征之间存在着一定的相关性。从图 7-12 中即可看出，为什么能够找到浓缩这些样本特征的主成分，就是因为这些样本的 X 和 Y 分布存在明显的相关性。协方差和相关性有十分密切的关系，关于协方差的定义，常见的说法是表示的两个变量的总体的误差。这个概念让人很费解，还不如直接看公式。x 和 y 的协方差可以写为：

$$Cov(x, y) = \frac{\sum_{i=1}^{n}(x_i - \bar{x})(y_i - \bar{y})}{n-1}$$

从上式可以看出，协方差表示的是两个变量 x 和 y 变化方向上的一致性。如果 x 和 y 同向变化（正相关），即随着 x 增大 y 也增大，或者随着 x 减少 y 也减小，那么 $(x_i - \bar{x})(y_i - \bar{y})$ 就趋向于正数；反之，如果 x 和 y 反向变化（负相关），那么 $(x_i - \bar{x})(y_i - \bar{y})$ 就趋向于负数；如果 x 和 y 是独立的，没有任何关系，那么 $(x_i - \bar{x})(y_i - \bar{y})$ 就趋向于正负各半，而 $\sum_{i=1}^{n}(x_i - \bar{x})(y_i - \bar{y})$ 就趋向于 0。因为协方差表示了两个变量的相关关系，而 PCA 能够找到合适主成分的前提是样本特征之间有相关性，所以 PCA 和协方差扯上了关系。到此，我们回答了第一个问题：什么是协方差，以及为什么是协方差？接下来的问题是：什么是矩阵？什么是协方差矩阵？为什么是协方差矩阵？

说到矩阵，就必须先说一说线性代数中基、向量、向量的表示以及它们和矩阵的关联。我们先来解释"基"。在奇幻修仙类小说里，经常有修仙者用法术布阵。想要布阵，就要布置阵基，也就是说一个大阵是由数个阵基支撑起来的。这个阵基的"基"字用得很好，因为线性代数里也有"基"这个概念。小说里的"基"支撑起了一个大阵，数学中的"基"支撑起了一个空间。我们可以把基理解成一个坐标轴，在我们熟悉的二维坐标系中，X 轴和 Y 轴就撑起了一个二维空间，在这个二维空间上的任意一点都可以由 X 和 Y 表示。空间中的任意一点，也可以表示一个向量。向量是一个有方向，也有长度的量。如果把空间中所有向量的起点都拉到原点，空间中的点作为向量的终点，那么空间中的所有点都可以表示向量。所以在线性代数里把空间叫作向量空间，把几个坐标轴支撑起的一个空间叫作张成空间。如果线性空间 V 可以表示为一组向量 v_i 的张成空间，并且这组向量是线性无关的，那么我们说 v_i 是 V 的一组基底（basis）或简称基，每个 v_i 都是一个基向量（basis vector）。有了基之后，线性空间中的每一个向量都可以唯一地表示成基向量的线性组合。而向量的坐标，对于线性空间 V，给定一组基 e_i。如果向量 $v = \sum a_i e_i$，那么我们称 a_i 是 v 的一组坐标（coordinates）。

这里要声明一点，一个空间的基不是唯一的，二维空间的基可以由任意两个线性不相关的向量担任。二维及以上的空间都有多个基。基和基可以垂直，也可以不垂直。垂直的基叫作正交基（更常见），但是不正交，也不妨碍它们表示一个空间。例如在二维空间中，我们常见到的坐标轴是 x=0 和 y=0。如果把 y 轴换成 y=x，即 y=x 和 y=0 这两条直线组成一个坐标轴，一样可以表示一个平面（任意两条不平行的直线都可以定义一个平面）。在线性代数中，只要基向量之间线性无关，即基中的任意一个向量，都不能被其他基向量的线性组合所表示。只要满足这个条件，这组向量就可以张成一个空间，且可以作为这个空间的基。当基改变以后，由于空间中点的坐标是由基来表示的，因此坐标也会随着基的改变而改变。我们将空间中坐标轴变化叫作基变换。

基和向量交代完了，那矩阵是什么呢？矩阵从形式上是一组数字构成的一个 m 行 n 列的数表。例如：$Matrix = \begin{Bmatrix} 1 & 2 & 3 \\ 4 & 5 & 6 \\ 7 & 8 & 9 \end{Bmatrix}$，这是一个 3 × 3 的矩阵。矩阵里的每行叫做行向量，每列叫作列向量。例如 {1, 2, 3}、{4, 5, 6}、{7, 8, 9} 都是矩阵的行向量；而 $\begin{Bmatrix} 1 \\ 4 \\ 7 \end{Bmatrix}$、$\begin{Bmatrix} 2 \\ 5 \\ 8 \end{Bmatrix}$、$\begin{Bmatrix} 3 \\ 6 \\ 9 \end{Bmatrix}$ 都是矩阵的列向量。

从空间几何的角度理解矩阵，对于非专业人士可能更为友好。我们可以形象地理解矩阵的作用如下：

1. 矩阵代表了一个向量从 m 维空间，向 n 维空间映射的过程。它是对一个向量的线性变换的表示。用一个 m × n 的矩阵去乘以一个 m 维的向量，会得到一个 n 维的向量，这个 n 维的向量，就是 m 维向量经过矩阵投射后的结果（这是矩阵的基本乘法运算）。

2. 如果 m=n，$Matrix_{m \times n}$ 便是个方阵。该矩阵会让一个向量在同一维度上变换。但实际上，与其说矩阵让一个向量在空间里发生了改变，不如说矩阵把整个空间进行了不同方向上的伸缩。

矩阵实际是对空间进行了一个基变换，用矩阵的列向量，去代替空间原有的基向量。一个向量经过一个矩阵变换后的坐标，实际上是该向量原有的空间坐标在新基上的表示。例如在二维空间中，原有基向量为 X 轴 $\begin{Bmatrix} 1 \\ 0 \end{Bmatrix}$，Y 轴 $\begin{Bmatrix} 0 \\ 1 \end{Bmatrix}$，有一个向量 $\vec{vector}$，它的坐标为 $\begin{Bmatrix} 1 \\ 1 \end{Bmatrix}$。现在有一个矩阵 matrix，$matrix = \begin{Bmatrix} 2 & 0 \\ 0 & 3 \end{Bmatrix}$，用 matrix 对向量 $\vec{vector}$ 做二维空间上的变换：

$$matrix \times \vec{vector} = \begin{Bmatrix} 2 & 0 \\ 0 & 3 \end{Bmatrix} \begin{Bmatrix} 1 \\ 1 \end{Bmatrix} = \begin{Bmatrix} 2 \\ 3 \end{Bmatrix}$$

$\begin{Bmatrix} 2 \\ 3 \end{Bmatrix}$ 就是 $vector$ 经过矩阵变换后的新坐标，但这只是表象。我们刚刚说矩阵实际上是对空间进行了一个基变换，用矩阵的列坐标代替了空间原有的基向量。我们知道矩阵 matrix 的列向量为 $\begin{Bmatrix} 2 \\ 0 \end{Bmatrix}$ 和 $\begin{Bmatrix} 0 \\ 3 \end{Bmatrix}$，如果以这两个列向量为基向量，我们反观 $vector$ 的新坐标，就会发现它在新基下的坐标仍然为 $\begin{Bmatrix} 1 \\ 1 \end{Bmatrix}$，这就是所谓的一个向量经过一个矩阵变换后的坐标，实际上是该向量原有的空间坐标在新基上的表示。上面这个例子，实际上是把空间（或者是说把基向量）在 X 轴方向上拉长了 2 倍，在 Y 轴的方向上拉长了 3 倍。

通过上面的描述我们可以知道，一个方阵对一个向量空间基的改变，可以反映成在某些方向上的伸缩。这些方向是正交的（垂直的），也可以说是线性无关的，这样才能互不影响。所以，一个矩阵最重要的特征就是它把空间往哪个方向伸缩，到底伸缩了多少。这个空间伸缩方向上的向量，称为矩阵的特征向量；而拉伸的程度多少，通常用 λ 表示，也叫作矩阵的特征值。通常我们喜欢在特征向量中取一个单位向量作为标准，单位向量，即长度为 1 的向量。

我们了解了协方差，也理解了矩阵的空间意义，下面两者结合起来，我们讨论协方差矩阵。如果一组样本 X 有 n 个特征，记 $X = (X_1 X_2, \cdots, X_n)^T$（注意，这里的上标 T 是转置的意思，是把 X 从行向量变为列向量的意思）。记 $C_{i,j}$ 为特征 X_i 和 X_j 的协方差，记矩阵 $D(X)$ 为样本组 X 的协方差矩阵，则有：

$$D(X) = \begin{Bmatrix} C_{1,1} & C_{1,2} & \cdots & C_{1,n} \\ C_{2,1} & C_{2,2} & \cdots & C_{2,n} \\ \cdot & \cdot & \cdots & \cdot \\ C_{n,1} & C_{n,2} & \cdots & C_{n,n} \end{Bmatrix}$$

所以所谓的协方差矩阵，其实就是把特征间两两配对的协方差放在一个矩阵里，而且由于 $C_{i,j} = C_{j,i}$，这个矩阵必然是沿主对角线对称的方阵。我们不妨设想一下，如果 X 的特征两两独立，没有任何相关性，那么 X 的协方差矩阵会是什么样子呢？我们前面说，如果两个变量不相关，那么它们的协方差等于 0；而变量 X_i 和它本身的协方差，其实就是这个变量的方差 D_i。所以不相关变量的协方差矩阵 $D_0(X)$ 可以表示为：

$$D_0(X) = \begin{Bmatrix} D_1 & 0 & \cdots & 0 \\ 0 & D_2 & \cdots & 0 \\ \cdot & \cdot & \cdots & \cdot \\ 0 & 0 & \cdots & D_n \end{Bmatrix}$$

在这个协方差矩阵中，除了主对角线上的元素是对应特征的方差外，其余元素都是 0。我们再想一下，如果 X 的协方差矩阵是 $D_0(X)$，那么 X 在空间上的分布是怎样的呢？为了方便说明，我们用二维平面举例。

在图 7-13 中，图 a 是散乱分布的 1000 个点，这些点的横纵坐标满足均值为 0，标准差为 1 的正态分布，且彼此独立，所以它对应的协方差矩阵就是 $D_0(X)$；而在图 b 中，我们人为地制造了一些横坐标和纵坐标的相关性，使得纵坐标 $y = 1.5 \times x +$ 噪声（noise）。我们让它满足均值为 0，标准差为 0.8 的正态分布。从图中我们可以看出，当协方差矩阵满足 $D_0(X)$ 的时候，空间点的分布几乎接近一个球形，坐标在各个基轴上的分布独立；而当协方差不满足 $D_0(X)$ 的时候，我们就说 X 的特征间产生了相关性，X 在空间的分布，也变得向不同方向纵深。PCA 的目的是使样本点最大方差化，也就是要找到空间中样本 X 的纵深方向。而协方差矩阵由 $D_0(X)$ 转变为 $D(X)$ 对空间的伸缩，无非就是找矩阵 $D(X)$ 把空间往哪个方向拉扯。而拉扯的方向就是协方差矩阵 $D(X)$ 的特征向量；拉扯的程度就是该特征向量对应的特征值。

到此，PCA 的计算方法也呼之欲出了！ PCA 的基本形式 $PC = a_1x_1 + a_2x_2 + \cdots + a_dx_d$，这里的（$x_1, x_2, \cdots, x_n$）是样本特征，而（$a_1, a_2, \cdots, a_n$）就是特征向量。PCA 实际就是把协方差矩阵的特征向量按照对应的特征值大小排序，最后降成几维，就把前几名的特征值对应的特征向量和原始样本 X 求点积，得出的结果就是主成分。

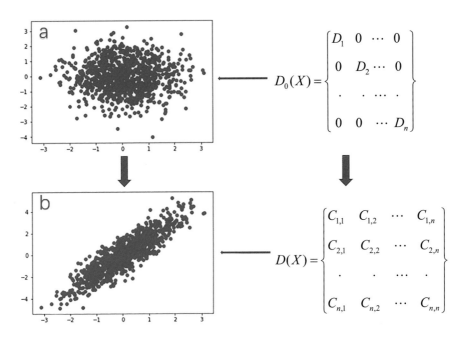

图 7-13　不同协方差矩阵下的散点分布

以上说法是笔者为了方便读者理解所做的非正式讲述。关于 PCA，比较正规的讲法是这样的：

X 是样本集合，$X=\{x_1, x_2, \cdots, x_n\}$，这里的每一个 x，代表一个样本点所对应的空间向量。在 X 所存在的向量空间里，有一个单位向量 w，我们计算 x 到 w 的投影，就是这两个向量求点积，即 $w^T x$。样本的均值 $\bar{x} = \frac{1}{n}\sum_{i=1}^{n} x_i$ 投影后的均值为 $w^T\bar{x}$。投影后的样本方差为 $\frac{1}{n}\sum_{i=1}^{n}(w^T x_i - w^T\bar{x})^2 = w^T D_x w$。其中 $D_x = \frac{1}{n}\sum_{i=1}^{n}(x_i - \bar{x})(x_i - \bar{x})^T$，把这个式子展开，就是 X 的协方差矩阵。我们要使变换后的 X 间方差最大，就是要使 $w^T D_x w$ 最大化，所以这里又变成了一个满足约束的优化问题（我们在后续讨论 SVM 时也会提到）：

$\max(w^T D_x w)$，subject to：$\|w\|_2^2 = 1$

解法：

构造拉格朗日函数：$L(\mathrm{w}, \lambda) = w^T D_x w - \lambda w^T w$

计算拉格朗日函数的梯度，并使其等于 0：$\nabla L(w, \lambda) = 2D_x w - 2\lambda w = 0$

得到：$D_x w = \lambda w$

而上式，正是矩阵特征向量的定义表达式，λ 就是协方差矩阵 D_x 的特征值。所以，得出了和我们上面相同的结论。经典讲法虽然简洁，但是并不简单。对于没有线性代数基础，没有凸优化基础的读者就是天书。所以，读者不妨通过前一种方式理解

PCA，或许更好掌握。

我们说主成分不止一个，那么一次 PCA，要提取出多少个主成分呢？一般来讲我们可以定义一个提取准则，如果把一组样本从 d 维降到了 d′ 维，那么需要提取协方差矩阵里的前 d′ 个特征值和对应的特征向量。特征值占总特征值之和的比例，代表了提取出的信息比例，即 $\dfrac{\sum_{i=1}^{d'} \lambda_i}{\sum_{i=1}^{d} \lambda_i}$，如果这个数为 0.9，就便是说我们提出了 90% 的信息量。所以我们可以让 $\dfrac{\sum_{i=1}^{d'} \lambda_i}{\sum_{i=1}^{d} \lambda_i} \geqslant t$，这里的 t 一般取 95%。如果提取出的信息占总信息量的 95% 以上，我们就不需要继续提取主成分了。我们经常使用碎石图（scree plot）来表示主成分的特征值变化。如图 7-14 所示，横坐标为主成分数量，纵坐标为对应主成分的解释方差的比例。

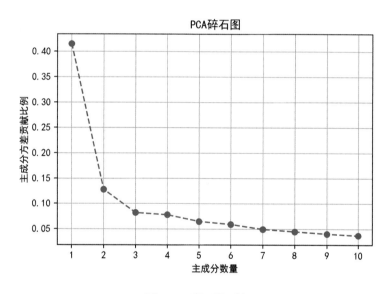

图 7-14 碎石图示例

PCA 作为一种最常用的数据降维方式，在图像压缩、信号降噪等领域应用极广。这类应用可以推广到医学图像或脑电图、脑机接口等信号数据的处理。同时 PCA 在药物挖掘和生物信息学数据中也常有应用，根据数据中的相关特性寻找关键靶点或基因表型。同时，PCA 可降低数据中的噪声，将提取出的主成分当作样本特征进行 AI 模型的训练，有时会大大改善模型的拟合效果。临床中数据降维的需求虽不多见，但如果研究许多变量共同对结局的影响，或出于建模特征筛选角度考虑，PCA 仍然是最主要的分析手段之一。另外，由于超过三种特征的可视化不够直观，当样本存在大量特征时，例如在组学研究中，可以将样本的特征进行主成分提取，提取前两个或三个主成分，代表样本特征的主要信息，然后基于二维或三维散点图进行样本可视化，可以直观观察不同种类的样本之间的区分度。例如，图 7-15 给出了在某市就诊的不同类型新冠患者和正常对照人群的代谢组学数据降维可视化结果。从图中可以看出，降成三个维度后，健康患者在一处聚集，而新冠患者很明显分布成两簇。这给我们提供了一个线索，或者新冠存在两种亚型，导致它们引起的代谢组变化是不一样的。我们可以比较两簇样本的表型差异，进而探索其临床意义。PCA 在无监督式学习中的地位是显而易见的。理解它，对于我们理解和分析数据结构都大有裨益。

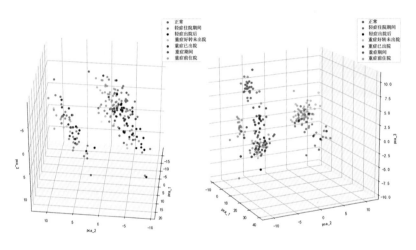

图 7-15　不同类型新冠患者与健康对照的代谢组学数据降维可视化结果

7.5.2　因子分析

因子分析（factor analysis）和主成分分析均为数据降维的技术，但它在社科研究中常见，在人工智能领域出现较少。回顾前节，主成分分析实际上是通过找到空间中的一系列正交基，并使得样本在这些正交基上具有最大方差解释，从而去掉了样本特征间的相关性，浓缩了样本信息，最终达到了数据特征降维的目的。降维得到的主成分，可以作为样本的新特征。但主成分分析所提取的主成分代表什么？主成分有哪些现实意义？这些不好说明。为此，就有了因子分析作为主成分分析的拓展和补充。

对于一个样本：$sample = (x_1, x_2, x_3, \cdots, x_n)$，我们得到主成分 $PC = a_1x_1 + a_2x_2 + \cdots + a_nx_n$。PC 是原特征的线性组合，$(a_1, a_2, \cdots, a_n)$ 是协方差矩阵的特征向量，也可以把这个特征向量，看作是原空间经过协方差矩阵改变过后形成的新基。所以 PC 实际上是从旧基到新基上的映射。那么我们可不可以逆回去，做一个新基到旧基上的映射呢？

当然可以！这里我用 f 代表主成分所对应的特征向量，提取了 m 个主成分，就有 m 个 f。用新基表示旧基，相当于用 f 表示 x，则有：$x_i = b_{i1}f_1 + b_{i2}f_2 + \cdots + b_{im}f_m + e$。这里为什么会多出来一个 e 呢？　e 代表误差项（error）。因为主成分分析是个降维的过程，f 的个数 m 肯定 ≤ 原样本特征数 n。降维或多或少都会伴随一点信息损失，所以没有办法从降维过后的新基推导出和原数据特征一模一样的信息量，所以就多了一个误差项。这个式子，就是因子分析的基本形式。

所谓因子分析，就是找到这样一系列的因子 $(f_1, f_2, \cdots, f_m)$，用这些因子来表示原有特征。而因子前面的系数 b，叫作该因子的载荷系数，它反映了特征 x 依赖因子 f 的程度。我们之前曾说聚类是从个体（具象）到类别（抽象）的抽象过程，因子分析也是这样的抽象过程，只不过聚类是对个体进行抽象归纳，因子分析是对特征进行抽象归纳，每个因子都代表着一些潜在而不可直接观测的变量。我们把那些能够直接测量的变量称为显变量，把那些不能够直接测量，需要通过显变量表达的变量称为隐变量。用因子去表示特征，即是反映显变量反映了不同方面隐变量的内容。例如一个人的学历是可以被测量的，而学历主要反映了这个人的文化水平，但也能反映他的经济状况、社会地位以及个人修养。如果我们把文化、经济、地位、修养当做四个因子（因子经特征降维得到，其反映的是某一方面的信息，通常不容易通过单一指标直接测量），用因子表示学历，即得：学历 $= b_1 \times$ 文化 $+ b_2 \times$ 经济 $+ b_3 \times$ 地位 $+ b_4 \times$ 修养 $+ e$。

因子是通过算法自动计算出来的，我们如何知道哪些因子代表修养？哪些因子代表经济？如何搞清楚一个特征（学历）和哪个因子更有关系呢？要回答这些问题，就要理解因子分析有别于 PCA 的一个步骤——因子旋转。因子旋转是把 PCA 得到的新基向量（原样本特征协方差矩阵的特征向量）进行空间旋转。旋转的目的只有一个，就是让各个因子的载荷系数向 0 或者 1 分化。为什么要向 0 和 1 分化呢？因为因子系数 b 如果是 0 的话，那么特征 x 就和这个因子 f 没关系了；如果是 1 的话，那么特征 x 就完全取决于这个因子 f 了。换句话说，因子旋转会使某个变量在某个因子中的负载最大化，而在其他因子中的负载最小化。这样，一个样本特征就主要取决于一个或者少数几个因子。

因子旋转分为正交旋转和非正交旋转。正交旋转，就是要保持因子间的垂直性不变，来对整个基进行空间旋转。正交旋转的潜台词其实是因子之间是绝对相互独立的，不存在相关性。但在现实中，这种假设往往不成立。例如文化、经济、地位和修养，很难说这四者没有关联。如果正交旋转没有办法得到很好的负载最大化效果，那么可以尝试非正交旋转，非正交旋转改变了基原来的正交关系。我们在说 PCA 的时候介绍过，不垂直的两条线也可以定义一个平面，只要它们不平行就可以；所以非正交基一样可以张成一个向量空间，只是正交基才是最简洁的表达而已。经过非正交旋转得到的因子之间将不再相互独立，这更符合实际情况。经过因子旋转，最后得到的因子怎么解释，要看哪几个特征在该因子上有较高的载荷系数，归纳这些特征，就会得出这个因子的大体解释。比如学历在文化因子上有最高的载荷系数，那么学历就可以解释成文化水平。

综上，因子分析得出的因子和 PCA 得出的主成分都浓缩了样本信息，但因子可以反映某一种抽象特质，具有可解释的现实意义；PCA 追求将最大的信息量集中在少数主成分上，其可解释性较低。

因子分析常常用于调查问卷的统计中。调查问卷一般会有很多问题，每一个问题可能都侧重于考察某一个方面的信息；而一个方面的信息，常常又由很多个问题来反映。例如，笔者发现，尽管互联网医院是目前医院智慧化建设的重点内容，但是医生使用互联网医院进行诊疗活动的行为意向却不强烈。根据 Icek Ajzen 提出的计划行为理论，态度（Attitude）、主观规范（Subjective Norm）和知觉行为控制（Perceived Behavioral Control）是决定行为意向（Behavior Intention）的 3 方面主要变量。其中，态度是指个体对行为可能产生后果的信念；主观行为规范是指个体对重要参照物 (如制度、规范、父母、老师、朋友等) 认为他们应该做什么的看法；知觉行为控制是对促进或阻碍该行为的因素存在的感知。态度越积极、主观规范越大、正向知觉行为控制越强、负向知觉行为控制越弱，行为意向就会越大。根据以上理论，为了弄清影响医生使用互联网医院行为意向的相关因素，笔者设计了一个面向医生的调查问卷，采用李克特 5 分法量表（1：非常不同意、2：不同意、3：不确定、4：同意、5：非常同意）对各问题进行逐一测评。在数据收集后，我们得到了一个每一行代表一个医生，每一列代表一个问题，每一个单元格代表当前行所代表医生对当前列所代表问题的回答，该回答为 1-5 的数值。将这些数值视作连续型变量进行主成分分析，结果见表 7-3 前四列。可见，当提到第五个主成分时，前五个主成分共解释了总样本 76.789% 的方差，即这五个主成分能够携带总变量 76.789% 的信息。之后，我们对主成分进行因子旋转，旋转后各成分的特征值与解释方差百分比均有变化（表 7-3 后三列）。但由于是在同一个向量空间内旋转，因此旋转后的总方差解释量并不会改变。

表 7-3 调查结果因子分析总方差解释

成分	初始特征值			旋转载荷平方和		
	总计	方差百分比	累积 %	总计	方差百分比	累积 %
1	13.402	47.863	47.863	8.742	31.222	31.222
2	4.237	15.131	62.994	4.341	15.504	46.727
3	1.585	5.660	68.655	4.197	14.988	61.715
4	1.235	4.411	73.066	2.503	8.941	70.656
5	1.043	3.723	76.789	1.717	6.133	76.789

表 7-4 列举了问卷中的部分问题，以及经过因子分析所得到的各问题在不同因子上的载荷系数。笔者根据载荷系数，对问题进行了重新排序。可以看到，表 2 中的前5 个问题在载荷系数上表现出了同样的特点：成分 1 的载荷系数在五个成分中最大，

且均大于 0.5（通常以 0.5 为临界值，但也有例外）。在这种情况下，我们就可以认为，前五个问题主要由因子 1 来解释。同理，F2 行包含的四个问题，在成分 2 的载荷系数最大，且大于 0.5。我们认为这四个问题主要由因子 2 所解释，以此类推……那么各因子都表示什么呢？这就由它们解释的具体问题来决定。例如，我们发现归属于因子 1 的问题都给医生带来了益处，因此我们可以将因子 1 归纳为医生对于互联网医院"利医性"的态度和主观行为规范；因子 2 可归纳为对"利患性"的态度；因子 3 是医生对互联网医院带来不好影响的担忧，可归纳为负向知觉行为控制；因子 4 是医生对收费和激励机制（均与经济相关）的态度；因子 5 是医生对互联网医院运营模式的态度。这里要特别说明，问题和因子的对应关系是在问卷数据收集后计算出来的，并不是人为指定的。因此，因子分析的结果，也可以用来衡量一个问卷设计的结构效度，即测量题与测量变量之间的对应关系。如果某一个问题，在各类成分中的载荷系数很均衡，且较小（比如小于 0.5），那么这个问题可能并不能反映某一类问题，应该将其修正或是剔除。我们提问的具体问题（例如通过互联网医院可以帮助患者熟悉诊疗流程）是能够被直接测量的显变量，而其对应的因子（利患性态度）是不能够被直接测量，但能够被间接测量的隐变量。用因子代替原有的显变量，去研究其与结局变量的关系，就可以发现隐变量对结局的影响。例如在本例中，将各因子的值当作自变量，将医生使用互联网医院的行为意向评级当作因变量，做回归分析，即 Y（是否愿意在互联网医院出诊）$=\beta_0+\beta_1 F1+\beta_2 F2+\beta_3 F3+\beta_4 F4+\beta_5 F5$，根据各系数的显著性水平和具体值，就可得出哪些因素是医生使用互联网医院意向的独立影响因素，以及具体影响的效应量强弱等结论。

表 7-4　针对医生使用互联网医院的问卷因子分析

因子	条目	成分				
		1	2	3	4	5
F1	互联网医院有利于树立我的个人医师品牌。	.796	.372	.000	.179	.032
	互联网医院看诊是现代医生必须掌握的技能。	.782	.295	-.003	.043	.367
	互联网医院让我与患者随时保持沟通。	.767	.419	.032	.175	-.064
	互联网医院让我随时查看诊疗信息降低风险。	.759	.203	.002	.199	-.062
	互联网医院有助于我对病人进行随访管理。	.725	.414	-.002	.234	-.101
F2	互联网医院有助于促进健康教育。	.462	.789	-.025	.096	.060
	通过互联网医院可以帮助患者熟悉诊疗流程。	.371	.777	-.031	.264	.043
	互联网医院服务方便患者复诊。	.408	.765	-.034	.114	.207
	通过互联网医院减轻患者来往医院奔波的辛苦。	.441	.729	.002	-.041	.299
F3	在互联网医院上我很难和患者进行充分的沟通。	-.029	-.059	.897	.013	.052

因子	条目	成分				
		1	2	3	4	5
	在互联网医院出诊会占用休息时间，增加负担。	−.045	−.006	.883	−.155	.070
	和线下门诊相比，我无法在互联网医院上便捷的开具检查和药品。	−.038	−.021	.869	−.005	.018
	我担心互联网医院诊疗因查体和辅助检查的信息缺失而导致医疗风险增加。	−.001	.019	.865	−.096	.057
	互联网医院平台操作对我而言有困难。	.040	−.051	.777	.305	−.181
F4	互联网医院的诊疗费用是合理的。	.241	.145	.042	.838	.170
	目前互联网医院的激励机制是合理的。	.289	.218	.078	.821	.157
F5	互联网医疗依托实体医院开展是合理的。	.404	.188	.085	.308	.666
	目前互联网医院医生自主安排服务时间的模式是合理的。	.337	.210	.048	.496	.568

当然因子分析也不是随便用的，它的前提是特征变量之间存在相关性（这和主成分分析一致）。所以在做因子分析之前要做两个统计检验：

Kaiser-Meyer-Olkin 检验（KMO 检验）：这是用来检验特征变量之间相关性的检验。KMO 的取值范围为 0 ~ 1，KMO 越接近 1，特征间的相关性越强，越适合做因子分析。

Bartlett 球形检验：用于检验相关矩阵是否为单位矩阵。该检验一定要 $P < 0.05$（即相关矩阵不能为单位矩阵，也即变量之间要存在相关性）才能做因子分析。

7.6 支持向量机

7.6.1 AI 界的水果忍者

支持向量机（support vector machine，SVM）和人工神经网络被称为 AI 中的黑箱算法。黑箱是指它的算法比较复杂，以至于人们不太好去解释它的输出结果是怎样计算出来的。对于这类复杂的算法，我们由浅入深，从感性认识到理性认识。读者可以根据需要和具体情况自行决定阅读本节的深度。

水果忍者是一款大部分人都玩过的游戏。它的规则是通过划动屏幕模拟挥刀的效果，把经过屏幕的水果都切成两半。除了水果以外，还时常会有雷经过，如果砍到了雷，游戏就会结束。如果我们把玩法规则改一改，从把水果切成两半到用刀痕把雷和水果分开（图 7-16）。如果真有这样的游戏，那么本节讨论的 SVM 绝对会是一个超级玩家，因为 SVM 就是通过在空间里划一条华丽的分割线来分类样本的。对 SVM 最直观的理解，是它在空间上画一个决策面，这个决策面的维度取决于特征的维度。在二维平面上 SVM 画的就是一条线（和水果忍者类似），在三维空间上就是一个面，在高维空间上就是一个超平面。这是对 SVM 最形象、最简单的理解。

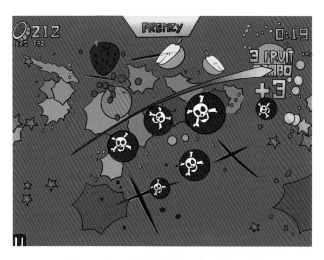

图 7-16　如果让支持向量机来玩水果忍者

既然都是挥一刀，这一刀要怎么挥呢？如图 7-17，绿色和黄色的切法，哪一个更靠谱呢？这里的靠谱，指的是算法的鲁棒性（robustness）。大部分人都会认为黄线更靠谱，为什么呢？因为黄色分割线的切法，使得两个不同种类的样本分得更清楚，也就是两个样本群离决策面都很远。与此相反，绿色分割面和一些样本点距离很近，这使得样本特征稍微改一点点，模型对它的判读结果就变了，所以影响了算法的鲁棒性。

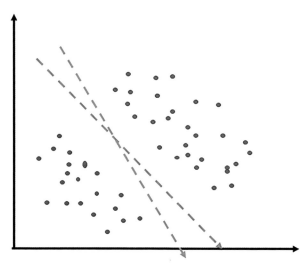

图 7-17　超平面的切法

SVM 所做的，就是找一个切面作为决策面，并且使这个决策面和邻近点的距离最大化。那些决定决策边界的最近邻近点我们称为支持向量，决策边界到支持向量的区域被称为间隔。换句话说，SVM 试图找到拥有最大间隔的决策边界（见图 7-18）。

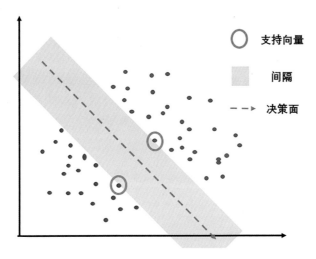

图 7-18　支持向量和决策边界

7.6.2　SVM 到底在优化什么？

SVM 算法涉及一门相对独立的数学问题，叫作优化问题。本书在讲 Lasso 回归的时候说到优化损失函数，即让损失函数最小，此时可得拟合最优参数。我们在讨论优化损失函数的时候并没有给函数的自变量强加约束条件，它们可以是任何值。所以对于损失函数的优化，属于无约束优化。支持向量机也用到了优化算法，但它是有约束优化。我们知道，SVM 想找一个离决策边界最近的一个点，使得这个点到决策面的距离最远，也就是几何间隔最远。这一近一远，就清晰地定义了 SVM 的优化目标。

首先，我们要知道点到平面的距离公式：如果决策面 H 的表达式为 $w^T x + b = 0$（这个表达式为通用表达式，所有平面都可以这样表示），那么点 P 到平面的距离为：

$r = \dfrac{\left| w^T p + b \right|}{\|w\|_2}$。式中 $\|w\|_2$ 是指向量 w 的二范数，又称 L_2 范数或 Euclidean 范数，即向量中各个元素平方和的 1/2 次方。

点到平面的距离公式证明如下：

设 p' 是 p 在 $w^T x + b = 0$ 上的投影，则 $p-p' \perp H$，即 $p-p'$ 这个向量一定垂直于 H；设 $p-p' = \alpha w$，其中 w 是 H 的法向量，α 是个标量，此式表示 $p-p'$ 和 H 的法向量平行。在上式两边各乘以 w^T，得：

$pw^T - p'w^T = \alpha w w^T = \alpha \|w\|_2^2$

因为 p' 在 H 平面上，因此 $p'w^T + b = 0$，即 $p'w^T = -b$。所以有 $pw^T + b = \alpha\|w\|_2^2$，即：

$\alpha = \dfrac{\left|w^T p + b\right|}{\|w\|_2^2}$。最终得：

$$\|p - p'\| = \|\alpha w\| = \frac{\left|w^T p + b\right|}{\|w\|_2^2} \times \|w\|_2 = \frac{\left|w^T p + b\right|}{\|w\|_2}$$

现在我们要找到离决策面最近的点 P_i，并且让决策面离这个点尽可能地远。这个点就是支持向量，我们要得到支持向量点和决策面的距离：

$$M = \min_i r_i = \min_i \frac{\left|x^T x_i + b\right|}{\|w\|_2}$$

然后，我们要最大化这个距离，也就得出来了 SVM 的目标函数：

$$\max_{w,b}\left\{\min_i \frac{\left|w^T x_i + b\right|}{\|w\|_2}\right\}$$

注意，我们第一步找的是一个点 P_i，即找到支持力量，所以最小化的下标是 i，意味标记为 i 的点；第二步找的是使间隔最大的决策面，即优化的是 $w^T x + b = 0$ 中的参数 w 和 b，因此 max 的下标是 w 和 b。

对于 SVM 的目标函数，$\max_{w,b}\left\{\min_i \dfrac{\left|w^T x_i + b\right|}{\|w\|_2}\right\}$，这里 i、w 和 b 均无任何约束，它仍是一个无约束优化问题，但形式复杂，不好解。对于一个固定的决策面 $w^T x + b = 0$ 而言，如果点 i 在决策面之上（注意不是在决策面的里面，而是位置高于决策面），那么 $w^T x_i + b > 0$；如果点 i 在决策面之下，那么 $w^T x_i + b < 0$。当点 i 在决策面之上时，我们预测它的类别为 y_i，$y_i = 1$；相反，当点 i 在决策面下时，它的类别预测为 $y_i = -1$。由此设定，$|w_T x_i + b|$ 就等价于 $y_i(w^T x_i + b)$。因此，SVM 的目标函数可变为：

$$\max_{w,b}\left\{\min_i \frac{y_i(w^T x_i + b)}{\|w\|_2}\right\} = \max_{w,b}\left\{\frac{1}{\|w\|_2}\min_i(y_i(w^T x_i + b))\right\}$$

在上式中，$y_i(w^T x_i + b) = k$，由于我们认为离决策面最近的一个点也不会直接落在决策面上，所以 k 的取值不为 0。至于它最终取什么值，这并不重要，只要 k 不为 0，则有 $y_i(\dfrac{w^T}{k} x_i + \dfrac{b}{k}) = 1$。而 $\dfrac{w^T}{k} x_i + \dfrac{b}{k} = 0$ 和 $w^T x_i + b = 0$ 表示的又是一个平面，即二者作为决策机的表达式是完全等价的，因此我们不妨直接用 w^T 代表 $\dfrac{w^T}{k}$，用 b 代表 $\dfrac{b}{k}$，则有 $y_i(w^T x_i + b) = 1$。因为 i 是离决策面最近的一个点，因此对于其他任意样本点来说，

$y(w^T x + b) \geqslant 1$。

因此，SVM 的目标函数再次转变为：

$$\max_{w,b} \left\{ \frac{1}{\|w\|_2} \right\}$$

Subject to（满足约束）：$y_i(w^T x_i + b) \geqslant 1, i = 1, 2, \cdots, n$

这样，SVM 的目标函数优化问题，从一个无约束优化，转变成了一个有约束优化。

不过对 $\dfrac{1}{\|w\|_2}$ 这样一个倒数进行优化也很不符合我们的习惯，所以把它转变为等价问题：

$$\min_{w,b} \left\{ \frac{1}{2} \|w\|_2^2 \right\}$$

subject to $1 - y_i(w^T x_i + b) \leqslant 0, i = 1, 2, \cdots, N$

构建拉格朗日函数：

$$L(w, b, \lambda) = \frac{1}{2} \|w\|^2 + \sum_{i=1}^{n} \lambda_i (1 - y_i(w^T x_i + b))$$

令原问题为：

$$p* = \min_{w,b} \max_{\lambda} L(w, b, \lambda)$$

转化为对偶问题：

$$d* = \max_{\lambda} \min_{w,b} L(w, b, \lambda)$$

因为满足 Slater 条件，原问题 $p*$ 与对偶问题 $d*$ 是同解的，因此我们开始着手解决 $d*$。首先固定 λ，求 $\min_{w,b} L(w, b, \lambda)$，既令 $L(w, b, \lambda)$ 分别对 w 和 b 求偏导，使偏导等于 0，得：

$$\frac{\partial L(w, b, \lambda)}{\partial w} = 0 \Rightarrow w = \sum_{i=1}^{n} \lambda_i y_i x_i^T$$

$$\frac{\partial L(w, b, \lambda)}{\partial b} = 0 \Rightarrow \sum_{i=1}^{n} \lambda_i y_i = 0$$

将上两式带入 $L(w, b, \lambda)$，得：

$$L(w, b, \lambda) = \sum_{i=1}^{n} \lambda_i - \frac{1}{2} \sum_{i=1}^{n} \sum_{j=1}^{n} \lambda_i \lambda_j y_i y_j x_i^T x_j$$

因此，原问题的对偶问题转化成了：

$$d* = \max_{\lambda} \min_{w,b} L(w, b, \lambda) = \max_{\lambda} \left(\sum_{i=1}^{n} \lambda_i - \frac{1}{2} \sum_{i=1}^{n} \sum_{j=1}^{n} \lambda_i \lambda_j y_i y_j x_i^T x_j \right)$$

subject to：

$$\sum_{i=1}^{n} \lambda_i y_i = 0$$

$\lambda_i \geqslant 0, \quad i = 0, 1, \cdots, n$

上面这个式子可以用 SMO 算法求解，此处不再深入，有兴趣的读者可自行参考网络上 SMO 算法的资料。在这里，我们只需要知道上式已经到了理论推理的最简形式，并且可以通过计算机轻易求解即可。

求出 λ_i 之后，就可以通过 $w = \sum_{i=1}^{n} \lambda_i y_i x_i^T$ 求出 w；将其带入 $y_i(w^T x_j + b) = 1$，可得 b：

$$b = y_j - \sum_{i=1}^{n} \lambda_i y_i (x_i^T x_j)$$

在本节的最开始，我们设决策面的表达式是 $w^T x + b = 0$。因此在这里，决策面的最终表达式是：

$$\sum_{i=1}^{n} \lambda_i y_i x_i^T x + b = 0$$

因此最终决策函数为：

$$f(x) = \text{sign}(\sum_{i=1}^{n} \lambda_i y_i x_i^T x + b)$$

其中 $\text{sign}(x)$ 为符号函数，当 $x > 0$ 时，$\text{sign}(x) = 1$；当 $x < 0$ 时，$\text{sign}(x) = -1$。

7.6.3　核技巧是使 SVM 真正强大起来的原因

我们之前看到的都是线性可分的情况（所谓线性可分，就是一条直线或者一个平面能把不同类别的样本完全分开），现实中我们经常会遇到线性不可分的情况。例如在图 7-19 中，我们没办法通过一条线把不同颜色的样本分开。这个时候，SVM 也是可用的，只是用到了一种核技巧。其本质是将特征向量做特征映射，通常是由低维向高维映射，使得特征从线性不可分，变为线性可分。例如在图 7-19 中，如果单从 x、y 轴组成的平面看，红色点和蓝色点是线性不可分的（图 7-19A）。当我们给这些点增加一个维度 z，使得 $z = x^2 + y^2$，并把它们投射到三维空间，这些点就变成线性可分的了（图 7-19B）。

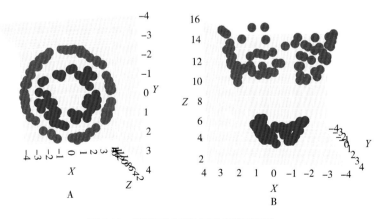

图 7-19　线性不可分数据经增维后可分

具体地，我们用一个函数 $\Phi(x)$ 代替原 x，而 SVM 的决策函数变为：

$$f(x) = sign(\sum_{i=1}^{n} \lambda_i y_i \Phi(x_i)^T \Phi(x) + b)$$

在这里，直接计算 $\Phi(x_i)^T \Phi(x_j)$ 很困难，所以假如有如下函数 $K(x_i, x_j)$，使得 $K(x_i, x_j) = \Phi(x_i)^T \Phi(x_j)$，那么决策函数就可以简化为：

$$f(x) = sign(\sum_{i=1}^{n} \lambda_i y_i K(x_i, x) + b)$$

这里的 $K(x_i, x_j)$ 就是所谓的核函数；用 $K(x_i, x_j)$ 代替 $\Phi(x_i)^T \Phi(x_j)$ 的这种做法，叫做核技巧。核函数有很多种形式，例如线性核（$K(x_i, x_j) = x_i^T x_j$）、多项式核（$K(x_i, x_j) = (x_i^T x_j)^d$，$d \geq 1$）、高斯核（$K(x_i, x_j) = \exp(-\dfrac{\|x_i - x_j\|^2}{2\delta^2})$）等等。通常不知道什么核的分类效果好，先用高斯核试一试，因为符合高斯核的数据是最普遍的。

另外，对于无论怎么分，都没办法达到线性可分的数据，SVM 用到了软间隔，即在 SVM 的约束项上加一个容忍度（ϵ）作为惩罚。

SVM 的目标函数变为如下形式：

$$\min_{w,b} \left\{ \frac{1}{2}\|w\|_2^2 + c\sum_{i=1}^{n} \epsilon_i \right\}$$

subject to：

$y_i(w^T x_i + b) \geq 1 - \epsilon_i, i = 1, 2, \cdots, n$

$\epsilon \geq 0$

上式的意义在于允许一部分样本分类错误，但是这些样本到决策边界的距离不能太远，并对这个容忍度加一个惩罚超参数 c。c 是一个正则化参数，可以在训练模型时调节。图 7-20 展示了线性不可分时，调节参数 c 对软间隔的影响。可见随着 c 变大，模型越重视分错的样本，因此导致了软间隔缩窄。

SVM 是深度学习时代之前机器学习算法的巅峰之作，它只考虑离决策边界最近的点，即作为支持向量的样本，因此受异常值影响极小，能够获得非常好的分类效果。SVM 在核函数的帮助下，能够解决很多非线性分类问题。但是凸优化算法消耗的资源很大，对算力要求较高，和深度学习相比，还是有很大的不足。在深度学习盛行的今天，同为黑箱算法的 SVM 没有了以前那么高的呼声，但不能否认它是一个很棒的分类器。通过本章的介绍可以看出，SVM 算法和以前介绍的算法相比，难度上升了许多。这个难度区分出了 AI 从业者专业和不专业之分，所以 SVM 的机制经常是 AI 算法工程师求职时的面试题目。这种现象有点像我们医疗界，虽然有了钉皮机，但是如果作为外科医生缝不好皮，依然会被嫌弃一样。另外，对于凸优化算法而言，SVM 只是借助凸优化实现的一个具体算法，凸优化的用处还很多，例如动态规划等，这里不再详举。

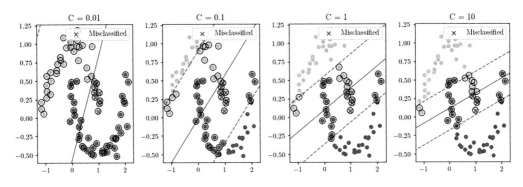

图 7-20　线性不可分时通过调节惩罚项参数来调节软间隔

关于 SVM 在医疗领域的应用，和其他分类器一样，SVM 是对结构化数据分类的算法，一切符合的数据类型和任务目标都可以通过 SVM 实现。例如预测酶蛋白功能（Pradhan, Padhy, et al. 2017）、病理组织定性诊断（Zhang, Li, et al. 2017）、根据临床表现进行疾病诊断（Polat, Danaei Mehr, et al.2017）、基因组分类（Huang, Cai, et al.2018）、根据影像学组信息诊断疾病（Mehta and Sebro. 2019）、分类疾病恶化风险（Liu, Xu, et al. 2019）、鉴别生物标志物（Yu, Wu, et al. 2019）等。如上例子举不胜举，有兴趣的读者可自行精读以上文献，加深对 SVM 应用方面的认识。

7.7　挖掘数据共显模式的关联规则算法

7.7.1　驱动购物的关联规则

在当下电商时代，冲动购物已经成为很多人难以摆脱的习惯。假如我们要给自己整洁的办公桌加一个漂亮的杯子，很可能还需要搭配一个可爱的勺子，如果有一个漂亮的杯垫会不会更加完美？当我们买了杯子、勺子和杯垫，还会想着用它来喝点什么，于是又加购了咖啡，或者茶饮……可能我们想不起来要买这么多东西，可是这些东西偏偏就那么"凑巧"地出现在我们面前，鼓动着我们购物的欲望。之所以把"凑巧"加引号，就是因为以诱导消费为目的的货物摆放（或者电商推荐）并不存在什么凑巧。为了让顾客消费更多，商家会把可能在一起被购买的商品放在一起。您买了其中的一种，就很可能去买与其相关联的其他物品。最经典的例子莫过于在美国，沃尔玛经常把尿布和啤酒这两种看似毫不相关的东西放一起售卖,结果会同时增加两者的销量。这里面隐藏的规律,就叫作关联规则(association rule)。

这里的关联规则,不仅仅指消费者的购买模式,它可以是一切可能在一起出现的东西,比如一个经济指标和一场金融危机,一个动作表情和一个犯罪事实;在医学领域,它可以是一个基因表达和一个疾病转归,一个中医表证和一个方剂效果,疾病之间的共患病模式等。为了形象,通常把这种探索关联规则的算法称之为(市场)购物篮分析(market basket analysis)。购物篮分析的对象是项集(item set),可以理解成不同物品的集合,分析的结果也是一个集合,它是一个关联规则的集合,这些集合反映了项集之间的关系模式。一条完整的关联规则如图 7-21 所示,规则左项(left-hand side,LHS)表示为了触发规则需要满足的条件,而规则右项(right-hand side,RHS)表示满足条件后的预期结果,它们通过关联规则联系起来。

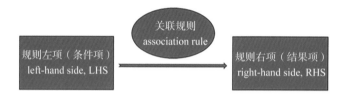

图 7-21 规则左项、规则右项和关联规则

7.7.2 Apriori 算法

Apriori 在词典里是先验的意思。这个名字的由来,是因为 Apriori 算法采用了一个简单的先验信念来减少关联规则的搜索空间:一个频繁的项集的所有子集也是频繁的。例如集合 { 口红、卸妆水 } 是频繁的,那么 { 口红 } 和 { 卸妆水 } 也必须同时是频繁的。此启发式称为 Apriori 性质(Apriori property),主要通过它限制搜索规则的次数。那么,为什么要限制搜索规则的次数呢?假如我们的总项集里有 k 个元素,任何两个元素都可能会发生关联。我们至少有 2 的 k 次方个可能的规则需要探索,这个指数函数随着 k 的增加会很快演变为天文数字。因此,我们要限制搜索次数,并发现最主要的关联规则。

根据 Apriori 性质,我们只关心那些比较常见的,让我们感兴趣的规则。一个规则是否让我们感兴趣,取决于两个统计量:支持度和置信度。支持度(support)是指一个项集或者规则在其数据里出现的频率。

$$Support(x) = \frac{count(x)}{N}$$

N 代表数据库中的交易次数,count(x)代表包含项集 X 的交易次数。支持度高,说明项集中该元素的出现次数高,即频繁。规则的置信度(confidence)是指该规则的预测能力或者准确率的度量，它定义为同时包含项集 X 和项集 Y 的支持度，除以只包含 X 的支持度：

$$Confidence(x \rightarrow y) = \frac{Support(x, y)}{Support(x)}$$

其实这里说的支持度和置信度跟贝叶斯学派中的条件概率相似，实际上 $Support(x, y)$ 与 $P(x \cap y)$ 是一个意思，$Confidence(x \rightarrow y)$ 与 P（y|x）也是一样的，只是语境不同而已。

另外一个统计量叫作规则的提升度（lift）：$lift(x \rightarrow y) = \dfrac{Confidence(x \rightarrow y)}{Support(y)}$。其实这样写有一点不好理解。如果用条件概率表示：$lift(x \rightarrow y) = \dfrac{Confidence(x \rightarrow y)}{Support(y)} = \dfrac{p(y|x)}{p(y)}$。这样就好理解了，提升度是用来度量一类商品或者商品集相对于它的一般购买率，被购买的可能性提升了多大。如果 $lift(X \rightarrow Y) = 1$，说明 Y 被买的概率并没有因为 X 被买而提升。所以提升度起码要大于 1，而且越大越好。不过上面这个既有置信度又有条件概率的公式是笔者为了让读者更好理解从贝叶斯统计嫁接过来的，如果您理解了 lift 的含义，请忽略上式。

Apriori 算法生成的规则大致分为三类，分别为可行动的（actionable）规则、平凡的（trivial）规则和令人费解的（inexplicable）规则。可行动的规则能够给我们一些有益的启发；平凡的规则是显而易见的，比如买了铅笔就要买橡皮一样；而令人费解的规则有可能是一种随机模式，设想如果有人特别喜欢吃大葱拌沙拉，而且大量采购，每天这样，这就会造成了有大葱→沙拉酱这样一条规则。不过也可能存在隐藏的规则，关联规则带我们认识一种新的现象，找到我们以前没有找到的规律。

规则学习是最简单的数据挖掘方式，适用于大数据中的潜在规则探索，在医学大数据中应用广泛。例如中药组合及疗效的关联规则挖掘、对于药物治疗特定综合征的效果关联分析、疾病风险因素关联分析、发现药物副反应的关联因素等。图 7-22 为通过对某医院病案首页的数据挖掘，识别出手术条目（用 ICD9 编码表示）组合。左图给出了 1363 条关联规则的支持度与置信度分布；右图给出了支持度前 50 位关联规则。从图中可以看出，医院手术条目之间有非常多的固有模式，这些固有模式从医疗逻辑上是否合理？是否存在套用、重叠收费问题？这就需要把规则拿出来，逐条论证。目前，这些分析只能从现象上挖掘线索，暂时无法构成有力的循证医学证据。但作为从大数据中快速识别模式的工具，如果利用得当，它仍然是促进医学知识发现的利器。

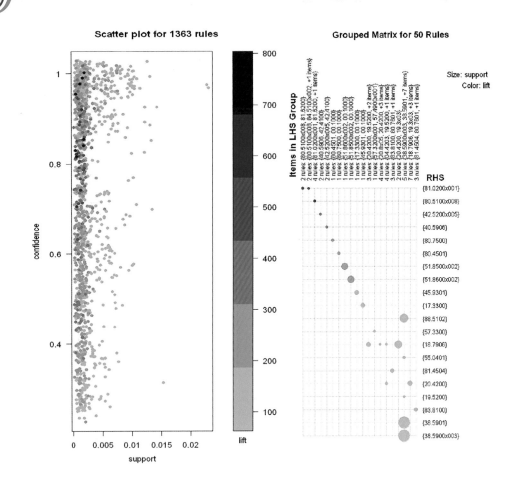

图 7-22 手术条目间的关联规则

7.8 时间序列分析

时间序列（或称动态数列）是指将同一统计指标的数值按其发生的时间先后顺序排列而成的数列。这个统计指标可以是计量的，也可以是计数的。我们在日常中看到最多的时间序列就是股票涨跌了。时间序列数据的使用在医疗业务中十分常见，计数的时间序列数据如每日门诊量、手术量、住院量随时间的变化；计量的时间序列数据如每日的收入、平均住院日变化、药品 DDD 值变化等。在医疗管理中，我们常使用折线图来反映时间序列的变化趋势，以及环比（与上个月同期比）和同比（与上一年度同期比）等指标进行时间序列数据的简单分析。通过时间序列分析，我们可以从动态变化的指标中提取有意义的模式信息，观察到隐藏在时间序列背后的变化规律，也可以预测未来指标的趋势走向。图 7-23 显示了某医院 2015 年 1 月至 2023 年 6 月的

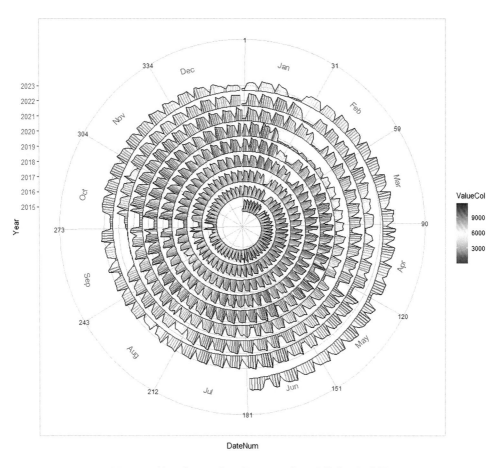

图 7-23　某医院 2015 年 1 月至 2023 年 6 月的分日门诊量

分日门诊量。从图中可以看出，医院门诊量的周期性规律非常明显：通常周一门诊量最大，越靠近周末门诊量越低；每年的几个主要假期（春节、五一、十一等）在对应的时间段都表现出明显的门诊量低洼；而在长假过后，门诊量的增长通常会迎来一波高潮。2020 年 1 月以及 2021 年 9 月门诊量出现了异常回落，很明显是因为受到新冠疫情的冲击所导致。如果没有公共卫生事件等特殊情况的冲击，医院的门诊量应该会呈现一种相对固定的规律模式，我们通过分析此类规律模式，不仅可以对当天的业务量进行预判，也可以识别异常的突发状况。在本小节中，我们以真实的门诊量变化为例，简要介绍机器学习中的时间序列分析方法有哪些，如何去做。由于自 2020 年以后，医院日门诊量受疫情影响多次骤减，增加了时间序列分析的难度，因此我们只选取 2015 年 01 月 01 日至 2019 年 12 月 31 日的月门诊量（以下简称门诊数据）进行分析展示。

　　在面对复杂问题时，我们的第一个想法应该是如何把它分解成简单的问题或者可分析的成分。在图 7-24 所示的门诊数据中，我们可以拆解出以下几个成分：首先，在没有外力强干扰下，每家医院的门诊量水平是相对固定的，并且该门诊量水平会随着时间而缓慢变化。我们把这种随着时间变化，呈现一种相对固定的，比较缓慢而长期的持续上升、下降或停留在同等水平的成分称为长期趋势（Trend）；除了趋势以外，我们看到时间序列数据往往具有一定的周期性变化。就门诊量表现出的周期性看，每周都是一个小周期，每年都是一个大周期。我们把某因素由于外部影响随着季节的交替出现高峰与低谷的规律称为季节变动（Seasonal variations）；把以小周期为单位计算的大周期称为循环变动（Cyclical variations），它通常指现象以若干年为周期的涨落起伏相间变动。由于这种周期性变动的周期长短不一，预测方法也无规律可循。一般在短期预测中把循环变动因素当作长期趋势的一部分，不单独分析。除了水平趋势和周期性规律以外，每个时刻都存在偶然因素，即随机噪声。我们把预测时设法过滤掉的噪声称为不规则变动（Irregular variations）。我们用 T_t 代表趋势，用 S_t 代表季节变动，C_t 代表循环变动，I_t 代表不规则变动。时间序列的总体表现便可以被看作是以上四个成分组合在一起的结果。这个组合模式可以是加法模型，即 $Y_t = T_t + S_t + C_t + I_t$；可以是乘法模型，即 $Y_t = T_t \times S_t \times C_t \times I_t$；也可以是加法和乘法的混合模型，例如 $Y_t = T_t \times S_t \times C_t + I_t$。就像我们前面讲过的简单线性模型、广义线性模型和广义相加模型一样，简单未必等同于无效。恰恰相反，越简单的模型在现实中可能越实用。接下来，我们基于最简单的相加模型来看一看，如何拆解时间序列。

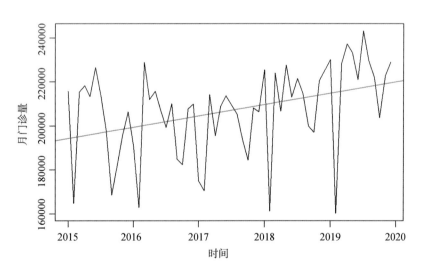

图 7-24　某医院 2015 年 01 月至 2019 年 12 月分月门诊量

图 7-25 给出了门诊数据的成分拆解：第一行 Observed 是实际观测到的数据；第二行 Trend 是趋势成分；第三行 Seasonal 是季节（周期）成分；第四行 Random 是随机成分（噪声成分）。因为只分析了五年数据，我们并没有对循环变动进行单独分析。因为数据中的噪声是完全随机产生的，因此其应该符合均值为 0 的正态分布，且随机

噪声并不会影响数据的整体均值（噪声有正有负，均值为零，一旦被平均，噪声彼此抵消，其影响就被抹掉了）。而对于周期性成分来说，在加法模型中每个周期内的波动是相对固定的，因此也可以通过在一个周期内取平均值的方法来替代周期波动对趋势的影响。因此，我们可以通过移动平均的方法（即设置一个在时间序列上滑动的窗口，设置好窗口的宽度，用窗口内数值的平均值来代替窗口中最后一个时刻的数值）来获得数据的趋势。图 7-26 中给出了门诊数据经过窗口宽度为 3（按季度平均）和 12（按年平均）的简单移动平均结果。可以看出，移动平均窗口越宽，得到的曲线就越平滑。而平滑后的曲线，就可以代表门诊数据的水平趋势。我们用总观察数据减去水平趋势，得到的就是季节性成分和噪声的总和。所以接下来的任务，就是拆解季节性成分。之前我们是通过取均值的方法来抵消噪声的，在抽取季节性成分的时候，我们可以使用同样的招式。因为季节性成分在每个周期内都是一样的，因此我们只需要找到每个周期内相对应时刻的平均水平即可。如果以一年为周期，那么计算每个月份的门诊量平均值即得到了年度的季节性成分。在总观察数据中同时减去趋势成分和季节性成分，剩下的就是随机成分了。我们前面提到，随机成分应该服从均值为 0 的正态分布。我们可以验证这一点，如果随机成分明显不符合均值为 0 的正态分布，说明我们选择的加法模型并不适用于当前数据。

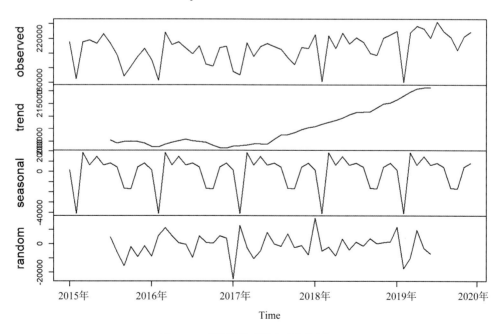

图 7-25　门诊量的时间序列成分拆解

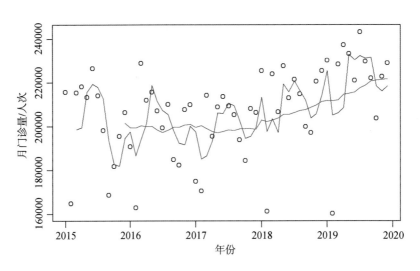

图 7-26　窗口宽度为 3（蓝线）和 12（红色）的简单移动平均结果

对时间序列的成分拆解有助于我们发现数据的真实规律，例如我们经常用到环比数据作为衡量业务水平趋势的指标。当季节性规律对整个时间序列的影响特别明显的时候，每个月的环比数据也会呈现某种特定的规律，而这种规律其实是季节性规律的另一种表现，而并非反应真实的业务趋势水平。例如，因为一月份和二月份有春节，所以三月份的环比数据通常都是正增长的。这是一种正常现象，并不能代表业务水平。趋势水平的环比增加和原始数据的环比增加相比，很显然前者更能反应现实问题。季节性规律使得我们可以预判在一个生产周期内业务量的高低起伏，并据此预先配置好生产资源。噪声数据告诉了我们业务数据的随机波动范围，当业务水平的波动突然跳出可信范围时，预示着一些特殊事件（例如公共卫生事件）的发生。

当然，数据分析最迷人的部分还是在于对未来的预测。对时间序列的建模预测是时间序列分析中的重点。这里我们简要介绍时间序列预测的两种基础模型——指数平滑法和 ARIMA 模型。

我们在前面讲到的移动平滑是一种简单平滑方法，即平滑窗口内的所有数值的重要性相等，取均值后得到平滑值。但在实际场景中，一个时刻的数值往往越靠近预测点，它对预测点的影响就越大。例如上周的门诊量和当前门诊量的相关性应该比上个月的门诊量和当前门诊量的相关性更大。这提示我们，从预测的角度来说，平滑窗口内各个数值的权重应有所不同，越靠近预测点的数值通常应该在计算中获得更大的权重，我们应该使用加权平均法来代替简单平均法来获得更准确的平滑值。指数平滑法本质上就是一种加权移动平均法。其基本公式为：

$$l_t = \alpha y_t + (1-\alpha)\, l_{t-1} \tag{7.2}$$

式中，l_t 和 l_{t-1} 分别代表 t 时刻和 t-1 时刻的平滑值，y_t 表示 t 时刻的实际观测值，

α 为平滑指数，取值范围 [0, 1]。从这个公式中我们也可以发现，明明是通过加权实现的移动平均为什么要冠以 "指数" 之名：如果我们把 l_{t-1} 展开，它等于 $\alpha y_{t-1} + (1-\alpha) l_{t-2}$，再带回原式 7.2 会出现 α^2 这样的系数，如果我们继续展开，还会出现 α^3 等更高的指数。由于 α 是一个介于 0-1 之间的数，因此各数值的权重随时间展开后会出现指数式递减，离预测时刻越远期的数据权重越小。

指数平滑法根据平滑的次数又分为一次平滑、二次平滑和三次平滑等。一次平滑又称为简单指数平滑法，它的计算公式为：

平滑公式：$l_t = \alpha y_t + (1-\alpha) l_t - 1$

预测公式：$\hat{y}_{t+h|t} = l_t$

我们可以发现，简单指数平滑法的平滑公式就是加权平均法的基本公式（式 7.2）。经过加权平均法后所得的最后一个观察时刻的平滑值就是对于未来的预测值，这个预测值跟需要预测的时间（h）远近无关。因此，简单指数平滑适用于具有恒定水平且没有季节性的时间序列。

霍尔特（Holt）扩展了简单指数平滑，引入了二次平滑。相比于简单指数平滑，Holt's 线性趋势方法考虑到数据的变化趋势（Trend），其计算公式为：

趋势公式：$b_t = \beta(l_t - l_{t-1}) + (1-\beta) b_{t-1}$

水平公式：$l_t = \alpha y_t + (1-\alpha)(l_{t-1} + b_{t-1})$

预测公式：$\hat{y}_{t+h|t} = l_t + hb_t$

以上公式的自明性都很好，b_t 代表 t 时刻的趋势。当我们观察二次平滑的趋势公式 $l_t - l_{t-1}$ 实际上是当前时刻到上一个时刻水平的变化，即当前时刻的水平变化斜率；而 b_{t-1} 是上一个时刻的水平变化斜率，这两个趋势斜率用另外一个平滑指数 β 做平滑，最终得到的是数据变化斜率的平滑值，即 b_t。而在二次平滑的水平公式中，相比于一次平滑，其加入了水平的变化斜率对当前平滑水平的影响，即 $l_{t-1} + b_{t-1}$。最终的预测值为当前平滑水平 l_t 加上以当前水平变化斜率 b_t 变化的时间 h。直观理解，二次平滑就是对平滑值的一阶差分（可以理解为斜率）也做一次平滑。模型的预测结果是一条斜率不为 0 的直线。因此，二次平滑可以对呈现某种趋势的数据集进行预测。

二次平滑虽然拟合了趋势变化，但是没有拟合季节性成分。为了描述时间序列的季节性，Holt 和 Winters 进一步扩展了二次平滑方法，得到了三次指数平滑模型，也称 Holt-Winters' 模型。Holt-Winters' 模型可分为加法模型和乘法模型。为了简单直观，此处只介绍加法模型，其计算公式为：

趋势公式：$b_t = \beta(lt - l_{t-1}) + (1-\beta)b_{t-1}$

季节性公式：$s_t = \gamma(y_t - l_{t-1} - b_{t-1}) + (1-\gamma) s_{t-m}$

水平公式：$l_t = \alpha(y_t - s_{t-m}) + (1-\alpha)(l_{t-1} + b_{t-1})$

预测公式：$\hat{y}_{t+h|t} = l_t + hb_t + s_{t+h-m}(k+1)$

我们可以看到，Holt-Winters' 加法模型的趋势公式和二次平滑是相同的，其本质都是对趋势变化斜率的平滑处理。Holt-Winters' 模型增加了对季节性（周期性）成分的拟合。在季节性公式中，m 表示"季节"的周期，$y_t-l_{t-1}-b_{t-1}$ 实际上是用 t 时刻的观察值减去上一个时刻的平滑水平值，再减去水平值的变化斜率，留下的是当前时刻的季节性成分。这个季节性成分在和上一个周期同样时间点的季节性成分 s_{t-m} 通过平滑指数 γ 做平滑处理，最终得到 t 时刻的季节性成分平滑值。Holt-Winters' 加法模型的水平公式和二次平滑也几乎一样，用 y_t-s_{t-m} 相当于用当前观察值减去了上一个后期的季节性成分，相当于在二次平滑中不考虑季节性成分（认为 $s_{t-m}=0$）的 y_t。最后预测公式由三部分组成，l_t 是最后一个观察时刻的水平平滑值；hb_t 是根据水平的最后变化斜率平滑值，变化了 h 个时刻后对 l_t 的附加值，即经过了 h 时刻，l_{t+h} 变化了多少；$s_{t+h-m}(k+1)$ 中的 k 是 $\frac{h-1}{m}$ 的整数部分，而 $s_{t+h-m}(k+1)$ 代表在经过了 h 时刻后，周期性成分所对应的值。图 7-27 展示了使用 Holt-Winters' 加法模型对门诊数据进行拟合和预测的结果，预测显示为蓝线，深、浅阴影区域分别显示 80% 和 95% 的预测区间。从图中所示来看，模型对门诊数据的拟合和预测基本上是靠谱的。除了肉眼看，我们还可以对拟合后模型的残差（即真实观察值 - 模型拟合值）进行自相关性检验（Ljung-Box 检验）和正态性检验。图 7-28 展示了门诊数据经 Holt-Winters' 加法模型拟合后的残差分析，相关图表明，样本内预测误差的自相关不超过滞后 1-20 的显著性界限。此外，Ljung-Box 检验的 P 值为 0.97，表明在滞后 1-20 处几乎没有证据表明存在非零自相关；根据预测误差的直方图，预测误差呈现出右偏分布。这提示我们，或许可以试试其他模型，看看是否会出现更好的预测效果。

时间序列预测另一个常用模型是 ARIMA 模型。在介绍 ARIMA 模型前，我们先看看 ARMA 模型，它是 Auto-Regressive Moving Average Model 的缩写，中文为自回归滑动平均模型。ARMA 模型适用于平稳时间序列，常记为 ARMA(p，q)，模型中包含了 p 个自回归项（AR）和 q 个移动平均项（MA）。自回归项为 $y_t = \alpha_1 y_{t-1} + \alpha_2 y_{t-2} + \cdots + \alpha p y_{t-p} + c + \epsilon$，其中 c 为常数项，$\epsilon$ 为误差项。移动平均项要特殊注意，ARMA 的移动平均项并不是观察值的移动平均，而是过去的误差值的线性组合，即 $y_t = \beta_1 \epsilon_{t-1} + \beta_2 \epsilon_{t-2} + \cdots + \beta_q \epsilon_{t-q} + c + \epsilon_t$。ARMA(p，q) 是自回归模型 AR(p) 和移动平均模型 MA(q) 的叠加。ARMA 模型只适用于平稳时间序列，即时间序列的期望和方差可以呈现出一个长期趋势并最终趋于一个常数或是一个线性函数，其统计特性不会随时间变化而改变。我们平时见到的数据以非平稳数据居多，这限制了 ARMA 模型的应用。当数据是非平稳时间序列时，我们可以通过差分的方式获得平稳的序列。所谓差分，是指通过从当前观察值减去先前的观察值来执行求差，即 difference(t) = observation(t)–observation(t–1)，我们可以通过逆转公式通过差分值求原始观察值（也称反差值），即

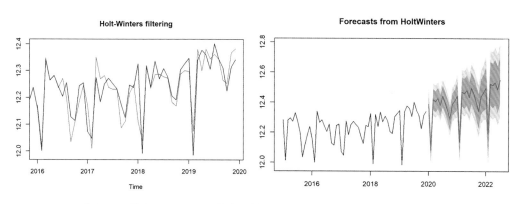

图 7-27　使用 Holt-Winters' 加法模型对门诊数据进行拟合和预测的结果

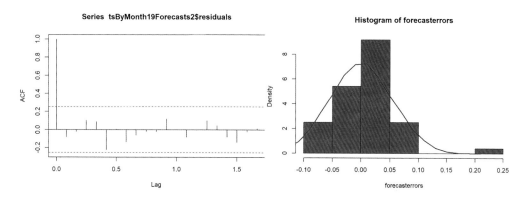

图 7-28　Holt-Winters' 加法模型残差的自相关性和正态性检验

inverted(*t*) = *differenced*(*t*)+ *observation*(*t*–1)。我们可以想象一下，差分的效果是摒弃了原有观察值，保留了现有值和先前值的差异。在 ARMA 模型中，我们要求时间序列本身是平稳的，但如果对差分数据进行分析，我们只需要要求时间序列的变化趋势是平稳的即可。如果一次差分后差分值序列仍然不平稳，我们还可以进行二次差分，二次差分要求时间序列的变化趋势的变化趋势是平稳的。这里没有写错，是两个变化趋势，我们还可以进行三次差分，那样就要求变化趋势的变化趋势的变化趋势是平稳的，以此类推……因此，差分转换可以用来消除对时间的序列依赖性，即所谓的时间依赖性，包括趋势和季节性等成分。如果把差分思想加入到 ARMA 模型中，我们就得到了 ARIMA 模型。ARIMA 模型是 Autoregressive Integrated Moving Average Model 的缩写，中文为自回归差分移动平均模型。ARIMA 模型其实就是在 ARMA 模型的基础上，引入了差分过程（I），通过差分先将非平稳时间序列转化为平稳时间序列。其含参数的模型表达为 ARIMA(p，d，q)，由自回归模型（AR）、差分过程（I）和移动平均模型（MA）三部分组成，其中 d 是差分次数。其实 ARIMA 模型的计算方法我们已经在上面无意中介绍完了，其完整公式为：

$$y_t^{(d)} = \alpha_1 y_{t-1} + \alpha_2 y_{t-2} + \cdots + \alpha_p y_{t-p} + \beta_1 \epsilon_{t-1} + \beta_2 \epsilon_{t-2} + \cdots + \beta_q \epsilon_{t-q} + c + \epsilon_t$$

其用意非常明确：对方程左侧的 y_t 进行差分，所得的差分值用 ARMA 模型拟合。接下来的问题，就是如何确定 ARIMA(p，d，q) 中 p、d 和 q 的具体值。d 值的确定很容易：我们可以通过 Augmented Dickey-Fuller Test 来检验时间序列的平稳性，如果时间序列本身就是平稳的，那么就无须做差分，即 d=0，d 值为 0 的 ARIMA 模型等同于 ARMA 模型；如果时间序列是不平稳的，那么就做一次差分，即 d=1。如果差分后的序列不仍然平稳，则做二次差分，甚至三次差分，直到差分值序列平稳为止。p 和 q 值的确定要看当前差分值和前期差分值的相关性。该相关性可分为直接相关性和间接相关性。直接相关性是指某个特定的先期时刻对当下时刻的影响。例如，如果某项检查周期为 2 天，那么周一开了很多检查，周三可能会出现很多人复诊看报告。间接相关性是指时间步之间由于相邻关系导致的相关性。例如，在突然变天降温或者节假日烟酒局频繁的时候心脑血管疾病的发病率较高，那么在这个阶段的临近几天，心脑血管疾病的就诊量可能会出现同步升高。相关性可以用相关系数来表示。直接相关性可以用偏相关系数来反映，它是在控制了协变量以后，两变量之间的真实相关性。直接相关性和间接相关性的叠加就是总自相关性。关于相关系数的计算方法是统计学的一个基本问题，我们在这里不再赘述。关于偏相关系数比较难理解，此处我们稍做介绍。设有随机变量 $x_1, x_2, z_1, z_2, \cdots, z_k$，我们目前要计算在控制 $z_1, z_2, \cdots, z_k$ 的情况下，x_1 与 x_2 的偏相关系数，那么我们需要用控制变量 $z_1, z_2, \cdots, z_k$ 对主变量 x_1 和 x_2 做回归：

$$\hat{x}_1 = c_{1,0} + c_{1,1}z_1 + c_{1,2}z_2 + \cdots + c_1, {}^z_k k$$

$$\hat{x}_2 = c_{2,0} + c_{2,1}z_1 + c_{2,2}z_2 + \cdots + c_2, {}^z_k k$$

令 $\hat{e}_1 = x_1 - \hat{x}_1$，$\hat{e}_2 = x_2 - \hat{x}_2$

则给定 $z_1, z_2, \cdots, z_k$ 后，x_1 的 x_2 偏回归系数为：

$$r_{x1x2|z1z2...zk} = corr(\hat{e}_1, \hat{e}_2)$$

这个过程非常好理解，就是先用协变量做回归，求残差去除协变量对主变量的影响，再用残差作为主变量的代表求相关系数。

在实际操作中，可以通过 ACF 和 PACF 两个函数来测量一个时间序列与其自身在不同滞后期上的总相关性和偏相关性。ACF 的全称是 Autocorrelation Function，PACF 的全称是 Partial Autocorrelation Function，对变量 h =1, 2, $\cdots$, ACF 代表 x_t 与 x_{t-h} 之间的相关性，PCAF 代表已知 $x_{t-1}, \cdots, x_{t-h+1}$ 的条件下，x_t 与 x_{t-h} 之间的偏相关性。在自回归模块（AR），我们只需要回归有直接相关性的前期数据即可，因此确定 AR 的 p 值要看 PCAF；在移动平均模块（MA），间接相关性会导致额外的残差，我们要拟合这部分残差，因此确定 MA 的 q 值要看 ACF。

单纯的 ARIMA 模型并不支持对带有明显季节周期性的数据拟合。因此，我们在原始门诊数据中，减去了季节性成分，记为调整后门诊数据。根据 ARIMA 模型的建模程序，我们首先对调整后门诊数据进行了差分。只做了 1 次差分，该数据就已经平稳（图 7-29），此处不再赘述。图 7-30 显示了调整后门诊差分数据的（自）相关图和偏相关图。

偏相关图显示滞后 1，2 和 3 的偏自相关超过显著边界，值为负，并且随着滞后的增加在幅度上缓慢下降（滞后 1：–0.530，滞后 2：–0.344，滞后 3：–0.288）。在滞后 3 之后，偏自相关变为零。从 ACF 图中可看出，滞后 1（–0.455）处的自相关超过了显着边界，但是滞后 1-20 之间的所有其他自相关都没有超过显著边界。由于在滞后 1 之后相关图为零，并且在滞后 3 之后偏相关图变为零，这意味着对于 1 次差分的时间序列，以下 ARMA（自回归移动平均）模型是具有可行性的：

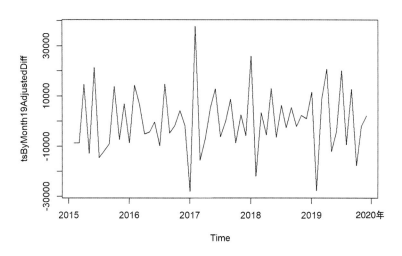

图 7-29 门诊数据经 1 次差分的结果

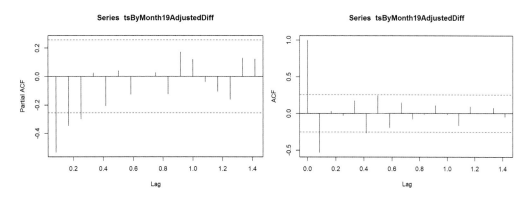

图 7-30 门诊数据的 PACF 和 ACF 图

ARMA（3，0）模型，即阶数为 p=3 的自回归模型，因为偏自相关图在滞后 3 之后为零，并且自相关图在此时也为零；ARMA（0，1）模型，即 q=1 的移动平均模型，因为自相关图在滞后 1 之后为零；ARMA（p，q）模型，即 p 和 q 均大于 0 的混合模型，因为自相关图和偏相关图尾部为零。在模型表现相当的情况下，我们通常选择参数最少的模型：ARMA（3，0）模型具有 3 个参数，ARMA（0，1）模型具有 1 个参数，ARMA（p，q）模型具有至少 2 个参数。因此，可以使用 ARMA（0，1）模型进行尝试。

对于存在季节周期性的时间序列数据，我们可以通过 SARIMA 模型（Sea-sonal ARIMA Model）进行拟合。SARIMA 模型适用于有季节性变化的非平稳时间序列。该模型在 ARIMA（p，d，q）基础上又增加了 3 个超参数（P，D，Q），以及一个额外的季节性周期参数 s，其完整表达式为 SARIMA（p，d，q）（P，D，Q，s）。在前面的推演中，我们已经用 ARIMA（p，d，q）模型拟合了去掉季节周期性的门诊数据，那么现在要把季节周期性成分加回来，用 SARIMA（p，d，q）（P，D，Q，s）去拟合，那么多出来的（P，D，Q，s）是不是用来拟合季节周期性成分呢？最终结果是不是把两部分加一起就可以了呢？这个理解不够精准，但是对于只需要掌握应用逻辑，不需要精准掌握计算方法的医生来说，是足够的。再深入一点理解，SARIMA 模型中的 P、D、Q 和 ARIMA 模型中的 p、d、q 是一回事，只不过 P、D、Q 拟合的是周期性序列。和 ARIMA 模型一样，首先我们确定 D 值（通常为 0 或者 1）。SARIMA 中的 D 值代表差分次数，但该差分并不是这个时刻与上个时刻的差分值，而是在相邻周期同样时刻的观测值做差分。如图 7-31 所示，假如一个周期有 12 个时刻，观测值 Observation 简写为 O，那么差分值 $different(n, t)=O(n, t)-O(n-1, t)$，例如第 5 列（桔色所示）的差分值为 $O(2, 5)-O(1, 5)$、$O(3,5)-O(2, 5)$、$\cdots$、$O(n, 5)-O(n-1, 5)$。P 为季节自回归的阶数（通常不会大于 3），$X_t = \theta_1 x_{t-s} + \theta_2 x_{t-2s} + \cdots + \theta_P x_{t-Ps} + c + \epsilon$。和小 p 相似，同样可以从 PACF 推断 P 的取值：如果季节长度为 12，看 PACF 图上滞后 12 阶、24 阶、48 阶时的偏自相关系数，如果滞后到 24 阶时表现显著，那么 P 等于 2。Q 为季节移动平均的阶数（通常不会大于 3），$x_t = \phi_1 \epsilon_{t-s} + \phi_2 \epsilon_{t-2s} + \cdots + \phi_Q \epsilon_{t-Qs} + c + \epsilon_t$。同 P 一样，我们可以看 ACF 滞后 12 阶、24 阶、48 阶、72 阶……时的自相关系数，最大第几轮表现显著 Q 值就取几。我们把它们加到一起，类似如：

$$y_t^{(d)} = \alpha_1 y_{t-1} + \alpha_2 y_{t-2} + \cdots + \alpha_p y_{t-p}$$
$$+ \beta_1 \varepsilon_{t-1} + \beta_2 \varepsilon_{t-2} + \cdots + \beta_q \varepsilon_{t-q}$$
$$+ \theta_1 x_{t-s} + \theta_2 x_{t-2s} + \cdots + \theta_P x_{t-Ps}$$
$$+ \phi_1 \varepsilon_{t-s} + \phi_2 \varepsilon_{t-2s} + \cdots + \phi_Q \varepsilon_{t-Qs} + c + \varepsilon_t$$

在此基础上，重新拟合 α、β、θ、φ 等各参数即可。

尽管在原理层面看似复杂，在操作层面却十分简单。我们可以直接调用函数来实现自动建模。例如在 R 环境中，我们可以使用 auto.arima（）函数根据 AIC 或 BIC

值来寻找最佳的参数并建模预测。但笔者依然提倡，我们在享受工具便利的同时要知其然更知其所以然，技能应用的合理与熟练，一定建立在对算法本身的深度理解上。本节门诊数据使用 auto.arima（）模型建模后，输出结果认为原始的时间序列可以使用 ARIMA（0，1，1）（0，1，1）[12] 模型建模（p=0，d=1，q=1，P=0，D=1，Q=1，S=12）。图 7-32 给出了 SARIMA 模型残差的自相关性和正态性检验。从图中可看出，预测误差的方差随着时间的推移大致不变（尽管时间序列的后半部分的方差可能略高，但没有超过临界）。时间序列的直方图显示预测误差符合正态分布，均值接近于零。因此，从预测误差的分布判断，SARIMA 模型比 Holt-Winters 指数平滑预测的拟合效果更好。

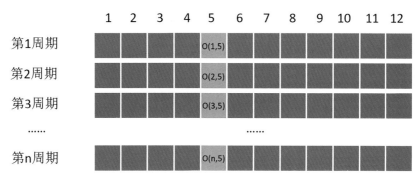

图 7-31　SARIMA 的季节性成分拟合示意图

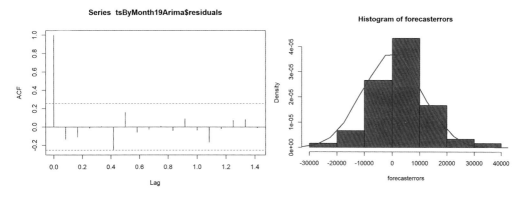

图 7-32　SARIMA 模型残差的自相关性和正态性检验

图 7-33 给出了 SARIMA 模型对门诊数据的预测结果。ARIMA 模型作为时间序列分析入门级算法，其出镜率极高，但其局限性也很明显：首先，ARIMA 模型由于基于线性模型构造，其只能捕捉线性关系，对非线性关系的拟合较差；另外，ARIMA 模型只能拟合单一时间序列数据，当同时有已知的其他因素对时间序列有影响时，ARIMA 模型无法将其纳入分析。从这点来说，ARIMA 是一个基于描述单一

变量规律而进行预测的模型，而不是一个可分析多元因素的析因预测模型。在推断析因方面，我们可以把时间序列分割成一块块的时间单元，每一个时间单元都可以被看作是一个样本。这样，我们就可以把时间序列问题转变回我们前面介绍的机器学习问题。例如当时间序列的值和影响时间序列的潜在风险因素均已知晓时，我们可以使用各类回归方法进行推断分析，或使用回归算法、KNN、决策树、集成算法、SVM 等进行监督式训练进而预测。但对于有明显时间依赖性的变量来说，将时间序列的序贯性完全分割开独立分析和预测显然不是很明智的做法。这时，我们可以使用深度学习中的循环神经网络、LSTM、GRU 甚至基于 transformer 的神经网络架构进行建模预测。这通常会得到更好的预测结果。深度学习的相关知识，我们留到下节介绍。

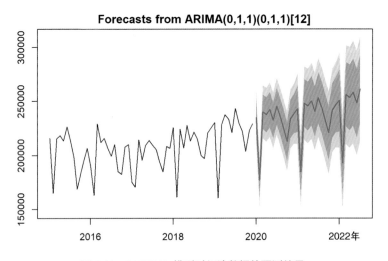

图 7-33　SARIMA 模型对门诊数据的预测结果

第 8 章

开启多模态学习的深度学习

8.1 人工神经网络与深度学习

8.1.1 人工神经网络与深度学习入门

我们在介绍人工智能的基本概念时曾讨论过，机器学习是当下人工智能的主要内容，机器学习又主要分为统计学习和深度学习。之前讲解的算法都属于统计学习范畴，它需要我们提供给算法结构化数据，即表格形式的数据。这样的数据，是人工提取好的特征。而真实世界存在的数据以非结构化数据为主，我们需要 AI 理解图片、视频、文字和语言等多模态数据，而人类不可能帮助 AI 去抽取这些多模态数据的特征，因此解决多模态学习的第一步，就是如何自动化地提取多模态数据的特征。这时，我们就需要深度学习。与统计学习不同，深度学习不仅可以处理结构化数据，还可以处理图像、声音、文本、视频等数据，甚至可以同时处理不同类型的数据。在深度学习处理图像、声音等非结构化数据时，神经网络会自动寻找并提取数据的特征，这个过程叫作模式识别（pattern recognition）。因为人工神经网络提取的特征有时并不为人所知，所以人们无法准确说明人工神经网络得出某一结论的依据。因此，人工神经网络和支持向量机一样，被称为"黑箱算法"。

人工神经网络是一种仿生于神经连接的算法结构。它的基本结构如图 8-1 所示，每个神经网络都有三层基本结构：输入层、隐藏层和输出层。输入层负责接收数据的输入，隐藏层负责信号处理，输出层负责对信号做最后一步处理并对外输出。简单的人工神经网络可由三个要素所定义：神经网络的层数、每一层的节点数和每个节点的激活函数。

先说神经网络的层数。神经网络的输入层和输出层通常只有一个。这里我们说通常，是因为有些处理多模态数据的神经网络需要多个输入层和多个输出层，但这种有着复杂拓扑结构的神经网络并不常见。输入层和输出层的多少是由需求决定的，如果只需要给模型输入一种数据，那么就只要一个输入层就可以了。输出层也是一样的道理，如果只想让模型输出一种结果，那么一个输出层就够了。隐藏层是神经网络中故事比较多的地方。只有一层隐藏层的神经网络还不能叫深度学习，深度学习的"深度"二字，指的就是神经网络的隐藏层要在两层或两层以上。

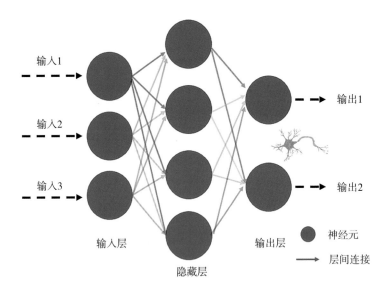

图 8-1　人工神经网络的基本结构

接下来，我们说一说每一层的节点数。讨论输入层和输出层的节点数没有意义，因为它们是由输入和输出数据的变量个数和类型决定的。隐藏层的节点个数可以随意定义，但是从神经网络的基本结构也可以看出，神经网络实际上是一种从左到右单向传递信息的算法，这个信息管道是由隐藏层的节点组成的。如果隐藏层的节点过少，会在数据传输的过程中产生信息瓶颈，导致模型无法对数据进行充分地变换和计算。所以，通常隐藏层的节点数越多，神经网络的显示能力就越强。但神经网络的节点并不是越多越好，我们曾讨论过，选择一个模型的时候要考虑算法的准确性、稳定性和复杂性。神经网络的表示能力太强，会增加算法的复杂性，也会增加过拟合的风险。

最后，我们来说一说激活函数。一般来讲，隐藏层和输出层的每一个节点都会有一个激活函数。在模型工作时，每一个隐藏层和输出层的节点都会得到一个输入并且产生一个输出。这个输入是前一层的节点发出的信号，乘以两层之间的权重得到的一个标量（也就是一个数字），我们设它为 x。而节点输出，是这个标量（x）经过激活函数处理过后的数字，即 $f(x)$。如果我们把目光聚焦在某一个节点，则有图 8-2。图中节点 c 收到了来自上一层 a 和 b 的信息，我们把 c 的输入信号表示为 input，则 input=$a \times w_1 + b \times w_2 +$intercept。其中，$w_1$ 和 w_2 是节点 c 和前一层的权重，intercept 是附加的截距项。节点 c 有一个固有的激活函数 $f(x)$，节点 c 的输出信号（output）是

output=f(input)。这个 output 又会和权重 w_3、w_4 相乘，分别传递给下一层的节点 d 和 e。

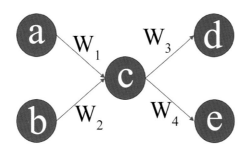

图 8-2　神经节点结构

以上是单个节点的计算过程。在实际情况中，一个节点对应的上层输入节点不止两个，下层输出节点通常也不止两个，可能是几十个，也可能是几百个上千个，但是基础的算法都是一样的：不是加法就是乘法，顶多又多了一个节点的激活函数。

这里又涉及一点线性代数的知识，像 *input=a × w$_1$+b × w$_2$+intercept* 这种只有乘法和加法的式子都是对原有变量 a，b 的线性变换。这种变换也可以看成是前一层的输出在权重矩阵作用下在不同维度空间中的映射。但实际上，模型的输入和输出之间通常是不满足线性关系的，单纯的线性变换并不能做到很好的数据拟合。激活函数的作用就是引入了非线性变换成分，深度学习可以拟合千姿百态的数据，激活函数功不可没。常用的激活函数有 Sigmoid 激活（图 8-3），ReLU 激活（图 8-4），Tanh 激活（图 8-5）等。

这里要对 Sigmoid 激活函数补充说明一下。读过 Logistic 回归的读者一定会觉得这个函数特别眼熟，它就是 Logistic 回归的连接函数——Logit 函数。和 logit 函数一样，Sigmoid 函数可以把一个线性组合压缩成为 0 ～ 1 的概率。如果深度学习模型需要输出概率，只要把输出层节点的激活函数设为 Sigmoid 即可。

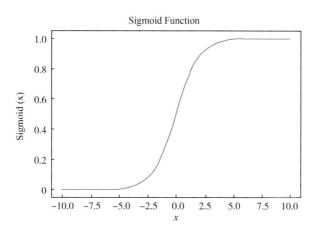

图 8-3　Sigmoid 激活函数

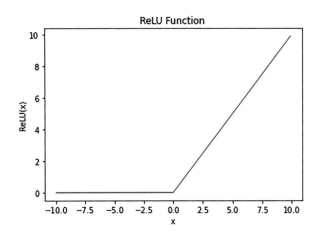

图 8-4　ReLU 激活函数

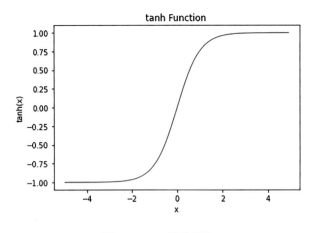

图 8-5　Tanh 激活函数

在实际应用中，对应不同任务，神经网络有对应的输出层激活函数。如果是一个回归问题，比如想知道一个人的 C 反应蛋白是多高，输出层就可以不用激活函数；如果是一个二分类概率问题，输出层可以用 Sigmoid 当激活函数；如果是一个多分类问题，可以用 Softmax 作激活函数。所谓的 Softmax，就是取各个输出节点的输出值，对该值取自然指数，然后算所得的自然指数占各输出节点输出值自然指数之和的百分

比，这个百分比就是该类出现的概率，即 $\mathrm{softmax}(x_i) = \dfrac{e^{x_i}}{\sum_{j=1}^{N} e^{x_j}}$。

8.1.2　神经网络在学习过程中，到底学到了什么？

通过上面的介绍我们知道，一个神经网络中，输入是已知的，结构是在训练前设定的，激活函数也是事前设定的，具体一个神经网络的输出取决于什么呢？当然是取

决于唯一的一个变量——各个层之间的权重了。神经网络的学习过程，也是学习权重的过程。那么，这个权重应该怎么学习呢？

首先，要给神经网络定义一个损失函数。这里的损失函数和我们说 Lasso 回归时候提到的损失函数是一个意思，是表示模型的输出结果和真实结果差异的一个函数。在神经网络学习开始时，各个层间的权重是随机化的，随机化的权重必然带来一个极不准确的输出。我们用这个输出和真实的结局做比较，就会得到一个差异，这个差异通常用损失来表示。差异大，损失就大；差异小，损失就小。我们的目标，就是要优化这个损失函数，让损失逐渐变小，这样模型的输出就会逐渐逼近真实。

这里我们设想一下，图 8-6 中我们假设节点 O 是输出层，输出的 output 和真实值比较，这两个数值一定是越接近越好，也就是说损失越小越好。可在训练开始时，output 和 real 一定差别很大，有时 output 大了，有时 output 小了。我们假设 output 大了，这个信息会沿着神经网络往回传播。也就是说，O 节点的输出值大了，这个信息会回传给 w_5 和 w_6。w_5 在收到这个消息的时候会是什么反应呢？w_5 一定在想，我要让 O 小一点才好。如果节点 d 的输出值是正值，那么 w_5 就会自然而然地变小一点；如果节点 d 的输出是负值，那么 w_5 就会变大一点。现在假设 d 的输出是正值，因为 O 的输出值变大了，在收到这个信息后，w_5 会变得小一点点，那么为了让 O 再小一点，是不是 d 的输出也变小一点才好呢？所以 d 也想变小一点，这个需求就又提给了 w_3，w_3 根据 C 的输出决定了自身的变化方向，以此类推。这就是著名的反向传播算法，也叫 BP（Back propagation）算法。所以，在每次模型学习时，整个神经网络的所有权重都会跟着输出层的反馈微调一次，这个过程反复迭代，直到整个模型的权重都稳定下来，不再有大的变化。这时，模型的输出也会最接近真实值。我们说这时候模型收敛了。而至于每次迭代权重调整的大小，可以用一个参数来控制，这个参数叫学习率（learning rate）。一个小的学习率会使模型的学习效率变慢，模型学习的迭代次数变多，模型收敛所需的时间变长；但是学习率并非越大越好，大的学习率可能会使权重的调整矫枉过正，严重的时候可能导致权重在最合适的权重值周围左右摇摆，导致模型不收敛。

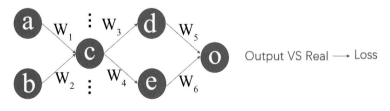

图 8-6　损失的由来

我们说神经网络训练的过程，就是优化权重，使得模型损失更小的过程。那么我们定义了损失函数，这个函数其实也可以看成是权值矩阵 w 的函数，loss = $J(w)$。如果您把 loss 想象成一座山，想让 loss 下降，我们一定会选择一条最快的路，这条路是什么呢？是梯度的反方向。这里就引出了个问题，什么是梯度？

医学生在大学都学过导数，导数是函数在某一个点沿坐标轴变化的斜率。例如 $y=x$ 里 x 的导数永远是 1；$y=x^2$ 对于 x 求导等于 2x，在 x 等于 1 时，函数的导数为 2。对于 $y=x$ 或 $y=x^2$ 等只有一个自变量的函数，它在某一个点的导数是唯一的。从几何意义上来说，只有一个自变量的可导函数是二维平面里的一条线（可能是曲线，也可能是直线），在自变量 x 确定时，该函数线的斜率是确定的，这个斜率是一个与该点函数曲线相切的直线方向。当一个函数有两个自变量（x，y）时，函数是三维空间里的一个平面或曲面。函数自变量的取值可以随 x 和 y 轴随意游走，函数的值变化的斜率可以随着游走方向的不同而不同。从另一个角度理解，与三维曲面上的某一点 x_0，y_0 相切的是一个平面，在这个平面上通过点（x_0，y_0）的任意一条直线，都与函数曲线相切，而且这些直线都是曲面的导数方向。这个时候想要搞懂函数在某一点沿坐标轴变化的斜率，就要在这一点对函数沿各个坐标轴求偏导数。所谓偏导数，指在其他自变量不变时，函数相对于某一坐标轴方向的导数。这个偏导数，叫作函数的在这点（x_0，y_0）的梯度，记作 $\Delta f(x_0, y_0)$。例如 $f(x, y) = z = x^2 + y^2$，$f(x, y)$ 的梯度函数为：

$$\triangle f(x, y) = \triangle z = (\frac{\partial f(x, y)}{\partial x}, \frac{\partial f(x, y)}{\partial y}) = (2x, 2y)$$

其在（1,1）这个坐标函数的梯度为（2,2）。梯度代表着函数上升最快的方向。还以 $f(x, y) = z = x^2 + y^2$ 为例，由于其梯度函数为（2x, 2y），其在点（1,1）处是函数值 $z = f(x, y)$ 变化最快的方向是原点到点（2,2）的方向向量。为什么会这样呢？

我们定义 xy 平面上有一点（a,b），以及单位向量 $\vec{u} = (\cos\theta, \sin\theta)$ 在曲面 $z = f(x, y)$ 上，从点 $(a, b, f(a, b))$ 出发，沿量 $\vec{u} = (\cos\theta, \sin\theta)$ 方向走 t 单位长度后，函数值 z 为 $f(a + t\cos\theta, b + t\sin\theta)$。则有点 (a, b) 处 $\vec{u} = (\cos\theta, \sin\theta)$ 方向的方向导数为：

$$\frac{df(a + t\cos\theta, b + t\sin\theta)}{dt}$$

$$= \lim_{t \to 0} \frac{f(a + t\cos\theta, b + t\sin\theta) - f(a, b)}{t}$$

$$= \lim_{t \to 0} \frac{f(a + t\cos\theta, b + t\sin\theta) - f(a, b + t\sin\theta)}{t} + \lim_{t \to 0} \frac{f(a, b + t\sin\theta) - f(a, b)}{t}$$

＜注：这步的得出用到了链式法则求导＞

$$= \frac{\partial f(a, b)}{\partial x}\frac{dx}{dt} + \frac{\partial f(a, b)}{\partial y}\frac{dy}{dt}$$

$$= f_x(a, b)\cos\theta + f_y(a, b)\sin\theta$$

$$= (f_x(a,b), f_y(a,b))(\cos\theta, \sin\theta)$$

其中，$f_x(a, b)$ 和 $f_y(a, b)$ 分别表示 $f(x, y)$ 在 (a, b) 位置对 x 和 y 的偏导数。从式 $\dfrac{\mathrm{d}f(a + t\cos\theta, b + t\sin\theta)}{\mathrm{d}t} = (f_x(a, b), f_y(a, b))(\cos\theta, \sin\theta)$ 可知，任意方向的方向导数为函数在该点偏导数的线性组合，系数为该方向的单位向量。而方向导数的具体值为：

$$\frac{\mathrm{d}f(a + t\cos\theta, b + t\sin\theta)}{\mathrm{d}t}$$

$$= (f_x(a,b), f_y(a,b))(\cos\theta, \sin\theta)$$

$$= \left| (f_x(a,b), f_y(a,b)) \right| \times \left| (\cos\theta, \sin\theta) \right| \times \cos\phi$$

$$= \left| \Delta f(a,b) \right| \times \cos\phi$$

其中 ϕ 是 $\triangle f(a, b)$ 与 $\vec{u}$ 的夹角。$| \triangle f(a, b)|$ 表示梯度向量 $| \triangle f(a, b)|$ 的模，即向量 $| \triangle f(a, b)|$ 的长度。很显然，当 $\phi = 0$ 时，即 $\vec{u}$ 与 $\triangle f(a, b)$ 同向时，$\cos\phi = 1$，此时方向导数的值最大，最大值即是梯度的模 $| \triangle f(a, b)|$；当 $\phi = -\pi$ 时，即 $\vec{u}$ 与 $\triangle f(a, b)$ 反向时，$\cos\phi = -1$，此时方向导数的值最小，最小值即是 $-| \triangle f(a, b)|$。由此，我们证明了，为什么函数值下降的方向是梯度的反方向。在函数曲线的任一点，如果我们要让损失函数值沿最快的方向下降，就要沿着梯度的反方向行走。假设我们要优化 $f(x, y) = x^2 + y^2$，我们已经算出在（-3,3）这个坐标下 $f(x, y)$ 的梯度为（-6,6），我们想让函数下降，所以 x 和 y 都要沿着梯度的反方向（$-\triangle f(x)$）改变，即（6, -6）。当沿着（6, -6）改变一个学习率以后，来到一个新的点，再计算梯度，再沿着更新后梯度的反方向移动一个学习率，反复迭代，直到模型收敛，即达到损失函数 $y = x^2 + y^2$ 的最低值（图 8-7）。这就是所谓的梯度下降法。

在神经网络的训练过程中，信息由输入层向输出层正向传递，梯度从输出层向输入层反向传播。这种传播的实现，依赖于链式求导法则。链式求导法则是针对复合函数求导的方法，它就像剥洋葱皮一样地把复合函数从外往里一层层剥开，分别求导，再把导数乘在一起。例如，我们有两个函数：$g(x) = 2x$，$f(y) = y^2$，现在我们要求 $f(g(x))$ 针对 x 的导数，则有：

$$\frac{\partial f(g(x))}{\partial x} = \frac{\partial f(g(x))}{\partial g(x)} \frac{\partial g(x)}{\partial x} = 2g(x) \times 2 = 8x$$

有了链式求导法则，我们还是看这张图（图 8-8）：

忽略图中未显示的节点、激活函数和截距项（在有激活函数的情况下，只不过是对激活函数再求一次导；而截距项因为和权重无关，针对权重求导后为 0，故可忽略）：

$$O = d \times w_5 + e \times w_6 \quad d = c \times w_3, \quad c = a \times w_1 + b \times w_2$$

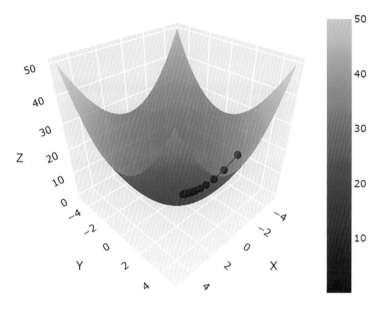

图 8-7 函数 $y = x^2 + y^2$ 根据梯度下降法从（-3, 3）处下降的过程

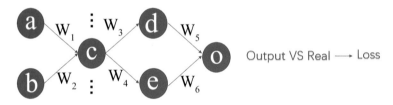

图 8-8 链式求导用于梯度传递

现在 O 已知，我们求 w_5 的导数，只需 $\dfrac{\partial O}{\partial w_5} = \dfrac{\partial(d \times w_5 + e \times w_6)}{\partial w_5} = d$

如果想求 w_3 的导数，就是 $\dfrac{\partial O}{\partial w_3} = \dfrac{\partial O}{\partial d} \times \dfrac{\partial d}{\partial w_3} = w_5 \times c$

如果想求 w_1 的导数，这里就稍稍有一点麻烦，因为 w_1 影响了 c，c 又影响了 d 和 e，d 和 e 共同影响了 O，所以求导就需要从两条路走：

$$\frac{\partial O}{\partial w_1} = \frac{\partial O}{\partial d} \times \frac{\partial d}{\partial c} \times \frac{\partial c}{\partial w_1} + \frac{\partial O}{\partial e} \times \frac{\partial e}{\partial c} \times \frac{\partial c}{\partial w_1} = w_5 \times w_3 \times a + w_6 \times w_4 \times a$$

以上简单推导了梯度在神经网络里是怎么反向传播的，在复杂的网络中道理是一样的，只是求导链路更多更长而已。

8.1.3 如何更准确地选择损失函数下降的方向

大家如果更加深入地去了解深度学习，还会听到牛顿法、拟牛顿法等优化损失函数的方法。它们和梯度下降法类似，都是更新权重的方法。我们前面说梯度是函数上升最快的方向，这个说法是近似正确的。为什么是近似正确？这就需要了解另一个知识点——泰勒级数展开式：

$$f(x_k + \delta) \approx f(x_k) + f'(x_k)\delta + \frac{1}{2}f''(x_k)\delta^2 + \ldots + \frac{1}{k!}f^k(x_k)\delta^k + \ldots$$

泰勒级数展开式可以无穷尽地展开，展开的项数越多，上式等号的两边就越接近。当然，我们不能无限制地展开，只能取一个近视值。梯度下降法只保留了前两项，即：$f(x_k + \delta) \approx f(x_k) + f'(x_k)\delta$。而牛顿法保留了三项：$f(x_k + \delta) \approx f(x_k) + f'(x_k)\delta + \frac{1}{2}f''(x_k)\delta^2$，即牛顿法考虑到了二阶导。二阶泰勒级数展开式的向量形式可以表示为：

$$f(x_k + \delta) \approx f(x_k) + g^T(x_k)\delta + \frac{1}{2}\delta^T H(x_k)\delta$$

其中，$g(x_k)$ 是 $f(x)$ 在 x_k 处的梯度，$g^T(x_k)\delta$ 是说一个梯度向量和另一个方向向量做点积，$H(x_k)$ 是海塞矩阵，$\delta^T H(x_k)\delta$ 是二次型。这里的海塞矩阵是对函数求二阶偏导所形成的方阵，二次型是一个向量和自身相乘（求点积）的形式。这些都是线性代数的基本概念，有兴趣深入了解的读者可以找资料补齐这部分基础知识。

实际上，下降方向的选择，就是求 $f(x_k+\delta)$ 中的 δ。在多元函数中，δ 是一个向量，它要满足我们沿着这个方向移动函数，函数的下降最快。所谓下降最快，也就是在单位步长下，$f(x_k)$ 的变化最大。这个变化可以表示为 $\Delta f(x) = f(x_k) - f(x_k+\delta)$。在梯度下降法中，因为 $f(x_k + \delta) \approx f(x_k) + f'(x_k)\delta$，所以 $\Delta f(x) = -f'(x_k)\delta$。如果想让 $\Delta f(x)$ 变大，那么只需要向着 $f'(x)$ 相反的方向走就好了，这样就会把 $f'(x)$ 前面的负号抹掉（负负得正）。

在牛顿法中，因为 $f(x_k+\delta) \approx f(x_k) + g^T(x_k)\delta + \frac{1}{2}\delta^T H(x_k)\delta$，所以 $\Delta f(x) = -(g^T(x_k)\delta + \frac{1}{2}\delta^T H(x_k)\delta)$，为了求最大的 $\Delta f(x)$，提到"最"字，就想起了求导，让导数等于 0（导数等于 0 的地方对于非单调函数来说通常是函数极值出现的地方）：

$$\frac{\partial \Delta f(x)}{\partial \delta} = -(g(x_k) + H(x_k)\delta) = 0$$

得：

$$\delta = -H^{-1}(x_k)\, g(x_k)$$

上式就是牛顿法所采取的更新方向，这里 $H^{-1}(x_k)$ 表示海塞矩阵求逆（相当于标量里的求倒数）。牛顿法虽然选择了使函数下降更快的方向，但是和梯度下降法相比，它增加了权重更新计算的复杂度，特别是矩阵求逆，这是一个非常复杂的运算。所以后面衍生出了拟牛顿法，它的核心思想是用一个正定矩阵逼近 $H^{-1}(x_k)$。其计算过程较为复杂，鉴于本书的定位，此处不再深入讨论。

通过以上介绍可以看出，深度学习虽然听起来高大上，但其底层计算逻辑是比较简单的，至少从理解上来说，笔者认为要比 SVM 容易得多。总结一下神经网络学习的基本点：

1. 人工神经网络的中间计算过程实际包含了两部分，一部分是线性部分，另一部分是非线性部分。

2. 神经网络的线性部分主要通过信息张量在神经网络的不同层之间传递来实现。而这部分线性运算，是上一层神经元传出的信息与两层之间权重的乘法和加法的运算，这本质是一种矩阵乘法。我们在章节 7.5.1 介绍 PCA 时曾简要提到过矩阵乘法的几何意义，它是把一个向量从一个线性空间向另一个线性空间映射的穿梭机，一个 1×m 维的向量乘以一个 m×n 的矩阵，就会变为一个 1×n 维的向量，相当于一个向量从 m 维变成了 n 维；同理，如果神经网络的前一层有 m 个神经元，后一层有 n 个神经元，那么 m 个神经元传递的输出信息，就是一个 1×m 的向量，而经过两层之间的权重运算以后，就变成了 n 个神经元的传入向量，这个向量的维度是 1×n。而如果有 a 个样本，传入向量等同于 a×m 的张量，它经过 m×n 的矩阵会变为 a×n 维的张量。因此，神经网络中间的信息传递等同于矩阵乘法。而神经网络的层间权重，等同于矩阵的元素。明白了这点，我们就可以任性地让样本的特征在不同维度之间随意切换，从而转变为我们需要的任何维度的向量，甚至必要时可以变成单纯的一个数，即一个标量。

3. 神经网络的非线性部分主要靠激活函数来完成。神经网络的激活函数全部都非常简单，例如我们介绍到的 Sigmoid、Relu、Tanh 等。正是简单地激活函数的引入，使得神经网络有了拟合非线性关系的强大能力。

4. 每个神经网络都要设计一个反映模型输出值和目标值差距的损失函数。这个损失函数直接取决于模型的输出结果，但间接或者说从根本上取决于神经网络中包含的所有参数（即各层之间的权重，或者可以说是所有操纵输入向量，改变向量的矩阵元素）。因此，损失函数本质上是由所有参数组成的一个复合函数。根据梯度下降等优化方法，以及复合函数求导的链式法则，无论神经网络多么复杂，只要从输入到输出的各步运算都是可导的，就可以通过链式法则来对所有参数进行优化。因此，神经网络设计的最重要的原则，就是保证把该有的信息从输入层有效地传递给输出层，无论中间引入了多少参数，过程多么复杂，无论路径多长多曲折。我们只管设计，计算留给计算机便可。很多业内专家戏称深度学习为炼丹炉，把训练模型的过程叫作炼丹，这和深度学习模型训练消耗大、需要的数据庞杂、技术路径多样、评价指标多维以及黑箱计算等都有关系。

8.2　卷积神经网络与机器视觉

8.2.1　卷积神经网络的直观理解

我们在前节所讨论的神经网络是最简单的神经网络。这样的神经网络还有一个名字，叫多层感知机（multi-layer perceptron），也叫作全连接网络（full-connection neural network）。在多层感知机的基础上，有很多神经节点的变种，其中卷积神经网络（convolutional neural networks，CNN）就是最常见的、应用最广泛的变种神经网络，它为当代机器视觉（computer vision，CV）的发展奠定了基础。我们先从机器视觉讲起，看看计算机是如何产生视觉的。

人类的眼里有万千世界，计算机的眼里却只有两个数字：0 和 1。没错，计算机的底层是以二进制表示万千世界的。图像在计算机中的表示是一个数字矩阵。如图 8-9 所示，如果我们在写字板上写一个阿拉伯数字 1，那么相对应的，在计算机里就会形成一个代表笔画明暗的数字矩阵，构成计算机里最基本的图像表示。

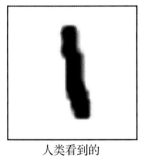
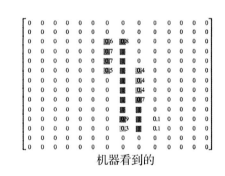

人类看到的　　　　　　　　　　机器看到的

图 8-9　表示图片的数字矩阵

一层矩阵只能产生一个灰度图，而无法产生有颜色的图片。我们通常看到的图片，大多是以 rgb 格式存储的。r 代表 red，g 代表 green，b 代表 blue。这三种颜色混在一起，能够产生各种各样的颜色。所以彩色图片有 R、G、B 三个通道，每个通道都是一个数字矩阵，这些数字的范围是 [0，255]，代表当前颜色通道在一个像素点处的亮度，0 代表完全不亮，255 代表最亮。所以，在计算机中，图像的储存形式是如图 8-10 所示的一个三维张量。为了能够看到通道矩阵内的数值，笔者将原图压缩到了 20×30 个像素（图 8-10 下排四张图）。

我们把没有维度的、单纯的数字叫标量；有一个维度的、一列的数字叫向量；几个等长向量排在一起，就形成了二维矩阵；而几个同样大小的矩阵叠加在一起，就形成了一个三维张量。像这样维度不断叠加上去，出现四维的，或者更高维的，同样叫张量（tensor）。神经网络实际上是一种张量运算，Google 开发的深度学习框架"TensorFlow"，了解人工智能的读者一定听说过它。为什么叫 TensorFlow 呢？就是因为它寓意着张量在神经网络中传递（flow）的过程。

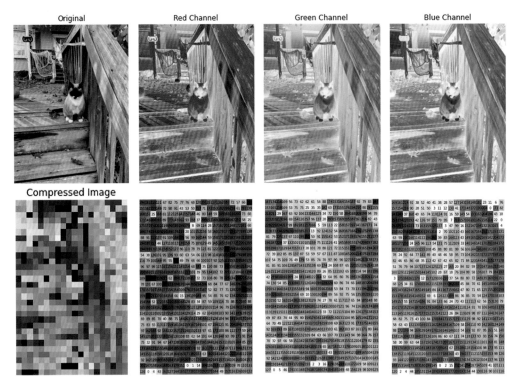

图 8-10　RGB 三通道组成图片

　　下面我们看一个机器视觉任务实例。如果我们要判断图 8-10 中的动物是猫还是狗，首先要在整张图中找到画有这个动物的部分；然后对它进行特征提取，并由这些特征来判断猫狗的概率。这是机器视觉早期的一个图片识别经典任务，叫作猫狗大战。对于算法而言，它不需要看懂整张图的内容。定位图片中的感兴趣区域，并在感兴趣区域提取特征，是模型是否能够做出正确判读的关键。如果用全连接网络做这个任务，我们需要将图片中的每一个像素点作为一个特征，输入神经网络。然而，这样做并不是一个明智的选择，因为在构图上猫狗只占了图片的一小部分，其余信息对于猫狗的判断帮助并不大。并且，猫狗在图片上位置的改变，会导致作为特征的像素点改变，但这种改变，并未影响模型对结果的判读。

　　如何找到感兴趣区域呢？我们可以拿一个放大镜给图片做一次细致的扫描。在卷积神经网络中，这个放大镜被称为卷积核。卷积核是卷积神经网络的精髓所在。所谓卷积核，我们可以形象地把它想象成一个放大镜，或者是一个小窗体。小窗体在图像上从左至右，从上至下滑动，对图片进行逐层扫描，并记录下图像上每一处的扫描信息，即卷积核与图片的各通道进行卷积运算。一次卷积运算的结果是一个数，即一个标量。卷积核从整张图上扫过，将卷积运算的信息记录成一张浓缩的图（也叫特征图）。通过不断学习，小窗体能够找到一些和结局有关的特征，并且将这些特征标记在特征图的相应位置上，即浓缩了原图的信息。

卷积核不止有一个，有非常多个，可能是 10 个，也可能是 100 个或者更多。通过学习，几乎每个卷积核都会去专门负责一些特征的提取，且它们都会通过扫描原图来得到一张特征图，不同的特征图上标记了不同的特征。从图中可以看出，特征图一般是比原图小的，这取决于卷积核移动的步长，即小窗体换一次位置要移动几个格子。图 8-11 显示了 3×3 大小的小窗体（卷积核）以 1 为步长，在一个 5×5 大小的图片上扫描的过程。由于每次卷积运算会生成一个数，因此当一个 3×3 的卷积核在以 1 为步长扫过 5×5 的图片后，生成的是一个 3×3 的特征图。这些特征图垒在一起，会形成一摞特征图。但这和原图的形态并没有本质区别，只不过原图是三通道的，如果把一张特征图看成是一个通道，那么扫描过后总特征图的通道数就是卷积核的个数。这就是在原图上的一次卷积操作。接下来，我们会如法炮制，用后一层的卷积核对前一层生成的特征图做卷积操作，经过几层卷积核的不断特征提取，后面特征图的长宽会越来越小，但是通道数会越来越多（图 8-12）。

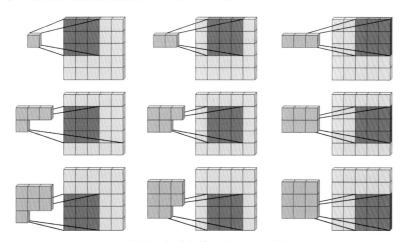

图 8-11　图片扫描及特征图的形成

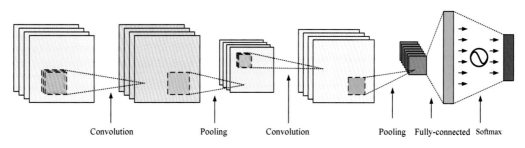

图 8-12　卷积神经网络的数据堆叠构架

在卷积神经网络中，靠近输入层的卷积核是对原图进行特征提取，靠近输出层的卷积是对前层卷积核所产生的特征图进行特征提取。这是一个信息不断浓缩的过程：最前面的几层卷积提取的是一些简单的线条；中间的卷积核在前面的基础上综合各类线条的信息，会提取一些形状轮廓；最后的卷积核提取的特征就变成了这个动物耳朵是什么样的，眼睛是什么样的，毛发是什么纹理，爪子是什么样的等等。将这些特征平铺开，再输入全连接网络，最后就得出了是猫还是狗的判断。这里也不妨复习一下，猫狗大战是个二分类问题，对于二分类问题，输出层只需要有一个节点，是什么？Sigmoid！如果是多分类呢？ Softmax！读者可以在前章中找到详细的介绍。

8.2.2 卷积运算的数学解释

卷积神经网络的核心是卷积运算，所谓卷积运算，是指从原图到特征图，或是从前一张特征图到后一张特征图的运算过程。卷积运算听起来很高大上，实际上却非常简单。在图 8-13 中，中间蓝色的小窗体就是卷积核，这是一个 3×3 大小的卷积核（卷积核的大小需要在搭建神经网络时说明）。卷积核其实也是一个数字矩阵，只不过这里的数字是卷积核的权重。因此，卷积核也是一个权重矩阵。卷积核的 input 可以是图像原图，也可能是前一层卷积产生的特征图，在多通道的情况下，这两者都是张量，并没有本质的区别。当卷积核在图像中滑动时，input 的数值和卷积核的权重点对点相乘，然后加在一起，这就是卷积运算。

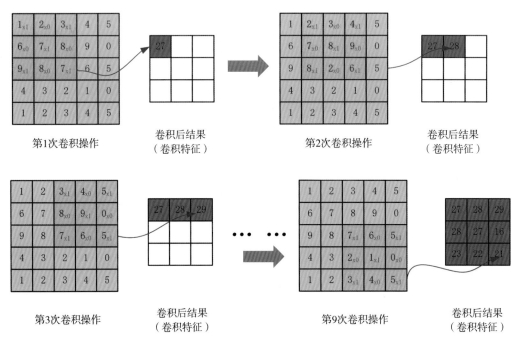

第1次卷积操作　　　　卷积后结果　　　　第2次卷积操作　　　　卷积后结果
　　　　　　　　　　（卷积特征）　　　　　　　　　　　　　（卷积特征）

第3次卷积操作　　　　卷积后结果　　　　第9次卷积操作　　　　卷积后结果
　　　　　　　　　　（卷积特征）　　　　　　　　　　　　　（卷积特征）

图 8-13　卷积核运算过程

这里我们看到卷积核的权重矩阵是 $\begin{bmatrix} -1 & 0 & 1 \\ -1 & 0 & 1 \\ -1 & 0 & 1 \end{bmatrix}$，左上角 input 对应 3×3 范围所

形成的矩阵是 $\begin{bmatrix} 2 & 1 & 0 \\ 9 & 5 & 4 \\ 2 & 3 & 4 \end{bmatrix}$，它们两个点对点求积之后相加的结果：–2+0+0+–9+0+4–

2+0+4=–5，这和特征图上的左上角第一个数字对应，第二个数字算法相同，以此类推。

　　在输入有多通道时，对应的卷积也是多通道的。例如，我们前面说了一般彩色图像有 RGB 三个通道，那么对应的卷积核也有三个通道，这三个通道分别按照顺序和输入图的三个通道进行卷积计算，一个卷积在三通道图片上扫描后会有三张代表 RGB 的特征图。实际中，大部分的卷积运算会把这三张特征图以点对点的方式加在一起，合成一张特征图（图 8-14）（这里我们说大部分，是因为从 Google 2017 年发明 Xception 网络后，视觉网络中开始加入了单通道运算）。

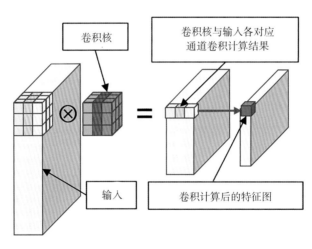

图 8-14　多通道特征图的计算过程

　　除了卷积操作，在 CNN 里还有两个必须要理解的重要操作：一个是填充（padding）操作，另一个是池化（pooling）操作。所谓填充，就是在卷积核的输入图外围，加

上几圈 0，比如原矩阵图像是 $\begin{bmatrix} 2 & 1 & 0 \\ 9 & 5 & 4 \\ 2 & 3 & 4 \end{bmatrix}$，加一圈填充以后变成 $\begin{bmatrix} 0 & 0 & 0 & 0 & 0 \\ 0 & 2 & 1 & 0 & 0 \\ 0 & 9 & 5 & 4 & 0 \\ 0 & 2 & 3 & 4 & 0 \\ 0 & 0 & 0 & 0 & 0 \end{bmatrix}$。为什

么这么做呢？不妨想一下，如果卷积核的步长为1（就是一个格子一个格子地挪），它在大小为n×n图像上滑动时，图像边缘的数字只能够经历一次卷积运算，但是处于中间的数字会经过很多次卷积运算（如果卷积核的大小为3×3，那么中间的数字最多会经历9次卷积运算）。这对于边缘像素是不公平的，这样做会导致边缘信息丢失，图像也会越变越小。填充通过用0把图像的外围包起来，把处在边缘的像素点非边缘化，以此保证所有像素点参与的卷积运算是一致的。

另一个重要的操作是池化操作。我们可以把池化也理解成卷积核一样的小窗体，它和卷积核一样，也在图中滑动，并形成新的特征图。但是它和卷积核的区别在于，池化是没有权重的。池化有两种方式，一种方式叫作最大池化，就是取对应窗体范围内的最大值；另一种叫作平均池化（average pooling），就是取对应窗体范围内的平均值。例如 $\begin{bmatrix} 2 & 1 & 0 \\ 9 & 5 & 4 \\ 2 & 3 & 4 \end{bmatrix}$ 取最大池化就是9，取平均池化就是3.33。池化的目的是进一步把不重要的信息省去，提高特征浓缩的效果（图8-15）。

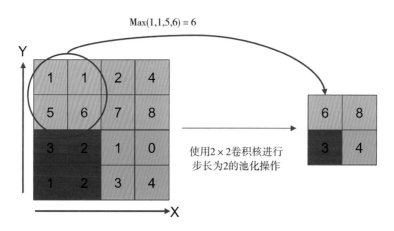

图8-15　池化操作

神经网络学习的过程实际上是对权重的更新，卷积神经网络在训练时更新的是卷积核的权重。更新的方法一样是用梯度下降、牛顿法、拟牛顿法等选择权重更新方向，一样通过链式求导法则来做反向传播，这里不再赘述。

从以上介绍可以看出，卷积神经网络的每一个卷积核都要将图片从前到后做一次完整扫描，且卷积核在图中的不同位置权值是不变的，这也叫权值共享。这是CNN的一个非常重要的特性。因为有了权值共享，所以无论猫跑到图片中的哪个角落，我们都可以通过CNN将其识别出来。

8.2.3　计算机视觉和卷积神经网络的发展脉络

理解了图像在计算机中的储存形式，明白了卷积运算如何提取图像特征后，我们来系统说一说计算机视觉和卷积神经网络的发展脉络。

计算机视觉的任务是利用视觉数据来推测全局状态。这个状态可能是连续的（比如通过一张颅脑 CT，判断脑出血量）；或者是离散的（比如通过一张肺部 CT，来判断有无异常的肺小结节）。前者对应回归问题，后者对应判别问题。早先解决计算机视觉问题大多依赖于传统的统计学方法，对图像的判别能力非常有限，最早测试的识别对象是手写数字，对应行业内的一个标准数据集——MINST 数据集（图 8-16）。

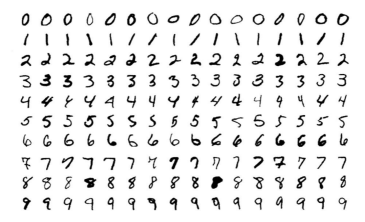

图 8-16　MINST 手写数字数据集

当然，人们不会满足于对手写数字的识别，ImageNet 项目由此诞生。ImageNet 是拥有超过 1400 万图像，2 万多个类别的图像数据集。自 2010 年以来，ImageNet 项目每年举办一次图像识别比赛，即 ImageNet 大规模视觉识别挑战赛（ILSVRC）。2012 年，Hinton 的学生 Alex Krizhevsky 提出了深度卷积神经网络模型 AlexNet，他在 ILSVRC 比赛上将 top5 错误率降低至 16.4%，与第二名 26.2% 的成绩相比，错误缩小了近一半，在 ImageNet 大赛上一举夺魁。图 8-17 显示了 AlexNet 的基本结构[①]。图中 FC 表示全连接层，FC 后的数字代表神经元个数，ReLu 是激活函数；Conv 3×3 S1，256 代表卷积神经网络的窗口大小为 3×3，步长为 1，全层有 256 个卷积核；Max-Pool 3×3 S2 代表最大池化层的窗口为 3×3，以步长为 2 移动；Local Response Norm 表示局部响应归一化层，它是对一个输入的局部区域进行归一化，以此保证数据进入下一层后有相同的分布，避免模型每次迭代都去学习适应不同的分

---

① Krizhevsky A, Sutskever I, Hinton G. ImageNet classification with deep convolutional neural networks[C]//NIPS. Curran Associates Inc. 2012.

布，从而提高模型的训练效率并保证模型的泛化效果。AlexNet 有 5 个卷积层，3 个全连接层，6000 万个参数，一共有 65 万个神经元。AlexNet 之所以会成功，是因为之前的卷积神经网络通常神经元不会超过 3 层（主要的原因是当时的计算条件无法同时学习这么多参数）；而 AlexNet 开启了深度卷积神经网络时代。在此以后，包括 VGG-Net 等各种深度卷积神经网络不断出现，但都是以增加卷积层数来提升模型性能的。

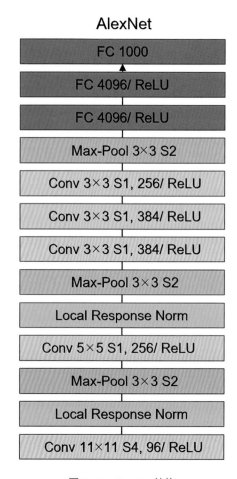

图 8-17　AlexNet 结构

这种情况持续到 2014 年，Google 提出了 GoogleNet，也叫 InceptionV1。GoogleNet 在 ILSVRC 2014 的比赛中取得分类任务的第一名，top5 错误率 6.67%。相较于之前的 AlexNet，GoogleNet 的网络深度达到了 22 层，参数量减少到 AlexNet 的 1/12。之所以会取得这样的成绩，是因为 Inception 提出了通道组合理念。它基于这样一个思想：不同大小的特征，可能需要不同的卷积核，因此可以同时运用不同大小的卷积核，加上最大池化完成通道组合的 CNN 网络（图 8-18）。细心的读者可能会注意到，图 8-18 中出现了 1×1 的卷积核，我们说卷积的作用从根本上说其实是聚拢扫描点和周围点的信息，这些信息包括特征图单个通道上的空间相关性和多个通道间的跨通道相关性。1×1 的卷积核的实际维度是 1×1×M，M 代表输入特征图的通道数，对于原图来说就是 RGB 三通道，对于特征图来说就是上一层的卷积核数（因为每个卷积核扫描以后都会形成一个通道）。1×1 的卷积核很显然只能捕获跨通道相关性，而起不到捕获空间相关性的作用。那用它扫描输入特征图有什么用意呢？这也是卷积核发展中的一个重要模式转变：之前我们介绍多个像素一起扫描的卷积核，它们同时改变了卷积特征图的大小（前面介绍过，输出的特征图大小是由输入特征图大小、卷积核大小、填充和卷积核的步长共同决定的），也改变了卷积核的通道数（有多少个卷积核，就会形成多少个通道）。而 1×1 的卷积核，是对像素点的点对点扫描，它并未改变特征图的大小，但是由于 1×1 的卷积核通道数可以和输入特征图不一致，因此它会改变特征图的通道数。我们把这种只改变特征图通道数，而不改变特征图大小的卷积操作，称为 pointwise 卷积。pointwise 卷积的最大目的，是为了调整特征图的维度（通常会降低维度来减少模型参数）。

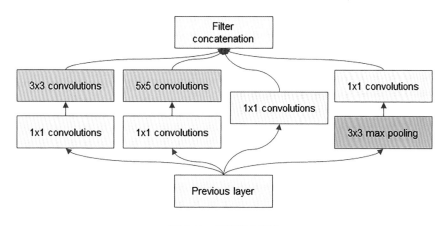

图 8-18　通道组合理念

在此之后，Inception 网络又出了多个版本。作为非专业人士，我们不需要记住每一个版本的改进，只需要理解重要的改进措施即可。首先，是后续 Inception 网络中加入 BN 层。BN（batch normalization）也叫作规范化，是指在训练网络时，每个通道在每一个 batch 中的数据都会根据其均值和方差做一次标准化（即 $z = \dfrac{x - \bar{x}}{sd}$），它可以让网络中间数据的分布尽量规范化，可显著加速深度网络的训练。这里的 batch 指的是批次，神经网络在训练的时候不是单一数据点逐个训练的，而是成批次训练的。一批数据可能有几十个或者上百个样本，这些数据同时改变权重大小（这也是为什么深度学习需要并行计算环境的原因）。其次，Inception 网络为了减少模型的参数，对卷积核的大小做了一系列改进，包括缩小卷积核的大小：5×5 的卷积核在单通道上需要 25 个参数，而 5×5 的卷积操作和两个 3×3 卷积和效果相似（即先用一个 3×3 卷积核扫描前特征图 A 生成特征图 B，再用一个 3×3 卷积核扫描特征图 B），但后者在单通道上只需要 18（3×3+3×3=18）个参数。因此通过堆叠小的卷积核，有利于减少参数量。在这个改进基础上，Inception 进一步将 $n×n$ 卷积拆分为 $1×n$ 卷积和 $n×1$ 卷积，即 $n×n$ 大小的卷积核等同于让 $1×n$ 的卷积核扫描一遍，再让 $n×1$ 的卷积核扫描一遍，而这参数量的差异显而易见（$n^2 \ vs \ 2×n$）。按照这种思路，图 8-18 就会变为图 8-19 的样子①。

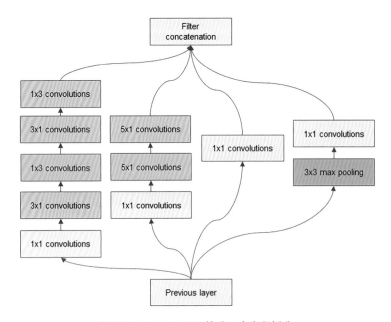

图 8-19　InceptionV3 的进一步卷积拆分

神经网络不会无限制地加深下去，深度卷积网络随着层数加深出现了一个明显的问题，那就是梯度消失。所谓梯度消失，就是指梯度在沿着神经网络反向传递的过程中会越变越小，进而消失。如何改善梯度消失的问题呢？在 2015 年，学者提出了残差神经网络（ResNet）。ResNet 在当年 ImageNet 比赛的分类任务中获得第一名，后面下围棋的 AlphaZero 也是用的这个网络。什么是残差网络呢？我们之前说的神经网络是个序列结构，前一层的信息依次传递给后一层。残差网络，就是在神经网络中加入了残差连接，这种残差连接，打破了原来前一层信息只能向后一层神经元传递的规定，它允许神经元向远方的隔层神经元传递信息。这相当于建立了一条从输入层到输

---

① Szegedy C, Vanhoucke V, Ioffe S, et al. Rethinking the inception architecture for computer vision [EB/OL]. https://arxiv.org/abs/1512.00567.

出层的近路，从而缩短了梯度传递的路径，有效改善了梯度消失的问题（图 8-20）。而后，Inception 系列也借鉴了残差思想。在 InceptionResNet 中，Google 加入了残差连接，并实现了更高的准确率[①]。

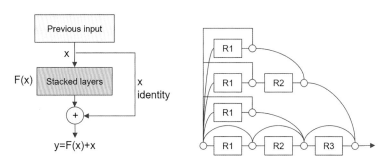

图 8-20　ResNet 残差连接

最后一个需要了解的模型是 Xception 网络。Xception 的首字母 X 是 Extreme 的缩写，表示极致的 inception。Xception 是如何极致的呢？ Xception 架构也称深度可分卷积，它的思想是引入更多的路径，甚至让每一通道都拥有 1 条独立路径（图 8-21）[②]。此时每一个 3×3 卷积都运行在各自的通道内，不再负责通道间的混合。我们把这种只改变特征图大小，而没有改变特征图维度的卷积称为 depthwise 卷积。Xception 的单通道设计彻底实现了空间关联性和通道间关联性的解耦，节省了大量参数，提高了运算速度。其在 ImageNet 数据集上的表现，超过 InceptionV3，有效提高了模型性能。

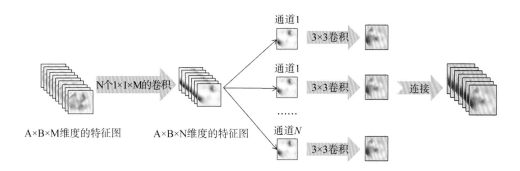

图 8-21　Xception 网络的深度可分卷积设计

总结下来，机器视觉研究有 50 余年的历史，2012 年 AlexNet 开创了深度卷积网络，此后在深度卷积网络的基础上，发明了通道组合理念，残差连接，Batch Normlization

① Szegedy C, Ioffe S, Vanhoucke V, et al. Inception-v4, Inception-ResNet and the impact of residual connections on learning[EB/OL]. https://arxiv.org/abs/1602.07261.

② Chollet F. Xception: deep learning with depthwise separable convolutions[EB/OL]. https://arxiv.org/abs/1610.02357.

和深度可分卷积，使得机器视觉在图片分类任务上的性能不断提高。我们讨论了这么多卷积神经网络，有简单的，有复杂的。在使用中，并不是一定要挑复杂的网络模型，可以直接搭建一个简单的 CNN，只要它能满足我们的需求就好。例如，图 8-22 展示了吴恩达团队 2019 年 1 月在 *Natrue Medcine* 上发表的工作，该研究使用 CNN 通过心电图判读常见的心律失常（Hannun, Rajpurkar, et al. 2019）。这个神经网络就比较简单，没有复杂的拓扑结构。所以，不一定复杂的就是好的，通常合适的就是好的。

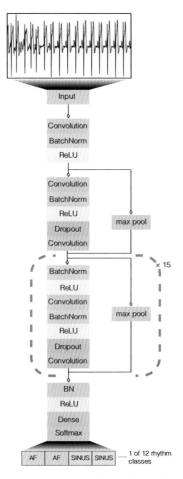

图 8-22　识别心律失常的卷积神经网络架构

8.2.4　医学影像人工智能

前面我们讨论了卷积神经网络和计算机视觉的发展，本节我们说回医学，聊一聊医疗影像人工智能。这里的"影像"，是广义的影像，它包含了所有医学中的图像资料，包括但不限于来源于影像科的 X 线、CT、MRI、PET-CT，来源于超声科的各类超声，以及其他有图像留存的科室，如内镜、病理皮肤病损和眼底等的高拍影像等。影像 AI

应该是人工智能与医学结合程度最深的一个点。从技术的泛化角度来看，通过影像来识别一个病变是良性还是恶性，这个需求和猫狗大战并没有什么不同。所以医学影像 AI 本质上是把用在 ImageNet 等图像数据集的机器视觉技术嫁接在医学影像上。

虽然在 2016 年以前，包括 CNN 在内的深度学习已经得到了突飞猛进的发展，但其影响力主要局限在 AI 领域。2016 年 3 月，Deepmind 研发的 AlphaGo 以 4∶1 的成绩，击败了曾荣获 18 次世界冠军的职业九段围棋选手李世石，超过 2 亿观众见证了这一历史时刻。这一轰动性的事件促进了 AI 进入公众视野。也是从那时开始，AI+ 影像的热度得到了明显的提升。哪怕是一位不太关注时事的医生，也会频繁地听到 AI+ 影像的消息，如：

2016 年 6 月，贝斯以色列女执事医学中心（BIDMC）与哈佛医学院合作，对乳腺癌病例图片中的癌细胞识别准确率达到 92%，与病理学家的分析结合在一起时，它的诊断准确率可高达 99.5%；2017 年 2 月，中山大学和西安电子科技大学合作，通过 410 张各种成对先天性白内障图片和 476 张正常图片训练模型，用于诊断白内障，准确率高达 92.5%；2017 年 2 月，Nature 发表论文，利用 CNN 通过万张图片训练，实现 AI 在脑瘤术中的快速诊断，在病变样本中，区分胶质瘤和非胶质瘤的准确性达 90%；2017 年 2 月，Google 无人车之父 Sebastian 和斯坦福合作，在 Nature 子刊上发表论文，通过 CNN 诊断皮肤癌，准确率达 91%，与 21 名资深皮肤科医生团队准确率相当，轰动一时；2017 年 3 月，Google 大脑和 Verily 公司合作，开发出诊断乳腺癌的模型，诊断准确率达 88.5%，完胜人类注明病理学家 73.3% 的准确率；2017 年 7 月，阿里健康推出医疗诊断 AI 产品"Doctor You"，识别肺结节的准确度达 90% 以上；2017 年 8 月，腾讯觅影医学影像系统对早期食管癌的发现准确率达 90%……再往后，AI+ 影像的论文和产品更是多如牛毛，数不胜数。可以说，AI+ 影像的发展是快速的；其竞争是严峻且激烈的。作为医生，万万不可以故步自封，不能怀有"AI 还离我很远"的鸵鸟心态。

AI+ 影像常见有三大类任务，分别是分类（classification）、标记（detection）和切割（segmentation）。分类任务是指判断一张图片的所属类别，并给出相应的概率。例如：判断肺结节是良性还是恶性（二分类），判断心电图的表现是哪种心律失常（多分类）等等。标记任务比分类任务更难一些，它不仅要判断病变的类别，还要在图片中标记出病变的位置。这种任务和机器视觉中的目标检测是一样的。它用到了一种 R-CNN（region-CNN）的技术。R-CNN 也经历了很多的技术迭代，从 R-CNN 到 Fast R-CNN，再到 Faster R-CNN。技术层面也分别从单纯的 SelectiveSearch，到 ROI Pooling，再到 Region Proposal Network（RPN）。这里笔者只给读者提供一个脉络，具体细节网络上有很多资料，这里不再赘述。对于标记的形象理解，通常是把卷积特征与原图位置对应，通过卷积特征的激活程度来锚定原图中的目标位置，再用检测框（anchor）把目标框起来。切割任务目前主要应用在病灶切割、放疗靶区勾画上。它通过给定的一张影像，勾画出病变轮廓或者放疗靶区的范围。这常常用到 Mask R-CNN 技术，它就是在 Faster R-CNN 的 CNN 特征顶部添加了一个完全卷积网络（fully convolutional network），用来生成掩码（分割输出）。在切割任务中，有时仅通过算法独立判别病灶边界即可，但有时则不然。例如放疗靶区勾画里有 GTV、CTV 和 PTV 的概念。GTV 指影像学上可以很好显示肿瘤的区域；CTV 代表显微播散，在影像上无法很好显示的区域；而 PTV 是在 CTV 基础上的进一步区域外放。CTV 和 PTV 到底有多大，这是需要人类医师事先勾画的，一方面要保证有足够大的放疗区域以保证放疗效果，另一方面要避免照射损伤重要组织结构（例如脑垂体）。这是一个非常有技术含量的工作，训练这种任务模型，需要大量的人类医师事先在图片上做好勾画，以便机器学习。发展医学影像 AI 的难点目前不在于技术，而在于高质量数据的获取和标注。我们总说，人工智能有多少人工，就有多少智能；没有人工，人工智能就变成了人工智障。这里的人工主要就耗费在图片资料的收集、整理和标注上。近年来，医疗影像 AI 渗透到了医学影像的方方面面，包括眼科、骨科、胸科、皮肤科、神经科、病理科、消化内镜科等等。只要是在通过视觉信息判断病情的科室，几乎都有 AI 研究的活跃。这里说 AI 研究的活跃，而不是 AI 应用的活跃，是因为 AI 距离临床应用还需要一个过程。国内很多公司也在争夺医疗各个领域内的主导权。这个主导权是根据什么确定的呢？从根本上说，是公司掌握数据资源的量和质来确定的。医疗 AI 的竞争，是技术的竞争，更是数据的竞争。数据对于企业的作用，相比于技术更为重要。这一点，作为一个医疗 AI 开发和研究人员要有清醒的认识。

虽然影像 AI 已经大范围地渗透到临床诊疗中，但是人工智能在医疗诊断中的潜力还远不止如此。因为医生的诊疗并不能单靠影像来下结论，任何人的诊治，都是需要上下文的。举一个简单的例子，对于一个皮肤肿物，需要描绘肿物的大小、颜色、边界、质地、数量、温度、表面皮肤和毛发状态、有无破溃、与周围组织粘连程度、活动度、生长的时间、增大的速度等，这些因素有些是可视化因素，有些不是。单纯的影像 AI 只能传入视觉信息，它的准确率再高，也会因为忽略掉太多非可视化信息而存在天花板效应。再比如说，脑胶质瘤的患者在接受放疗以后很大概率会出现一种情况，称为假性进展。假性进展是指因为脑组织接受放射线照射出现放射性损伤，血－脑脊液屏障被破坏并出现大片脑水肿，在 MRI 上可表现为大片的异常强化信号、坏死和水肿信号。这种影像表现和胶质母细胞瘤的影像表现几乎相同，要加做灌注扫描再结合 DWI 和 MRS 的表现、患者对糖激素治疗的反应才能与胶质母细胞瘤相鉴别。如果没有患者做完放疗的上下文信息，如果没有患者前次手术的病理资料，单凭影像诊断几乎必然误诊。再例如，笔者曾经接诊过一位主诉头痛的中年女性。该患者在初筛完颅脑 CT 后，结果回报颅内未见明显异常（图 8-23 左图）。但因为患者头痛较为剧烈，且呈持续性，与功能性头痛症状不相吻合，且患者颅脑 CT 上，似乎大脑的中线结构微微向左侧偏移（医学影像的读片通常是左右相反的，影像的左侧显示的是身体结构的右侧），患者也主动要求加做 MRI 进一步排查。因此，笔者当天为其安排了颅脑 MRI+MRA 检查。当 MRI 影像回传后，我们可以非常明显地看到在右侧的硬膜下（硬脑膜和蛛网膜之间，读者可以通俗的理解为大脑的表面）存在一片薄层血肿（图 8-23 右侧图片箭头所指处），即存在颅内出血。对于颅内出血性疾病，颅脑 CT 是首选检查。如果患者的颅脑 CT 显示是正常的，大概率就会排除颅内出血的诊断。但为什么这个病例，在 CT 上看不到出血，而在 MRI 上能看到出血呢？要回答这个问题，我们首先要知道，CT 测量的是物质的密度。对于出血而言，当血从血管流出来的一刹那，它的密度和水是差不多的，因此在 CT 上表现为低密度（颜色灰暗）。但很快（数分钟内），流出血管外的血会凝结成血凝块，而这个血凝块的密度是高的，因此 CT 表现为高密度（颜色白亮）。在出血后的几周内，血凝块会逐渐软化并液化。在液化的过程中，其密度也会由高密度转变为低密度。这个转变过程是连续的，也就是说，高密度的血凝块首先要转变为等密度的血糊糊，最后才会化为低密度的血水。这里的"等密度"，是指其密度和脑组织的密度不相上下。而这个等密度出现的时间，不同的血肿会略有差异，大概会在出血后的 10 天到 2 周左右出现，且持续的时间窗较短。因此，我们看到的脑出血，绝大部分都是高密度（急性期、亚急性）或是低密度的（慢性期）。这样的血肿是非常好辨认的。也正因如此，颅脑 CT 对于脑出血有非常大的诊断价值。而本例患者恰巧的是，作为硬膜下血肿，出血的时间窗和血肿的质地比较均一，患者又刚刚好在血肿密度和脑组织极为接近的时候来医

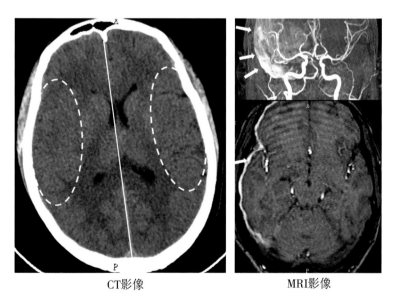

CT影像　　　　　　　　　　MRI影像

图 8-23　一例易误诊的颅内出血病例 CT 与 MRI 影像表现比较

院就诊，所拍 CT 根本无法将血肿和脑组织区分开来，因此极易误诊。由于在如此巧合的情况下所拍的 CT 极为少见，因此在脑出血识别的影像 AI 训练集中也几乎看不到这样的数据。故而，AI 也同人一样，存在极大的概率将其判读为"正常影像表现"。那么，我们如何避免误诊呢？在此例中，我们前面提到，尽管表现的很轻微，但是大脑的中线结构似乎微微向左侧偏移；另外，右侧大脑的沟回显示欠清楚（两侧虚线圈中部分对比）。这些，其实是脑出血存在的间接证据。由于右侧颅内出血，血肿本身具有占位效应，压迫脑组织，致使右侧脑沟回挤到一起，空隙消失，且脑组织整体向左侧偏移。我们把直接观察到的血肿称为病灶存在的直接影像，把由于血肿导致的周围组织结构变化（水肿、移位等）称为病灶存在的间接影像。一个高明的读片者，不仅要学会指出明显病灶的存在，还要学会通过病灶产生的影响，寻找潜在病灶的蛛丝马迹（间接影像）。这种思维方式和人工智能技术上的分类、标记与切割并不完全相同。另外，从本例中也可以看到，同样属性的病灶，在病程的不同阶段，会表现出不同的影像学特点。脑出血在 CT 中不同期的密度变化表现已经是非常简单的了，其在 MRI 上的表现复杂度要远远超过 CT。我们知道 MRI 主要分为两个成像序列，T1 和 T2。血肿在 T1 和 T2 上的影像表现均有自己的演化方式。这可以大致概括为一个顺口溜："I bleed, I die, bleed bleed, die die!" I 代表 isointense，等信号的，即和脑组织同样的信号（灰色）；bleed 是取首字母 b，寓意为 bright，高信号的，亮白色的；die 也是取其首字母 d，寓意为 dark，低信号的，暗黑色的。这个顺口溜的意思，是把整个出血分为五个期：超急性期（<24 小时）、急性期（1 ~ 3 天）、亚急性早期（3 ~ 7 天）、亚急性晚期（7 ~ 14 天）和慢性期（>14 天）。超急性期对应着 I bleed，意思是在 T1 上表现为 I，即 isointense；在 T2 上表现为 b，即 bright。同理，急性期对应 I die，T1 表现为 isointense；T2 表现为 dark，以此类推……如何让医疗影像 AI 模型在病程的不同时期，都具备评估病灶的能力？笔者相信，对于大部分 AI 产品来说，还需要一个不断完善的过程。最后，为了避免误诊，最重要的还是要综合多方面信息进行判断。在本例中，要仔细询问患者的病程，推断其头痛天数是否符合脑出血亚急性期的病程，是否会出现血肿等密度的情况；同时要对头痛的诱因和细节仔细问诊，做细致的神经系统查体，以排除常见的功能性头痛。完美的医疗 AI，并不是针对临床哪一个环节的建模，而是对整个医疗决策过程的建模，是一个全方位、全覆盖的建模。我们开发新技术的前提是认清传统方案。和智慧医疗一样，数据科学在落地时对传统业务的颠覆性创新是很少的，特别在学科融合方面，要在原有的基础上做优化，而不是将传统推翻。

8.3　给 AI 植入想象力的对抗生成网络和扩散模型

8.3.1　对 GAN 原理的形象理解

对抗生成网络（generative adversarial networks，GAN）是 Google Brain 的 Ian J. Goodfellow 在 2014 年 10 月提出的一种新型无监督式神经网络模型。GAN 有无中生有、凭空捏造的本领，它和前面介绍的神经网络主要区分在于，其他神经网络的根本任务是判别，而 GAN 的任务是生成，生成的内容可以是图像、视频、声音等。

试想以下场景：

> 假设我们在给医学生上课，我们希望说明脑出血在 CT 上的影像表现。我们只需要对虚拟助手说，请给我生成一张左侧丘脑出血的 CT 影像。这时，一张 CT 片即被投放到荧幕上。
>
> 我们想说明乳腺周围的淋巴结分布结构，只需要在触屏上画出乳腺的轮廓和淋巴结的大致分布位置，一张逼真的解剖图立刻呈现在面前。
>
> 如果一个患者拿着他肺癌的 CT 片子找您看病，问您能不能不做手术。您为了说明不做手术肿瘤在影像学上的演变，只需要将患者 CT 片子输入系统，系统会自动生成患者 1 个月后，或者 1 年后的影像改变。
>
> 如果一个患者希望对面部做微整形，想事先看一下根据自己的要求整形后的效果，您只需要将患者的面部照片输入系统，系统根据患者描述的预期特征，产生多种类型的整形效果图……

有了 GAN，上述这些功能都是可以实现的。目前 GAN 的应用主要集中在图像生成领域，所以我们也着重介绍生成图片的 GAN 模型。

GAN 的原理非常简单，它是由两个神经网络组成的：一个是生成器网络（generator），另一个是辨别器网络（discriminator）（图 8-24）。生成器网络的输入是一个随机乱码，它的输出是一张图片。这张图片是一张假图片，并不是真实的。与此同时，我们需要准备一定数量的真实图片（如果我们想让模型生成人脸，就要准备人脸的真实图片），真实的图片和假图片在同一训练周期中被分别传入辨别器网络。辨别器网络被设计成一个二分类判别器，它的任务是判别输入图片的真假。在模型的训练过程中，辨别器的优化方向是正确识别假图片；而生成器优化方向是尽量让辨别器把假图片认成真图片。在不断的训练中，生成器生成的假图片会越来越逼真（以迷惑辨别器），而辨别器对假图片的识别能力也会越来越强。正所谓道高一尺魔高一丈，在不断的对抗中，两个神经网络不断成长，最后会达到一种平衡。而在这时，生成器所生成的图像和真实图像就会非常接近了。

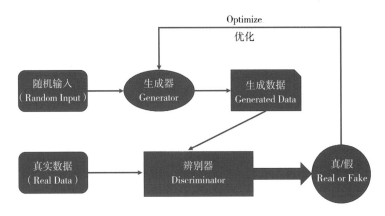

图 8-24　GAN 的原理示意

8.3.2　GAN 训练过程的算法数学理解

经前介绍我们知道，神经网络的训练过程，本质是优化损失函数，让损失函数减少的过程。想使损失函数减少，就要计算网络权重相对于损失函数的梯度，我们逆着梯度走（所有参数－相应梯度×学习率），会让损失逐渐下降，这就是梯度下降法。在 GAN 模型中，主要的损失来自两块，一个是来自真实图片的损失，另一个是来自假图片的损失。辨别器判断一张输入图片的真假，这是一个二分类问题，要构建二分类交叉熵作为损失函数：

$$CrossEntropy = -[y \times \log(\hat{y}) + (1-y) \times \log(1-\hat{y})]$$

其中 y 代表真实值，它只有两个取值，0 或者 1。y 取 0 的时候，代表真实二分类结局为假值，此时 $CrossEntropy = -\ln(1-\hat{y})$；y 取 1 的时候，代表真实二分类结局为假值，$CrossEntropy = -\log(\hat{y})$。$\hat{y}$ 代表预测概率值。

我们根据这个形式，构建一个损失函数：

$$EC = \log D(X) + \log(1 - D(G(z)))$$

其中 X 代表真实样本，z 代表随机噪声，$G(z)$ 代表生成器生成的图片，$D(x)$ 代表辨别器对于真实图片的判别概率，$D(G(z))$ 代表辨别器对假图片的判别概率。我们知道 $y = \log(x)$ 是一个升函数，所以对于 EC 而言，$D(x)$ 越大，也就是对真实图片的判别概率越大，$\log D(X)$ 越大，EC 就越大；而 $D(G(z))$ 越小，则 $\log(1 - D(G(z)))$ 越大，EC 越大。作为生成器（G）自然想让自己生成的图片以假乱真，也就是 $D(G(z))$ 尽可能大；作为判别器，它希望对于真实图片的判别概率 $D(X)$ 越大越好，对假图片的判别概率 $D(G(z))$ 越小越好。反映在 EC 上，我们发现，辨别器希望 EC 越大越好；而

生成器希望 $\log(1-D(G(z)))$ 越小越好。

我们之前说，让函数下降，用梯度下降法，就是所有参数按照梯度的反方向改变；在这里辨别器希望 EC 增大，让函数增大，自然就是梯度下降法的反向运动，所有参数按照梯度的改变就可以。所以 GAN 的原始论文中写道，"Update the discriminator by ascending its stochastic gradient" 和 "Update the generator by descending it stochastic gradient"。这里的 ascending 和 descending，一个上升一个下降，具体做法：

设判别器 D 的参数为 θ_d，求出损失关于参数的梯度 $\triangle \frac{1}{m}\sum_1^m [\log D(x^i) + \log(1 - D(G(z^i)))]$，对 θ_d 更新时加上该梯度。

设生成器 G 的参数为 θ_g，求出损失关于参数的梯度 $\triangle \frac{1}{m}\sum_1^m [\log(1-D(G(z^i)))]$，对 θ_g 更新时减去该梯度（这里的 m 是一个 batch 的样本数量）。

GAN 中的生成器是如何产生图片的呢？说到图片，您可能会想到前面介绍的卷积神经网络。通常和图片有关的 GAN 也用到了 CNN，两者加在一起叫作 DCGAN（deep convolution generative adversarial networks）。DCGAN 是在 2015 年由 Alec Radford 在论文 *Unsupervised Representation Learning with Deep Convolutional Generative Adversarial Networks* 中提出的。图 8-25 为 DCGAN 的结构[①]，它是 CNN 的逆过程，CNN 是通过卷积运算从图片中提取特征图；DCGAN 是通过反卷积根据特征图生成图片。

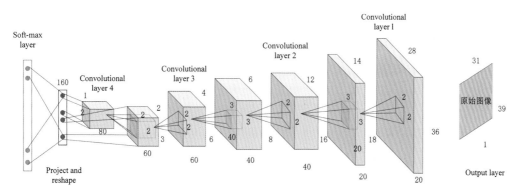

图 8-25　DCGAN 的结构

反卷积也叫转置卷积。其实如果深刻理解了卷积运算的本质，就可以反过来理解反卷积的思维方式。无论是卷积运算还是反卷积运算，由于只存在乘法和加法运算，其本质都为线性变换，都可以被理解为原图片向量经过矩阵运算转变为特征向量的过

① Radford A, Metz L, Chintala S, Unsupervised representation learning with deep convolutional generative adversarial networks[EB/OL]. https://arxiv.org/abs/1511.06434.

程。这样说非常抽象，我们举一个例子：假设有一个形状为 4×4 像素的图片输入，我们用一个 3×3 的卷积核来扫描它，步长为 1。如果原图周围没有填充，可以得到一张 2×2 的特征图。如果我们把输入和输出铺开，4×4 的 input 展开变为 1×16；2×2 的 output 展开变为 4×1。那么上述卷积运算实际上是把 16 维的一个向量映射成 4 维的向量。在线性空间中，不同维度的变换可以通过矩阵乘法实现，由 16 维向 4 维的转变只需要用 16 维向量乘以一个形状为 16×4 的矩阵，即卷积运算实际可以转变成一个矩阵运算：

$$
\text{假设输入矩阵为：}
\begin{bmatrix}
1 & 2 & 3 & 4 \\
5 & 6 & 7 & 8 \\
9 & 10 & 11 & 12 \\
13 & 14 & 15 & 16
\end{bmatrix}, \quad
\text{卷积核为：}
\begin{bmatrix}
w_{0,0} & w_{0,1} & w_{0,2} \\
w_{1,0} & w_{1,1} & w_{1,2} \\
w_{2,0} & w_{2,1} & w_{2,2}
\end{bmatrix}, \quad \text{那么这个卷}
$$

积运算相当于把输入矩阵拉成 1×16 后再乘以下方的 16×4 的矩阵：

$$
\begin{bmatrix}
w_{0,0} & w_{0,1} & w_{0,2} & 0 & w_{1,0} & w_{1,1} & w_{1,2} & 0 & w_{2,0} & w_{2,1} & w_{2,2} & 0 & 0 & 0 & 0 & 0 \\
0 & w_{0,0} & w_{0,1} & w_{0,2} & 0 & w_{1,0} & w_{1,1} & w_{1,2} & 0 & w_{2,0} & w_{2,1} & w_{2,2} & 0 & 0 & 0 & 0 \\
0 & 0 & 0 & 0 & w_{0,0} & w_{0,1} & w_{0,2} & 0 & w_{1,0} & w_{1,1} & w_{1,2} & 0 & w_{2,0} & w_{2,1} & w_{2,2} & 0 \\
0 & 0 & 0 & 0 & 0 & w_{0,0} & w_{0,1} & w_{0,2} & 0 & w_{1,0} & w_{1,1} & w_{1,2} & 0 & w_{2,0} & w_{2,1} & w_{2,2}
\end{bmatrix}
$$

上面这个矩阵每行也可看成是一次卷积运算，因为有四次卷积运算，所以有四行。而列数自然就是输入的行数 × 列数。反过来想，如果现在有一张 2×2 的特征图，想把它变为一个 4×4 的图像，只需要找到一个 4×16 的矩阵即可。因此，反卷积运算的学习过程，也可看作是学习反卷积运算矩阵的元素过程。

8.3.3　GAN 的其他集中花式玩法

前面介绍了 GAN 和 DCGAN 的一些基本内容。单纯的 GAN 有一个很致命的缺点，就是它生成的图片是随机的，并不受人控制。比如我们想用 GAN 来生成手写数字，这个任务很简单，但是它生成的数字是几，就不能保证了。

为了使 GAN 输出的图像是我们想要得到的图像，就要给 GAN 加一个条件，变成 cGAN（conditional generative adversarial networks），即条件对抗生成网络。cGAN 在原有 GAN 上只做了一点改变，其结构如图 8-26[①]：

[①]　Mirza M, Osindero S. Conditional generative adversarial nets[EB/OL]. https://arxiv.org/abs/1411.1784.

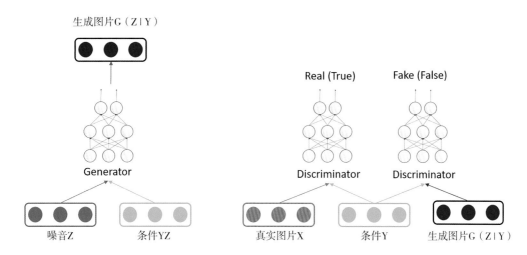

图 8-26　cGAN 示意

cGAN 在原有 GAN 的基础上，加了一个条件因素 y，y 和噪声 z 同时被输入生成器网络，产生输出图片 $G(z|y)$。然后 $G(z|y)$ 又和条件 y 一起被输入到辨别器网络，来辨别真伪。这样生成器就会被训练成根据 y 的具体条件，产生相应的图片。例如想让生成器根据我们的需要生成一个数字，就可以让 G 输入一个噪声 z 和一个数字标签 y；D 输入一个图像 x 和一个数字标签 y，输出图像和数字相符的概率 $D(x|y)$。cGAN 使得生成器生成的图片受我们控制，但目前所加入的条件 Y 多以标签为主。想要精准地完成文生图任务，cGAN 还存在一些不精确性和不稳定性。

另外，您还可能听说图像修饰问题，比如将一张黑白老照片上色，把一个白天的街景变成晚上的街景等。这里用到了一种 Pix2Pix 模型。它本质上也是一种 GAN，其大体原理如图 8-27[①]。这个原理同样很好理解，首先模型需要一个配对图片，x 和 y。x 经过生成器网络生成了另一张图片 $G(x)$，而 $G(x)$ 又和 x 一起传入辨别器网络辨别真伪；同样，和 x 配对的 y，这两张图片也一起传入辨别器辨别真伪。前者标签为假，后者标签为真。按此训练，$G(x)$ 就会生成和 y 相似的照片。

Pix2Pix 模型有很多好玩的应用，只要能找到配对的图像，只要配对的图像之间有比较确定的关系（例如从黑白照片到彩色照片），那么就可以做这样的模型。在医学领域，可以用此模型将模糊的 CT 变成清晰的 CT，增加影像的分辨率。Pix2Pix 要求图像严格配对，但是这样的数据是比较难找到的。2017 年提出的 CycleGAN 打破了这种规定，它并不要求数据是配对的，只要有足够的两种形式的图片，就可以训练一个模型，把一种图片转换成另一种。例如我们有大量猫和狗的图片，就可以把

---

① Isola P, Zhu JY, Zhou TH, et al. Efros, image-to-image translation with condi- tional adversarial networks[EB/OL]. https://arxiv.org/pdf/1611.07004.pdf.

一张图片里的猫变成狗；如果我们有大量的素描和水墨画，就可以将同一张图片在素描和水墨画间相互转变。CycleGAN 的一个重要设计是"循环一致性损失"（cycle consistency loss），它是指如果一个图片 X 经过生成器 G 的转换变成了 Y，那么 Y 也必须能够经过另一个生成器 F 的转换还原回 X。也就是说，X 和自身的转换之间要形成一对一的配对，这就是所谓的循环一致性。

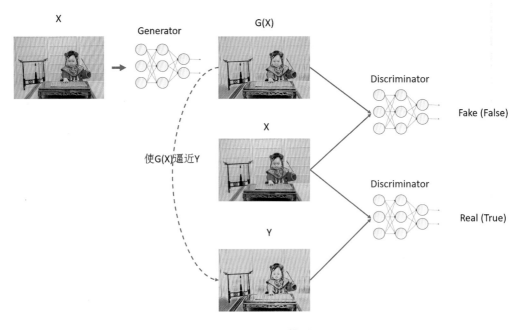

图 8-27　Pix2Pix 模型

图 8-28[①] 中，我们要学习 X 向 Y 的映射，G 代表将 X 映射为 Y 的生成器，F 代表 Y 向 X 映射的生成器，D_Y 代表 X 向 Y 映射的辨别器，D_X 代表 Y 向 X 映射的辨别器。CycleGAN 模型中的损失分为三大块：一块是从 X 向 Y 转变的损失，另一块是从 Y 向 X 转变的损失，最后一块是所谓的循环一致性损失，即 X 转变为 Y，再由 Y 转变回 X'，这个 X' 和原来的 X 差了多少。损失函数的具体的定义为：

X 向 Y 的转换：$L_{X \to Y} = \log D_Y(Y) + \log(1 - D_Y(G(X)))$

Y 向 X 的转换：$L_{Y \to X} = \log D_X(X) + \log(1 - D_X(F(Y)))$

而一致性损失，包括 X 和 X' 的差异，还有 Y 和 Y' 的差异（图 8-28 中的（b）和（c））。因此，循环一致性损失的定义为：$L_{cycle} = \|G(F(X)) - X\|_1 + \|F(G(Y)) - Y\|_1$。最后的总损失：

$$L = L_{X \to Y} + L_{Y \to X} + L_{cycle}$$

---

① Zhu JY, Park T, Isola P, et al. Efros, unpaired image-to-image translation using cycle-consistent adversarial networks[EB/OL]. https://arxiv.org/abs/1703.10593.

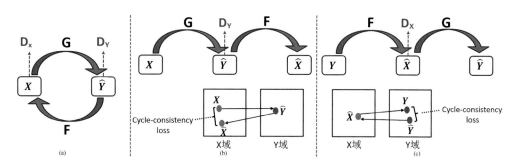

图 8-28 CycleGAN 的"循环一致性损失"

在 CycleGAN 中，X 和 Y 并不是固定成对的。在个别情况下，Y 可能有且仅有一张。例如在做风格迁移时，一个非常流行的做法是把一张图片转换成梵高的《星空》风格。这个模型的训练 Y 只有一张图片，就是名作《星空》。因为循环一致性损失的存在，使得经过 CycleGAN 处理的图片不会直接转变为《星空》这幅画，而是转变为和星空同样风格的图片。用 CycleGAN 可以做很多好玩的事情。可以把照片改成油画，可以从油画变成照片，可以把男的变成女的，微笑的蒙娜丽莎变成严肃的蒙娜丽莎，把地图变成实景，把胖的人变成瘦的人等。近来基于 CycleGAN 还有很多有趣的拓展，有兴趣的读者可以自行探索。

GAN 在深度学习领域一直是研究非常火热的方向，而且在医学中应用不多，它在药物结构生成和影像生成等方面仍有许多尚待挖掘的潜力。GAN 是人工智能的想象力，去开发它的人也需要有足够的想象力。希望我们都能大开脑洞，挖掘在诊疗过程中用到想象的场景，试着往 GAN 靠一靠，说不定就会找到有趣且有价值的课题。

8.3.4　扩散模型简介

尽管 GAN 模型生成图像的能力已经非常强大，但是因为其训练较为困难，且在生成复杂指定图像时可能出现不稳定，因此学者们仍在不断探索其他用于图像生成的模型框架。其中最成功的就是扩散模型（diffusion models），目前主流的 AI 绘图模型，包括 DALLE 系列和 stable diffusion 等，都是基于扩散模型思想开发的。因为扩散算法的原理较为复杂，此处我们不再过多讨论具体计算过程，只讨论其核心思想。扩散模型是受非平衡热力学（non-equilibrium thermodynamics）的启发发明的：想象一滴墨水滴进了一个盛满了清水的杯子，墨水起初会在水中无序地不规则扩散，但无论最开始有多不规则，最后墨水总会和清水完全混合，形成均质的有颜色的水——这是熵增原理的表现。上述物理现象有两点启示：首先，它是一个马尔可夫过程，即此时的状态只和前一刻的状态有关，和更早的状态无关；另外，蓝色墨水向四周扩散的过程带有随机性，相当于在每一个时刻，水杯中的每个位置都被增加了一个和前一个时刻水杯内状态相关的噪声。因此，扩散模型定义了一个基于扩散步骤的马尔可夫链（Markov chain），以缓慢地向数据添加随机噪声，使得原始图片转变成一个纯噪声。然后我们设计一个学习逆转扩散过程（reverse the diffusion process）的神经网络，从噪声中构建回数据样本本来的样子。其中，由原始训练样本通过不断加噪转变为噪声的过程称为前向过程，也称为扩散过程；而其反向的去噪过程，也称为反向过程（图 8-29）。作为一名非 AI 领域人员，读者朋友无需弄明白加噪过程是如何实现的，我们只需要知道，前向过程是人为化的过程，加入的噪声和被加入噪声的图片有关联，并且加入了随机成分，这使得我们没有办法通过公式推导来还原在上一步所加的噪声。但是不能推导不意味着完全没办法评估，我们可以训练一个神经网络来预测上一个时间步所加的噪声。当前时刻的图像 Pic_i 减去预测出来的上一步所加的噪声 $Noise_{i-1}$，就是上一时刻的图像 Pic_{i-1}。而这个能够预测噪声的神经网络，就是我们想要的生成模型。当我们把一个随机噪声作为输入传给它的时候，它就可以模拟反向过程，将噪声还原成一个图像。

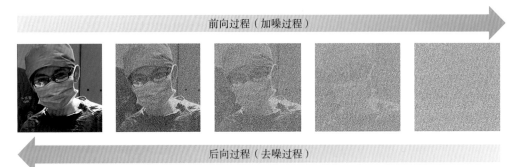

图 8-29　图像加噪和去噪的过程

在大部分情况下，我们需要的不仅仅是一个图像，而是一个我们需要的图像。这就要求模型生成的图像内容和风格要符合我们的要求，即实现文字生图，图片生图，或者是文字+图片生成新图片等。这就需要实现文字和图片等多模态信息的相互对话。一张图片的内容，可以通过视觉直接观看，也可以通过文字来进行描述，它所表达的内容我们称之为语义，而图片或者文字可以被看作表达语义的不同形式。多模态数据之间的沟通，就是要抛弃形式，回到语义的层面上来。在 AI 领域，最直接的办法就是把不同的语义映射到一个向量空间中，使得相同和相近的语义在该向量空间中所映射的向量尽可能接近。在机器视觉章节中，我们已经了解了如何把一个图片向量化；在接下来自然语言处理的相关章节中，我们还会了解到文本如何向量化。如前所述，要实现多模态数据的语义互通，就要让它们在同一向量空间中的映射向量尽量"对齐"。一旦我们有了许多图片，并且有了这些图片所对应的文本描述，就可以训练一个神经网络，通过优化并缩小图片和文字向量表达的差异（例如，余弦相似度等距离度量），达到对齐多模态数据语义的目的。而这也是 2021 年由 Open AI 发布的，并且业内关注度极高的多模态模型 CLIP（contrastive language-image pre-training）的原理。当文本的语义和图像语义对齐以后，我们就可以把文本或参考图像的嵌入向量作为输入，连同噪声一起输入给扩散模型。而扩散模型就可以基于特定语义条件下，对噪声进行所谓的"去噪处理"。经过不断迭代，生成高清的、包含特定语义信息的精美图片。

8.4　使 AI 学会策略的强化学习

8.4.1　理解决策过程

　　强化学习（reinforcement learning，RL）是一种策略学习。所谓策略，就是为了达到某一个目的而采取的最佳实施方案。2016 年 AlphaGo 击败围棋职业九段棋手李世石，依靠的就是强化学习技术。可以说，强化学习使得人类感受到了来自 AI 的威胁。在医疗中有很多强化学习可能辅助解决的问题，例如对于感染的患者应该如何使用抗生素；对于休克的患者，应该如何进行补液治疗，如何使用血管活性药物等等。这些场景都涉及在不确定推理情境下的决策过程。现在我们来梳理一下一般情况下的临床决策过程：在治疗一个疾病时，首先我们要对疾病的情况做一个仔细的评估，而后根据评估的结果做出治疗策略，之后根据治疗策略做出治疗的行为，在此期间会产生一定医疗消耗（经济花费、卫生资源消耗等），最后我们要评估治疗的效果，并根据评估结果决定是否要维持 / 更改 / 终止治疗方案。我们可以把这个完整的决策过程抽象为 SARSA（state-action-reward-state-action）过程。"state"代表我们目前所处的状态，根据这个状态，我们采用了某些决策（action），在实施决策的过程中到了一个反馈（reward，也称之为奖励，但这里的奖励大部分时候都是负值，即奖励其实也相当于一个惩罚），同时决策也带我们来到了一个新的状态，然后我们重新评估这个状态，采取后面的行动，如此往复……决策过程中的策略，指的就是在特定状态下，应该采取什么样的决策。换句话说，在特定状态下，哪种决策对于完成指定任务是最有价值的。如果用数学语言表示这个价值，我们可以把它写成一个函数：$Q(state, action)$，这个函数值，代表着在状态下采取决策所对应的价值，为了方便，我们直接称它为 Q 值。

　　强化学习的过程，就是学习在不同状态下最优决策的过程。而不同的决策有不同的 $Q(state, action)$ 值，假设在状态 S 下，A 是最优决策，那么 $Q(S, A)$ 在 $Q(S, action)$ 中一定是最大的那个。所以问题从学习在不同状态下的最优决策，转变为学习在不同状态下，采取不同行为所对应的 $Q(state, action)$ 值。因为一旦 Q 值确定下来了，我们

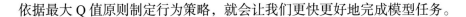

依据最大 Q 值原则制定行为策略，就会让我们更快更好地完成模型任务。

8.4.2 如何学习 Q 值？

想学习 Q 值，首先要让智能体在当前任务环境中进行探索，即完成一系列的 SARSA 过程。假定智能体在状态 s 下，做出了 a 这个动作，而后获得了一个奖励 r，并且进入到了下一个状态 s'。那么在状态 s 下做 a 这个动作的 Q 值 $Q(s, a)$ 其实和两部分内容有关，分别为动作 a 做出后获得的奖励 r，以及智能体进入的新状态 s'。而新状态 s' 的价值也取决于在新状态下采取新行动所对应的 Q 值 $Q(s', a')$。由于 $Q(s', a')$ 并不是当下的事（当下我们还在 s 这个状态），所以我们在 $Q(s', a')$ 前乘以一个取值在 0 ~ 1 之间的衰减系数 γ（我们希望更关心眼前的事，越往后的事关心得越少）。因此实际与当下 Q 值相关的因素可以用数学表达式表示：$r + \gamma Q(s', a')$。我们并不想让该值直接替换 $Q(s, a)$ 值，因为这样会导致 Q 值的剧烈波动，因此我们会给 Q 值的更新增加一个类似于神经网络中 learning rate 一样的学习率 α。最后 Q 值更新的表达式为：

SARSA 算法：

$$Q(s, a) \leftarrow (1 - \alpha) \times Q(s, a) + \alpha \times (r + \gamma Q(s', a'))$$

从上式中可以看出，α 越大，Q 值的更新速度就越快，也越容易波动。增加一个学习率 α，就是以增加模型迭代次数为代价，换取模型能够稳定收敛（所谓收敛，就是模型参数不再有大的变动，模型达到最佳拟合）。以上便是强化学习的基本算法——SARSA 算法。还有一种更常见的算法叫作 Q learning。Q learning 和 SARSA 算法非常接近，只是在 Q 值的更新策略上稍有更改，以下是 Q learning 的 Q 值更新策略：

Q learning：

$$Q(s, a) \leftarrow (1 - \alpha) \times Q(s, a) + \alpha \times (r + \gamma max_{a'} Q(s', a'))$$

两种算法的更新策略主要差异在最后一项，SARSA 是 $\gamma Q(s', a')$，Q learning 是 $\gamma max_{a'} Q(s', a')$。前者是智能体在 s' 状态时实际采取的决策所对应的 Q 值，而后者是智能体在 s' 状态下能获得的最大 Q 值。SARSA 更新策略依据的是自己实际采用的策略，这种学习方式我们称为同步策略学习（on-policylearning）；而 Q learning 更新策略的依据是 Q 值的最大希望，但智能体并不一定按照该希望策略行动，这种学习方式称为异步策略学习（off-policy learning）。

8.4.3 理解整个策略学习过程

在学习过程中，智能体有两种比较极端的行为方式：第一种是完全随机探索，不按照 Q 值选择决策。这样虽然智能体也能够进行一定程度的学习，但是其效率是非常低下的。例如，让智能体走迷宫，如果智能体不按照已经明确的路线走，每次都要重新探索，那么结果只能是不停地原地打转。第二种，完全按照经验走，即完全按照 Q 值选择决策。这种严格按照策略行动，选择短期收益最大化的方法也叫贪心算法，或叫贪婪算法。根据贪婪策略，智能体虽然也能完成策略任务，但是其选择的策略往往不是全局最优策略。因为贪心算法代表的是局部最优解，即最大化短期收益，而不计远期效果。对应到走迷宫任务中，如果智能体找到了从入口到出口的路，按照贪婪策略，它就会每次都按照这条路走，而不管这条路是不是从入口到出口最近的路。上述两种情况分别对应着探索和经验。为了平衡两者，在模型学习过程中，我们常使用 ϵ-$greedy$ 策略，即设定一个 ϵ 值，这个值在 0 ~ 1 之间，让智能体有 ϵ 的概率可以随机探索，有 $1-\epsilon$ 的概率按照策略行动。有了 ϵ-$greedy$ 策略，我们就可以对模型进行训练了：

SARSA 算法：

1. 定义任务状态的奖励。

2. 初始化 $Q(s, a)$，一般初始值均赋为 0。

3. 初始化智能体状态，即明确当前的状态。

4. 根据 ϵ-$greedy$ 策略选择一个动作决策（a）。

5. 执行动作 a，并获取 a 带来的奖励（r）和新的状态（s′）。

6. 在新的状态 (s′) 下，再次根据 ϵ-$greedy$ 策略选择一个动作决策（a′），并获取新状态 Q 值 $Q(s'\, a)$。

7. 根据 SARSA 的更新策略更新 $Q(s, a)$ 值，将新的状态 s′ 定义为当前状态，将 a′ 定义为当前动作。

$$Q(s, a) \leftarrow (1 - \alpha) \times Q(s, a) + \alpha \times (r + \gamma Q(s', a'))$$
$$s \leftarrow s', a \leftarrow a'$$

8. 重复上述 5 到 7 步，直到 s 为最终状态。

而 Q-learning 和 SARSA 的区别，只在更新 Q 值的策略不同，这里不再赘述。Q-learning 和 SARSA 是强化学习的入门算法，它们适用于状态和决策都是有限离散的任务。例如走迷宫任务，状态就是迷宫里的每一个位置，决策就是下一步所走的方向。经过学习，形成了一个 $Q(s, a)$ 表格，而后在特定状态下，通过查询 Q 值表，决定下一步决策。

区别于离散的状态和动作，很多任务是在一个连续空间状态进行的。例如玩俄罗斯方块，这时模型接收到的是一个图像；或根据患者的生命体征对患者进行液体复苏，患者的生命体征以连续型变量表示。对于这类任务，s 并不是有限离散的，因此超出了 Q learning 和 SARSA 的适用范围。我们可以使用深度强化学习来解决相关的问题。

8.4.4 理解深度强化学习之 DQN

经过前面的介绍，在提到"深度"这两个字的时候，自然而然就会想到多层人工神经网络；一提到"强化"，立刻会想到策略学习。两者结合在一起，深度强化学习就是用深度神经网络进行策略学习。

对于连续空间状态的任务而言，如果其策略是离散有限的，那么就可以使用深度学习结合 Q learning 的方法，也叫深度 Q 网络（deep Q network，DQN）。DQN 最早用于训练算法玩电脑游戏。Q learning 是用一个价值迭代的方法来学习 Q 值；而 DQN 是用一个神经网络来预测各个决策的 Q 值。在游戏任务中，模型接受到的是来自屏幕的一个图像序列，经过卷积神经网络扫描，合成特征图，特征图经过全连接网络，输出各个决策的 Q 值。后面就和 Q learning 一样，模型根据贪婪策略选择 Q 值最大的决策作为决策。理解以上逻辑通常不是难事，难点在于，这个神经网络是如何训练的呢？

DQN 的训练是依据经验回放机制（experience replay mechanism）进行的：智能体首先尝试玩游戏，在此过程中累积经验，形成一个"经验池"。用 $D = e_1, e_2, \cdots, e_n$ 来表示，其中 $e_t = (s_t, a_t, r_t, s_{t+1})$。$s_t$ 是在 t 时刻的状态，a_t 为在 t 时刻采取的行动，r_t 为获得的奖励，s_{t+1} 是下一时刻的状态。每步训练，都在经验池中选取一部分 e_t 作为训练样本。DQN 的输入为 s_t，输出为 $Q(s_t, a_t)$。$Q(s_t, a_t)$ 和 $r_t + \gamma \times \max(Q(s_{t+1}, a_{t+1}))$ 的差异，就是神经网络的损失。通过优化这个损失，就会产生了一个基于连续状态下的 Q 值评估网络。训练若干步后，得到了一个新的 Q Network，而后会根据新的 DQN 再次玩游戏，累计新的经验池，待经验池有一定数量的样本后，重新训练神经网络，循环此过程，不断完善模型策略。

以上强化学习算法都是基于对价值函数 Q 值的计算，因此也可以称之为基于价值的学习（value based learning）。我们能不能更直接一点，把智能体的状态作为输入，让算法不计算 Q 值，直接给出最佳决策呢？可以的！这就是基于策略的学习（policy based learning）。最基本的基于策略的学习算法是策略梯度算法。基于策略梯度算法的神经网络，其输入是智能体的状态，输出是应该采取的策略动作或者采取某个动作的概率。大部分时候，策略梯度算法最终给出的实际上是一系列动作的概率分布。如果我们事先知道这个策略动作是对的还是错的，就可以用监督式学习的方式形成一个对错决策的训练样本，从而使模型生成对的决策。但事实是我们也不知道对于特定状态而言，哪些决策是对的。例如训练机器人行走的时候，我们也不知道应该让机器人先踢腿还是先抬脚。我们只能观察这一系列状态的结果，例如机器人往前走了一步，这无疑是我们想看到的（虽然这一步可能走得不是很优雅），或者机器人摔倒了。我们希望尽量增大得到好结果的决策概率；同时尽量减小获得坏结果的决策概率。在

梯度下降法中，我们会极大化 $A_i \ln p(a_i|s_i)$。其中 A_i 称为优势（advantage）。当 $A_i >$ 0 是意味着 a_i 获得了一个好结果，此时应该让 a_i 出现的概率最大化，相当于最大化 $A_i \ln p(a_i|s_i)$；$A_i < 0$ 则意味着 a_i 获得了一个坏结果，此时应该让 a_i 出现的概率最小化，因为 A_i 是个负值，因此最小化 a_i，也意味着最大化 $A_i \ln p(a_i|s_i)$。如果当一个模型任务没有好坏之别，只有程度之分时（例如训练机器人走路，机器人每多走一秒钟，奖励就增加 1），可以用奖励为 A_i 赋值：奖励越大，A_i 越高，同时也希望 $p(a_i|s_i)$ 越大，这样等价于最大化 $A_i \ln p(a_i|s_i)$。

在实践中，由于神经网络通常优化的目标是让一个损失变小，因此我们会给 $A_i \ln p(a_i|s_i)$ 前加负号，变成 $-A_i \ln p(a_i|s_i)$。这样极大化 $A_i \ln p(a_i|s_i)$ 就变成了极小化 $-A_i \ln p(a_i|s_i)$。以上便是策略梯度算法的核心思想。经过优化，会使得在特定状态下，采取让奖励最大化的决策概率变高，从而调整了整个动作空间的概率分布。这种分布，无疑是为了最大化奖励而产生的。医疗过程实际上是一个不断制定医疗决策的过程，这个过程和强化学习的策略学习极为相似。目前，已有研究对强化学习辅助败血症治疗、艾滋病抗病毒治疗和抗癫痫治疗进行了初步的尝试。对于重症医学的研究，多围绕 MIMIC 数据库展开。通过对重症数据库里的患者进行生命体征、检验检查等特征提取，定期观察患者状态，形成一个"病情 – 治疗 – 病情"的序列数据。通过对治疗效果进行评价，制订奖励办法，就形成了类似 DQN 中 $e_t = (s_t, a_t, r_t, s_{t+1})$ 的经验样本。这里的 s_t 相当于患者的病情，a_t 相当于采取的诊治策略，r_t 是治疗结果反馈，s_{t+1} 相当于下一次病情评估。一旦样本库形成，我们就可以训练强化学习模型，从而预测患者风险，辅助临床决策[①]。

另外，强化学习是机器人自动化一个很重要的治疗手段，同时也被利用在手术医疗机器人的开发中。目前机器人辅助手术（robotic-assisted surgery，RAS）停留在远程机器臂操作阶段，远程手术效果的好坏，依赖于操控医师的技术。加入强化学习的机器臂操作系统有了一定程度的自主性，对于类似缝合、打结等简单任务可以轻松完成。通过对手术医生手术视频的实时反馈，可以训练模型学会手术医师的操作过程。当然，自动化手术无论从技术安全性上，还是伦理、法律上来说暂时都无法实现，但在 AI+ 医疗发展的大潮流中，仍然有可期的未来。

---

① Komorowski M. The artificial intelligence clinician learns optimal treatment strategies for sepsis in intensive care[J]. Nat Med,2018, 24(11): 1716-1720.

8.5 循环神经网络与自然语言处理

8.5.1 对 RNN 的形象理解

我们之前介绍了卷积神经网络，它是人工智能的视觉中枢；又介绍了对抗生成网络，它是人工智能的想象中枢。本节我们要介绍人工智能的听觉中枢，或叫语言中枢——循环神经网络（recurrent neural networks，RNN）。为什么说它是听觉中枢呢？是因为 RNN 是针对序列数据的模型。我们很多听觉收到的信息，如语言、音乐等都是有上下文的序列数据。因此，循环神经网络是自然语言处理（nature language processing，NLP）最基础的技术。除了自然语言处理以外，还有很多数据可以表示为序列数据，因此也可以用 RNN 来建模。例如，视频数据是由一帧一帧的图像依序组成的，股票价格的波动，每年降雨量波动，患者 C 反应蛋白的动态变化，转氨酶的动态变化，体温波动等。这些都是序列数据，也都在 RNN 的适用范围。

RNN 之所以能够处理序列数据，是因为它能很好地处理上下文信息。如图 8-30 所示，其他神经网络接收的都是单次输入，一次输入对应一次输出，前次输入和后次输入没有任何关联；而 RNN 则不然，它的秘密在于它的隐藏层，在每次输入层传入信息后，经过隐藏层处理后的信息一部分传给了输出层，一部分又重新回传给自身。所以在每一次计算时，RNN 的神经元其实接收到了两部分输入：一部分来自于当前新的数据传入；另一部分来自于自身的反馈。而这个反馈信号，携带了大量历史信息，从而使 RNN 能够掌握上下文的相关信息。因为 RNN 有一个自身到自身的循环输入信号，所以它被称为循环神经网络。

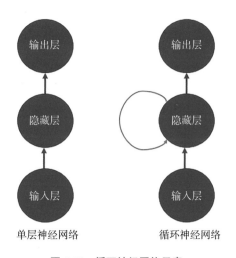

图 8-30　循环神经网络示意

对于适用于不同任务的 RNN 而言，RNN 的输出不一定是一对一的（即一个输入对应一个输出）。它可以是多对一（多个输入对应一个输出），一对多（单一状态对应序列输出），当然也可以是多对多的（多个输入对应序列输出）。例如，文本情感分析（sentiment analysis）即是多对一的任务。它是企业经常使用的市场调研方法，通过一段文本资料判断作者的情感倾向（是积极还是消极，是褒扬还是贬低），经常用于产品投放后的市场反馈调研，影评调查等。在美国大选期间，也可以使用这种方法分析公众倾向于选择民主党还是共和党。在医学中，我们可以通过对文本的分析，或者对序列数据的分析（例如转氨酶的变化、肿瘤标志物的变化、BNP 的变化等）判断患者的风险或预后。一对多的任务相对少见，它是指模型一直接收同一数据传入，但是输出不断变化（例如对于肺部感染的患者，持续使用一种抗生素，输出是随时间变化的患者体温或者降钙素原的预测值）。多对多的模型是最常见的，因为语言模型大部分是多对多的任务（对话任务、翻译任务等）。

8.5.2　对 RNN 的算法理解

我们假设 RNN 模型的输入为 x，输出为 y，中间隐藏层用 h 表示，则如图 8-31 所示，RNN 按时间步展开就变成了括号内的形式。从左至右，每一个 RNN 结构都代表一个时间步（即 RNN 神经元每次接受并输出信号的过程），h 代表隐状态（hidden state）。在模型训练开始时，隐状态为初始状态 h_0。设 $f_h(x)$ 是 h 层的激活函数，则 $h_1 = f_h(UX_1 + Wh_0 + b)$。这里的 U 和 W 都是参数矩阵，b 是偏置项参数。设 $f_o(x)$ 是输出神经元的激活函数，$Y_1 = f_o(Vh_1 + c)$，同样，这里的 V 是参数矩阵，c 是偏置项参数。后面的每一个时间步的 h_i 和 Y_i 都是如此得出的。例如 $h_2 = f_h(UX_2 + Wh_1 + b)$，$Y_2 = f_o(Vh_2 + c)$，以此类推。

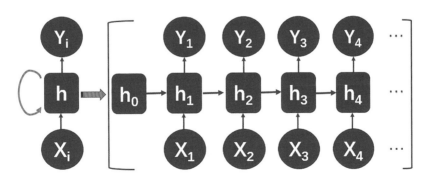

图 8-31　RNN 按时间步展开示意图

这里要说明两点：第一需要读者注意的是，图 8-31 是将 RNN 的一个神经元按时间步展开的结果，它是一个过程图，而不是一个实体图，所以这里的参数，包括 U、W、

V、b、c，都是一样的，即同一神经元在所有时间步上共享参数。第二点需要说明的是，上图中的 Y_i 并不一定每个时间步都有，图中显示的是多对多任务的 RNN，即对于每一个输入都有一个输出，还有多对一的 RNN，就是在最后一个时间步，隐藏层才有输出。例如情感分析，只需要在最后一个时间步上做输出就可以。

简单 RNN 神经元（simple RNN）往往只有一个激活函数，例如 Tanh（图 8-32 所示）。这种神经元随着时间步的延长，并不能很好地记住前文信息，并且会产生梯度消失或梯度爆炸的问题。关于梯度消失，我们在介绍 CNN 的时候曾提到过。它之所以会产生，是因为神经网络的信息传递使用了连乘的形式（向量和权重矩阵相乘），如果权重小于 1，那么多个小于 1 的数连乘在一起，结果自然越乘越小；如果权重大于 1，那么结果就会越来越大。前者对应梯度消失，后者对应梯度爆炸。如果神经网络的层数过大，或者 RNN 的时间步太长，就会出现这种情况，导致权重无法更新。为了改进简单 RNN，人们引入新的变种神经元长短期记忆网络（long short term memory networks，LSTM）和 GRU。

LSTM 有三个处理信息的"门"，分别为遗忘门，记忆门和输出门，其结构如图 8-33。

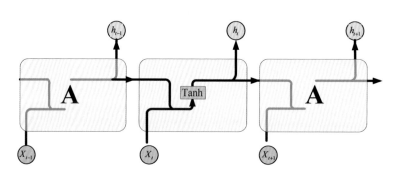

图 8-32　简单 RNN 神经元示意

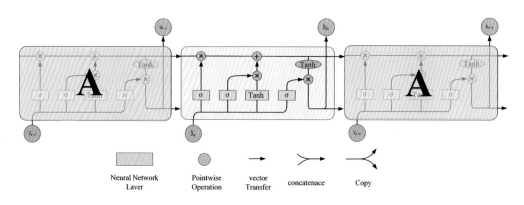

图 8-33　LSTM 神经元结构

简单 RNN 在每一个时间步里接受两个输入（当下时间步的传入信息 X_t 和上一个时间步的隐状态 h_{t-1}）和一个输出（当下时间步的隐状态 h_t，h_t 传递给下一个时间步，也可以同时作为当前时间步的对外输出）。而 LSTM 和简单 RNN 不同，LSTM 在每一个时间步里存在三个输入和两个输出：

LSTM：

输入：

1. 上个时间步的细胞状态信息 C_{t-1}。

2. 上个时间步的隐状态 h_{t-1}。

3. 当下时间步的传入信息 X_t。

输出：

1. 当下时间步的细胞状态信息 C_t。

2. 当下时间步的隐状态 h_t，h_t 传递给下一个时间步（同样，这里的 h_t 也可以同时作为当前时间步的对外输出）。

细胞状态（cell state）信息（C_t）传递如图 8-34 所示：LSTM 在各个时间步之间传递信息的 C_t 是时间步间信息传递的"主干道"，负责传递上下文的主要信息。注意，在 C_t 这条路上有两个操作，一个是前面的乘法，一个是后面的加法，分别对应着 LSTM 的遗忘门和记忆门。

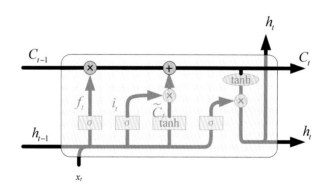

图 8-34　LSTM 细胞状态信息传递

遗忘门如图 8-35 所示：上一个时间步的隐状态 h_{t-1} 和当下时间步的输入 x_t 连在一起，和遗忘门的权重 W_f 相乘，加上遗忘门的偏置项 b_f，其结果经过 Sigmoid 激活函数，得到遗忘门的输出 f_t。Sigmoid 函数我们已经提到很多次了，远对应到 Logistic 回归，近对应到二分类判别神经网络的输出节点激活函数，现在我们又在这里碰到它。Sigmoid 函数输出的值是在 0 ~ 1 之间，所以 f_t 的值也在（0，1）这个区间内。f_t 和 C_{t-1} 相乘，相当于把上一时间步的细胞状态 C_{t-1} 缩小了，这就是遗忘门的作用，忽略掉 C_{t-1} 中的一部分信息。

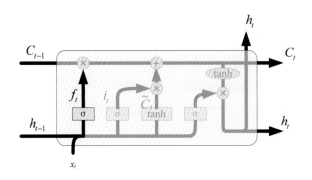

图 8-35　LSTM 遗忘门

介绍完了遗忘门，我们来看看记忆门。图 8-36 和图 8-37 给出了 LSTM 记忆门的结构。记忆门的左半边 i_t 的计算和遗忘门相同，只不过这里的记忆门权重 W_i 和记忆门偏置项 b_i 都是独立的。记忆门比遗忘门多出了 C_t 的计算，C_t 的计算也和 i_t 类似，只不过它的权重 W_C 和偏置项 b_C 也是独立的，且用的激活函数是 Tanh。Tanh 把信号缩放到（–1，1）之间。i_t 和 C_t 相乘，相当于对 C_t 做一部分信息缩减，剩下的结果，就是细胞状态应该记住的信息。上一个时间步的细胞 C_{t-1} 状态经过了和遗忘门的输出相乘，和记忆门的输出相加，便得出了当前时间步的细胞状态 C_t（图 8-37）。

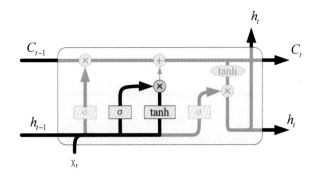

图 8-36　LSTM 记忆门 1

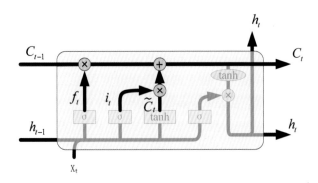

图 8-37　LSTM 记忆门 2

最后一个门是输出门，所谓的输出门，是计算 LSTM 隐状态（同时也可以是细胞输出）的部分，其结构如图 8-38。首先上一时间步的隐状态 h_{t-1} 和当前时间步输入 x_t 连在一起，和输出门的权重做一次 Sigmoid 运算，而后和经过 Tanh 激活函数运算的当前细胞状态 C_t 相乘，得出最终输出门的输出。

RNN 的变种不止 LSTM 一种，常见的还有 GRU。GRU 神经元是 LSTM 的一种简化，其结构如图 8-39，这里不再过多介绍。您能在这些结构中找到一些激活函数的用法：Sigmoid 函数可以缩小信息量，做到一部分冗余信息的舍弃；Tanh 函数可以将信息归一化到 –1 ~ 1 之间，规范信息传递。神经网络看似复杂，其实其底层用的最多的都是这些最基本的运算结构。

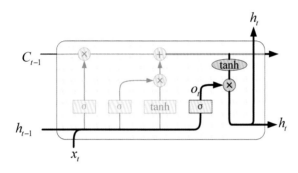

图 8-38　LSTM 输出门

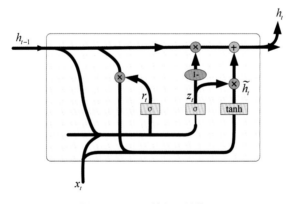

图 8-39　GRU 神经元结构图

8.6　基于深度学习的自然语言处理简介

8.6.1　词的向量表示

NLP 是和机器视觉同样重要的 AI 子领域，它专注于人类信息传递的媒介——自然语言。NLP技术能处理的任务从最简单的情感分析，到复杂的机器翻译、语音识别、会话机器人等。我们目前所应用的都是弱人工智能，它是以任务导向性的，并不存在本体意识；而如果人工智能一旦全面掌握了语言这个工具，它就离自动推理和解决问题的强人工智能不远了。任何语言都是由基本词汇组成的，每个词对应的语义内涵都是极其丰富的，我们很难用传统的结构化数据来表征语言。如何将语言转变为数字，且保留语义丰富的内涵呢？带着这个问题，我们来看独热编码和词的向量表示。

数据可分为连续型变量、定序变量和分类变量。如果把词作为一种变量来看，它应该属于哪一类变量呢？毫无疑问，是属于分类变量的。每一个词，就代表一个类别。如果一个分类变量只包含两个类别，我们可以数字0和1，或者1和2来区分它们，并且可以用对应的数字在模型中建模；但如果包含三个及以上类别，我们就无法用0、1、2等来表示，因为分类变量并不存在递增数字的依序线性增量关系。这时，我们就要用到一种技术——独热编码（one hot encoding）来表示。独热编码又称一位有效编码，主要是采用N位状态寄存器来对N个状态进行编码，每个状态都有独立的寄存器位置，并且在任意时候只有一位有效。如果用独热编码来对血型进行标示，则有：

血型特征：[A，B，AB，O]

A型：[1, 0, 0, 0]

B型：[0, 1, 0, 0]

AB型：[0, 0, 1, 0]

O型：[0, 0, 0, 1]

可见，独热编码只有两个数字，0和1（哑变量通常也只用0，1来设置，但这不是必需的；独热编码必须有且只有0和1）。类别特征对应的元素位置用1表示，其他位置都用0来填充。独热编码的维度和类别数相同。在深度学习中，独热编码以向量的形式表示。如果整个模型语料库（即模型可识别的词汇库）中有N个词汇，则会对所有词汇进行一个N维的独热编码。用这个编码，来表示特定的词。独热编码本质上是为文本语料库中的词汇添加了一个索引，它把文字转成一串编码，为后续的分析创造了条件。单有独热编码，仍然无法解决文本的语义表示问题。因此，还需要继续对词进行其他的向量表示。

向量，是一个有方向和长度的量；词转变为向量后，可以称词向量。词向量的方向，代表词的语义方向，它是语义聚类形成的抽象信息，可以是好坏，高矮，动物或植物等；词向量的长度，代表词的语义强度，可以是轻微相关，也可以是非常相关。如图8-40所示，在三维的词向量空间中，x轴可以代表美艳，y轴可以代表强壮；z轴代表权力。所以男人和女人，国王和女王有了图中的向量表示。如果说2维或者3维向量空间所能表示的内容是匮乏的，那么如果是100维呢？1000维呢？向量的维度是可以自由定义的，多维向量的表示，大大丰富了词向量表达的内容和内涵。表示词汇的向量和独热编码是一个什么样的关系呢？在文本表示中，各个词汇的向量会堆叠成一个大表（一个矩阵），而独热编码更像是一个索引。通过这个索引，就可以在这个大表中找到对应词汇的表示向量。在数学上，这又是矩阵乘法。设表示某词的独热编码是一个 1×w 维的向量，其中 w 是总语料库的词数；词的向量矩阵为 w×v 的矩阵，w 同为语料库中的词数，v 是词向量设定的维度。w×v 的矩阵的每一行都代表一个词的向量表示。用 1×w 的向量乘以 w×v 的矩阵，会得到一个 1×v 的向量（这是矩阵乘法的基本规则）。这个向量，就是该词汇的表示向量。因为 1×w 的向量为独热编码，即向量中只有一个维度是 1，其他都是 0，所以相乘的结果，就是 w×v 的矩阵中独热编码为 1 的那一行行向量。具体地，对于一个把语料中有四个词（假设这四个词就是 A、B、AB 和 O 四种血型）转成五维的矩阵可表示为：

$$
projection\ weight\ matrix = \begin{bmatrix} W_{A1} & W_{A2} & W_{A3} & W_{A4} & W_{A5} \\ W_{B1} & W_{B2} & W_{B3} & W_{B4} & W_{B5} \\ W_{AB1} & W_{AB2} & W_{AB3} & W_{AB4} & W_{AB5} \\ W_{O1} & W_{O2} & W_{O3} & W_{O4} & W_{O5} \end{bmatrix}
$$

根据矩阵乘法，如果是"AB 型"作为输入，则有 AB 型的独热编码和权重矩阵（weight matrix）相乘：

$$
[0,0,1,0] \times \begin{bmatrix} W_{A1} & W_{A2} & W_{A3} & W_{A4} & W_{A5} \\ W_{B1} & W_{B2} & W_{B3} & W_{B4} & W_{B5} \\ W_{AB1} & W_{AB2} & W_{AB3} & W_{AB4} & W_{AB5} \\ W_{O1} & W_{O2} & W_{O3} & W_{O4} & W_{O5} \end{bmatrix} = [W_{AB1}, W_{AB2}, W_{AB3}, W_{AB4}, W_{AB5}]
$$

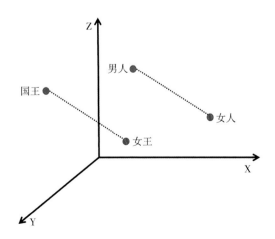

图 8-40　词汇的向量表示

　　而在实际运用中，因为文本的词汇量很大，独热编码的维度都是数以万计的，这样大的稀疏表示矩阵运算明显是不划算的，所以只需要根据独热编码中"1"所在的位置，去找权重矩阵中对应行的行向量就可以了，这样省去了矩阵运算，提高了运算效率。这个过程称为查表（lookup），也有时被更具体地称为 embedding_lookup。

　　了解到这里，我们接下来需要解决的问题，就是如何找到一个词的恰当向量表示。我们将一个词，嵌入一个固定维度的向量空间中，即词嵌入（word embedding），而实现词嵌入的方法，叫作 word2vec。这里的"2"是一个谐音，是"to"的音译，即从词到向量的意思。词嵌入算法属于机器学习中的表示学习（representation learning）。如果有一种算法可以自动地学习样本的有效特征，并提高最终机器学习模型的性能，那么这种学习就可以被称为表示学习。word2vec 的实现是通过建立模型来获取词向量的。连续词袋模型（continuous bag of words，CBOW）和 Skip-Gram 是实现 word2vec 的两类常用模型。所谓连续，是指 CBOW 有一个类似于 CNN 的小窗体，在文本序列中从前到后扫描。这个窗体是有宽度的，也就是每次考虑的上下文词数是有限度的。如果窗体同时考虑上下文四个词汇，那么就是用这四个词汇组成一个词袋，来预测四个词汇中间的中心词汇。例如，针对"今日患者生命体征平稳"这句话，如果我们的中心词是"生命"，那么"今日""患者""体征""平稳"就组成了一个词袋。在模型开始训练时，词向量矩阵是随机化的，即通过查表查到的词向量也是随机化的。如图 8-41 所示，词袋中四个词经过查表获得四个词的词向量，词向量作为输入层传入中间的投射层，在投射层，各词向量求和平均（即四个词向量加在一起再除以 4），得出平均词向量，而后将平均词向量投射向输出层。输出层用来预测语料库中各种词出现的概率，这显然是一个多分类任务。我们希望中心词"生命"出现的概率尽可能等于 1，而模型实际得出的概率和 1 的差值，就构成了神经网络的损失。有了损失，就可以根据梯度来更新一遍词袋中词向量的值（也是更新与独热编码相乘的权重矩阵）。词向量不断从文本上滑过，不断重复上述过程，词向量的空间位置也会不断调整，最后获得合适的词向量表达。Skip-Gram 的道理和 CBOW 很相似，其主要区别在于，CBOW 是用周围词来预测中心词，借此更新周围词的向量表示；而 Skip-Gram 是通过中心词来预测周围词，借此更新中心词的向量。在上面的例子中，Skip-Gram 的做法，即是把生命这一次的向量，投射给输出层。输出层来预测"今日""患者""体征""平稳"出现的概率。Skip-Gram 是多个多分类任务，在上面的例子中，需要四个激活函数匹配多分类任务（如 Softmax）的神经元来作为输出层。

　　在了解了 word2vec 以后，我们会发现词汇的分布式表示是个无监督学习的过程。无论是把文字表示成 3 维或是 100 维的向量，每个维度都是算法自己形成的，它们的现实意义并不像图 8-40 中那么好定义。当然，我们也可以通过前面提到的 PCA 方法，把多维的词向量降成 3 维，并方便可视化。图 8-42 是笔者使用 BERT 模型（后面会讲到该模型）提取的关于医生、护士，医疗、门诊、患者、吃药、打针、手术、老师、上课、教学、作业、暑假、语文、数学、英语、考试，这十七个词的词向量，并使用PCA算法降成 3 维，最后绘制成散点图。从中可以看出，医疗主题和教学主题的词汇在空间分布上区分度很大，但经过词嵌入并做降维处理以后，各维度的现实意义并不好解释。

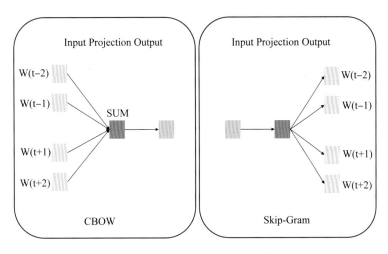

图 8-41　CBOW 和 Skip-Gram 模型

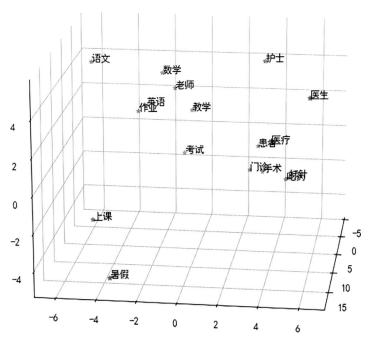

图 8-42　词向量的降维分布可视化

通过对 word2cec 的掌握，我们应该会对章节 8.3.4 中提到的通过向量对齐多模态数据语义的做法有了更加深入的理解。事实上，除了结构化数据本身就有类似向量的表征以外，其他非结构化数据都是可以被向量化的，即"万物 to vector"。近年来，基于向量化这种分布式数据表示形式，除了传统的关系数据库以外，向量数据库（vector data base, VectorDB）也同步快速发展。所谓向量数据库，是为非结构化数据（如文字或图像）而设计的，以高维向量嵌入方式存储和管理非结构化数据的数据库。有了向量数据库，所有类型的数据都可以实现语义上的互通。我们可以根据内容搜索不止一类数据，可以通过一类数据搜索另一类数据（比如通过图片来搜索视频），可以在更海量、更复杂的数据范围内进行快速精准的搜索。最重要的是，Vector 作为计算机能够理解的语言，能够快速被计算机利用，方便后续对各类数据进行加工和计算。这无疑是最适应 DT 生产方式的数据存储和表征方式。

8.6.2　Encoder−Decoder 和注意力机制

一旦文字转变成了向量，它就成功转变成计算机能理解的形式，加上 RNN 等强大的处理时序数据模型，深度学习在自然语言处理的应用顿时一片光明。由此延伸出了机器翻译、看图说话、阅读理解、智能对话等诸多种应用。

具体如何实现的呢？这里常会用到一种模型——编码 – 解码（Encoder-Decoder）模型。Encoder-Decoder 是模型的同时，也是一种处理问题的思路，以机器翻译为例，输入的英文，输出为中文：Encoder 代表编码器，它将输入的英文重新编码为信息向量，这个向量传递给解码器 Decoder，Decoder 将信息向量中的内容转变为中文再输出出来。Encoder-Decoder 模式可能被扩展到很多其他领域，例如输入序列可以是文字、语音、图像、视频，输出序列也可以是文字，图像，语音，视频等。

图 8-43 和图 8-44 展示了 Encoder-Decoder 的通常架构。简单的 Encoder-Decoder 中间传递的特征 C 通常是在最后一个时间步神经元的 cell state。这个 C 可以作为 Decoder 的初始状态，也可以作为 Decoder 每个时间步的输入。无疑，这个 cell state 能够传递的信息是非常有限的，如果 cell state 不能携带 encoder 中的所有输入信息，则会造成 decoder 输出的信息缩减，对应机器翻译任务，就会出现翻译精度下降。另外，在 decoder 解码的过程中，并不需要关注 C 的全部内容。例如想将"我爱中国"这句话翻译成"I love China"，在翻译"爱"这个词的时候，不需要过度关注"我"和"中国"这两个词语。因此在 decoder 的解码过程中，对于不同的输出需求，decoder 神经元的输入要有所不同（如图 8-45）。

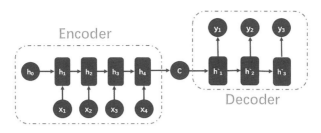

图 8-43　只传递 cell state 的简单 Encoder-Decoder 模型形式一

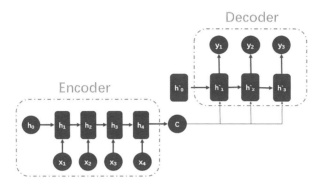

图 8-44　只传递 cell state 的简单 Encoder-Decoder 模型形式二

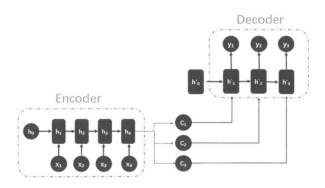

图 8-45　根据需求传递 cell state 的 Encoder-Decoder 模型

重点来了，每个时间步不同的 C 值该如何计算呢？这引入了一个全新的问题，也是深度学习中一个非常重要的概念——注意力机制。注意力机制顾名思义，是指 AI 模型在任务的不同阶段，注意不同的局部信息，而不是全部信息。这些局部信息，是在当前阶段对模型输出最有价值的信息。对于 Encoder-Decoder 模型而言，注意力机制要解决的就是 C 值如何计算的问题。

还是用"我爱中国"举例，如图 8-46 所示：在翻译"爱"这个词的时候，我们希望模型的注意力集中在 Encoder 中"爱"传入时的 cell state，即 C_2 能够更多地考虑 h_2。我们可以给 Encoder 的每一个时间步的隐状态都赋一个权重 a_{ij}，a 的下标 i 代表 Decoder 的时间步，下标 j 代表 Encoder 中的时间步。例如图中"love"在 Decoder 中是第二时间步，所以 $i = 2$；而"爱"在 Encoder 中也是第二时间步，所以 $j = 2$。故在翻译"爱"时对应的 Encoder 隐状态权重是 a_{22}，此时 Encoder 传给 Decoder 的信息向量 C 为 C_2。让 C_2 等于 Encoder 隐状态的加权求和，即设 Encoder 的总时间步数为 n，有：

$$C_2 = \sum_{j=1}^{n} a_{2j} \times h_j = a_{21} \times h_1 + a_{22} \times h_2 + a_{23} \times h_3 + a_{24} \times h_4$$

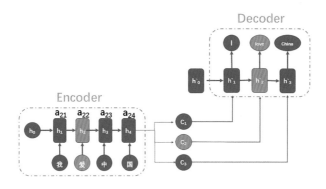

图 8-46　"我爱中国"在 Encoder-Decoder 模型间的信息传递

通过权重的设置，使得信息向量 C 能够在不同时间步的隐状态间取舍，这其实就是注意力机制的本质——加权求和。

这个权重 a_{ij} 显然不是手动设置的，那么它是如何算出来的呢？在回答这个问题之前，我们不妨想一下，权重 a_{ij} 到底是和 Encoder 的时间步 j 有关系，还是和 Decoder 的时间步 i 有关系呢？毋庸置疑，当然是和 Decoder 的时间步 i 有关系。因为 Decoder 在翻译"爱"，Decoder 希望在此时间步关注"love"这个词汇。正是因为有了这个需求，所以才需要信息向量 C 的计算更多地去关注 Encoder 中"爱"输入时的 cell state（h_2）。而此时间步 Decoder 中的隐状态 h_2' 还是个未知数（因为此时间步的输入向量 C_2 还没有计算出），因此，我们只能找到它前面最近一个时间步的隐状态 h_1'，这个隐状态和 Encoder 中各个隐状态的关系，决定了在此时间步内模型应该将注意力集中在哪里，也即决定了权重 a_{ij} 值的大小。所以有：

$$e_{ij} = f_{attention}(h_{i-1}', h_j)$$

这里 e_{ij} 是计算 a_{ij} 的一个中间变量。$f_{attention}(x, y)$ 是注意力函数，它将 Decoder 中第 i-1 个时间步的隐状态 h_{i-1}' 和 Encoder 中的各时间步隐状态 h_j 做了某种运算。这个运算不是固定的，它可以是单纯相乘（$f_{attention}(x, y) = x^T y$），或者是加一个权重矩阵相乘（$f_{attention}(x, y) = x^T w_a y$），亦或是把 x 和 y 连接到一起，和一个权重矩阵相乘，再在外面套一个激活函数（$f_{attention} = v_a^T \tanh(W_a[x; y])$）等等。不同的注意力函数，也对应着不同的注意力机制变体。

还有一点需要再次强调，对于 Decoder 的某个特定时间步而言，h_{i-1}' 中的 i 是固定的，例如在翻译"爱"这个词汇时，图 8-46 中 Decoder 时间步为 2，即 i=2；而 Encoder 对应的 h_j 中的 j 则不是固定的，对于 Decoder 中的任意时间步 i，都需要计算出 Encoder 在此时间步下的所有时间步对应的 e_{ij}，其中 j 要遍历 1 ~ n，n 为 Encoder 中的总时间步数。对应我们的例子，翻译"爱"时 i=2，此时要计算出所有的 e_{2j}，这里 Encoder 的总时间步为 4，因此要计算出 e_{21}、e_{22}、e_{23}、e_{24}。计算出 e_{ij}，a_{ij} 的计算也就呼之欲出了。a_{ij} 其实是各 e_{ij} 做 Softmax 运算的结果，即：

$$a_{ij} = \frac{exp(e_{ij})}{\sum_{m=1}^{n} exp(e_{im})}$$

以上是注意力机制的初步内容。明白了 Encoder-Decoder 和注意力机制原理，就会很好理解自然语言任务的机制。如果 Encoder 接收的是一个文本序列，Decoder 输出的也是一个文本序列，像我们前面举的例子"我爱中国"一样，那么这个模型就是一个 Seq2Seq 模型。我们在介绍 GAN 的时候说过 Pix2Pix 模型，那个是图像生成图像，这个是序列生成序列。外延出去，这类模型可以做文本摘要提取，智能问答，机器翻译等等。如果 Encoder 传入的是图像，传出的是文本序列，这就变成了 Image Caption，看图说话机器人了。

8.6.3　从 transformer 到 ChatGPT

以上介绍的注意力机制让循环神经网络有了在全局信息中寻找重点的能力，但其对词汇的长距离依赖关系的捕获能力不足；另外，从以上介绍可以看出，传统 NLP 任务的做法是把语言当成一个序列，一个词汇（专业领域称之为 Token）一个词汇地依次输入模型中，这样导致模型无法依赖并行计算，并严重拖慢了模型的工作效率。2017 年，Google 发表了一篇名为"Attention is all you need"的论文，提出了一种全新的注意力机制——自注意力机制，并依赖自注意力机制，提出了著名的 transformer 模型。从此 transformer 模型大杀四方，在机器翻译、文本生成、对话系统中都表现出了极为优异的效果。著名的 BERT 模型和 ChatGPT 的基座 GPT 类模型都是基于 transformer 开发出来的。Transformer 的架构如图 8-47 所示：transformer 依然是 Encoder-Decoder 架构，图 8-47 的左半边是 Encoder 的部分，右半边是 Decoder 的部分。

不同于传统的 RNN，transformer 构架的 inputs（即输入）并不是一个 token 一个 token 地序贯进入模型的；而是设定一个输入长度 N，N 个 token 一起进入模型（图 8-48）。如前所述，每一个 token 经过 embedding 以后，都会形成一个 vector（假设为 M 维）。当多个 token 一起进入模型时，还需要增加一个用来表示位置的向量（这个向量设计也为 M 维，否则无法参与和 token 向量的运算），这个向量和 token 的原有 vectoer 相加，得到该 token 的模型输入。一个 token 是一个向量，现在有 N 个

token 一起进入模型，所以模型的输入为 N×M 维的矩阵（如图 8-48）。

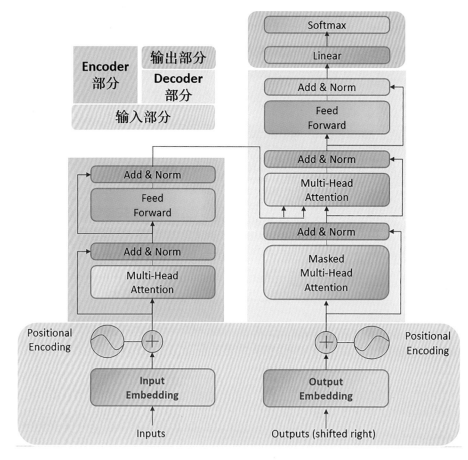

图 8-47　Transformer 模型构架

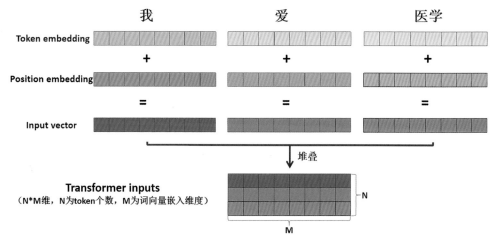

图 8-48　Transformer 模型的输入

　　这里 Positional encoding 或叫 Position embedding 为位置编码。因为 transformer 没有利用单词的顺序信息，但这部分信息对于 NLP 任务来说非常重要（例如我爱你和你爱我，完全是两个意思）。所以 Transformer 中使用位置 Embedding 保存单词在序列中的相对或绝对位置。位置 Embedding 用 PE 表示，PE 的维度与单词 Embedding 是一样的。内容上，PE 最简单的编码方式就是用"1，2，3，4，……"索引一样的编号来表示绝对或相对位置，但这样编码带来的问题很明显，因为在 token embedding 形成的 vector 中，元素通常比较小，一旦加上整数索引，原 vector 的变化会很大，并影响模型的训练；我们也可以对索引做缩放处理，例如有 N 个索引，第 i 个位置的位置编号为 $\frac{i}{N}$。但这样做，会产生位置不一致但编码一致的现象，例如"我爱中国"，"爱"的位置编码是 $\frac{2}{4}$ =0.5，但"我爱你亲爱的祖国"，"亲"的位置编码也是 $\frac{4}{8}$ =0.5。在 Transformer 中，研究者使用了三角函数来解决这个问题：

$$PE_{(pos, 2i)}= \sin(pos/10\,000^{2i/d})$$

$$PE_{(pos, 2i+1)} = \cos(pos/10\,000^{2i/d})$$

其中，pos 表示单词在句子中的位置，d 表示 PE 的维度（与词 Embedding 一样），2i 表示偶数的维度，2i+1 表示奇数维度（即 2id, 2i+1d）。最终形成的位置为 t 的 PE 向量为：

$$PE_t = \left[\sin(c_0 t), \cos(c_0 t), \sin(c_1 t), \cos(c_1 t), \ldots \sin(c_{\frac{d}{2}-1}t), \cos(c_{\frac{d}{2}-1}t) \right]$$

其中，d 表示位置嵌入的维度，c_i 表示由 i 决定的常量（ $\frac{1}{10000^{2i/d}}$ ）。使用这种公式计算 PE 有以下的好处：首先是使 PE 能够适应比训练集里面所有句子更长的句子；其次，可以让模型轻易计算出相对位置，对于固定长度的间距 k，PE(pos+k) 可以用 PE(pos) 计算得到。因为 $\sin(A + B) = \sin(A)Cos(B) + \cos(A)\sin(B)$, $\cos(A + B) = \cos(A)\cos(B) – \sin(A)\sin(B)$。

　　说到这里，我们已经介绍完了图 8-47 中的输入部分了。接下来，我们介绍上面的 Multi-head Attention。谈到 transformer 就必须谈到自注意力机制。自注意力机制是一种特殊的注意力机制，它和我们前面讲到的注意力机制有所不同。前面注意力机制需要计算的中间变量为：

$$e_{ij} = f_{attention}(h'_{i-1}, h_j)$$

它将 Decoder 中第 i-1 个时间步的隐状态 h'_{i-1} 和 Encoder 中的各时间步隐状态 h_j 做了某种运算，之后用各 e_{ij} 做 Softmax 运算，得到在 Decoder 为第 i 步时，注意力在

Encoder 中各 j 步的分配。这种注意力是跨 Encoder 和 Decoder 的。transformer 中的自注意力机制打破了这种定式，所谓的自注意力，即是自己观察自己，通过周围词对中心词的向量进行修饰，来获取各 token 在语境中的最精确表示。

在注意力机制中，我们需要查询当前 token 和周围的其他 token 的关系紧密程度。这里有三个不同的角色，分别为查询（query）、键和值。查询的意思是说我们当前要找哪一个单词和周围词的关系，查询向量 Query 是当前单词的表示形式，它用于对所有其他单词进行评分。而键向量 Key 可以看作是序列中所有单词的标签，是我们找相关单词时候的参照物；值向量 Value 是单词的实际表示，一旦对每个单词的相关度打分之后，我们就要对 value 进行相加表示当前正在处理单词的 value。在传统注意力机制中，qurey、key 和 value 这三个角色都是由隐状态来担任的，在 transformer 中，将三种角色区分成为三个矩阵，这三个矩阵将输入向量映射称为查询、键和值向量，以此更好地捕捉序列中元素之间的关系，提高 NLP 任务的性能。以上将输入向量映射为三类向量的做法，叫作缩放点乘注意力。自注意力机制和缩放点乘注意力并不是一个概念，同时出现也不矛盾。前者是指通过观察序列其他元素来理解当前元素的做法；后者是通过拆分查询、键和值向量来计算注意力权重的做法。换句话说，自注意力机制可以通过缩放点乘注意力来计算权重，两者并不是同一个层面上的概念。那么当一个输入向量被转成 qurey、key 和 value 三个向量后，后续注意力权重应该如何计算呢？

图 8-49 展示了自注意力和缩放点乘注意力的结合计算过程。我们在计算"爱"的相关注意力时，爱的词嵌入向量为 x_2，经过 query、key 和 value 矩阵的转换，变为 q_2、k_2 和 v_2 三个向量。q_2 代表爱的查询向量，用于计算和其他词的相似度；k_2 是键向量，表示 query 向量的参照。将 q_2 向量分别和 k_1、k_2 以及 k_3 进行点积运算（我们在前面曾提到，向量的点击运算等于一个向量长度乘以另外一个向量在该向量上的投影程度，因此两个向量越相似，点积结果越大），得出是"爱"这个 token 和它自身，以及"我"与"医学"两个 token 之间的相似性评分（假设为 96、112 和 72）。将三者除以 query、key 和 value 向量的维度的平方根——$\sqrt{d_k}$。这三个向量的维度是一样的，得到最终相似性积分，将三个积分进行 Softmax 计算归一化，将归一后的数字和对应的原始 token 的 value 相乘，并将结果加在一起，得到"爱"这个 token 经过自注意力机制的输出的最终向量（z_2）。

这里需要提醒读者的是，query、key 和 value 矩阵并不是固定的，它们的元素是可以学习的参数。我们前面说过，在深度学习模型中，从输入到输出的过程无论多复杂，只要各步骤都是可导的，那么就可以根据链式法则优化所有参数。因此读者丝毫不需要为增加了三个矩阵而感到困惑。就像卷积神经网络一样，卷积核的卷积运算是相同的，但是经过优化后，由于卷积核随机初始化的值不同，小批量梯度下降（即

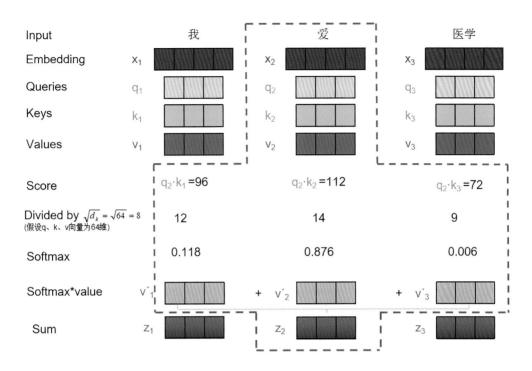

图 8-49　自注意力结合缩放点乘注意力

每次仅随机选择一部分样本进行梯度计算）所带来的模型训练的随机因素，导致了不同的卷积核的特征并不是趋向一致。相反地，不同的卷积核会趋向捕获图片不同的特征，通过堆叠不同卷积核形成的特征图，从捕获简单的线条特征到复杂的综合特征。Transformer 也借鉴了这种思想：一方面，自注意力层计算并不是只做一次，同时多个自注意力单元在对输入向量进行缩放点积计算，它们会形成不一样的 query、key 和 value 矩阵，并捕获 token 之间的各种各样的关系，这就是 multi-head attention 中 "多头" 的意思；另一方面，可以设计多层自注意力，因为自注意力网络输出的仍然是各个 token 的 vecter。因此可以通过堆叠多个自注意力层，继续对 vector 进行变换，以寻找文字中间更深层次的含义联系。为了使得模型更容易被训练，还可以加上深度学习网络的训练技术，例如层标准化（layer normalization，即把单层中由多个通道表示的同一样本表示进行标准化，化为均值为 0，标准差为 1 的正态分布）和残差连接（residual connection），这就是图 8-47 中 Add & Norm 表示的内容。最后，在图 8-47 中还没有被我们谈到的内容，就是 Decoder 部分的 Masked Multi-head Attention。这里 Multi-head Attention 和我们前面介绍的多头自注意力机制内容相同，多了一个 Masked 是掩码的意思。这和 Decoder 训练时的要求和时间步有关。我们知道，在用 Transformer 做文本生成或做翻译任务时，输入层接收的是一段话，而不是单个 Token，但在输出层，Softmax 激活函数还是根据前次的输入来预测下一个单词的概率分布。而在模型训练时，我们拿到的数据是翻译后的完整数据。我们需要在训练时把还没有被预测到的翻译结果掩盖起来，让模型只能够使用其自身的输出，作为 Decoder 预测下一个单词的依据。换句话说，我们需要让模型做作业，而不是抄作业。如图 8-50 所示，在模型预测第一个字时，Transformer 的 Decoder 部分输入除了 Encoder 的输出矩阵外，还有来自 Decoder 输入层的开始符，记作 begin。当模型预测出 I 以后，在预测 love 时，Decoder 的输入部分就可以显示出"I"的向量，如此反复，直到翻译截止。图 8-51 给出了计算过程，被打上掩码 False 的矩阵原始会被定义为负无穷，一个负无穷的函数经过 Softmax 计算等于 0（因为 $exp(-\infty)=0$）。因此在后续的向量权重分配时，会自动忽略还没有预测到的 token。

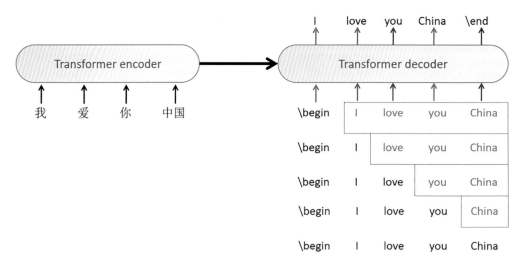

图 8-50　掩码的机制示例

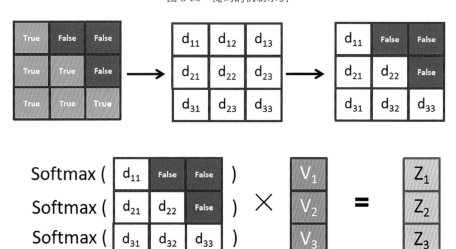

图 8-51　**Masked self-attention** 计算过程

我们之前讲过卷积神经网络的时候，它主要用来做机器视觉。但实际上，如果我们理解了视频、语言等多模态数据的表示，就会发现深度学习模型是可以跨模态使用的。例如，我们知道图像数据是一个个像素点数据形成的矩阵（假设为 $n \times n$ 维），那么如果我把像素点一字排开，成为一个 $1 \times n^2$ 维的向量，它不就变成一个序列数据了吗？如果我把一行像素数据当成一个词向量，那么一张图不就变成了一个句子了吗？这个时候不就可以用循环神经网络或者 transformer 来解析了吗？同样地，我们说一个句子经过 word embedding 以后形成的也是一个矩阵，这个矩阵和单通道图片（例如黑白照片）从数学表达上是没有区别的，当然也可以用卷积神经网络解析。在 Transformer 大火以后，很多人用 transformer 做视觉任务，最终也得到了非常好的效果。

深度学习模型还一个有趣的特点，就是可以把神经网络的架构嫁接在其他神经网络中，或者由相似的神经网络架构，组成新的更庞大的神经网络。transformer 架构大火以后，就被嫁接在了其他改进模型上。被嫁接的 transformer 模块又称为 transformer block，它通常是指图 8-47 中标记背景为浅绿色的 Encoder 部分。后续著名的 BERT（bidirectional encoder representations from transformers）模型和 GPT（generative pre-trained transformer）系列模型，都是由 transformer 组块组建的。

图 8-52 给出了 BERT 系列模型和 GPT 系列模型的构架示意图：图中 E 代表词嵌入后的向量 Embedding，TM 表示 transformer block，最上面的 T，可代表 text，即文本生成，也可以代表 task，即预测任务。BERT 是 Google 于 2018 年下半年在 BERT: Pre-training of Deep Bidirectional Transformers for Language Understanding 一文中提出的语言表示模型。BERT 模型只用了完整 transformer 模型的 encoder 部分，通过多层 transformer block 模块的堆叠，同时引入了上下文的双向信息（即双向编码），以提高模型的文本特征提取能力，因此显著提高了深度学习模型在处理 NLP 任务时的性能，是业内公认的里程碑模型。BERT 采用二段式训练方法：第一阶段使用容易获取的大规模无标签语料，包括来自各类图书的文本（8 亿个词）和来自英文维基百科（25 亿个词）的数据来训练基础语言模型；第二阶段根据制订任务的少量带标签训练数据进行微调训练。与 BERT 同期的爆款模型是 GPT 系列模型。最早的 GPT 模型也是在 2018 年提出的（比 BERT 还稍早些），它是 OpenAI（美国的人工智能研究公司，核心宗旨在于实现安全的通用人工智能，使其有益于人类）在论文 Improving language understanding by generative pre-training 中提出的生成式预训练语言模型。和 BERT 一样，GPT 模型也采用了二段式训练，即预训练 + 微调的模式。与 BERT 不同的是，GPT 的模型构架是单向的（图 8-52 右图），即只根据前序信息来预测当前信息。因此，GPT 在预训练阶段玩的是文字接龙游戏，而 BERT 玩的是完形填空游戏。GPT 刚刚被提出来的时候呼声并没有 BERT 高，而且 GPT 经常因为没有利用双向信息被 BERT 的支持者当作反面教材。不过 OpenAI 并不在乎这些，在 2019 年，OpenAI

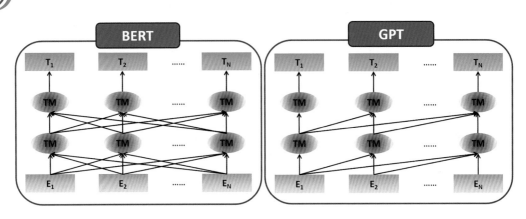

图 8-52　BERT 和 GPT 系列模型的示意图

发布了 GPT-2。虽然 GPT-2 的模型结构和 GPT-1 相比并没有大的变化，不过其参数规模从 1 代的 1.17 亿增长为 15 亿；训练 GPT-2 的数据也从 GPT-1 的 5 GB 扩大到 40 GB。GPT-2 和 GPT-1 最大的区别，还是 GPT-2 采用了只做预训练而不微调的模式。这样做的目的是验证是否模型学到了足量的东西，就可以摆脱微调过程，从而胜任大部分任务。GPT-2 在文本生成任务中表现得非常优秀，以至于 OpenAI 宣布 GPT-2 不开源，原因是担心 GPT-2 生成的内容和人写得非常像，会被人滥用。因此有人曾调侃 OpenAI 不如改名叫 CloseAI。从 GPT-2 到 GPT-1 验证了一个思路，训练数据越多，模型参数越多，最终性能越好。OpenAI 接下来的操作证明了，它在这条路上越走越远。2020 年 6 月，OpenAI 又发布了 GPT-3。GPT-3 的训练数据量达到了惊人的 45 TB，模型参数更是多达 1750 亿，是 GPT-2 的 16 倍。GPT-3 除了在语言生成、翻译、问答、文本摘要和语言推理等方面比 GPT-2 有了全面的提升外，其一个显著的特点是可以用来生成代码。在代码生成的基础上，可以衍生出代码自动补全、智能提示、语法纠错、代码生成和代码搜索等功能，为程序员提高工作效率提供了巨大的助力。GPT-3 虽然有了强大的文本生成能力，但其生成的内容是基于其训练所用的数据集。在匹配具体任务时，其生成的内容可能存在不良诱导、负面言论或者并不是用户想要获取到的信息等。在 2022 年 3 月，OpenAI 发布了 InstructGPT，也被称为 GPT-3.5。它就是 ChatGPT 推出时的底座模型。InstructGPT 回到了微调的老路子。所谓微调，是指在模型预训练以后，为了能够在某类任务上有更好的性能表现，进行的专门参数二次优化。微调主要有三种方式：第一种是 Fine tuning，它是指先在大规模语料上进行预训练，然后再在某个下游任务上进行微调，既往模型大部分用的都是这种微调方式；第二种是 Prompt tuning，它是指先选择某个通用的大规模预训练模型，然后为具体的任务生成一个 prompt 模板以适应大模型进行微调；第三种就是 InstructGPT 用到的 Instruction tuning，它是指先在多个已知任务上进行微调（通过自然语言的形式），然后在推理某个新任务上进行零样本学习。所谓零样本学习，是指让模型对从未在训练过程中见过的类别样本进行分类，使用一些形式的辅助信息来关联已见和未见的类别。在自然语言处理任务中，当我们训练模型使其在回答已知问题时能够礼貌作答，那么在回答新的、模型没有遇到的问题时，也可以礼貌作答，输出符合人类偏好的答案。InstructGPT 使用了基于人工反馈的强化学习（reinforcement learning from human feedback，RLHF）机制。Instruction tuning 和 RLHF 结合，形成了训练 InstructGPT 的三个步骤：①使用监督式学习的方式，收集人工编写的期望模型如何输出的数据集，并使用它们来训练 GPT-3；②训练奖励模型，即通过人工标注来对同一问题的不同输出进行喜好排序，并以此训练一个奖励模型（输入为 InstructGPT 的输出答案，输出为人类喜好的程度）；③使用这个奖励模型作为奖励函数，微调监督学习得到最终的 InstructGPT3 模型。2023 年 3 月，OpenAI 又发布了 GPT-4 模型。不同以往的是，GPT-4 是一个大型多模态模型，能接受图像和文本输入，再输出正确的文本回复。可以预见的是，大模型已经卷向多模态领域。也许在读者看到本书之时，跨模态大模型的应用已经普及。图 8-53 总结了人工智能发展的不同阶段代表性特征，很庆幸我们能够见证人工智能一次次地打破桎梏，迎来无限的可能。

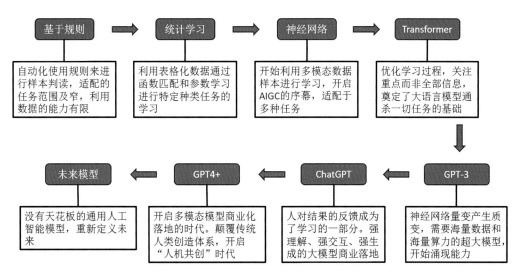

图 8-53　人工智能的历史和未来

8.6.4　自然语言处理在医学中的应用浅析

医疗的结构化病历被业内谈了很多年，但各医院数据的结构化程度依然很低。用自然语言来记录、分析病情，是一种习惯的常态，很难被更改。医学中最常见和最重要的数据就是病历和病程，它们以自然语言的形式存储在电子病历系统（electronic medical record，EMR）中，有时也叫作 EHRs（Electronic health records，EHRS）系统。

电子病历具有体量大，易采集，数据实时动态更新等优点，可它的缺点也非常突出：文本病历作为非结构化数据，可来源于不同医疗机构，不同信息系统，导致数据的统一表示、关联和集成问题重重；另外病历书写者缺乏语义规范，同一诊疗，不同医生的录入结果会不同；同时文本病历带有很大的主观性，文本病历是否能代表患者真实情况很难被确定。和其他结构化数据相比，文本病历存在更高的价值稀疏性，导致很多文本数据的分析价值并不高。

要分析文本数据：①我们要完成不同医疗机构的非结构化数据整合（由于各中心数据结构存在差异，故使用一个中心训练的模型并不适用于其他中心）。②要将数据标准化成统一格式框架。例如依据快捷式医疗保健互操作性资源（fast healthcare interoperability resources，FHIR）框架，它是 HL7 创建的下一代标准框架。该框架适用于基于 EHR 的数据共享和大型医疗卫生机构内部的服务器通讯等等（标准化后的数据可使用单一模型统一建模）。③需要使用标准化后的格式，将文本信息转变为统一的时间序列数据（模型覆盖患者全病程数据），而后在建模的基础上，辅助临床决策。通过以上步骤回答四个问题：患者哪一部分既往病史信息是值得关注的？当前患者的哪些状态需要被了解？哪些情况需要干预？未来预后存在哪些风险？

由此我们也可以看出，NLP 技术在医疗领域的应用并不如 AI+ 影像来得直接。毕竟文本数据的异质性和复杂性要远高于影像数据。尽管如此，NLP 技术在医疗领域的发展潜力仍然是巨大的。

1. 它可以在文本数据中抽取结构化信息，例如直接将肿瘤病历转变成结构化的肿瘤位置、大小、生长时间、Ki-67 等信息，这相当于帮我们减轻了数据清洗的麻烦。而这些结构化的数据，往往是医生关注的重点。并且可以通过对医学词汇和结构化信息的 embedding，探索其临床意义。

2. NLP 正在为医疗虚拟助理的实现提供技术支持。我们可以把这种虚拟助理当成是医疗界的 SIRI、小爱同学，它可以智能导诊分诊、智能问诊医学科普、用药查询、将患者与医生的对话转变为文本病历、根据文本或语音病历推断诊断并辅助医学决策等。这大大方便了患者，同时也大大解放了医生的劳动力，让医生回归患者，回归人文[1]。

3. NLP 中 word2vec 等技术为医疗数据的处理提供了全新的方式。自然语言可谓是最复杂，最难建模的数据类型。但是词嵌入几乎完美的解决了词汇的表示，通过多维向量，丰富的语义信息得到了近乎完美的表达。在 word2vec 以后，也出现了一些把其他类型数据转变为多维向量的尝试（xx2vec），其中也有医疗数据。这种做法对

---

① Liang H. Evaluation and accurate diagnoses of pediatric diseases using artificial intelligence[J]. Nat Med, 2019, 25(3): 433-438.

重症医学尤其适用，因为重症患者的病情重且复杂，常常合并多器官功能障碍，超出了单病种诊治的范畴。对于此类患者的病情描述，以及数据建模，通常统计学习方法能起到的作用非常有限。任何临床信息都需要从多个维度来表达，这和语义表达相似。NLP 技术就完美解决了上述问题，通过 embedding 和 RNN，AI 对于患者预后的判断和风险评估更加精准，对于辅助临床诊疗更有意义。

4. 在我们理解了 Encoder-Decoder 的思路后，就可以将几乎任何数据进行两两转换。例如我们可以将视频转变为描述文本，将视频转变为结构化数据，将文本转变为视频，将文本转变为对应图片等等。相信这些在不久的将来，都是可以实现并落地的。

语言是人类的核心能力，掌握了语言这个工具，人工智能或可以一通百通。因此，通用人工智能模型一定是以自然语言处理为核心能力的模型。自然语言处理打开了人类与机器交互沟通的大门。只这一项，便开启了 NLP 在医疗领域中的无限潜能。让我们拭目以待，在不久的将来，NLP 会为医疗领域带来怎样的惊喜。

8.7　大模型驱动的 AIGC 通用人工智能时代

8.7.1　AIGC 缘起

人工智能的存在并不仅仅是帮助我们做各类决策，完整的人工智能，需要像人一样拥有创造力，能够通过语言、图像等和人类产生感性的交互。这就是本节我们讨论的内容——生成式人工智能（artificial intelligence generated content，AIGC），它指通过人工智能技术自动生成内容的生产方式。AIGC 的出现没有一个明确的起始点。我们前面讨论过的循环神经网络、GAN 等技术都有文字生成和图片生成的能力，也因此可以被归入 AIGC 的范畴。近年来，随着算法不断迭代创新、预训练模型的发展促成了 AIGC 技术能力的质变，多模态机器学习模型推动着 AIGC 更加成熟且人性化。从计算智能、感知智能再到认知智能的进阶发展来看，AIGC 已经为人类社会打开了认知智能的大门。

尽管从 GAN 的出现以后，AI 绘制图片已经不再是什么新鲜事，但 2022 年才被媒体称为"人工智能绘画元年"。2022 年 8 月，在美国科罗拉多州举办的新兴数字艺术家竞赛中，参赛者提交了 AIGC 的绘画作品《太空歌剧院》，并获得了"数学艺术 / 数字修饰照片"类别一等奖。由于 AI 画作打破了人类主导创作的模式，因此引起了很大的争议。尽管如此，AIGC 还是吸引了全世界的注意。2022 年 12 月，*Science* 发布了 2022 年度十大突破，其中"创造性人工智能的快速发展"位列其中。*Science* 给出了这样的评价："AIGC 的出现就像过去人类接受织布机、照相机等发明的过程一样。"除了绘画以外,2022 年 AIGC 在文字、语言、代码、图像、视频和机器人动作等领域全面爆发,使得其投入商业级应用成为了现实。

8.7.2　大力出奇迹:ChatGPT 引爆了 AIGC 的奇点

2022 年另外一个引爆 AIGC 奇点的事件就是 OpenAI 基于 GPT-3.5 推出了 ChatGPT。ChatGPT 和 AlphaGo 是人工智能领域两大现象级产品,它引起的是整个社会对人工智能的关注。ChatGPT 目前被认为是首款面向消费者的人工智能应用,其上线不到一周时间用户量就突破了 100 万。ChatGPT 之所以引起巨大的社会反响,并不仅仅是其对话效果明显好于既往的模型,而是因为它的效果超出了人们的预期,表现出了一些跳跃式的性能突破,业界称这种现象为"涌现"。诺贝尔物理学奖得主 Philip Anderson 这样定义涌现:一个系统的量的变化导致行为发生质的变化。经常有学者批判 GPT 模型相较于以往模型并没有多大技术上的创新,但 ChatGPT 为何如此惊艳,就是因为当模型的规模达到一定的阈值时,一些在小模型上无法实现的能力会突然出现。我们人类有动物所不具备的智慧,并不是因为我们的神经元连接结构比其他动物复杂,或许是因为我们人类用于思考和决策的神经元数量以及由此带来的神经元之间的交互规模更为庞大所产生的涌现现象。当然,通过前面的介绍读者们也会知道,并不是模型大就会性能好,随着模型参数的增加,训练数据集的体量和训练的计算量也会水涨船高。言归正传,相比于传统语言模型,ChatGPT 涌现了哪些方面能力呢?

首先是思维链(chain of thought,CoT),它是一种思维工具,也是一系列中间的推理步骤(a series of intermediate reasoning steps),即通过逐步延伸和拓展一个主要想法,帮助人们进行更深层次的思考,从而得出更加复杂、全面和准确的结论。大模型拥有思维链的能力,是 Google 的研究者们在使用不同提示词进行模型推理任务时发现的。对比以下两种情况:

标准提示:

模型输入:

Q:罗杰有 5 个网球。他又买了 2 罐网球,每个罐子有 3 个网球。他现在有多少个网球?

A:答案是 11。

Q:自助餐厅有 23 个苹果。如果他们用 20 个做午饭,再买 6 个,他们有多少个苹果?

模型输出:

答案是 27 个。

很明显,对于这个推理任务来说,模型给出的答案是错误的。但如果换一种方式来提问:

思维链提示：

模型输入：

Q：罗杰有 5 个网球。他又买了 2 罐网球。每个罐子有 3 个网球。他现在有多少个网球？

A：罗杰开始有 5 个网球。又有 2 罐网球，每罐 3 个网球，一共 6 个网球。5+6=11。答案是 11。

Q：自助餐厅有 23 个苹果。如果他们用 20 个做午饭，再买 6 个，他们有多少个苹果？

模型输出：

自助餐厅原本有 23 个苹果。他们用 20 块钱做午饭。所以他们有 23–20=3。他们又买了 6 个苹果，所以他们有 3+6=9。答案是 9。

这次的答案就是对的。当然，我们也可以在提示词中加入"让我们一步一步思考"来让模型进入思维链的模式，以提高回答问题的可解释性和正确性。思维链是一种非常可怕的能力，它让人类与机器以语言为媒介，可以真正实现基于逻辑的交互。这为增加人工智能的鲁棒性和可解释性提供了极大的帮助。

上下文学习（in context learning，ICL）能力是大模型涌现的另一种能力。ICL 的关键思想是从类比中学习。例如，我们做一个对餐馆评价的情感分析任务。原本的做法是收集一些对餐馆的评价，之后人工给这些评价打上正面评价和负面评价的标签。之后再用这些带有标签的评价去训练一个语言模型，该模型经过训练以后，也只能完成这样一个语言二分类任务。ICL 的训练方式和此前截然不同。拥有 ICL 能力的模型具备了通过示例来理解人类意图的能力。只要将示例和需要判读的内容都输入模型，模型就会通过识别任务的模式给出相应的答案（图 8-54）。

ChatGPT 具有强交互、强理解、强生成三大特点，能够快速回答问题（例如 Wnt 通路在脑胶质瘤的形成中有哪些作用）、自然语言生成（帮忙写一份年终总结）、语言翻译（准确翻译文献）、对话交流（情感交互）、图像识别（GPT-4 后具备的多模态理解能力）、数据分析（分析数据、生成报表）、编写代码（代码生成、纠错和调优）等。可以说，ChatGPT 打开了通用人工智能落地应用的大门，这也是 OpenAI 对大模型的坚定实践所取得的成功。以 ChatGPT 为代表的语言大模型绝对不仅仅是能够陪人类说话这么简单，作为信息获取工具，它全面提升了人获取信息的效率，更改了人类信息检索方式；作为内容生成工具，它提供了全新的艺术和文案创造工具；作为交互工具，它颠覆了传统人机交互的方式，如果给 ChatGPT 访问任何程序 API 的权限，它将可以指挥任一程序完成任一电子设备能完成任何你想要做的工作，这是一件极具魅力但又极其可怕的事；作为工作辅助工具，它在日常办公、专业办公、编程和多模态创作中替代了大量人力；作为个人辅助工具，它使得每个人都能实现拥有私人助理的愿望……短期来看 AIGC 改变了基础的生产力工具，中期来看会改变社会的生产关系，长期来看促使整个社会生产力发生质的突破。由于深度学习模型以数据为基础，在这样的生产力工具、生产关系、生产力变革中，数据生产要素的价值被极度放大。AIGC 把数据要素提到时代核心资源的位置，在一定程度上加快了整个社会的数字化转型进程。

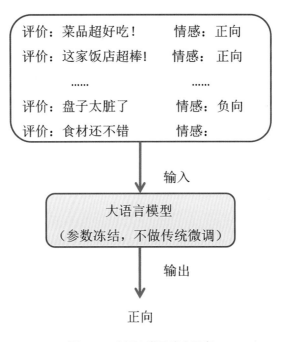

图 8-54　上下文学习能力示意

在医疗行业，它使得医生可以通过对话的方式来得到想要的信息。就神经外科来说，可获取的信息至少包括以下方面：患者沟通（patient communication）、医疗文件（medical documentation）、手术策划与执行（surgical planning and execution）、术后护理（post-operative care）、继续教育（continuing education）、术前评估（intraoperative monitoring）、多学科团队协作（collaboration with multidisciplinary teams）、急诊神经外科（emergency neurosurgery）、术后护理与随访（postoperative care and follow-up）、康复与功能恢复（rehabilitation and functional restoration）、研究创新（research and innovation）、神经外科技术发展（technology and surgical innovation）、患者教育与赋能（patient education and empowerment）、神经外科手术治疗（surgical leadership and supervision）、质量改进与患者安全（quality improvement and patient safety）、伦理考虑与决策（ethical considerations and decision-making）、教学与辅导（teaching and mentorship）、社区延伸服务与教育（community outreach and education）、神经健康倡导者(advocacy for neurological health)等。这些信息可以辅助医生进行临床决策、

进行医学教育、协助撰写患教材料、指导沟通策略、公共卫生宣传、医学材料写作等。当大语言模型与其他工具结合，会展现出更强大的生产能力。例如，医生可以使用大语言模型从文本病历中抽取体征、检查、检验等结构化信息；生成临床梗概（clinical vignettes）；可以对病历诊断进行自动编码；可以借助大模型生成的代码进行自动流行病学调查；可以自动筛选临床试验的合适入组患者……

新的机遇必然会带来新的问题和挑战。ChatGPT的落地应用同样面临着各种问题。① ChatGPT 的成功有暴力美学的成分，其依赖的 GPT 模型并没有技术上变革性的突破，因此，也迎来非常多同行的否定。同样也因为技术上的问题，目前 ChatGPT 还存在幻觉和毒性等问题。幻觉（hallucination）是自然语言生成领域的一个术语，是指模型生成了看似合理但实际上并不存在的文本片段，这些片段包含了虚构的信息、不一致的逻辑，甚至是毫无意义的话语。语言模型的毒性（toxicity）是指其在生成文本时可能包含攻击性、歧视性、仇恨性或者其他不当的或有害信息的现象。当然，随着技术的进步，这些问题不一定会完全消失，但一定会趋于淡化。② ChatGPT 由于模型规模巨大，私有化部署极为困难。我们前面讨论过 IAAS（基础设施即服务）、PAAS（平台即服务）和 SAAS（软件即服务）的信息化服务方式。有了 ChatGPT 等大模型的商业落地以后，我们又进入了模型即服务的时代，即通过提供模型的计算服务，来进行商业化部署。模型的部署并不本地化，而是通过云服务的方式进行。这也引出了数据安全和合规的问题。例如在医疗领域，患者的健康个人信息通常是不能出私域的，这为模型的应用普及带来了相当大的困难。厚重的大模型对算力成本的需求，对能源的消耗，导致了并不是谁都能搬得动它。解决这个问题有两条路，一条是模型的轻量化，但大模型的逻辑就是大，大模型轻量化以后就不是大模型了。因此，在通用开放性业务中使用大模型，在特定闭环业务中使用私有化小模型，这是一个解决问题的思路；同时，如何增加单位设备的算力，把算力成本降下来，这是另外一条路，也是解决大模型消耗局限性的根本之路。因此，业内已经有了这样的共识：谁能解决算力成本，谁便拥有优先话语权。谁能把 ChatGPT 本地部署在手机上并以低成本推广，谁可能就是下一个周期 AI 界的主宰。③应用合规性的问题。很多人用 ChatGPT 来写论文，完成家庭作业，这引发了学术界和教育界的一致反对。与此同时，基于 AI 的各类新型骗术也层出不穷。以前我们说有图有真相，在一个影像、视频、声音甚至语气都能被合成的年代，只要不是面对面，人们已经无法分辨和自己交流的对方是不是人类，这真的是一件非常可怕的事情。

尽管存在以上挑战，大模型的出现仍然把我们带到一个时代的拐点，即人工智能基础设施化的奇点。无论我们是否愿意，这是科技发展的必然，时代发展的必然。通过 embedding，多模态数据被映射进一个向量空间，达到了语义互通，模态对齐的效果。这使得将来的大模型通用性能将越来越强大，同时也将促使 AI 产品的落地应用从 AI 结合向 AI 原生转变。如何理解 AI 原生化？如图 8-55 所示，在大模型广泛应用以前，AI 以弱人工智能的形态服务于某个特定任务。硬件和云服务均为基础设施层次，在此之上部署软件，进而产生数据。由此训练 AI 模型，服务于特定领域任务。在具有通用能力的大模型出现以后，可由自主预训练的大模型直接向用户提供终端辅助服务，我们称之为端到端的应用。也可由闭源大模型（例如 OpenAI 的 GPT 系列）或开源预训练大模型（例如 Facebook 的 LLaMA 系列）为底座，通过 API 形式完成上层应用软件与大模型的交互，进而辅助业务，这也是通用人工智能基座普及应用的过渡形态。在未来，通用大模型可能和硬件基础设施、云服务平台一样，变为基础设施层，向各类应用业务提供插件类服务。在战略和战术层面上，插件并不仅仅是实现某种功能的手段，同样也是一种生态。当通用 AI 底座遍布各类业务应用，AI 的角色就从原来的业务系统补丁，变成了和电力一样，以泛在形式做各类系统的原生支持。这对于整个信息数据行业来说，都是一场声势浩大的变革。就目前来说，有了大模型，是不是就可以不要小模型了呢？不是这样的。大模型解决的是通用的信息处理，小模型解决的是特定领域的数据推断。如果小模型的推理过程能够被大模型准确识别，那么大模型就可以替代小模型。但在数据和知识双驱动的业务场景下，我们很难使用大模型去替代传统小模型，并得出相仿甚至高于小模型的结果。一旦大模型强大到能够替代所有小模型，那么它也必将具有了极高的自明性，能够准确阐述任何推理过程。

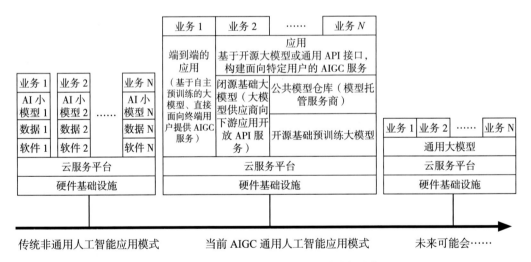

图 8-55　AIGC 通用人工智能的应用变革与趋势

和传统工具减轻人的体力投入不同，AI 工具减轻的是人的脑力投入。因此，AI 的使用有强知识依赖性，即 AI 越强大，对使用者（医疗人员）的知识（医疗知识、数据知识……）要求越高。新智慧主体的快速扩张，会使得劳动密集型的社会劳动逐渐萎缩，智力密集型的社会劳动持续强化。因此，不能因为 AI 对我们的帮助而放弃人类本身对知识和信息处理能力的追求。但反过来说,即便没有 AI 大模型,我们依旧生活在一个获取知识极度便利的时代。因此,我们并不担心医生无法获取到足够的知识,而是担心医疗队伍缺少不断获取新知识的欲望。就像我们无法叫醒一个装睡的人,也无法喂饱一个绝食的人一样,我们也同样无法把新的信息和知识传递给那些在思想上已经躺平的人。内因通过外因起作用,如何借助数据科学的外力改变医疗人的思维本质,如何让 AI 帮助人类更有智慧,而不是剥夺了我们的思考能力,这仍是我们需要密切关注的问题。

8.7.3　大模型的解封咒语:提示工程

ChatGPT 推出以后,我们已经见证了大模型惊人的能力。接下来的问题是,我们如何操纵模型,让模型为我们所用,输出我们想要的东西。大语言模型是通过自然语言与人交互的,因此和模型对话,也开始变得要有技巧。这些和模型沟通,让模型了解人的真正意图,并输出最符合人预期的答案的技巧合集,就组成了一门全新的学问——提示工程(prompt engineering)。

提示工程是一种针对预训练语言模型,通过设计、实验和优化输入提示来引导模型生成高质量、准确和有针对性地输出的技术。提示工程常和提示学习相混淆。提示学习是一种通过构建合适的输入提示来解决特定任务的方法。而提示工程则是一种优化和设计提示的技术,以便让预训练语言模型更好地完成任务。因此,提示工程可以被看作是提示学习的一套优化方法论。当然,使用预训练模型进行训练时,针对不同的任务,有不同的提示技巧。此处列举一些通用的技巧,读者可以自行使用预训练语言模型进行探索:

1. 尝试多样化的提问方式

针对同样一个问题,可以让模型做选择题,也可以让它做填空题,也可以让它做问答题。如果要让模型的输出更符合某一个身份,可以让其扮演一个角色。通过比较不同种提问方式所得到的答案,来确定哪一个是最优的提问方式。

(1)直接询问:如何有效地向患者及其家人传达复杂的神经外科信息?

(2)角色扮演:假设你是一个医生,现在患者得了脑胶质瘤病,你如何告知患者这一不幸的消息。请注意人文关怀。

(3)使用数值:如果用 0 ~ 10 分来衡量疼痛程度,分娩一般疼痛在几分?

(4)提供选项:"医生,我孩子发热了,39℃多,怎么办呀?"下列哪项能描述这句话的语气? A. 着急;B. 平淡;C. 亢奋。

2. 明确地描述问题

大语言模型回答问题的准确度与问题本身的聚焦度有很大关联。当我们把问题缩小到一个非常小的范围,而不是针对某一方面的问题泛泛而谈的时候,大模型的准确度是非常高的。它给出的答案也会更加受用。因此，在向大模型提问时，要尽可能地明确地描述问题，具体包括：

（1）简化问题：用最简单明确的方式提问——总结该病例的主要特点。

（2）明确任务：明确定义任务——概括患者的主要症状。

（3）提供细节：尽可能明确任务的要求细节——用 15 个字概括患者的主诉。在处理复杂任务时，可以将任务分解为更小的步骤，大型语言模型因为有思维链能力，通常会表现得更好。

（4）使用示例：预先提供回答的示例。这也是利用了大语言模型有上下文学习能力，进而可以做到小样本学习甚至无样本学习。

3. 提供任务的背景知识

当模型的训练数据未提及某类知识时，我们需要把回答问题所用到的背景知识先灌输给模型。这样可以让模型在一个小众的专业领域理解问题的背景，从而生成更准确、更有针对性的答案。

4. 逐渐增加提示难度

鉴于大预言模型的能力限制，目前它在自动化处理一些系统性、复杂性问题的时候容易顾此失彼。例如程序员在用大预言模型排查错误的时候，模型经常改掉一处错误，而忽略其他错误。对于有系统性难度的问题，需要按照问题难度进行任务拆解，通过确定任务的难度级别，拆分子任务，针对子任务设计提示，分阶段回答、评估和优化，最后整合输出的方式来获得满意的答案。这种提问方式也被称为梯度提示技巧，即通过逐级引导模型回答子任务问题，来提高其在复杂任务上的性能。

5. 多次实验并定量评估

在与大语言模型交互时，通常很难仅仅通过一次沟通获得满意的结果。这就需要多次试验并定量评估结果，以寻找最优的提示方式。对于有批量相同属性的任务样本时，需要明确定义问题，尽可能多地设计各类提示，观察不同提示在样本中的表现，并且尽可能用定量化的方式来衡量和分析结果（例如精确度、召回率、F1 指数等），通过分析结果，最终评估各类提示的性能。

第 9 章

日常诊疗与数据科学

9.1 临床推理中的双重认知模式

临床日常诊疗工作是通过临床推理不断制订和实施临床决策的过程，是将不同的信息建立关联并进行综合分析，进而做出诊断假设、收集和评价临床信息、选择诊断试验、评价诊断结果、做出一系列诊断，以及权衡治疗方案利弊制订合理的诊疗计划等一系列过程。真实的临床的推理决策是极其复杂的，并不是简简单单的最佳临床证据、医生个体经验和患者价值观的结合。这个观点会在本书中被反复体现。临床推理是一个主观过程，任何推理和决策的共同参与方对于事实的理解出现认知偏差，也都会影响推理和决策的结果，进而影响临床结局。医生的临床胜任力（主要包括临床技能胜任力和医学人文胜任力）对于临床决策的结果影响极为重要。如果沟通能力不够，得不到患者和家属的认同，或者临床技能水平不过关，拿不下难度大的医疗操作，就会出现决策和结局不匹配的后果。

从认知心理学的角度看，人类的推理和决策有两种截然不同的模式，我们把它称为人类思维的双重认知模式。第一种模式是直觉认知模式。它是一种古老的、人类和动物共有的认知模式。直觉认知模式以直觉为依据，运用捷径和自动化的思维，在潜意识层面做出快速且不费力的决策。这类决策的科学性和严谨性差，可信度不确定，错误率高，并受情境和情绪影响较大。另一种是分析认知模式，它以系统性分析为基础，通过主动的、有意识的、缓慢的耗能思维，来推导科学性和严谨性强的结论。其稳定性和可靠性更高，错误率更低，受情境和情绪影响较小。

我们来看一个例子，这是一个非常简单的问题：球拍和球共花费 1.1 元，球拍比球贵 1 元。问球多少钱？直觉认知模式会回答 0.1 元，分析认知模式会回答 0.05 元。在没有心理防备的情况下，大部分人的答案都是 0.1 元。在日常生活中，人的大部分决策都是依靠直觉认知模式来完成的，临床工作也不例外。医生经常会使用启发式的思维方式来应对复杂的临床问题和诉求。这里的启发式，是指采取快捷规则启发应对复杂问题的简易处理方法。其正面价值是简单易行，如果运用得当，效果不错；其负面影响是，稍不注意，就会陷入各种偏差，导致错判。临床上的直觉决策本质上是基于个体既往经验的快速模式识别。例如，当一个严重腹痛、大汗、血尿的患者来急诊后，第一个直觉诊断是肾绞痛。直觉决策可以提高决策的效率，但是过早依靠直觉下结论，有可能会出现锚定偏差。笔者曾经见过一例脑干前蛛网膜下腔出血的患者。该患者是中年女性，患有较为少见的基底动脉动脉瘤。该动脉瘤破裂出血后在桥脑前方形成了一处薄层血肿。患者以头痛为主诉到神经内科就诊。对于刚到中年的女性头痛，内科医生的直觉诊断是偏头痛。但为了排除其他器质性病变，内科医生为患者安排了颅脑CT 检查。影像科医生也认为中年人头痛以功能性头痛为主，在重点看了一下大脑幕上的情况后（大部分引起头痛的病因都在幕上），又快速地扫了一眼幕下，最后给出了正常颅脑影像的结论（患者出血的位置位于幕下）。尽管脑桥前方的斜坡骨质偶尔会造成该处出现模糊的高密度影，但该病例如果仔细观察，还是能够辨别出出血的。神经内科医生在看到所谓"正常"的报告以后，只是简单扫了一眼片子，就让患者回家静养了。结果患者回家后很快昏迷，送到医院重做CT 后，再对比先前的CT，才发现了这个非常不应该发生的错误。这就是出于对经验和直觉的过度依赖导致的误诊和漏诊。和上面的例子非常相似的另一种现象是由锚定偏差和确定偏差带来的一种误诊，叫作惯性诊断。惯性诊断是指在缺少证据支持的情况下仍然坚持原有诊断的趋势。例如有一个患者，他的爱人跟他说，"我怀疑你得了心脏病"；患者想，"我好像就是得了心脏病"；接下来急救人员讲，"那个50 岁怀疑冠心病的患者"；接诊护士说，"来了一位冠心病的患者"；医生在病历里记录："可疑急性冠脉综合征"。

在临床决策中，直觉认知并非一用到底，当直觉识别的模式有别于典型模式时，需要医生马上切换回分析认知模式，才能避免出现直觉错误。但临床医生经常因为睡眠剥夺、身心疲劳、工作压力等原因，导致分析认知能力在短时间内下降。1997 年 *Nature* 的一篇研究显示[①]，一个住院医师连续 17 小时清醒后，工作状态会下降，相当于血液酒精浓度 0.05% 的水平，已经达到了大部分西方国家的酒驾标准。而夜班后的状态相当于血液酒精浓度 1% 水平，是前者的两倍。另外，分析认知模式更容易受到感性的影响。如果医生对患者抱有成见，甚至非常反感，就有可能会导致医生在分析这个患者病情时，所能发挥出来的分析认知能力下降。因为人在思考自己不喜欢的事情上面，是要消耗更大的能量的。再者，作为一个医生，笔者很头痛的一件事就是工作环境对医生思考过程的连续性剥夺。医生很少有时间能够静下心来，不受外界干扰地思考患者的病情。大部分时候，如果一个患者有较多医嘱需要当天调整，那么整个开医嘱的过程，会被各种事打断成几段来完成。临床上需要协调和处理的事务性

---

① Dawson D, Reid K. Fatigue, alcohol and performance impairment[J]. Nature, 1997, 388, 235.

工作非常繁杂，而患者和家属的沟通欲都很强，这些都是导致医生碎片化思维的原因。通常情况下，医生只要在办公室里坐下来，就会有非常多的患者和家属来找，有非常多的事务性工作要协调和处理。很多医生对办公室的座位有心理阴影，因为医生在办公室里会失去对自己身体和思想的支配权。那种扑面而来的压力会让医生感到仿佛整个世界的机关枪都在对着自己开火，直到打到他们狼狈逃窜为止。

尽管直觉认知模式比分析认知模式更易出错，但这并不表明分析认知模式不会出错误。在认知偏差的影响下，分析认知模式同样会产生严重的错误。表 9-1 列举了临床常见的认知偏差，它们可以单独或混合起来以多种形式呈现。我们重新审视它们，就会惊悚地发现，我们每天可能都在重复着这些认知上的偏差，并且这些偏差也无时无刻地增加着患者的痛苦和负担。

重要的临床决策是医患共同参与制订的结果，因此这些认知偏差也会给患方的判断带来极大的影响。临床医生普遍很反感患方在网络搜索疾病的相关信息。这是因为：①通过网络上搜索的信息很难全面了解疾病，即便了解了疾病的通性特征，落在某个具体患者上，也会缺少针对性的理解。②通过这些一知半解所做的临床判断和预期，很难是正确和客观的。医生想要纠正患方不切实际的认知，需要消耗非常大的沟通成本，并且大多时候收效甚微。③因为网络上遍布各类广告噱头，给人以不切实际的幻想，经常会成为患者无助时的救命稻草。人们在确定偏差认识的影响下，会带着有色眼镜看待医生的诊疗行为，因此很难配合正常的临床救治。临床中时常会见到脑外伤和脑出血急症的患者家属，违反急症救治的就近原则，花数个小时甚至更长时间把患者转移到省市级头部医院来，从而错失抢救时机。尽管属地医院医生再三强调了转诊风险，并签署知情告知书，但患方依然要求转诊。这其实就是民间看病要去好医院，越重的病越要去大医院看的思维定式造成的。当然，当患方的这种观念根深蒂固时，属地医院也是不敢强留的。一旦患者留下来，临床上任何不好的结局都很有可能被患方归因为医方的业务水平不行，甚至导致医患纠纷。这也是确定偏差和后见之明偏差的表现。

临床推理的诊断阶段容易受到直觉认知和各类认知偏差的影响，而决策阶段更容易受到相关利益方的影响。从决策的驱动因素来说，临床问题只是决策考虑因素的一部分，除此之外还有患者以及相关利益方（家属、朋友、单位甚至肇事方等）的利益和观点、临床医生（包括医疗机构、医疗监管部门等）的利益和观点、医疗工作团队背景、患者家庭背景、社会文化背景、医疗组织架构、当地的工作环境、全球理念背景等等，这些都会影响临床推理的走向以及临床决策的风险偏好。我们看到临床形形色色的现象，是因为整个健康医疗业务都处在一个以人为中心的漩涡之中。当然，在医患沟通时，医方也可能会利用这些认知偏差诱导患者和家属做出某类符合医方利益的决策。例如医生如果非常想做一台手术，从框架偏差的角度，他可以和患者强调成

表 9-1　临床常见的认知偏差

认知偏差	解释	示例
锚定效应	在做决策时，人们会倾向过分依赖第一条信息的现象，即先入为主	后续接诊医师过度信任前面医生的错误判断，导致误诊
确定偏差	人一旦产生某个信念，就会努力寻找与它相符的证据，而无视那些不符甚至矛盾的信息	一个有酗酒史的患者因嗜睡于急诊就诊，所有人都认为是酗酒所致，而忽视了可能存在的脑部损伤
归因谬误	对因果关系的误判	某位患者在接受某种治疗后好转，则从个体角度认为该治疗对患者有效，把时间先后当作因果依据
可得性偏差	人们往往根据认知上的易得性来判断事件的可能性，当身边频繁发生某种事件时，就会倾向把其他事件归为该事件	在癫痫门诊工作时，所有的黑矇都可能是癫痫发作的表现
框架效应	同一事物的不同描述方式会让人产生不同的理解和判断	对于某种癌症的手术治疗效果，有两种等价的描述，分别为第一个月的存活率是 90%（存活率框架）和第一个月的死亡率是 10%（死亡率框架）。听到第一种描述的患者有 84% 选择了手术；听到第二种描述的患者有 50% 选择了手术
赌徒谬误	认为如果某件事发生的频率比正常高，那么未来这件事发生的概率会降低（我不会一直这么倒霉吧）	这个患者出现了少见并发症，下一个患者不会再出现了吧
后见之明偏差	指在事后看待结果时，会觉得事件结果比事前预测时更不可避免，更容易预料的倾向，也被称为"我早就知道了"现象	医疗损害责任认定中的后见之明偏见导致医师将通过采取医疗损害的过度预防行为来最小化其承担的风险
过早定论	是指未充分考虑并排除其他可能性之前就做出诊断，过早结束决策流程的认知倾向	流感季节，见到发热的患者就认为是呼吸道感染
精神疾病误判	当精神病患者出现医疗问题时，未经过认真的评估直接判定为精神问题	精神病患者头痛，被认为是精神问题，忽视其他疾病可能
搜索信息满足	我们认为找到了正确的答案或是够用的信息以后，就停止了继续获取信息，而非系统地、尽可能地获取更多有价值、更全面的信息	脑部术后患者嗜睡，复查颅脑 CT 后发现并无异常，无须处理。忽视了可能的代谢性疾病或其他因素（例如低钠血症）的查证与处理
任务偏差	认为只有采取行动才会带来获益，而不选择观察和等待	临床中对自愈性、自限性、一过性的病情进行过多干预
忽视基础患病率	诊断时忽视了疾病基础患病率，违背贝叶斯定理	一个人拿到了一个灵敏度和特异度均为 90% 测试的阳性报告，医生往往会高估其患病率。实际在基础患病率为 1% 的情况下，该患者患病概率仅为 8.3%

功率；如果医生不想做这台手术，他可能会强调失败率。虽然两者说的都是事实，但最终达成的沟通效果是完全不同的。

9.2　医疗与数据科学的认知协同

我们在章节 5-1 中讨论过元数据，它是描述主数据的数据。在这里我们了解另外一个概念——元认知。和元数据的表达形式类似，元认知是对认知过程的认知。前面提到人们在决策时有两种决策模式——直觉模式和分析模式。这就是对我们认知的一种认识，属于元认知的范畴。只有我们有了一定的元认知能力，才有可能对我们的认知进行纠偏。

认知纠偏是一个非常艰难的过程。我们总是说，是人就会犯错，但一旦人们认为偏差是难以避免和纠正的，就不愿意付出努力去改变现状，这种现象被称为"现状偏见"。古代著名的劝善书《了凡四训》曾总结了三种改过的方法，从事上改，从理上改，从心上改。从事上改，比如医生对患者态度非常不耐烦，经过批评教育后表示以后绝对不能这样，要用一个好的态度去和患者耐心沟通。从理上改，比如我们意识到，如果对患者不耐烦，医患双方糟糕的情绪可能会拖慢沟通效率，甚至可能会导致非常严重的医疗纠纷，不仅会影响临床预后，而且需要医生投入更多的精力去处理由此引发的一系列不好的结果。所以，我们要善于和患者沟通，不能把患者的诉求当成医生的麻烦，与人方便，自己方便。从心上改，我们要怀着对医疗的敬畏，对患者的尊重，怀着仁心，施行仁术，意识到临床救治的本质是从心出发，向患者传递善意，只有做到这点，才能获得医者的内心安宁。《了凡四训》上说：善改过者，未尽其事，先明其理；过有千端，惟心所造，吾心不动，过安从生。通俗来讲，从事上改，不如先从理上改，从理上改，并不解决根本问题。想要回归问题原点，彻底改过，就要学会从心上改。心之所向，行之所往，心行一致，方得安宁。医疗中的认知纠偏也是一样，只有医疗的参与者有追求至诚至善的心，理解认知偏差的本质和严重程度，继而对自我决策中存在的认知偏差进行元认知反省，通过制订行动计划和选择合适的思维方法，并持之以恒地付诸实践，才能最大程度地减少临床推理中的认知偏差。

临床推理的认知纠偏不能只靠医生的自觉自律，还要辅以适当的决策工具。例如对于复合创伤的患者，急诊通常有一张诊疗流程图。这张诊疗图可以保证医生在诊疗工作中，不会遗漏重要的风险点，使得患者在出诊过程中不会因为个体医生的疏忽而得不到全面的救治。认知纠偏不仅仅要从优化患者的服务流程入手，更要在提高医疗服务的质量和内涵上发力。在临床指标越来越量化的循证医学发展趋势下，临床决策已经进入了知识和数据双驱动模式，基于数据的决策工具开发就显得尤为重要了。临床上应用最多的数据类辅助决策工具就是各类评分，例如 VTE、压疮、营养评分、mRS 等活动能力评分等。基于这些评分的指南和共识也起到了非常重要的决策指导作用，但目前这些评分和指南还存在一些局限，最主要的局限是它们都只适用于在固定情景下的临床决策。与此相对应的，大部分临床决策都是在不确定状态下经过复杂推理后得出的。无论诊断也好，治疗也罢，两害相权取其轻，是临床决策的一个基础思路，这本质更像是一种概率游戏，也更像是计算最大期望效用的过程。如果没有数据科学来对临床推理过程进行定量化处理，临床的知识和经验就很难被表述清楚，就会变得不可复制。临床的推理决策，需要以策略论和概率论为指导。策略论的作用主要是为事情的执行进行科学的指引，科学性要求临床的最佳决策在具体情境下要有可重复性和可操作性，而临床现象定量化是实现临床推理可重复和可操作的重要途径。

尽管循证医学的证据多由数据统计得出，但在实际临床业务中，大部分临床决策并不以数据作为支撑。这是医疗与数据科学的认知"范式"差异决定的。和我们在章节 2.5.1 中讨论的第四范式一样，"范式"是科学的整体，如果我们将其微缩到个体上，就是集合个体思维结构、概念框架、认知能力、元认知能力等的整体理解能力。通常来讲，个人认知范式是受时域、空域和领域共同影响的。不同年龄的人之间存在的"代沟"，其本质就是受时域影响下的个人认知范式不同。与传统的经验医学不同，数据科学为临床诊疗提供了另一种范式，但这种范式并不是新的范式。在临床决策的相关理论中，基于数据的推理决策一直被医学科学家们所强调。例如在对患者的诊疗过程中，学界一直强调概率阈值这个概念。如图 9-1 所示，在诊断试验的基础上，当个体患病概率小于检查阈值时，既不检查也不治疗；当患病概率大于诊疗阈值时，直接给予治疗而无须进行检查；当患病概率介入两阈值之间时，应对患者做进一步检查，并根据检查结果决定治疗方法。这种看似非常合理的阈值决策在临床应用时会有很大的局限性。①阈值诊断仅适用于无法确诊的患者，而在信息不全的情况下，凭借单一指标通常很难对疾病概率做精准预测。②检查阈值和诊疗阈值的界定未必遵循理论最优解，还要考虑获益和损失的权重，不同选择下的效用差异，以及参与决策者的风险偏好。③临床中常需要同时对多种疾病进行鉴别，即评估多个诊断的概率，而非一种。④只要疾病概率不是 0 或者 1，既不是确定诊断也不是确定排除诊断，那么无论是哪一种诊断概率，总会出现以下四种样本：生病—治疗、未病—治疗、生病—未治疗、未病—未治疗。所谓未病—治疗和生病—未治疗，就是我们常说的误诊和漏诊，它们可能会导致严重的后果。对于这两种情况，特别是在生病—未治疗时，医生是否可以依据诊断概率免责？就目前来说，这里还存在一个大大的问号。基于统计的临床研究视角几乎都是针对群体的宏观视角，对于疾病群体的最优解决方案（全局最优解）在绝大部分情况下都不是针对个体的最优解决方案（局部最优解）。医生就是夹在全局最优解和局部最优解的一个群体，因此需要权衡理论以外的很多因素。从另一个角度讲，临床中数据科学的应用使得临床推理过程中的主观成分下降，这或许能够推动医疗行业责任和风险判定更加规范，避免医疗人员因概率决策卷入医疗纠纷。

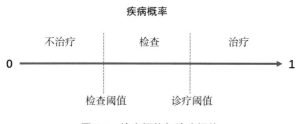

图 9-1　检查阈值与诊疗阈值

临床推理的数据解决方案必然要引入计算过程，目前除了针对单一问题的临床数据决策往往不能胜任复杂的临床场景外，相关数据决策工具的匮乏，也导致了临床推理无法依照数据科学的方法进行。在章节 6.2.3 中我们介绍过列线图（Nomogram），它是临床研究产生的最多的临床预测模型。但对于不常跟踪专业文献的医生来说，他们根本不知道有哪些列线图可以用，即便知道，也不会每天兜里揣着一大堆列线图四处预测（临床上让医生牢牢记住一个评分系统都很困难，更不用说列线图。也许将来某个组织可以把所有的列线图做一个归集，让所有的列线图都有随时可调用的条件）。因此，数据化临床推理离不开数字化的辅助决策工具。数字化临床推理工具与临床业务结合的理论深度，一站式综合性服务能力和工具本身的易用性，都是影响数据科学辅助临床推理是否能够普及的关键因素。

数据科学不仅仅能够帮助医生做临床决策，它对患者同样有指导价值。所谓一图胜千言，一频（视频）胜万语，为了给患者提供足够的正确信息，减轻患者与医生之间的信息不对称，基于数据可视化技术的患者辅助决策工具（patient decision aids，PDAs）开发，对于精准传递医疗信息，减少医患沟通成本，有非常重要的意义。不过，面向患者的决策工具开发，一定是以面向医生的决策工具开发为基础，前者可以视为后者的科普版。因此，数据科学在医疗不仅是推理工具，也是沟通工具，更是一个文化工具。

正如《了凡四训》的改过之论，只有内心向道，才能打破思维定式。反映在医疗数据科学领域，真正让数据科学在医疗领域落地的根本途径只有一个，就是让医疗业务的参与者能够认同数据的价值，并且懂数据，会用数据。人们习惯了站在一个高屋建瓴的角度去谈论不同领域的交互，而往往忽视了不同领域间表象的交互产生的多半是热闹和噱头，只有底层逻辑的交互才能产生门道和长久的价值。数据与医疗的融合更是如此，数据科学的赋能作用一定体现在业务的底层逻辑，而非表面现象。所以医疗人要懂数据，数据人也要懂医疗。作为医工结合的从业人员，要懂得在各自的领域带动认知往下沉。这样才能摆脱一听全懂，一想全会，一做就废的尴尬。跨界的衔接逻辑越接近学科的底层本质，越可能做出更好更实用的成果。只有通过健康医疗领域与数据科学领域之间的第一性原理交互，才能实现数据科学在医疗领域的文化畅流。这也是本书为什么坚持"道"与"术"同讲的原因。离开数据科学的"术"，就无法深刻理解数据科学的"道"。我们不能说医疗是医疗，数据是数据，大道归一，医疗就是数据，数据也是医疗。数据与医疗，回到各自的原点去审视业务现象，我们会发现医疗的玄奥，更会发现数据的魅力。从这个角度来说，数据科学与任何领域产生交互和协同的过程，都是计算逻辑和业务逻辑融合发力的过程。

9.3　人机决策与 CDSS

人机决策思想起源于 20 世纪中期，大型计算机技术的发展引发了机器能否具有智能、并协助人类决策的探讨。1956 年，计算机科学家 John McCarthy 提出可以利用算力赋予机器一定的智能。1960 年，心理学家和人工智能先驱 J.C.R. Licklider 在其论文 *Human-computer Symbiosis* 中首次提出"人机共生"的概念，他将计算机比作人类的合作伙伴，指出计算机可以通过提供信息来协助人类决策，这是人机协同决策思想的肇始。在 20 世纪 60 年代中期，交互式计算机技术取得突破性进展，以 IBM System 360 为代表的大型计算机得到广泛应用，推动了医疗人机协同决策的快速发展。例如，作为医学领域人工智能应用的先驱，70 年代初由美国斯坦福大学研制的 MYCIN 系统利用规则引擎进行推理，为住院的血液感染患者进行诊断，并对抗生素的使用提供建议。其后，许多医院开始开发基于规则的专家系统，利用计算机来辅助处理复杂的诊治决策过程。这类早期临床决策支持系统，即 CDSS（clinical decision support system），成功展示了计算机程序在医疗决策场景应用的巨大潜力。1971 年，Scott Morton 首次提出了决策支持系统（decision support system，DSS）的概念，他认为决策支持系统应该实现数据处理和模型计算的有效集成，这标志着机器智能正式参与到决策过程中。80 年代初，Sprague 明确指出决策支持系统不能替代人类决策者，其角色是提供决策依据。这进一步明确了 CDSS 的定位。

80 年代开始，决策支持系统开始蓬勃发展，它们不仅被用来帮助人类决策者进行数据分析与计算，也开始通过交互界面向人类提供决策建议。这些系统通常基于大量历史数据和特定规则构建，主要用于专业性较强的领域，由于实用性进一步增强使得 CDSS 开始进入发展黄金期。在这一时期，伴随着图形用户接口和关系数据库的出现，依赖知识库而非规则的 CDSS 开始成为主流；同时，部分 CDSS 系统使用临床概念的知识框架组织信息模拟专家推理过程。在人机协作理论方面，Sprague 提出决策支持系统只能为决策者提供有用的辅助信息，并不能替代决策者进行决策制定，决策仍然需要人类来完成。这为人机协作划定了可行的权力边界，在这个观念的影响下，也因为相关信息技术发展的相对不成熟，人在与 CDSS 的协作中一直占据着主导地位。

进入 90 年代，随着互联网的兴起，CDSS 也开始通过网络访问在线知识库，这进一步增强了 CDSS 的知识库存。在这一时期，基于知识库的 CDSS 仍然是主流，通过匹配患者信息进行决策支持。在这一时期嵌入医疗设备的 CDSS 和移动 CDSS 应用也开始出现。同时，由于人工智能的发展，一些 CDSS 开始呈现混合智能的雏形。大规模临床试验被用来评估 CDSS 对医疗质量和效率的提升作用。CDSS 应用从院内扩展到居家和远程监护等场景。

进入 21 世纪，人工智能技术取得突破性进展，使得人机决策进入深度协同阶段。数据挖掘、机器学习等技术的进步提升了决策支持系统的效能：机器在处理和分析庞大数据集方面的能力得到提升，使得决策支持系统可以更有效地挖掘数据中的模式和关系；机器学习技术使决策支持系统拥有对复杂问题的解决和预测能力，并且可以在与人类决策者的互动中不断学习和适应；自然语言处理技术，特别是大模型的发展使得决策支持系统可以更好地理解人类的需求和意图，通过更自然的方式与决策者进行交流，这有助于提高人机协同决策的效率和效果。与此同时，CDSS 可以像人类专家一样，通过试误的临床实践不断获得反馈，通过强化学习算法自动优化决策策略。这使 CDSS 可以不依赖人工标注数据，实现决策能力的自主提升。迁移学习则帮助 CDSS 快速适应新的医疗环境。通过迁移学习，在一个域中训练好的 CDSS 模型可以迁移到新任务和新数据上，避免从头训练的高成本，这大大降低了 CDSS 应用和部署的门槛。多任务学习框架使 CDSS 可以同时学习多个相关任务，实现诊断、治疗等决策目标的整体优化。这比单一任务学习更符合临床决策的需要。在应用过程中，决策系统在某些方面展示出了超越人类的决策能力，对人机交互的形态提出了新的挑战。这促使研究者开始关注和讨论人机协同决策的未来。尽管在目前 CDSS 与医务人员的协同中，人类决策者仍然占据主导地位，但是人工智能的发展使得 CDSS 的角色正从被动工具转变为主动参与。CDSS 正在与人类形成真正的协作关系，发挥双方优势，实现混合增强智能。

当然，有机遇就会有挑战。对于 CDSS 来说，最大的挑战来源于人机之间的认知鸿沟。由于人机之间存在巨大的异质性，人机信任的问题在共同决策过程中显得尤为突出。由于算法理解上的高门槛或是算法本身的不透明，许多医务人员无法理解 CDSS 的推理逻辑，尤其是在处理复杂病例时，对 CDSS 缺乏必要的信任。这导致 CDSS 生成的建议被医务人员忽视甚至排斥。与此同时，部分医务人员存在被 CDSS "取代" 的恐惧。这种担忧导致他们在采用 CDSS 时倾向于更加保守和被动的态度。与此相反的是，有一些医务人员对 CDSS 过度信任，这同样会导致一些严重的负面后果。例如对 CDSS 建议的盲目依赖而忽略细节信息，错误使用 CDSS 等。因此，过度信任和依赖与明显的信任不足都是不可取的。过度信任可能导致医生错误依赖 CDSS，对其错误视而不见；而信任缺失则可能导致建议被拒绝，降低 CDSS 效用。因此，在人工智能技术带动 CDSS 快速发展的今天，如何实现医疗场景下的人机高效协同决策，这将是一个常谈常新的话题。

除了协同信任问题，CDSS 还存在数据与隐私安全、监管和产品应用熟练度等问题。在数据安全与隐私方面，CDSS 处理的大量敏感健康数据引发了公众的对于个人隐私暴露风险的担忧。特别是在 AIGC 和 AGI 时代，快速更迭的大模型在私域部署的成本极高，因此基于大模型的 CDSS 可能面临更高的信息安全风险。近年来数据泄露频发，一旦隐私数据被滥用或商业化，将严重损害人们对 CDSS 的信任。在监管方面，目前对于 CDSS 的监管标准以及法律责任划分仍有待完善，一些低质量系统也入局使用，这会损害医务人员和公众对 CDSS 安全性与有效性的信任。2023 年 7 月，国家卫生健康委印发了《医疗机构临床决策支持系统应用管理规范（试行）》。这是我国对于 CDSS 系统的第一个针对性文件，其规范了 CDSS 的适用范围和基本概念；规定了 CDSS 应满足的基本要求，包括临床知识来源应具有权威性并及时更新；明确了医疗机构实施 CDSS 应具备的信息化基础要求，包括医疗机构应具备较为完备的医疗信息系统基础，各系统应实现系统整合、互联互通或数据共享，数据应统一、规范、完整、准确等；说明了医疗机构 CDSS 的应用管理要求，包括组织管理、培训、监测评价以及 CDSS 知识库维护更新等；明确了医疗机构应用 CDSS 的安全要求。尽管文件的内容比较概括，但相信随着 CDSS 的推广普及和应用的深入，不断会有更加细化的指导文件颁布，来进一步监管 CDSS 的应用。

关于未来 CDSS 的发展，首先要提高系统的可解释性。在算法设计上，应优先选择可解释性强的方法。当无法避免使用"黑盒"模型时，也要尽可能让用户理解其推理过程。同时，对算法和训练数据要进行外部审计，防止编码和数据偏见。在数据驱动的模型训练方面，为确保公平性，需要更多高质量、标准化的医疗数据以消除算法偏见。另外，应规范 CDSS 的数据使用，严格遵守数据隐私保护规定，限制和审计敏感数据的使用情况，避免商业化利用。同时应采用必要的安全技术，防止数据泄露事件发生。在保证 CDSS 安全和效用的基础上，构建交互友好、个性化的、细致体贴的用户体验。把 CDSS 无缝嵌入工作流程，而不是强加决策。在完善 CDSS 的同时，通过加强关于 CDSS 的培训和教育，提高医务人员运用 CDSS 的技能，让他们从使用者转变为参与决策的合作者。向公众普及 CDSS 相关知识，提高医疗人员的数据科学素养，使大众理解其功用和局限，减少技术焦虑。最后，我们应鼓励知识共享，打破信息孤岛，促进医院、高校、研发企业之间的合作与交流，多方协力共同推动 CDSS 的发展。

9.4　医疗从业者学习数据科学的必要性和可行性

医疗从业者学习数据科学是非常必要的。①数据科学是医生建立临床科研思维的必备知识。对于一个有科研思维的医生而言，临床数据管理早已经不是一个新话题；而医学统计，也包含在每个医生成长所必需的知识体系中。学习数据科学，即学习大数据、统计与人工智能技术，对医生建立数字化、科学化的思维方式大有裨益。在我们可以预期的未来中，人类并不会被人工智能取代，但是部分传统行业从业者会被人工智能所赋能的人取代。DT 时代下的 AI 大潮已经掀起，做一名被 AI 赋能的医疗工作者，是在新时代下保持个人竞争力的必要策略。个人数据科学开发应用能力也将助力医生打开新的职业发展方向，从而获得更多事业发展的机遇。②医疗人工智能产品开发需要理解数据科学的医疗人士全程参与。所谓隔行如隔山，医学研究和数据科学虽然本质相通，但各有各自的行业语言。在跨行业沟通时，不同行业间仍然存在诸多障碍，很容易出现"鸡同鸭讲"的局面（图 9-2）。目前医疗人工智能主要由技术企业开发。他们虽然技术精湛，但医学知识背景单薄，对医疗业务的理解不够深刻，做出的人工智能产品不能完全契合现有临床诊疗范式，这会让医疗 AI 的开发走进死胡同。实力雄厚的 IBM Watson，是最早投入医疗 AI 研发的企业之一，为医疗人工智能的发展做出了极大的贡献。尽管如此，根据 IEEE Spectrum 统计，截至 2019 年初 4 月，其与其他机构合作的 25 个具有代表性的医疗 AI 项目中，仅有 5 个合作项目推出了

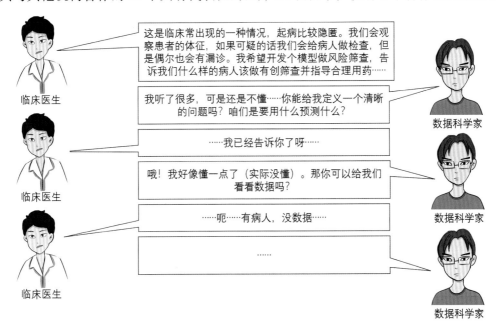

图 9-2　临床业务团队和数据团队的沟通常常是无效的

产品级的成果。从中可以看出，能够抓住临床业务的痛点需求，做出接地气儿的产品，对于相关企业和事业的发展尤为重要。医疗人士学习大数据与人工智能，能够更好指导 AI+ 医疗的产品落地。只有理解 AI，才会懂得更好地开发 AI；只有理解医学，才能使 AI 的设计更符合医疗的需求。总之，数据科学技术已经成为了医疗行业人士所必需的知识储备，医疗人士的协同参与也是医疗数据科学发展的必备条件。医疗与人工智能的深度融合，是建立在算法开发者与应用者拥有知识交集的基础上，只有医学和数据科学两个学科的双向奔赴，才能最终促成医疗数据科学价值的最终落地。

数据科学和医学一样，也是一门实践科学，即通过实践来学习（learning by doing，practice makes perfect）。单单看书，总有一种纸上得来终觉浅的感觉。在学生时代，医学生们都学过解剖、生化、生理、病理生理等课程。当时我们并不知道为什么学这些知识，或者说我们不知道学了这些知识具体用在哪里。这导致大多数同学在放下书本后，脑海都是一片空白。等在临床摸爬滚打多年后再回头读这些书，又别有一番滋味和体会。理论和实践的循环往复，会加深我们对数据科学与医学的理解。随着对数据处理的要求越来越高，很多人已经不再满足于商业统计软件（例如 SPSS）提供的既有框架，转而开始学习敲代码，加入了"伪码农"的行列。R 和 Python 是目前数据科学领域最火的两门语言。它们简单、直观、开源，拥有各自的生态体系，丰富的社区支持。同时，它们也有很大的不同。R 语言偏向学院派，是科研必不可少的工具之一。有人说，R 有优点也有缺点：优点是，它是由统计学家编写的；缺点是，它是由统计学家编写的。即 R 语言的优点也是它的缺点。为什么这么说呢？因为 R 语言几乎胜任所有统计任务，并能够轻易做出缤纷绚丽的可视化效果，但它在自由度和工程兼容度方面却逊色很多。Python 的用户在业界比较多，很多科学计算在 Python 平台上没有使用 R 语言方便。这种不方便，主要是对科研常用的方法缺少完善的模块支持。有些模块甚至需要自己从头编写代码，这明显超出了医生群体的能力范围。无论是哪种语言，做出来的产品总是要投入应用才有价值，尤其是一些机器学习模型。在这方面，R 并不是一个开发语言，要在一个数据工作流中兼容部署 R 语言脚本，并不如 Python 方便，这是 R 的短板。Python 是全栈开发语言，上天入地，下海蹈火，它什么都能做！我们可以用 Python 做出完整的数据工作流（pipeline），这奠定了它在数据工程项目中不可撼动的地位。程序员中流行一句话："人生苦短，我用 Python。"这也从侧面反应了 Python 相较其他程序语言的易学性和易用性。一般来说，做科研，首选学习 R；做机器学习、人工智能项目，首选学习 Python。除了 R 和 Python，目前新的代码工具也层出不穷，或许在未来的几年里，R 和 Python 会被其他语言（例如 Julia）所代替。工具的使用总是阶段性的；原理的掌握、技术方法的实现却是相对稳定长久的。在数据科学领域，工具的使用是外功架势，原理的掌握是内功心法。学习任何数据科学工具，都要明白数据底层的道理，要明确自己学习的初衷和目的，而不能仅仅满足于炫技。一切临时掌握的技能在使用频率下降后都会很快被忘记，而原理的掌握能够使我们快速上手任何工具，做到触类旁通。这也是为什么说，R 和 Python 入门了，包括人工智能入门了，并不能代表什么。如果没有应用场景，没有想法，没有扎实的统计和数学基础，一切又很快会归于零。这也是为什么会有"人工智能，从入门到放弃"的说法。医疗大数据和人工智能要从临床中来，回临床中去，一切工具和算法，都是为健康服务的。作为一个医疗工作者，无论学什么，做什么，都是以问题为中心，以需求为中心，以患者为中心。常念初衷，才不会轻易迷失在算法和工具的迷阵中。

　　数据科学的学习和其他能力的学习一样，会经历邓宁 – 克鲁格效应（The Dunning-Kruger effect，也称为达克效应）。它是指我们很难对自己的能力做出准确的评价。在我们最初探索某一领域时，获得的一些新鲜能力容易让我们获得极大的自信，并错误地高估自己在某一特定领域的知识或能力；而当我们获得到的知识和能力越多，能感知到的盲点和缺陷就越多，从而会低估自己的知识和能力。图 9-3 展示了邓宁 - 克鲁格效应所描述的人类认知曲折的成长过程。从中我们可以得到一些关于学习数据科学过程的提示（也是笔者的切身感受）：首先，迈出第一步是最难的。这第一步并不是懂得几个统计符号或者 AI 专业名词，而是从心里认同，并且习惯使用数据科学的思维来解决现实问题；其次，学习过程最初的成就感并不能带给我们多大的现实获益。最大的获益，是它会鼓舞我们继续钻研下去；最后，学习并掌握一项科学技能的过程并非一路坦途，有很多坑坑洼洼，我们需要有恒心和毅力才能跨过去。

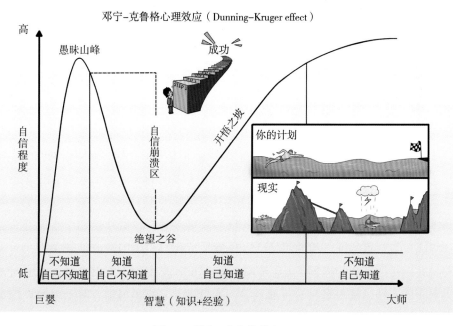

图 9-3　邓宁 - 克鲁格效应

第 10 章

精准医学与数据科学

10.1 精准医学的由来

2015 年 1 月，时任美国总统的奥巴马在国情咨文演讲中提出了"精准医学"（Precision medicine）计划，主要包括以下内容：启动"百万人基因组计划"，征集 100 万名志愿者和做好队列及对照，建立与临床有关的"史无前例的大数据"；寻找引发癌症的遗传因素，即美国的癌症基因组研究计划（The cancer genome altas, TCGA）；建立评估基因监测的新方法，建立对新一代测序技术的评估和审批通道，保护知识产权及有关版权；制定一系列相关标准和政策、保护个人隐私和数据安全；提出 PPP（public-private-partnership）方式，邀请企业家和非营利组织共同参与。随着"精准医学计划"的提出，世界其他国家也纷纷跟进。例如，新加坡于 2017 年启动全国精准医学计划（National Precision Medicine），在 2019 年完成了针对 1 万名健康新加坡人的基因组测序；2021 年新加坡精准健康研究院宣布，将启动该计划的第二阶段工作，计划于 4 年内分析 10 万名健康新加坡人的基因结构，了解精准医疗临床上的实用性。2015 年 3 月，我国科技部召开首次精准医学战略专家会议，提出了中国精准医疗计划。预计在 2030 年前，我国将在精准医疗领域投入 600 亿元。

精准医学并非新的概念，医学从经验医学到循证医学是解决了治疗规范性的问题；从循证医学拓展到精准医学反映了医学的群体性治疗到个体化治疗的精细化趋势，是医学发展的必然方向。精细化医疗和中医提倡的辨证施治是类似的意思，只是在组学等相关技术尚未出现以前，我们能够观测到的疾病特征，通常局限于临床的症状和体征。它们是众疾病表型的冰山一角，而更多的生物医疗信息，包括基因信息、转录特征、蛋白组特征、代谢组特征、影像学特征等，因为缺少检测手段，而无法成为我们进行精准医疗的辅助工具。就如同望远镜、光谱分析、射电望远镜引发了三次天文学变革一样，基因组学、转录组学、蛋白组学、代谢组学、时空组学等技术的进步为人们打开了认识生命的全新的视野。随着组学数据的积累，我们对于人群特征的认识更加多元化。这使得我们可以利用多元化数据对疾患者群特征进行更加精准地刻画。同时，精准医学并不仅仅是疾病特征的描述精准，同时更是医学决策上的精准。这里的"精准"在不同层面上内涵不同：在个体治疗层面，精准的意思是用最适宜的医疗技术使患者在最短的时间内，在最小的代价下获得最大的健康收益；在群体治疗层面，精准的意思是如何研发和配置医疗技术资源，从而达到医疗生态的最大合理化。多组学告诉了我们疾病本身的不同侧面，而大队列、大数据使我们更好地评价医疗技术的实际效益。结合多元特征通过数据科学推导得出最适宜的临床决策，这就是精准医学的本质。大规模人群队列和多模态组学数据融合，发现多种组学信息和疾病的关联，经由试验验证，临床应用，循证评价，是精准医学的实现途径。因此，精准医学由新的表型测量方法和数据科学体系共同支撑。

10.2　精准医学与组学研究

健康医疗大数据涉及生物医药领域的方方面面，近年来也陆续出现了很多提法，例如生物医药大数据、生物医疗大数据、生物医学大数据、健康医疗大数据、医药健康大数据等等。这些提法没有对错之分，但其所指内容各有侧重。根据笔者经验，谈到"生物"的多与组学有关，谈到"医疗"的多与临床有关，谈到"健康"的多与公共卫生有关。当然这只是大致的说法，并不严谨。我们可以将健康医疗相关数据大致分为两种：一种是在实验室环境下产生的数据，它们是对生理和病理过程进行基础研究所得到的数据；另一种是在非实验室环境下产生的数据，它们是在医疗业务流程或日常健康管理中所捕获的数据。我们在 3.1 节中提到的医疗大数据多属于后者，而这部分数据，也是医疗从业者最常接触和应用到的数据。基础研究数据和数据科学关系最密切的莫过于组学研究。生物学领域常把针对同一类对象的系统性研究称为组学（-omics），以此指代研究细胞、组织或是整个生物体内某种分子的所有组成内容的相关学科。而组学的概念延伸到临床业务中，也出现了影像组学、病理组学等其他特征组学，甚至出现了指代更加宽泛的表型组学。精准医学的本质是收集多种疾病特征对疾病进行精准防治，而组学即是把特征分门别类进行采集和分析，最终解释病生理现象并用于临床健康决策的研究手段。因此，组学研究是达成精准医学目的的主要途径。生物信息学（bioinformatics）是组学研究的集中领域，它利用应用数学、信息学、统计学和计算机科学的方法研究生物学问题。芯片、测序和质谱是探索组学的主要方法。其中，芯片技术是指将大量探针分子固定于支持物上，与带荧光标记的 DNA 或其他样品分子进行杂交，通过检测每个探针分子的杂交信号强度获取样品分子的数量和序列信息的方法。芯片技术因为要根据已知分子设计探针，因此不能对未知分子进行检测，而测序技术在通过序列比对检测已知分子的同时，还能获得未知分子的相关信息，更具优势。目前二代测序（next generation sequencing，NGS）又称高通量测序（high-throughout sequencing）。它是相对于传统的桑格测序（sanger sequencing）而言的。不同的测序厂商使用的测序技术并不完全一致，但有共同的几个步骤：将目标 DNA 剪切为小片段，将待测的 DNA 片段两端各连接 NGS 接头。NGS 接头主要起到三个作用，分别为使 DNA 片段能够结合在测序泳道上，标记测序的起始点，以及标记样本的身份证（唯一标识码）。将接好 NGS 接头的单个小片段 DNA 分子结合到固相表面进行单分子独立扩增，每次只复制一个碱基（A，C，T，G），将不同核苷酸底物与荧光信号的差异化释放偶联起来，使用高分辨率的成像系统捕捉荧光信号，从而起到测序目的。质谱分析是一种测量离子质荷比（质量 - 电荷比）的分析方法，它是常用的蛋白组和代谢组分子定量方法。随着高通量组学技术的广泛应用，无论从基因、转录、还是蛋白角度，都存在着大量数据等待挖掘。虽然组学研究距离临床业务应用还需要一个转化过程，但它对医疗健康行业的影响不可忽视，值得每一位医疗从业者学习研究。

10.3 以中心法则为主线开展的组学研究

"中心法则"（genetic central dogma）是现代生物学的基础，它描述了生命最底层的规律——遗传信息的传递和表达：生物体的遗传信息储存在 DNA 中，通过 DNA 的复制进行扩增；DNA 通过转录，将信息传递给 RNA，RNA 再通过翻译，形成蛋白质，继而实现生物功能。有一些少数情况，例如肿瘤 RNA 病毒，可以实现 RNA 到 DNA 的信息传递（逆转录）和 RNA 的自我复制（图 10-1）。

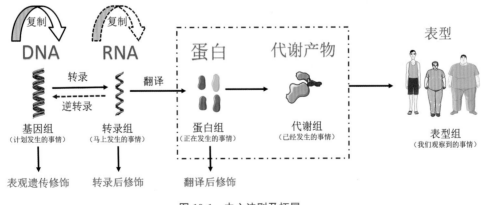

图 10-1 中心法则及拓展

中心法则看似简单，但却隐藏着许多秘密，即便我们知道了所有基因序列信息，仍然无法掌握生命的全部奥秘。例如，基因的 DNA 在序列没有发生改变的情况下，也可发生可遗传的变化，并最终导致表型的变化，我们称之为表观遗传调控。转录组是指细胞内所有转录产物（RNA）的集合。RNA 可以被分为两类，编码 RNA（coding RNA）和非编码 RNA（non-coding RNA，常简写为 ncRNA）。编码 RNA 即信使 RNA（message RNA，mRNA），作为翻译蛋白的责任 RNA，定量 mRNA 可以反映出某个特定基因的转录情况，因此 mRNA 组学又称为表达谱组学。非编码 RNA 种类繁多，按功能又可被分为管家非编码 RNA（housekeeping ncRNA）和调节非编码 RNA（regulatory ncRNA）。管家非编码 RNA 是细胞生存所必需的，例如 tRNA（转运 RNA，transfer RNA）负责转运氨基酸；rRNA（核糖体 RNA，ribosomal RNA）与蛋白质一起构成核糖体，负责蛋白质的合成；snRNA（核小 RNA，small nuclear RNA）与蛋白质结合，构成 RNA 剪接体（spliceosome）的主要成分，参与各种 RNA 前体的转录后加工过程。调节非编码 RNA 主要包括 miRNA、lncRNA 和 circRNA 等。RNA 不仅可以影响翻译过程，同样也可对转录过程进行调控，影响转录效果。另外，RNA 还可以在转录后进行调节，从而影响转录后的 RNA 功能；RNA 也可以和蛋白质结合影响蛋白质功能。而蛋白质作为生物功能的最终实施者，在生物功能的多样性方面肯定不甘示弱：蛋白质和蛋白质之间存在广泛的相互作用，从而影响蛋白质功能；蛋白质能够作为转录因子（一群能与基因 5′ 端上游特定序列专一性结合，从而保证目的基因以特定的强度在特定的时间与空间表达的蛋白质分子）影响 DNA 转录；同时蛋白质也可影响 RNA，从而调控 RNA 的功能。所以总结下来就是，DNA 比较喜欢被动，RNA 和蛋白质喜欢折腾，它们既影响同类分子也影响他类分子。DNA、RNA 和蛋白质存在着非常复杂的三角关系。

人类基因组计划早在 1990 年就已经启动，旨在揭开组成人体 2.5 万个基因的 30 亿个碱基对序列，绘制出人类基因图谱。2003 年，科学家宣布人类基因组计划的测序工作已经完成。然而，这一说法并不够准确，因为大约有 8% 的基因序列因为技术原因无法测序。2022 年 4 月，由来自不同国家的 33 个科研机构组成的学术组织端粒到端粒联盟（Telemere to Telemere Consortium，T2T）使用“长读长测序”技术，揭开了真正完整的人类基因组序列，向世界展示了人类的所有基因遗产。因此，我们生活在一个后基因组学的时代，从基因序列到生物表型的转化过程，是当下研究的重点。

DNA 转录为 RNA 的第一个步骤是要解开染色质的致密结构，将染色质开放，并允许一些调控蛋白质与之结合调控转录过程。这部分被打开的染色质，就叫开放染色质区域（open chromation region，OCR）；染色质的这种特性，叫作染色质的可及性（chromatin accessibility）。染色质的可及性作为表观遗传的一个重要特征，可以反映出染色质的区域活性。目前评估染色质开放景观特征常用的办法是 ATAC-seq（assay for transposase-accessible chromatin with high throughout sequencing），它利用 DNA 转座酶（一种把 DNA 序列从染色体的一个区域搬运到另外一个区域的酶）可以结合染色质开放区域的特性，将携带已知 DNA 序列标签的转座复合物（即带着测序标签的转座酶），加入细胞核中。这个已知的 DNA 序列标签相当于 NGS 接头，它们进入细胞核后，在染色质开放区域进行剪切，使染色质断裂并将这些接头插入开放的染色质区域中。这样，我们再利用已知序列的标签进行建库后测序，就可以知道哪些区域是开放染色质了。由于基因翻译都是沿着染色质 5′端向 3′端方向，因此 ATAC-seq 也称为染色质 5′转座酶可及性测序（DNA 的单链结构由磷酸基团、五碳糖和碱基构成。根据碳原子编号原则，从五碳糖离氧原子最近的右侧第 1 个碳原子开始标号，1 号碳原子连接含氮碱基，3 号连接羟基，5 号连接磷酸基团，构成一个完整的核苷酸单位。上位的核苷酸的 3 号碳羟基同下位的核苷酸 5 号碳磷酸基团相连接，形成两个酯键，进而形成一条脱氧核苷酸长链。首位核苷酸的 5 号碳上只连接一个磷酸基团，称作 DNA 的 5′端；处在核苷酸长链尾部的 3 号碳上只连接一个羟基，称作 DNA 的 3′端，见图 10-2）。

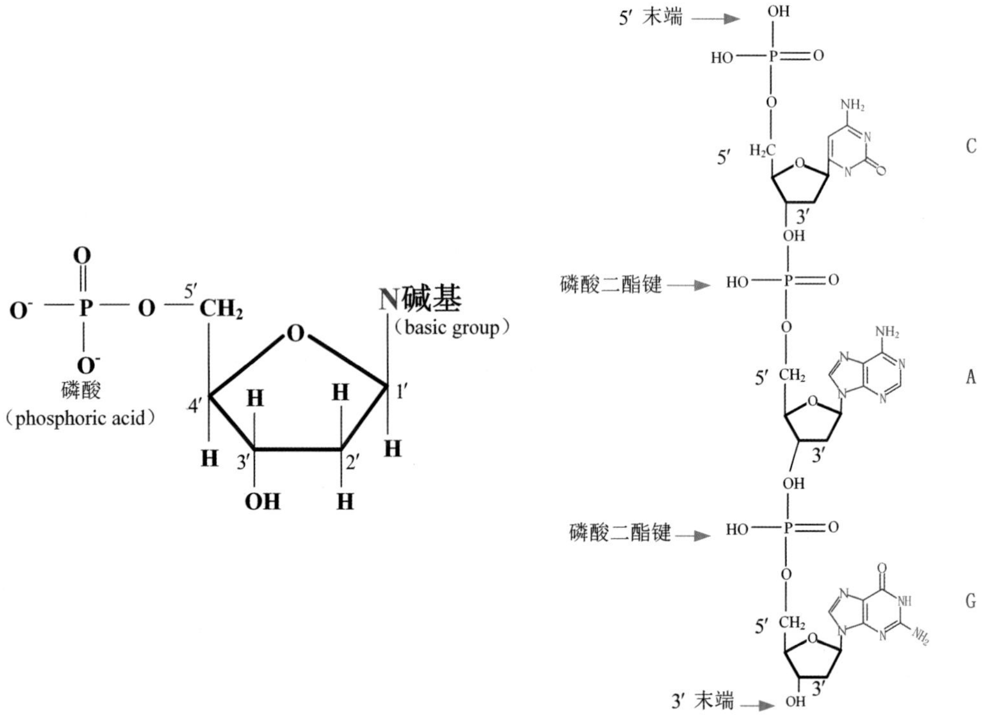

图 10-2　DNA 单链结构

除了染色质开放景观特征外，DNA 启动子甲基化也是表观遗传学研究较多的一类调控。DNA 甲基化主要发生在基因组的 CpG 岛区域，它通过引起染色质结构改变导致基因转录阻遏现象。CpG 是胞嘧啶（C）–磷酸（p）–鸟嘌呤（G）的缩写，CpG 岛是成簇的 CpG 二联体。人类组成型表达的基因中 100% 含有 CpG 岛，在组织特异性表达的基因中 40% 有 CpG 岛。甲基化测序常基于亚硫酸氢盐（bisulfite）处理，因为亚硫酸氢盐能使 GpG 岛中未发生甲基化的 C 脱氨基转变成 U，而甲基化的 C 保持不变。行 PCR 扩增所需片段，则尿嘧啶（U）全部转化成胸腺嘧啶（T），之后对 PCR 产物进行高通量测序。通过比对，即可分析出不同样品之间的甲基化差异，据此研究 DNA 甲基化水平对基因表达的调控，以及对后续的生物学过程和表型改变。

RNA 层面，转录组学一直是近年来生物信息学研究的热点，尤其在调节非编码 RNA 方面，复杂的分子角色演绎着精彩绝伦的故事。miRNA 是研究较早的一类非编码 RNA，长约 22 个核苷酸。它可以和靶 mRNA 完全或不完全互补结合：前者切断 mRNA，后者虽然不影响 mRNA 的稳定性，但阻遏蛋白翻译。因此，miRNA 对基因表达起着负调节的作用。lncRNA 是一类长度大于 200 nt（nucleotide，核酸碱基）的非编码 RNA，它的功能更为复杂：lncRNA 可以像海绵一样吸附 miRNA，起到调控翻译的作用。这种通过竞争性结合 miRNA，从而正向调节下游蛋白翻译的作用，被称为 ceRNA 机制（competitive endogenous RNA mechanism）；lncRNA 与蛋白质结合，调控蛋白质功能；作为结构组分与蛋白质形成核酸蛋白质复合体，调控基因的转录；与编码蛋白基因的转录本形成互补双链，产生内源性的 siRNA（small interfering RNA，短干扰 RNA 或沉默 RNA，诱导 mRNA 切割，起到转录后基因沉默的作用），调控基因的表达水平；与编码蛋白质基因的转录本形成互补双链，干扰 mRNA 的剪切，进而产生不同的剪切形式；结合在特定蛋白质上从而改变该蛋白质的胞质定位等。因此 lncRNA 在转录沉默、转录激活、染色体修饰、核内运输等方面均具有重要的功能。circRNA 是一种有封闭环状结构的 RNA，不同于传统的线性 RNA，它不受 RNA 外切酶影响，表达更稳定。circRNA 最常见的功能和 lncRNA 一样，可以作为 miRNA 的海绵体调控翻译，因此也可以作为 ceRNA。除此之外，circRNA 还可以作为支架蛋白促进酶的共定位，结合转录因子抑制靶基因表达，参与亲本基因表达调控，在特定的情况下还可以翻译出多肽。与 miRNA 和 lncRNA 相比，circRNA 的分子类型更新，因此近年来对它的研究也更加火热。

RNA 也存在和 DNA 类似的甲基化等表观遗传修饰。在已知的 100 多种 RNA 修饰中，甲基化修饰占 60% 以上，而 m6A 修饰是最常见的一种甲基化修饰，同时也是近年来研究最多的一类甲基化修饰。m6A 是指 RNA 序列上的腺苷 6 位的 N 原子被插入一个甲基取代基。m6A 可以发生在编码或非编码 RNA 上，是一个可逆的过程，可以通过甲基转移酶（也称"Writers"）和去甲基酶（也称"Erasers"）进行甲基化和去甲基化修饰（图 10-3）。m6A 在转录过程中可以沉淀在 RNA 转录本上，通过改变 RNA 的结构或 m6A 结合蛋白质（也称"Reader"）的特异性识别，在转录后影响基因表达。m6A 的丰度和其调控因子（包括 Writer、Eraser 和 Reader）的表达水平在各类癌症中往往会发生失调，因此 m6A 与肿瘤的发生、发展、转移、耐药和复发都有较强关联。它在疾病过程中的角色和作用仍在持续研究中。2012 年以前，m6A 的检测技术以液相色谱－质谱连用（LC-MS）和比色法为主，只能在整体水平上检测 m6A，限制了 m6A 的功能研究。2012 年后，基于免疫共沉淀和高通量测序的 m6A 测序技术成为主流，其原理是利用抗体特异性识别 m6A 位点的抗体，通过免疫共沉淀，来富集含有 m6A 的 RNA 片段，之后进行测序。将得到的序列和参考基因组（前期和 m6A 测序一样处理，但是不做免疫共沉淀，相当于把原样本所有的 RNA 混在一起）做对比，即可知道富含 m6A 的 RNA 片段的位置和相对丰度，之后便可以转为结构化数据进行分析。

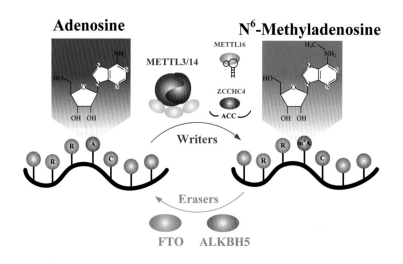

图 10-3　RNA 的 m6A 修饰

RNA 的下游产物是蛋白质。对于蛋白质组学，有读者可能会有这样的疑问，既然 mRNA 叫作表达谱，那么就在一定程度上能够代表所翻译的蛋白量，为什么还要研究蛋白质组学呢？主要原因有三点：①由于翻译调控和翻译后调控的存在，mRNA 的表达量和实际对应蛋白质的表达量相关性并不高，尤其是低丰度蛋白（由同义密码子中不常用的密码子编码的蛋白质，表现为含量低）。而往往这些蛋白质具有重要的生物学功能，例如转录因子、蛋白激酶等。②蛋白质的含量随着蛋白质的产生和分解，处于一个不断变化的动态过程，这和 mRNA 的量并不完全同步。③蛋白质的功能和其翻译后修饰密不可分。例如有些蛋白质要经过磷酸化才能行使生物功能，有些蛋白质在特定条件下经过泛素化降解，通过调整蛋白质丰度来调节蛋白质功能。因此，了解蛋白质的不同形式组成对于了解蛋白质的功能角色具有重要作用。

10.4　中心法则之外，拓宽组学的边界

中心法则虽然描述了遗传信息的传递过程，但对于生命过程的概括却不完整。蛋白质搭建了生命的基本构架，而生命的运转是一个不断新陈代谢的过程。物质代谢必然会产生代谢产物。如果说蛋白质体现了生命的现在进行时，那么代谢产物则反映了生命的过去完成时。在蛋白组学之后，代谢组学应运而生。代谢组学（metabonomics）是对生物体内所有代谢物进行定量分析，并寻找代谢物与生理病理变化相对关系的学科，其研究对象大都是相对分子质量 1000 以内的小分子物质。基因和代谢物，本就是君住长江头，我住长江尾。在中心法则这条流水线上，基因和转录组等上游分子扇了扇翅膀，可能就引起了蛋白质和代谢物等下游成分的惊涛骇浪。因此，作为生命过程的下游产物，代谢组往往具有对上游分子功能进行放大显示的作用；相反地，许多基因和蛋白质的非功能性变化不会影响生命过程，因此不会影响代谢产物的变化，代谢组分析可以对上游分子改变起到一定的"噪声过滤"效果。代谢产物在各个生物体系中都很相似，而且不同的上游分子会产生大量的重复代谢产物，因此代谢物的种类和基因、转录、蛋白质相比要少得多。生物体在不同的时期和不同外界环境下有不同的代谢活动。研究代谢组学，不仅可以找到识别疾病的生物标志物，同时也可为探索病理状态下的细胞代谢重编程提供线索。

如果说基因、转录、蛋白、代谢都是生命的微观活动，那么表型更侧重于生命所展现出来的宏观特征。表型组（phenome）最初被定义为某一生物体的全部形态特征。随着人们认识的加深，表型组的概念扩展到生物体从宏观到微观在全生命周期所有生物、物理和化学特征的集合。其中，物理类表型代表结构性特征，化学类表型代表组成型特征，生物类表型代表功能性特征。表型组学（phenomics）首次由 Steven Garan 在 1996 年首次提出，它是由基因、表观遗传学、共生微生物、饮食和环境暴露之间复杂的相互作用而产生的一系列可测量特征。与其他组学相比，表型组的概念外延更宽，更加泛化，是更加多维和跨尺度的生物特征集合。意大利科学先驱伽利略曾说"测量一切可测之物，并把不可测的变为可测"。秉承着这种精神，人类表型组学通过对人类表型系统精密的跨尺度测量，探索基因 – 表型 – 环境以及宏观 – 微观表型之间的关联机制，支撑对于疾病和健康的精准诊断、调控和干预。在"基因 – 转录 – 蛋白 – 代谢 – 表型"的生命构成形式里，表型组学被称为生命科学研究的"最后一公里"，是接替人类基因组计划的下一个生命科学主攻方向。

除了以上组学外，近年来肠道菌群组学和影像组学也是医学研究的热点。肠道菌群组学的主要目的是分析和比较不同病理生理情况下肠道菌群分布特征差异，探索不同肠道微生物组学分布特征（包括菌群多样性、优势菌群、罕见或稀有菌群物种、未

知菌群物种等）与疾病的关联性，为肠道微生物紊乱参与疾病发生发展的深入机制研究和靶向肠道微生物的治疗策略提供线索。肠道菌群的定性和定量同样依赖测序技术完成，应用较多的是 16S rRNA 测序和宏基因组测序。16S rRNA 是原核生物（细菌、放线菌、立克次体、衣原体、支原体、蓝细菌和古细菌等）的核糖体 30S 亚基的组成部分，具有高度的保守性和物种特异性。16S rRNA 像是不同菌群物种的身份证，通过针对细菌 16S rRNA 基因序列分析，基于基因序列的相似性阈值（通常为 97% 相似性）来定义操作分类单元（operational taxonomic unit，OTU），每一个 OTU 代表一个物种。通过分析 OTU 即可测量微生物多样性和丰度。宏基因组（metagenome），也称微生物环境基因组（microbial environmental genome），或元基因组。它是由 Handelsman 等在 1998 年提出的新名词，其定义为环境中全部微小生物遗传物质的总和。宏基因组测序（metagenomics sequencing）是对环境样品中全部微生物组的总 DNA 进行高通量测序。不同于 16S rRNA 测序，宏基因组测序能够把微生物鉴定到种水平甚至菌株水平，而 16S rRNA 测序得到的序列很多无法注释到种水平；宏基因组测序在研究菌群组成及群落多样性的同时，还能从基因和功能层面进行深入研究，和 16S 测序相比在研究深度上有明显优势。

影像组学（radiomics）最早由荷兰学者 Lambin 在 2012 年提出，它是指从医学影像中高通量地提取大量影像信息，实现特征提取、数据建模，凭借对海量数据的深度数据挖掘，辅助医生做出精准临床决策。通俗来讲，影像组学是把图像数据变成了表格式的结构化数据，作为样本特征，探索它们和其他表型组学数据的关联和应用潜力。影像组学可以分析不同的图像种类，例如 CT、MRI、超声、PET 等。如果把这些不同种类的图像融合分析，就是近年来提得非常多的"多模态"。当然同一类检查也会出现多种类别的图像，例如 CT 包括平扫 CT、增强 CT、CT 血管成像（CTA）和 CT 灌注成像（CTP）等；MRI 存在多个序列，包括 T1、T2、FLAIR、T1+C、DWI、PWI 等。如果将同一类检查的不同种类图像融合分析，也可称为多模态，或称多参数，例如多模态 CT、多模态 MRI 等。影像组学研究在拿到图像数据后，要描绘靶区，也叫感兴趣区（region of interest，ROI）。ROI 并不总是只有一处，通常可以进行多靶区研究。例如在胶质瘤的影像中，整个肿瘤区域可分为不同的子区域（subregion），包括非强化肿瘤区域（平扫 + 增强 T1WI）、瘤周水肿区域（T2WI+T2WI-FLAIR）和强化肿瘤区域（平扫 + 增强 T1WI）；再如放疗靶区勾画的 GTV（gross tumor volume：肿瘤靶区 = 原发灶 + 转移灶）、CTV（clinical target volume：临床靶区 =GTV+ 亚临床病变区 / 肿瘤可能侵犯的区域）、PTV（planning target volume：计划靶区 =CTV+ 摆位误差 + 器官运动）等。不同靶区和不同模态也可互相嵌套，这本质上是在堆砌样本特征。影像组学所提取的特征可分为四类：形态学特征（体积、面积、二维和三维的最大直径及有效直径等）、一阶灰度直方图特征（根据不同灰度的频率分布获取的相关统计特征，如最大值、最小值、平均值、标准差、方差、能量、熵、锐利度、偏度和峰度等）、二阶和高阶纹理特征（图像中灰度值的空间分布关系，如灰度共生矩阵、灰度级长矩阵、灰度级代矩阵、领域灰度差分矩阵等）和基于滤波和变换的其他特征。这些特征的具体算法对于临床医生来说意义并不大，我们只需要知道影像组学提供了相应工具将图像转为结构化数据即可。

与影像组学极为相似的领域莫过于病理组学（pathomics）。病理作为许多临床诊断的金标准，已经从镜下病理时代步入了数字病理时代。数字病理是指通过数字技术对病理图像进行摄取、拼接、压缩、储存等数字化处理，保留高质量图像信息，结合数据库技术形成数字病理切片系统。数字病理一方面打破了传统病理学在存储、保真性和检索等方面的局限，实现了通过图像的浏览分析来完成病理分析、疾病诊断、远程传输和病理教学等任务；另一方面也积累了病理大数据，给后续分析创造了条件。病理组学的实施方式和影像组学除了特征提取的工具（病理组学的特征提取通常用Cell Profiler，它是另一款开源软件）和种类不同（病理组学提取的特征涵盖组织形态学中不同细胞之间的拓扑空间关系、纹理特征、形态学特征、边缘梯度特征、生物学特性等定量特征），其余几乎是一样的。影像组学和病理组学的本质，都是把图像数据转变为结构化的表数据，并将这些特征用于定量描述疾病的恶性程度、复发风险、转移风险、治疗反应、进展及生存期限等。而这种转变，也使得跨模态、多组学的特征融合分析成为现实。

通过定量以上不同分子类型在组织或体液中的表达水平，可以从组学视角对不同分子做整合分析。传统组学只能研究一簇细胞或体液的组学分子水平差异，无法反应单个细胞（特别是低频细胞）特征，更无法反应组学特征的时空信息。因此单细胞技术和时空组学是继传统组学之后兴起的研究方向和热点。2021 年 1 月，时空组学被 *Nature Methods* 杂志列为 2020 年度技术。单细胞转录组测序可以从单个细胞水平鉴定细胞转录组表达特征的异质性；空间转录组可以反应基因表达的组织时空特异性；单细胞测序和空间转录组测序结合，可以以单细胞的精度探索重要基因的时空表达特异性，从而为我们更好地理解生命和病理过程提供更强大的支撑。

10.5　始于差异，经由机制，终于临床

在组学分析中，暴露变量是一系列的组学特征，少的话有几十个，多的时候有成百上千个。我们通常使用这样的数据去回答三类问题：组学信息和疾病的发生与结局有什么样的关联（现象级描述）；这些关联存在的潜在机制是什么（机制性探索）；如何利用这些关联和机制（应用性探索）。我们前面在讨论数据降维的时候曾谈到，

信息的本质是差异化的现实。所以生物信息分析也要从找差异开始。找差异，首先要明确谁和谁的差异。因为基于统计的生物学研究建立在群体样本之上，所以个体间的差异会变为不同组别的差异。这与临床研究的 PICOS 原则一样，依据研究问题定义组别，再进行组间的比较，这是生物医药研究的主要方式。我们在讨论临床研究时曾介绍队列研究是由因索果的研究，病例对照研究是由果索因的研究。组学分析也是一样，要根据问题的定义方式来决定组别的分配方式。例如，当研究问题为基因 A 的表达与疾病 B 的关系时，可以按照疾病 B 的预后好坏来进行分组，并分析两组间基因 A 的表达差异是否显著。但这只能从单因素的角度说明 A 和 B 是否存在关联。因此，在单基因的分析中，通常按基因的表达量高低进行分组，观察两组间疾病 B 预后差异的同时，还观察两组间除了基因 A，还有哪些基因的表达出现了联动差异化表现。这些同样有差异的基因很可能与基因 A 存在联动关系，甚至存在上下游互作的关系，从而可以进一步从机制上探讨发生关联的原因。不同于单基因问题，如果研究的是疾病 B 的发病机制是什么，哪些基因在疾病 B 的发生发展中起到了关键作用。这时，就要用疾病 B 和健康样本进行对照分组，比较疾病 B 与对照样本的总体基因表达差异。组学分析的价值一定程度上取决于临床表型的选择和分组的新颖性。患者 / 健康对照、不同组织来源（癌、癌旁、组织、血液等）、不同预后、不同的治疗反应性、不同疾病分型（例如临床上约定俗成的分型或按照单基因、分子病理等单分子分型）等都可以作为对照样本的选择依据。图 10-4 是基于 TCGA 数据库所做的高级别胶质瘤（153例）与低级别胶质瘤（513 例）的差异基因比较。图 10-4 的左图部分被称为火山图（形似火山喷发的样子），它的横坐标是 $\log_2(fold\ change)$，即实验组的基因表达量是对照组的同一基因表达量的多少倍。这里我们取 2 倍为阈值（这个阈值可以在分析中不断调整），即当 $\log_2(fold\ change) > 1$ 或 $\log_2(fold\ change) < -1$ 时，我们认为表达差异有现实意义；纵坐标是 $-\log_{10}FDR$，FDR 是 false discovery rate 的意思，它是衡量错误发现率的指标，在此处表示所有检验出现假阳性的概率。在章节 5.3 中我们曾谈到多重检验的 P 阈值校正。P 值是代表一次检验的假阳性接受水平，而 FDR 表示的是所有检验的假阳性接受水平，因此这里的 FDR 可以等同看作是多重检验后的校正 P 阈值。在图 10-4 中，我们设定 FDR < 0.05 具有统计学意义，因此 $-\log_{10}FDR > 1.3$ 才被认为具有统计学意义。图中显示了存在 1349 个上调基因（用红色表示）和 905 个下调基因（用蓝色表示）。中间灰色的点是在差异分析中没有表现出统计学意义和（或）现实意义的基因。图 10-4 中右侧部分为差异基因的热图，其中不同颜色代表在不同组织中的表达趋势。热图中的每一行代表一个基因，每一列代表一个样本。由于差异基因个数较多，此处分别展示差异改变最大的 50 个上调基因和 50 个下调基因。在热图基础上分别对基因和样本进行层次聚类，可见上调和下调基因、高级别和低级别样本的区分度很好。火山图和热图作为差异分析的基础结果可视化展示，几乎是所有组学分析研究的标配。

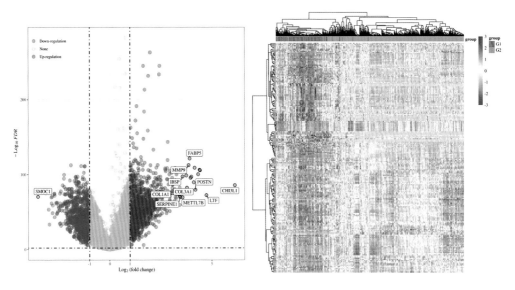

图 10-4　高级别和低级别脑胶质瘤的基因表达谱差异分析

　　经过差异分析后，会得到一群上调或下调的组学变量，这些组学变量有什么样的生物学意义呢？这就需要富集分析来解答。富集分析，本质上是对数据的分布检验，如果分布集中在某个含有特定意义的区域，则认为该组数据在特定功能或意义上富集。生物信息学领域的富集分析是在背景基因集（N）下获得一组特定基因集（S）。在预先构建好的基因注释数据库（例如 GO，KEGG 等）中，研究者已经对背景基因集根据生物功能或过程进行了分类。通过统计学算法找出有哪些显著区别于背景基因集的类别（生物组成／功能／过程），或者找出特定基因集间在生物组成／功能／过程的共性，经过聚类后去除冗余得到基因富集结果的过程，即为富集分析。组学分析中常用的富集有 GO 富集分析和 KEGG 通路富集分析。GO 的全称为 Gene Ontology（基因本体），它是一个国际标准化的基因功能分类体系，提供了一套动态并可控的词汇表（controlled vocabulary）来全面描述生物体中基因和基因产物的属性。GO 由三个本体（ontology）组成，是由独立的术语表示的，分别描述基因的细胞组分、分子功能、参与的生物过程。细胞组成（cellular component，CC）描述了基因产物执行功能的细胞结构相关的位置，比如一个蛋白质可能定位在细胞核中，也可能定位在核糖体中；分子功能（molecular function，MF）描述了基因产物发生在分子水平上的活动，例如催化或运输。生物过程（biological process，BP）描述的是指基因产物所关联的一个大的生物功能，或者说是多个分子活动完成的一个大的生物程序，例如有丝分裂或嘌呤代谢等。KEGG 的全称为 Kyoto Encyclopedia of Genes and Genomes，是处理基因组、生物通路、疾病、药物、化学物质的数据库集合，于 1995 年由京都大学化学研究所教授 Minoru Kanehisa 在当时正在进行的日本人类基因组计划下发起。KEGG 是一种数据库资源，用于从基因组和分子级信息了解生物系统（例如细胞、生物体和生态系统）的高级功能和效用，由 16 个子数据库组成。KEGG Pathway Database 是 KEGG 资源的核心，是一组 KEGG 通路图，代表细胞和生物体的新陈代谢和各种其他功能的实验知识。每个通路图都包含一个分子相互作用和反应网络，旨在将基因组中的基因与通路中的基因产物（主要是蛋白质）联系起来。图 10-5 给出了图 10-4 中差异上调基因 KEGG 通路富集结果、差异上调基因 GO term 富集结果、差异下调基因 KEGG 通路富集结果、差异下调基因 GO term 富集结果。其中不同颜色代表差异富集结果显著性，$-\log_{10}(p.adjust)$ 数值越大，代表 FDR 值越小；圆圈大小代表富集基因个数，个数越多圆圈越大。富集结果中 FDR < 0.05 认为富集到有意义的通路，即富集图右边标尺 $-\log_{10}(p.adjust) > 1.3$。

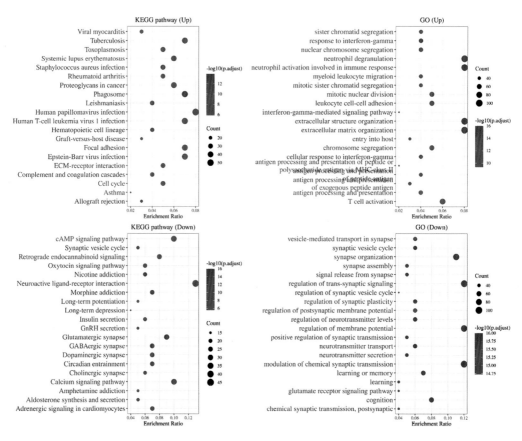

图 10-5　GO 和 KEGG 富集分析

除了 KEGG 外，另外一种常用的通路富集方式称为基因富集分析（gene set enrichment analysis，GSEA）。GSEA 的核心思想是，给定一个有生物学意义的（例如某一个信号通路上相关的基因表达）基因集合，如果这个集合和临床表型没有关系，那么在以此表型为分组依据的差异分析中，该基因集合中的各基因表达应该没有组间显著性差异或者较为均匀地既有高表达也有低表达。如果按照从高表达到低表达给样本中所有的基因排序，特定基因集合在所有基因中较为集中地出现在高表达或者低表达的区域，就意味着这个基因集合所代表的生物信号通路在这个表型中是一个明显上调或者下调的状态。基于这个思想，GSEA 的具体做法如下：①根据各基因与表型间相关性（r）或两组间 t 检验统计量得分值对背景基因集（即样本可以用于分析的基因）进行降序排列，比如把所有基因在两个分组（或表型）中的差异度从大到小排序，形成排好序的基因列表。②查看基因注释数据库（GO/KEGG）中每个小组基因集里的基因是否在排序的背景基因集里均匀分布，或者主要分布在排序背景基因集的顶部 / 底部。均匀分布说明不在这两个分组（或表型）中富集，集中分布在顶部 / 底部说明这个小组基因集在两个分组（表型）之一富集。按排列好的顺序遍历背景基因集，当背景基因集中的单个基因出现在特定基因集中时加分，反之减分，具体加减分的数值由基因与表型的相关性决定，将该分数的峰值记为富集分数（enrichment score，ES）。考虑不同基因集的个数和大小，ES 会被标准化，并得到最终的标准化富集分数（normalized enrichment score，NES）。为了检验每一小组基因集的 NES 是否显著，可以将排好序的背景基因集随机打乱排列数次，每次都计算每个基因集的 NES，得到每个基因集的 NES 在随机排序情况下的理论分布，从而计算其与正序排列所得 NES 的差异，得到 P 值。因有意义的基因集合众多，故此处为多重检验，若校正后的 $P < 0.05$，则说明该基因集在有序背景基因集中富集。图 10-6 给出了 GSEA 分析图的示例。图中上、中、下分为三部分：最顶部的绿色折线为基因 ES 的折线图。纵轴为对应的 Running ES，在折线图中 ES 有个峰值，该峰值就是这个基因集的最终

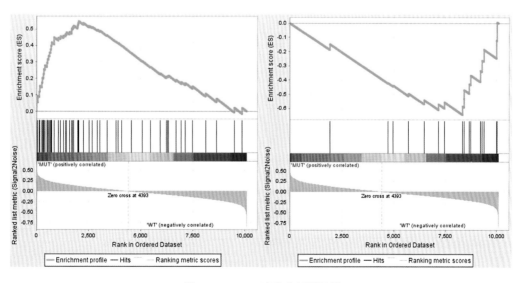

图 10-6　GSEA 富集分析图示例

ES。如果 ES 是一个正值，则意味着该基因集在实验组是高表达的；如果 ES 是一个负值，则意味着该基因集在实验组是低表达的。横轴代表此基因集下的每个基因，对应中间部分类似条形码的竖线（Hits）。最下的部分为所有基因的 rank 值分布图，纵坐标为 ranked list metric，即该基因排序量的值，官方的解释是 signal-to-noise ratio：信噪比。我们可以将其理解为 fold change 的体现：当该值大于 0 时，意味着该基因在实验组相较于对照组高表达；小于 0 意味着该基因在实验组相较于对照组低表达。

在探究机制层面，讨论组学信息的整体功能同时，还需要对组学信息的内部关联进行讨论。例如，在表达谱和蛋白质谱的分析中，我们可以对蛋白质之间的互相作用进行分析，并制作蛋白质互作网络（protein-protein interaction networks，PPI）。PPI 展示了蛋白质之间的相互作用。作为生命的执行者，蛋白质通常是充当了一个有机系统内螺丝钉的角色，通过蛋白质之间以及蛋白质与其他生物分子间的相互作用来共同行使生物功能，具体包括生物信号传递、基因表达调节、能量物质代谢及细胞周期调控等。了解这些互作信息，对我们了解生物系统中蛋白质的工作原理，了解疾病等特殊生理状态下生物信号和能量物质代谢的反应机制，以及了解蛋白质之间的功能联系有非常重要的意义。蛋白质之间的交互信息常使用 STRING 数据库来进行分析。STRING 数据库是一个搜索已知蛋白质之间和预测蛋白质之间相互作用的数据库。该数据库可应用于 2031 个物种，包含 960 万种蛋白质和 1380 万种蛋白质之间的相互作用。它除了包含实验数据、从 PubMed 摘要中文本挖掘的结果和综合其他数据库数据外，还有利用生物信息学的方法预测的结果。图 10-7 为 STRING 官网（https://cn.string-db.org）给出的由 20 个人类最常突变的癌症基因组成的 PPI 网络。我们会发现各类基因产物的表达之间存在非常强的互作性。这也体现了，生物现象的呈现在绝大部分时候都不是某个基因或者某个蛋白质单枪匹马地起作用。在由 STRING 导出 PPI 图中，有颜色的节点表示查询的蛋白质或有直接交互（first shell of interactors）的蛋白质，而白色节点表示其他有交互（second shell of interactors）的蛋白质；节点之间的连线颜色表示三种关系，包括已经明确的互作（from curated databases, experimentally determined）、经过预测得到的互作信息（gene neighborhood, gene fusions, gene co-occurrence）和其他类型的互作信息（text mining, co-expression, protein homology）。

在组学内在关系的挖掘层面，不仅可以挖掘同类分子的关系，也可以挖掘非同类甚至跨组学之间的关系。受益于各类组学数据库的发展，目前有非常多的知识类数据库可以帮助我们探索不同分子之间的信息关联。例如在转录组层面，Circular RNA Interactome 是一种用于探索环状 RNA 及其相互作用蛋白质和 miRNA 的网络工具；starBase 数据库是一个解码 miRNA-ceRNA、miRNA-ncRNA、蛋白质 -RNA 相互作用网络的数据库；LNCipedia 数据库是一个整合数据库，包含了大量转录本序列、基因

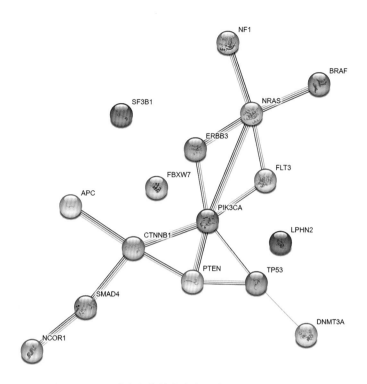

图 10-7　20 种常突变的人类癌症基因组成的 PPI 网络

组位置、源自数据库等注释信息；miRDB 数据库是一个哺乳动物 miRNA 靶标预测和功能注释数据库。在数据库方面，不去做过多介绍，因为我们无法记住所有的数据库。通常当我们需要某类功能，再去网络或者同行处寻找相应的资源即可。此外，数据库也在不断更迭。待读者看到本书，数据库的资源分布可能已经完全不同。当前，所谓的生物大数据其实也是由无数个小数据串联起来的，就像 GEO 或者 TCGA 数据库中的一个个 dataset。这些小数据的价值串联在大多数情况下并不是靠计算来完成，而是通过知识层面上的观察和洞见。因此，做组学数据挖掘的研究者必须善用这些信息类数据库资源。例如，我们可以同时采用多个数据集，研究疾病 A 和正常对照之间 circRNA、lncRNA、miRNA 和 mRNA 的差异。在做完差异分析后，可以用具有显著性差异的 circRNA 来预测与之相互作用的 miRNA，同样可以用具有显著性差异的 mRNA 来预测与之相互作用的 miRNA，两类预测的 miRNA 与实际有差异的 miRNA 取交集，交集内保留下来的 miRNA 便是可能和疾病 A 有较大关联的分子，并且很可能通过 ceRNA 机制起作用。把它们和有相互作用的 circRNA、mRNA 一起以图结构（节点和节点间连线）绘制出来，就得到了潜在的 circRNA-miRNA-mRNA 的 ceRNA 网络。同理，我们还可以做 lncRNA-miRNA-mRNA 网络。这些信息无疑为人们后续的研究工作提供了有价值的方向。

　　组学的发展让我们对疾病的了解更加深入，能够利用的疾病特征也骤然变多。在

PICOS 系统中，特征越多，I 就越丰富，可以筛选的潜在备选特征就越多，就越有可能对 O 进行更准确的预测。O 可以是任何表型，也可以是基因型，例如影像基因组学，就是研究不同影像特征和基因组、转录组关系的亚学科。我们像月老拿着红线，可以给任意两种相关的不同类型组学信息牵线。例如可以用影像组来预测基因组，也可以用基因组来预测影像组。但这样的牵线，通常需要样本同时具有多种组学信息。我们需要考虑的是，这样牵线在临床上有什么意义？比如，随着病理诊断从形态病理学步入分子病理学阶段，很多临床肿瘤的辅助治疗决策需要等待各类基因检测的报告结果作为依据，但这通常需要消耗不少的时间成本。如果通过影像组学和病理组学能够较为准确地预测出肿瘤的具体分子病理类型，就有望在更早的时间使患者接受最为精准的治疗。如果预测结果十分精准，也不排除使用组学预测代替传统检测的可能性。牢记 PICOS 逻辑，可以守一而用万。但也要注意，需要保证特征 I 是可获取和可复用的，O 对科研和临床应用是有价值的。如此，我们所做的研究才有意义。

无论研究哪种组学，其意义都大致分为两个方面：一是作为可用的生物标志物（biomarker），用于疾病的诊断或治疗反应性及预后的预测依据；二是作为病生理过程中的重要分子，将来可以作为研发新药或新的治疗手段的潜在干预靶点。这是组学研究回归临床价值的落脚点。从数据分析的具体流程讲，一旦数据转变为结构化的表格形式，那么就可以通过特征选择算法筛选高价值变量（在影像组学和病理组学中，多用 Lasso 回归进行变量筛选），进而建立诊断和预后预测模型。建立临床预测模型的过程，和章节 6.2 中介绍的并无不同。同时，也可以用统计学习或深度学习等更复杂的算法来对跨组学信息和临床表型信息进行预测。值得注意的是，血液中的很多 ncRNA 还不具备成为生物标志物的能力。因为裸非编码 RNA 在外周血或体液中的半衰期并不稳定，容易被 RNA 酶降解；另外 ncRNA 在临床检验中难以进行标准定量操作，测量重复性差，方法难以均一化。我们要用批判务实的态度来看待生物信息学分析中的临床预测模型。

组学的分析方法众多，本章只能挑最常见的几种介绍，以帮助读者快速建立对于这一领域的感性认识。笛卡儿曾说，大胆假设，小心求证！生物信息学分析就是大胆假设，而生物信息学分析出的结论，是否能够作为解释生物学现象的最终结论呢？通常是不能的。人们通常把基于计算的研究方式称为"干实验"，而把直接通过试管、试剂、细胞、动物等所做的传统生物学实验称为"湿实验"。无论是在现代药物研发流程中，还是在精准医学的分析中，"干实验"都为"湿实验"扩展思路、模拟路径，节省大量时间和成本。反过来，"湿实验"为"干实验"提供理论和数据基础，也提供验证，两者相辅相成。因此，现代生物医药研究的最佳路径是"干湿结合"。我们不能因为组学分析而忽视传统"湿实验"的作用；也不能因为"湿实验"验证才是相对的金标准而忽视组学分析的价值。

第十一章

医药研发与数据科学

11.1 新药研发概述

相比于医疗业务，数据科学与生物医药领域的结合更为紧密。这或许是因为生物医药本身就是一个追求前沿的学科，对数据科学的接纳效率自然要比传统的医疗行业快很多。生物医药与临床关系最大的领域是药物研发，毕竟药物是诊治疾病的主要媒介。在本章，我们通过简要介绍数据科学辅助下的智能药物研发，从临床外的角度，感受数据科学对于健康医疗产业的价值。

药物是医生治疗疾病的主要手段。为了保障国民健康，无论从国家层面还是从医生层面，大家一直在努力把疗效最好的药品引入临床。我国的原研药市场较为薄弱，很多药物依赖进口，这给医药费用的控制，高端药物的可获得性带来了很大的负面影响。随着人们生活水平的提高，大家对药物的要求也越来越高。创新药物的研发能力不仅关系到民生福祉，更关系到我国国际地位和影响力的提升，是需要生物医药科技者在未来相当长一段时间内着重发力的领域。新药研发是一项复杂的系统工程，需要非常庞杂的知识体系。一个药物从临床前靶标筛选到最终上市平均需要 13.5 年，研发一款新药大约耗费 18 亿美元，经济消耗和时间成本惊人。图 11-1 展示了新药研发的大致过程：在新药研究阶段，药物靶标的确定是新药研发的第一步，它是发现生物体内对疾病有重要影响的生物靶点的基础研究过程，包括酶、受体、离子通道、基因组或转录组的某些特征等。目前，已经被药物所覆盖的靶标约有 700 多个，还存在着大量潜在的药物靶标没有被发现和利用。在选定靶标后，要建立能够反映疾病特征的动物模型，以便在模型上从药物的活性强度、剂量效应关系、药物稳定性和毒性等方面进一步验证和筛选潜在药物。通常，对于一个新的靶标，几乎没有现成可用的药物能够与其发生很好的作用。因此新药的研发离不开先导化合物的筛选、发现、合成与优化。先导化合物是指通过各种途径和方法得到的具有某种生物活性或药理活性的化合物。大部分先导化合物都是通过筛选天然活性物质、对现有药物的改进和对药物合成中间体的筛选而获得的。这步犹如大海捞针，通常需要开展大量的高通量筛选，以通量换概率（只要筛得足够多，就有大概率找到合适的）。另一种获得先导化合物的方法是设计合成，不过这显然难度更高，也更有前景。对于某一个特定靶标，先导化合物并不是只有一种，通常需要对各种先导化合物进行大量的实验验证，从生物活性、药代动力学和毒性等方面做深入的评估，不断优化先导化合物的性能，最终才能进入临床研究阶段，其中每一步都需要消耗大量的成本。先导化合物即使经过筛选和优化成为药物候选分子，其上市的成功率也不会高于 1/10。生物利用率低、不易代谢、毒性大等都是药物候选分子上市失败的原因。因此，新药的研发主要面对三重瓶颈，分别为与疾病相关的靶标生物分子数量相对不足、先导化合物的发现和优化效率低下、候选药物分子药代动力学性质及毒性不可预测。如果能够利用一些数据工具，在实验前可靠地预测药物候选分子，并能够在"湿实验"之前针对候选药物分子的各项指标做出相对准确的预测，就可以解决新药研发的三重瓶颈，进而极大地提高临床前研究的研发效率，缩短研发周期，降低研发的费用和成本。而这就是数据科学在新药研发中的价值体现。据统计，使用人工智能可以降低新药研发 70% 的成本。药物的临床研究阶段和传统的临床研究并无不同，这里不再赘述。作为同一条链路的上下游齿轮，临床前研究的效率提高，同样会带动临床研究更快更好地出结论。

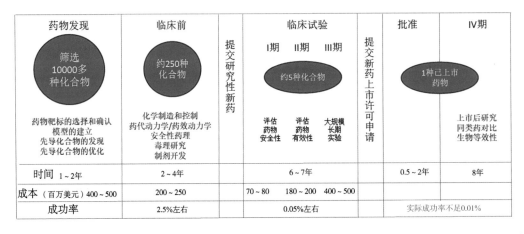

图 11-1　新药研发的流程

11.2　生物分子的化学表征与计算

正如我们之前谈到的，临床研究探究的是暴露对预后的影响，而人工智能所做的是输入到输出的映射。在药物研发领域应用人工智能的思路是一样的：我们要先搞清楚，输入是什么，输出是什么，任务是什么，最后回答算法是什么。本节我们先来讨论一下输入。

很明显，药物研发的研究对象是生物分子，而无论是想研究生物分子本身的特征，还是研究分子与分子之间的互作关系，都需要把它们的信息输入人工智能模型中。而想要把它们输入模型，首先要找到生物分子的数字表征。在章节 8.7 中，我们介绍过图片是由多个通道（通常为 RGB）的矩阵叠加起来形成的；而自然语言可以被分词以后形成一个个的 token，每个 token 都可以转变为向量化表示（word2vec）。而在 transformer 中，一段话可以表示为一串 token 向量组成的矩阵。本章的主角是分子，把分子作为模型输入要解决两个问题：第一是分子如何表征；第二是分子的表征形式如何用数值表示。分子常用的表征方式有三种，分别为简化分子线性输入规范（simplified molecular input line entry，SMILES）字符串、传统分子描述符和基于图的分子表示方法。

SMILES 是一种用文字符号输入和表示分子反应的线性符号，具体的编码规则我们不看，但通过几个例子，读者就会很直观地认识 SMILES：乙烷——CC，二氧化碳——O=C=O，乙酸——CC（=O)O。

分子描述符是一组代表化学物质的结构特征或者化学性质的描述符，是将分子符号表示的化学信息转换为数字或者标准化实验的结果。分子描述符可以分为定量描述符和定性描述符。定量描述包括基于各种理论或实验光谱数据（如紫外光谱）、分子组成（如化学键数）、理化性质（如脂水分布系数）、分子场以及分子形状描述符等；定性描述符又被称为分子指纹，即将分子的结构、性质、片段或子结构信息使用某种编码进行表示。根据描述符的数据类型，分子描述符又可以分为布尔值（True 和 False）、整数（如环数）、实数（如分子量）、向量（如偶极矩）、张量（如电子极化率）、标量场（如静电式）、向量场（如静电势梯度）等类型。

图数据是由节点和连接节点的边组成的一种特殊类型数据，图 7-6 所示的概率图就是较为典型的图数据结构。图数据有很多种，例如社交网络是由个体和个体之间的关系形成的图、交通网络是站点和站点之间路径组成的图。化学分子可以用非常典型的图数据来表示，每一个分子都被看作是一张图，其中原子是图的节点，而原子键就是连接节点的边。

除了以上表征形式外，分子还可以通过电子密度、3D 几何图、结构式或 InChi 等表示，但在新药开发的场景下，用到的主要是前面介绍的三种。

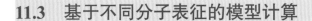

11.3　基于不同分子表征的模型计算

鉴于化学分子复杂的表示形式，一定需要有能够处理多模态数据的模型才能对其进行分析。这时，我们自然而然地想到了深度学习。没错，智能药物研发领域的快速发展，就是得益于深度学习技术与能力的不断进步。深度学习框架本身可以被看作是一种特征提取器，它自动抓取输入数据的特征，把它映射成一个空间向量，并根据输出要求进行对应的数据变换。例如在深度学习章节提到的猫狗大战任务，其实可以被看作是一个卷积神经网络在提取猫狗图片的特征，然后把特征映射成一个向量（输出层前一层的输出，即最后一层隐藏层的输出），后面用 Logistic 回归做二分类概率预测（因为 Logistic 回归等同于 Sigmoid 函数）。只不过我们把它们整合在一起，变成了一个完整的神经网络，实现了"端到端"的学习，即直接从素材输入到任务结果输出，而不需要再做额外的计算处理。所以，神经网络的隐藏层是非常重要的，模型之所以有提取特征的能力，靠的就是隐藏层通过权重更新，掌握了数据的分布模式。因此，在我们讲到 transformer 和 GPT 时，谈到预训练模型已经成为了深度学习模型在垂直领域应用的一个范式。预训练模型在自然语言处理领域应用已经普及，但在机器视觉领域还没有大规模开展，这也是因为视觉的输入信息比语言更加丰富，目前还无法实现"全知全能"的视觉模型训练。在分子表征领域，由于我们关注的范围还没有大千世界复杂，因此也可以使用预训练的策略，让模型有分子特征提取的能力，以适配生物医药领域的各种任务。

基于 SMILES 的分子表征是一串符号，我们可以把它当作是一种特殊的语言，参考 NLP 技术，来对每一个 SMILES 字符进行语义挖掘。我们之前讨论过的循环神经网络以及基于 transformer 的神经网络，都可以被应用在这个场景中。Honda S[①] 等使用 transformer 构架在 861 000 个未标记的 SMILES 序列做训练，transfomer 的 encoder 负责将 SMILES 字符串映射成一个向量，并将此向量传递给 decoder，decoder 的任务是依据传入向量将其恢复为 SMILES 序列。这本质上是一种 SMILES2VEC 的方法——当模型的输入和输出能够匹配满意以后，我们需要的，其实是从 encoder 传入到 decoder 的中间向量，因为这个向量就是原始 SMILES 的表征。而获得该向量，也是预训练模型的主要作用。NLP 的先进框架，例如 BERT 和 GPT 等模型也会被应用

---

① Honda S, Shi S, Ueda HR. Smiles transformer: pre-trained molecular fingerprint for low data discovery[J]. arXiv, 2019, 1911.04738.

在 SMILES 的分子表征学习。例如有 RoBERTa 模型 [①] 和 ChemBERTa 模型 [②]，它们通过掩码语言模型，即通过随机遮盖 SMILES 的一部分字符，让模型去预测被遮盖的字符。通过预测中间字符，模型可以学会分子的内部规律特性，从而更好地完成下游任务。另外，人们也在不断探讨基于 GPT 框架的 SMILES 生成工具（MolGPT），以便为更好地生成分子提供助力 [③]。

与基于 SMILES 的预训练模型相比，基于描述符的预训练模型较少。因为描述符本身种类较多，每种描述符只能描述分子某一方面的信息，且各描述符之间还存在广泛的相关性。另外，描述符也不像 SMILES 或者图像信息，可以直接套用自然语言处理技术或机器视觉的技术。描述符实际上是分子基于知识的表示，它们无序，也可能会存在缺失。为了融合多个特征，2021 年 Wan Xiang Shen 等在 *Nature Machine Intelligence* 上发表成果，设计了一个开箱即用的基于分子描述符的预测工具——MolMapNet。Mol 是分子的简写，Map 是映射的意思，Net 自然指的是神经网络。研究者们基于既有 800 万个分子的分子特性，设计了新的数据映射技术，将分子映射到一个 2D 的图像中那去，再用图像识别工具来预测分子特性。

最后，我们来简要介绍分子的图表示和学习。由于图表示能够较好地展示分子的结构信息，因此基于图的分子表示被认为是有利于人工智能驱动化学特征识别和合成的最佳表示方式。但分子的图表示，一定要有能够接收图数据的模型，才能够实现分子表示与预测任务的端到端学习。这个模型，就是图神经网络。图神经网络也属于深度学习的范畴，在处理社交网络，交通数据或分子数据时经常会被用到。因为图神经网络涉及拉普拉斯算子和拉普拉斯矩阵，以及图论傅里叶变换等一系列医疗人理解起来非常有难度的知识，受限于本书的内容重点，笔者不再对其原理进行深究。鉴于图的表现形式，图神经网络可以适用于以下 3 类任务，包括节点上的任务（节点的分类、回归、聚类等）、边上的任务（边的分类、链路预测等）和图上的任务（图的分类、图的生成、图的匹配等）。近年来，基于图神经网络的预训练模型也在不断出现和完善。例如 Rong Y 等在 1000 万个未标记的分子图上训练了有 1 亿参数量的 GROVER 预训练模型 [④]。该工作结合了 transformer 框架和图神经网络架构（简称 GTransformer），

①　Liu Y, Ott M, Goyal N, et al. ROBERTA: a robustly optimized bert pretraining appo-rach[J]. arXiv, 2019, 1907, 11692.

②　Chithrananda S, Grand G, Ramsundar B. ChemBERTa: large-scale self-supervised pretraining for molecular property prediction[J]. arXiv, 2020, 2010.09885.

③　Bagal V, Aggarwal R, Vinod PK, et al. MolGPT: Molecular generation using a transformer-decoder model[J]. J Chem Inf Model, 2022, 62(9):2064-2076.

④　Rong Y, Bian Y, Xu T, et al. Self-supervised graph transformer on large-scale molecular data[J]. Advanced in Neural Information Processing Systems, 2020, 33: 12559-12571.

在上下文属性预测和图级基序预测两个任务上做训练。在上下文属性预测任务中，在给定的一个分子图中，随机选择一个原子，GTransformer 学习其嵌入向量，然后根据该向量预测该原子周围原子和键的子结构信息。在图级基序预测任务中，基序是指 DNA、蛋白质等生物大分子中的保守序列，介于二级和三级结构之间的另一种结构层次。基序的一个典型代表就是官能团，而分子的官能团很容易被其他软件识别。因此，各类分子图的官能团被软件识别出来以后，分别做好标签，再由 Gtransformer 学习。近年来还有很多先进的工作发表，有兴趣的读者可以自行调研文献做更深入的了解。

得益于生物化学领域的前期研究结果，目前有非常多的通用数据集可被轻松访问。例如在分子物化性质的预测任务中，就有 QM7、QM8、QM9 等数据集可供模型训练使用。预训练模型的任务是通过对数据的预拟合，使模型具备提取样本特征的能力。而这并不是模型任务的终点，接下来的工作，是把预训练好的模型应用到不同的下游任务中。智能药物研发常见的下游任务包括分子性质预测、智能分子生成、药物 - 靶标相互作用预测、药物 - 药物相互作用预测和分子逆合成设计等。通过判别模型，可以对分子的量子力学性质（坐标、能量、电荷等）、物理化学性质（水溶性、极性表面积、生物利用度、溶解度、代谢稳定性、熔点和沸点、疏水性、血脑通透性等）、生物物理性质（亲和力、功效和活性等）、生物效应性质（副作用和毒性）以及多种化合物之间的关系（药物 - 靶标的相互作用、药物与药物之间相互作用）等加以预测判别。通过生成模型，我们可以进行智能分子生成。在技术层面，这是一个快速发展的前沿领域。这些技术大大减少了药物研发中间过程的试错的成本，提高了研发效率。随着药物研发领域基础数据集的不断丰富和完善、数据科学技术与算力的不断进步，数据科学在生物医药领域的作用势必与日俱增，为医药卫生行业的发展提供更加有力的支撑。

第 12 章

转化医学与数据科学

12.1 转化医学的由来、阶段和与数据科学的关系

转化医学（translational medicine）的理念最早可追溯至 1966 年，McKinney 等[1]从药物开发的角度提出要实现"从实验室到病床"（bench to bedside）的转化，即生物医学基础研究的成果应加速向临床、医药产业的转化。但是这种转化并不是一个单项的过程，Choi[2] 于 1992 年在 *Science* 杂志发文提出"实验室到病床再反馈"（bench to bedside and back），认为基础研究有巨大的临床应用前景，同时临床观察能够为基础研究提供证据，从临床发现问题，以事实驱动基础研究。实验室和病床的双向交互构成了转化医学的狭义框架。然而，医学是一个贯穿全生命周期的学科，因而转化医学不应该只局限在诊中环节，它应该延伸到人们平时生活的环境——社区中去，并关注对公共卫生的影响。实验室、病床和社区 / 公共卫生三者之间的双向转化构成了转化医学的广义框架。但由于基础科研对公共卫生的影响较弱，我们常说的转化医学，通常局限在狭义范畴。

2003 年 Sung NS 等[3] 在 *JAMA* 杂志上刊文，指出转化医学存在两个重要节点，分别为：从基础医学转为人体研究和从新知识转为临床实践和临床决策依据。这两个阶段分别被称为 T1 阶段和 T2 阶段。T 代表 type，尽管 Khoury MJ 等[4] 曾表示 phase 比

---

① Mckinney GR, Stavely HE. From bench to bedside: The biologist in drug development[J].BioScience, 1966, 16(10): 683-687.

② Choi D W. Bench to bedside: The glutamate connection[J]. Science, 1992, 258(5080): 241-243.

③ Sung NS, Crowley WF Jr, Genel M, et al. Central challenges facing the national clinical research enterprise[J]. JAMA, 2003 , 289(10): 1278-1287.

④ Khoury MJ, Gwinn M, Yoon PW, et al. The continuum of translation research in genomic medicine: how can we accelerate the appropriate integration of human genome discoveries into health care and disease prevention? [J]. Genet Med, 2007, 9(10):665-674.

307

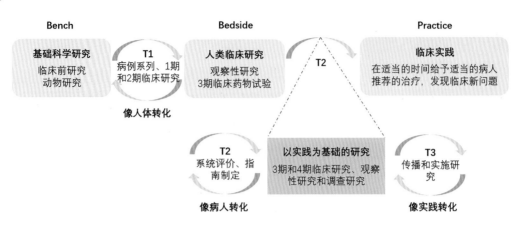

图 12-1　转化医学的不同阶段

type 更贴切，中文也翻译成阶段，但是很多术语习惯于继承更早的研究，因此目前还是以 T 表示。基础研究到第Ⅰ、Ⅱ期临床试验可归为 T1 阶段；第Ⅲ、Ⅳ期临床试验可归为 T2 阶段。而 T1 和 T2 两个阶段构成了狭义的转化医学。

2007 年，Westfall JM 等[①] 又提出了转化医学的 T3 阶段和 T4 阶段。T3 阶段试图将 T1 和 T2 得到的循证医学证据传播推广，促使大家形成新的诊疗、健康、社区卫生习惯，迭代社会医疗体系。T4 旨在对证据应用的效益情况做真实世界评估反馈，它包括以人群大数据为基础的效果评估和影响健康的社会因素评估，也可通过卫生经济学比较不同的干预类型的经济效益，为国家政策制定提供依据。T3 和 T4 阶段在转化医学的广义框架中。

转化医学的根本目的是打通产、学、研、用的双向通道，但这个过程是需要经济因素来做助推燃料和润滑剂的。医疗卫生事业本身就和社会文化经济存在双向制约、双向助益、双向协调的关系。因此，尽管转化医学的概念并未强调经济产业因素，但医学科技成果转化是实现转化医学理念的必要手段。科技成果转化是指技术专利化、专利产品化、产品商品化、商品产业化的过程。医学科技成果转化从价值角度来说解决的是如何通过市场手段传播科学技术价值的问题；从现象角度来说，解决的是如何把纸（研究报告）变为钱（经济收益）的问题。近年来，伴随着国家创新驱动发展战略的实施和相关政策的落地，医学科技成果转化备受关注。自 2015 年修订后的《中华人民共和国促进科技成果转化法》正式实施，一系列的鼓励医疗机构科技创新成果转化的宏观政策及配套文件不断出台。仅在 2022 年，根据康卫医创的整理，国家和地方共出台 50 条与医学科技成果转化相关的政策，内容涵盖成果转化实操、奖励与职称评定、科技成果评价、区域创新、创新转化服务、科研人员与机构创新、技术转

①　Westfall JM, Mold J, Fagnan L. Practice-based research– "Blue Highways" on the NIH road-map[J]. JAMA, 2007, 297(4):403-406.

移转化人才等多个方向。2019 年国务院办公厅印发的《关于加强三级公立医院绩效考核工作的意见》中，更是将"每百名卫生技术人员科研项目经费""每百名卫生技术人员科研成果转化金额"两项重要指标纳入绩效考核，成果转化成为三级公立医院"国考"的指标，正式提升至医院发展的战略层面，并成为研究型医院最重要的标志之一。从某种意义上说，治病救人的能力是医疗的里子，科技创新的能力是医疗的面子。而技术转化的能力，不仅关系到医疗机构的里子和面子，还关系到医疗人的钱袋子。好的成果转化能为医疗人带来不菲的收入。国家《成果转化法》规定科技完成单位对成果完成人的奖励要在 50% 以上，而部分医疗机构单独制订成果转化管理办法，规定用于项目组奖励的比例均在 70% 以上，极大地激发了医疗人员参与科技成果转化的热情。据众成医械大数据平台统计，截至 2020 年 12 月底，全国三甲医院授权专利总数达 88 453 件，其中发明专利为 5062 件，占比为 5.7%；实用新型专利为 82 508 件，占比为 93.3%；外观设计专利为 883 件，占比为 1%。近年来，破亿的专利转化合同更是屡见不鲜。四川大学华西医院的"超长效局麻药"两项专利和"新型骨骼肌松弛药物"七项专利分别在 2020 年和 2021 年以许可开发的方式进行转让，合同金额分别为 2.5 亿和 5 亿。2021 年，四川大学华西医院麻醉手术中心的刘进教授以个人名义向医院捐赠 1 亿元人民币，设立住院医师规范化培训发展基金。而这笔钱，就来自前面提到的两项专利的转化奖励资金。

转化医学与数据科学的关系密切，可以从以下三方面来理解：①从转化医学的四个阶段可以看出，循证医学是转化医学的核心，无论什么样的基础研究，都要有循证医学提供可信赖的证据支持，才能够实现价值转化。数据的积累和数据科学的发展拓宽了真实世界研究的边界，使得对于转化成果的循证评价更容易实现。从这方面来说，数据科学为转化医学提供了循证支撑。②数据科学将基础研究带入第四范式，从病床到实验室的转化，从以事实驱动研究，到以数据驱动研究。数据挖掘技术为科学研究提供了更加广阔的理论假设空间，为转化医学研究提供了海量机会。③随着生物医药领域的科技发展，医学可以转化的科技成果已经不再局限于生物技术和医学领域的交叉，计算机科学、数学和计算生物学等数据科学相关成果也是医学转化的对象，为医学科技成果转化提供了全新的领域和素材。根据 2023 年来自 *Nature Biotechnology* 杂志的一篇文章统计，一共有 3479 项医学机器学习领域专利在过去 20 年间获得授权。它们分别聚焦于技术改进（例如通过使用 AI/ML 改进通用医疗设备的性能）、测量（例如使用 AI/ML 获取非侵入性生理信号测量）、分析（例如使用 AI/ML 计算相关的生理参数）、决策支持、检测、分类、诊断、预后、监测和治疗等各医疗亚领域[1]。从

---

① Aboy M, Price WN, Raker S. Mapping the patent landscape of medical machine learning[J]. Nat Biotechnol, 2023, 41, 461-468.

2020年1月科亚医疗拿下首个AI医疗器械三类证以来，陆续有多款产品获得了国家药监局的认可，覆盖CT-FFR（CT血流储备分数）、颅内肿瘤、糖尿病视网膜病变、肺癌等多个疾病领域。AI影像突破了"无证经营"的阶段，正式开始在医院中落地。传统的医、工结合已经拓展为医、工、信的交叉融合，以工程技术和信息技术为共同手段，一起推动医疗器械的医、工、信研发与转化，已经成为了数据科学时代的常态化工作。根据Global Market Insight数据，2020年全球医疗人工智能市场规模为42亿美元，预计到2027年将增至345亿美元，2020—2027年复合年均增长率为35.1%。从细分应用市场来看，AI医学影像增速较快，2020年市场规模约10亿美元，占据全球医疗AI市场24%以上份额，是仅次于药物研发的第二大细分市场。2025年我国医疗AI市场规模有望突破300亿元。根据动脉网数据，按照大数据、AI+新药研发、AI+肿瘤诊疗三大赛道市场规模总量估算，2020年中国医疗AI市场规模为66.25亿元。

秉承着学以致用的理念，转化医学以应用为导向，是医学的务实领域。然而，由于医学科技成果的转化率不高，因此在很多地方，转化医学都只是空有概念，甚至很多医疗机构建立了转化医学中心，却很长时间没有成果转化。对于医学科技成果的转化，还有很多不清楚的问题，例如，如何理解科技创新与成果转化的关系？哪些成果容易转化？哪些相对困难？难以转化的成果是否没有价值？如何看待医学成果转化对医疗从业者的价值和对整个行业的影响？如何科学地评价医学科技成果？医学科技成果的转化涉及哪些步骤？这些问题，都需要我们认真思考和探索。

12.2　树立合理的医学科技创新观念和转化动机

科技实际上包含了科学与技术。科技创新，一定是解决了某个（类）科学问题或者技术问题。什么是科学问题？什么是技术问题？目前，尚没有标准的定义。复旦大学的赵斌教授曾经给出一个比较通俗的解释：科学问题是地球上还没有找到答案，而且还无法确定是否能够找到答案的问题；技术问题是实现某个现实功能的途径。*Science*曾在2005年为了纪念创刊125周年，挑选了125个重要的前沿科学问题。2021年，上海交通大学携手*Science*杂志发布"新125个科学问题"——《125个科学问题：探索与发现》。其中医学相关问题如下。读者可以根据前面给出的概念自行体会一下科学问题的特点：

1. 我们可以预测下一次流行病吗？

2. 我们会找到治疗感冒的方法吗？

3. 我们可以设计和制造出为个人定制的药物吗？

4. 人体组织或器官可以完全再生吗？

5. 如何维持和调节免疫稳态？

6. 中医的经络系统有科学依据吗？

7. 下一代疫苗将如何生产？

8. 我们能否克服抗生素耐药性？

9. 孤独症的病因是什么？

10. 我们的微生物组在健康和疾病中扮演什么角色？

11. 异种移植能否解决供体器官的短缺问题？

还有一类问题，叫作工程问题。按照赵斌教授的说法，工程问题是指结合多个技术，解决一个系统化现实问题的方案。由此可以看出，工程问题几乎是和技术问题牢牢捆绑在一起的。2021 年，中国科协在第二十三届中国科协年会闭幕式上发布了 10 个对科学发展具有导向作用的前沿科学问题、10 个对工程技术创新具有关键作用的工程技术难题，并首次发布 10 个对产业发展具有引领作用的产业技术问题。这里的产业技术问题，更倾向于技术问题。例如：如何开发针对老龄化疾病的医用人工植入材料？如何开发融合软体机器人与智能影控集成技术的腔道手术机器人产品？而工程技术问题，更倾向于我们说的工程问题。例如，如何利用人工智能实现医疗影像多病种识别并进行辅助诊疗？如何创建 5G+ 三早全周期健康管理系统？

认清并区分科学问题、技术问题和工程问题，对于深刻理解转化医学非常重要。我们需要深刻地认识到，只有和业务接轨的成果才能进入转化阶段，但这并不代表医生做理论创新没有实用价值，只是条件还未成熟而已。缺少科学理论支撑的科技成果，很难在转化这条路上走得长远。我们经常说挖掘高价值专利，即转化成功率高、转化效果好的专利。这些专利，一定有非常多前期科学的、技术的，乃至于工程的研究做铺垫。从成果转化的角度讲，科学、技术和工程本就是转化链路的上游和下游，大家几乎同等重要，只是所代表的转化成熟度不同而已。分清科学、技术和工程问题的另一个好处是能够较为清晰地了解国家鼓励科技创新的细分领域。在申请和评价相关项目时，能做到方向明确，有的放矢，不至于混淆概念，盲目堆砌。近年来，国家自然科学基金明确了基金资助导向，要求对各类项目基于"四类科学问题"属性分类申报与评审，体现为每 8 个字为一类，共 32 字的资助导向——"鼓励探索，突出原创；聚焦前沿，独辟蹊径；需求牵引，突破瓶颈；共性导向，交叉融通"。"鼓励探索，突出原创"是指科学问题源于科研人员的灵感和新思想，且具有鲜明的首创性特征，旨在通过自由探索产出从无到有的原创性成果，即"从 0 到 1"。"聚焦前沿，独辟蹊径"是指科学问题源于世界科技前沿的热点、难点和新兴领域，且具有鲜明的引领性或开创性特征，旨在通过独辟蹊径取得开拓性成果，引领或拓展科学前沿。"需求牵引，突破瓶颈"是指科学问题源于国家重大需求和经济主战场，且具有鲜明的需求导向、问题导向和目标导向特征，旨在通过解决技术瓶颈背后的核心科学问题，促使基础研究成果走向应用。"共性导向，交叉融通"是指科学问题源于多学科领域交叉的共性难题，具有鲜明的学科交叉特征，旨在通过交叉研究产出重大科学突破，促进分科知识融通发展为知识体系。2020年，国家自然基金委员会发布了分类评审四类科学问题属性的典型案例，其中医学科学部的典型案例有：冠状动脉血管起源的新发现（鼓励探索、突出原创）、肿瘤发生发展的微环境调控新机制（聚焦前沿、独辟蹊径）、人体肺部功能磁共振成像（MRI）系统研制（需求牵引、突破瓶颈）、硬组织生物活性材料与宿主相互作用的机制研究（共性导向、交叉融通）。我们在申请和评价相关基金项目的时候，要突出问题导向，聚焦某一个明确的科学和技术工程问题，才能达到事半功倍的效果。

最后，分清问题属性可以帮助医疗从业者关联分析自身优势，理解科技成果产出及转化对自身职业成长的价值，并尽早谋划和行动。数据之于医生，最大的用途是什么？对于这个问题，很多人的第一反应是做研究，发论文。论文对中国医生（尤其是体制内的医生）的职业生涯实在太重要了。评职称需要论文，申请课题需要论文，评各类奖项更需要论文……如果发不出论文，医生的职业生涯就会卡在某个点上，几乎无法再前进一步。对论文的刚性需求导致了很多学术性的问题，例如尽管中国的论文基数很大，但高质量论文却较少，甚至有些论文出现了违规造假、论文买卖、代写代投等科研诚信问题。2020年，科技部发布了《关于破除科技评价中"唯论文"不良导向的若干措施（试行）》，明确要改进科技评价体系，破除科技评价中"唯论文"的不良导向。医疗健康作为科技创新最重要的领域之一，也很快响应政策号召。从2019年开始，许多医疗机构停止了对科研论文的经济奖励；2020年以后，国内多省也陆续调整人才评价及晋升政策，根据医生的执业特点做出了多元化的执业能力评价标准，逐步将论文"必选"转变为成果"多选"，建立"菜单式"评价指标体系。推广代表性成果制度，标准开发、技术推广、技术解决方案、创新突破、高质量专利、成果转化、理论文章、智库成果、病历等业绩成果均可作为代表性成果参加职称评审。

尽管职称评审的成果依据逐渐多元化，但笔者仍然认为，论文是非常适合评价人才的一把尺子。这主要有以下两个原因：①论文这把尺子刻度分明。在中文期刊中，从地方级刊物到国家级刊物、再到进入科技源核心和北大中文核心等索引目录的期刊，其平均影响力和发表难度是逐渐递增的。而对于英文期刊来说，根据期刊的影响因子（impact factor，IF）或期刊引证报告（Journal Citation Reports，JCR），也可以把发表在相应期刊上的文章大致分为三六九等。②相比于其他成果，论文的评价过程相对公平公正。我们发表在正规科技期刊上的每篇论文都要经过同行评议（peer review），这个过程大部分是单盲或是双盲的，即投稿人不知道谁是自己稿件的审稿人，而审稿人也可能不知道自己审的是谁的稿子。双盲审稿一定程度上保证了审稿意见的客观性，而期刊的学术编辑对于整个审稿过程的监管和把控，也进一步保证了论文评价的公平公正。如果非要说论文这把尺子的刻度还不够精确，一个原因是期刊的影响因子并不完全等同于期刊的价值。在不同的领域内，横向比较影响因子是没有太大意义的。小众学科的期刊影响因子普遍不高，这是因为研究此类问题的人数或论文相对较少，但这并不代表其刊出的文章不会给世界带来深远的影响；另一个可能的原因，是我们不能把期刊价值和文章价值画等号。用期刊价值去评判文章价值是一种管理上的近似。每一本期刊所刊登的文章都或多或少存在一点良莠不齐的现象，有一些文章是撑场面的，也有一些文章是和稀泥的。破除"唯论文"，并不是不要论文。论文是科技创新成果推广的前沿阵地，是人类在各种科研创新领域的认知边界。发表一篇顶级期刊论文，是很多科研人员毕生的心愿和追求。美国政治家、物理学家本杰明·富兰克林（Benjamin Franklin）有一句名言："要么写一些值得读的东西，要么做一些值得写的事情。"如《左传》所讲，做人应立言、立功、立德。通过写作来记录生活，记录知识，对于人们知识体系的建立和知识文化的传播有着十分重要的意义。很多医疗从业者，因为忙于工作或者其他自身原因，不擅长或者不愿意写作，导致很多业务工作中的好思路、好做法无法形成体系，无法传播推广，更无法进一步研究。因此，论文对于医学的发展以及医疗从业者自身的成长是非常必要且有意义的。另外，论文是一种简单化的写作，它犹如八股文一样，有较为固定的写作模式。在临床上，很多科室主任强推论文写作任务，要求医生写论文，这个事本无可厚非，但不好的是，他们过度关注了"写"这个动作，却不认真思考"写"的内容。这种以结果为导向的管理模式也不能说是错误的，但一般收效甚微。因为主要的论文工作其实并不在论文本身，换句话说，论文根本不是"写"出来的，而是"做"出来的。我们要在平时的工作中，多思考，多尝试，多记录，多总结，避免机械化地重复劳动。只有我们的工作里有"文章"，我们才能做出来"文章"。而论文，只是我们所做之事的逻辑故事性展示而已。语言方面的问题可以找专业的翻译、润色公司来解决，这并不属于学术不端。逻辑、学术性的内容创造是别人没有办法代替作者完成的，即内容来自于作者自身的实践和思考。笔者相信，任何出于求知目的，通过正规途径所发表的学术论文，都凝结了作者的大量心血，都提出了我们在工作中应该留意的问题，或给出了这些问题的潜在解决方案。这些工作，无论影响力大或是小，都值得被人尊重。因此，我们仍然提倡写论文，但同时又要尽量不让论文染上铜臭的味道，这是一个非常难做的事。我们不提倡的是，为了论文而论文；我们应该坚决杜绝的是，为了论文去挑战科研诚信，去挑战执业底线，最终得不偿失。

对于实践性行业的多元化评价机制打破了"唯论文"的现状，这无疑是科技人才评价前进的一大步。但新的需求也会引出新的问题，例如，当科技成果转化成为评价人才的标准后，人们可以在科研上为了论文而论文，自然也可以在转化上为了专利而专利。实际上，维护低质量专利，在医疗和高校等机构中非常普遍。从机构角度讲，相比于论文，低质量专利的泛滥是一种更加严重的资源浪费。为了寻求专利转化，"聪明"的人也可以找团队协作，运作一场自产、自营、自销的戏。所谓上有政策下有对策，对于这样的"小聪明"目前是没有办法通过制度来完全规避的。因此，我们要回到价值本身，做好成果价值的客观评价。只有这些多元化评价的标准比论文更加客观、公平和公正，能够尽量避免主观化的评价，能够尽量减少甚至去除被评人员对于评价结果的可操作性，才能让政策影响下的科技创新生态和业务越来越好。

12.3　科技成果评价的主要方法和维度

我们在章节 2.7 中提到，数据变现，简单说就是数据价值的实现。这个"实现"是广义的"实现"，是指把数据的价值挖掘出来并具象化，变成看得见、摸得到的成果。例如用于科研、教学、服务等，产出物为基金、论文、成果奖项、转化产品和收益等。但无论哪种变现，首先要做的，就是对相应的工作进行仔细地评估和定位。因此，科技成果转化中的一个必要环节就是科技成果评价。恩格斯在《自然辩证法》中指出："科学的产生和发展一开始就是由生产决定的。"这句话强调了科学是为实践服务的，科学是在实践中获得的，是产生于实践的需要的。科技成果评价是否也应该以生产力应用为导向呢？答案是肯定的！建立具有正确价值导向的科技成果评价体系，保证科技成果评价的客观、公平和公正，对促进科技研究与转化有着非常重要的意义。然而，传统的科技成果评价有非常多的弊病。例如，在各类科技奖项的评价中，无法完全避免评委既当选手又当裁判的现象；评价结果的主观因素过大，客观材料的价值依附于主观判断；评价的结果过于简单，缺少多维度判断，无法体现成果的准确价值；第三方查新报告常存在缺陷，无法体现单个技术在工程体系内的价值，无法区分解决同类问题技术的先进性差异等。因此，不断完善建立科技成果的评价方法，并且建立标准化的评价体系是非常重要的。科技成果标准化评价是指根据相关评价标准、规定、方法和专家的咨询意见，由科技评估师依据科技成果评价原始材料，通过建立工作分解结构细分化地对每个工作分解单元的相关指标进行等级评定，并得出标准化评价结果的评价方法。我国对于科技成果标准化评价的探索较晚，直到 2009 才有首个科技成果标准化评价的国家标准发布——《科学技术研究项目评价通则》（GT/T 22900—2009）。这份国标的发布，也标志着科技标准化评价在我国正式诞生。从科技成果标准化评价的概念可以看出，评价任务的主要完成人已经不再是专家，而是专业的科技评估师。这是一个全新的职业，它需要掌握科技成果标准化评价的整个流程和方法体系，使得科技成果评价准确、客观、可重复。在评价过程中，要部分参考专家的意见，而不是以专家的意见为主导，同时要建立工作分解结构并找到对应的指标，并进行定量的等级评定。科技成果标准化评价方法打破了行业的壁垒，统一了不同领域科技成果评价的度量衡，作为科技界的"普通话"，建立了一种可复现的规则。这个规则在被科技评估师所掌握的同时，也可以被科技研究者所掌握。了解科技成果的标准化评价体系对于医学科技工作者非常重要，这可以帮助他们不用太过担心自己是否能够幸运地遇上"友善"的专家，而专注于提升和客观评价自身成果的价值，同时也可以以此为指挥棒，为自身团队指明进一步努力的方向。科技成果的标准化评估也是一个管理工具，在各类需要进行科技成果评价时（基金申请、专利申报、职称评定、奖项申报、技术转移等）提供抓手。

科技成果评价的主要工作流程包括三步：工作分解结构、分维度评价和综合评价结果。当我们初见一个科技成果时，它都会被渲染成是宏大的，意义深远的。但科技成果评价并不是看热闹，而是看门道。需要了解在一个体系性任务里都包含了哪些具体步骤或组成部分，以及该技术在哪些模块做了创新，对局部和整体的提升有怎样的帮助，以及对未来的意义。这是一个任务拆解，并提出提升要求的过程。这也是我们接下来谈论的第一个问题——工作分解结构（work breakdown structure，WBS）。

WBS 这一概念最初是在 20 世纪 60 年代初由美国国防部和航天局开发的，目前多作为一种项目管理工具。WBS 是把一个项目按内容逻辑分解成任务，任务再分解成一项项工作，再把一项项工作分配到每个人的日常活动中，直到分解不下去为止，即项目→任务→工作→日常活动。在科技成果评价中，WBS 以交付物为导向，对项目要素进行分组，它归纳和定义了项目的整个工作范围，制成树状的分级逻辑结构。这个结构中的每一个基本单元，都必须能够独立表达、独立测量、独立评价，我们将其称为工作分解单元（work breakdown element，WBE）。位于 WBS 上一级的 WBE 相对于下一级 WBE 称为母 WBE，而下一级 WBE 相对于上一级 WBE 则称为子 WBE，最上一级的 WBE 称为根 WBE。根 WBE 为项目的总交付物，每个细分的 WBE 都是一个可以同模式管理并独立评价的交付物单元。每下降一级的 WBE 代表对项目工作更详细的定义。所谓的交付物，是指为完成某一过程、阶段或项目而必须交付的任何独特、可验证的产品、成果或服务，通常包括主交付物和副交付物。主交付物是指能够直接进行产业化并产生市场收益与市场价值的部分，如软件、硬件、工艺、方法、服务等；副交付物是指交付内容的载体，自身具备价值，但不能独立产业化并产生市场收益的部分，包括标准、专利、论文、著作、报告、培训、试验、图纸、文件和合同 10 种类型。通过 WBS，使交付物形成顺序的逻辑子分组，直到工作要素的复杂性和成本花费成为可计划和可控制的管理单元（工作包）。WBS 是制订进度计划、资源需求、成本预算、风险管理计划和采购计划等的重要基础。知识服务App"得到"的创始人罗振宇先生曾反复强调过一个观点：所谓工作能力，本质上就是把一个大目标，分解成可执行的小任务的能力。WBS 即是符合这一观点的工作方式。根据格雷戈里 T. 豪根所著的《有效的工作分解结构》，WBS 中存在 5 种分解要素，包括产品分解要素、服务分解要素、结果分解要素、横向关联要素和项目管理要素。产品分解元素是指可交付产品的物理结构，主要针对实物类交付物，如一辆 5G 移动 CT 车，要有特种车辆、车载 CT、监护设备、信息操作系统和 5G 组网模块等；服务分解元素是对服务相关工作领域的项目集合，主要针对服务类交付物，如互联网医疗服务分为诊前、诊中和诊后服务等；结果分解要素是一系列可接受的步骤，它的输出是一系列可接受的结果，主要针对工艺类交付物，如新药物研发包括靶标确认、模型确认、先导化合物发现与合成、临床前研究和临床研究等；横向关联元素是横跨产品所有内容的一种分解要素，主要针对技术性或支持性的交付物，如软件的安全测评和测试等；项目管理元素是对管理责任和管理活动的分解，例如经费管理、记录材料管理、进度监督、会议管理等，项目管理元素存在于所有 WBS 中，都是第二级 WBE。图 12-2 给出了一般的工作分解结构模板。图 12-3 以临床预测模型的构建为例，绘制了简单的 WBS，供读者参考。

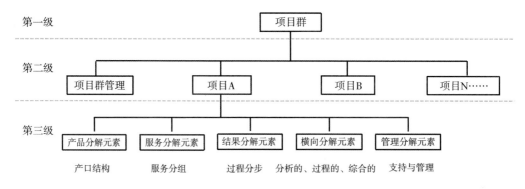

图 12-2　工作分解结构模板

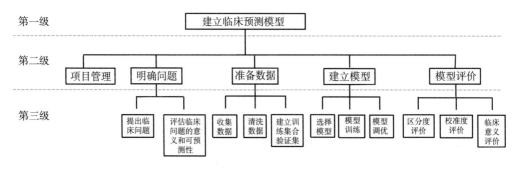

图 12-3　临床预测模型的 WBS

WBS 为科技成果评价提供了条理性的框架，使得评价内容一目了然。接下来的工作，就是对具体的 WBE 进行多维度评价，主要包括技术创新性评价、技术先进度评价和技术成熟度评价。很多人分不清创新性和先进性的差别：创新性指的是在旧有模式的基础上，创造性地提出或者使用了一种以前没有的（即新的）做法或工具。根据青岛市科学技术局组织编写的《科技成果标准化评价理论与实务》，科技创新度可分为四级（表 12-1）；而先进性是指在同类比较中，相应的科技成果能够取得更好的指标，体现出拔群的优势，具体可分为七级（表 12-2）。从表 12-2 中可以看出，先进度评级需要参照一些技术指标来完成，这些指标的来源主要为以下几种：公开报道的或第三方检测的国际 / 国内一流品牌产品的检测指标、国际 / 国内专利检索中的最高数据水平、SCI/EI/ 中文核心或一般学术期刊所发表的数据水平，以及其他权威机构的认定结果指标。而对于学术性成果，例如科学发现、机制研究等，是没有相关指标来衡量先进性的。因此会根据相关学术成果产出判断先进性。表 12-3 给出了一个可参照执行的参考标准。这里要特别强调一点，创新度高的科技成果未必是先进的，但是先进的，一定是创新的。例如 1814 年，当第一台铁路蒸汽机问世时，有人驾着马车跟火车赛跑，讥笑火车没有马车快。从速度的角度看，火车是一种创新，但并不能说先进。但是今天，马车仍然按原速转动着轮子，而火车却飞速前进。因此我们鼓励创新，包容创新，要有不走寻常路的勇气，才能有里程碑式的突破。

表 12-1　科技创新度等级定义

级别	定义
一级	该技术创新点在国内范围内，在某个应用领域中检索不到
二级	该技术创新点在国内范围内，在所有应用领域中都检索不到
三级	该技术创新点在国际范围内，在某个应用领域中检索不到
四级	该技术创新点在国际范围内，在所有应用领域中都检索不到

表 12-2　技术先进度等级定义

级别	定义
一级	该成果的核心指标暂未达到其他级别要求
二级	该成果的核心指标达到所在行业国内标准最低值
三级	该成果的核心指标达到所在行业国内标准最高值
四级	在国内范围，该成果的核心指标达到该领域其他类似技术的相应指标
五级	在国内范围，该成果的核心指标领先于该领域其他类似技术的相应指标
六级	在国际范围，该成果的核心指标达到该领域其他类似技术的相应指标
七级	在国际范围，该成果的核心指标领先于该领域其他类似技术的相应指标

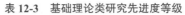

表 12-3　基础理论类研究先进度等级

级别	定义
一级	该成果未达到以下任何要求
二级	满足以下条件之一： 1）至少发表 3 篇学术论文 2）有 1 篇论文累计他引 10 次（含）以上 3）参与完成地方标准或企业标准 1 项
三级	满足以下条件之一： 1）至少 1 篇论文发表在中文核心期刊上 2）至少 1 篇论文发表在中华系列期刊上 3）有 1 篇论文的累计他引 20 次（含）以上 4）参编专著 1 部 5）参与完成国家或行业标准 1 项 6）主持完成地方标准或企业标准 1 项
四级	满足以下条件之一： 1）至少 1 篇论文发表在 4 区刊物或 EI 刊物上 2）至少 1 篇论文发表在中文核心刊物上，且累计他引 20 次（含）以上 3）有 1 篇论文的累计他引 30 次（含）以上 4）主编出版专著 1 部 5）主持完成国家或行业标准 1 项
五级	满足以下条件之一： 1）至少 1 篇论文发表在 3 区刊物上 2）至少 1 篇论文发表在 4 区或 EI 刊物上，且累计他引 30 次（含）以上 3）有 1 篇论文的累计他引 50（含）以上 4）参编英文专著 1 部 5）参与完成国际标准 1 项
六级	满足以下条件之一： 1）至少 1 篇论文发表在 2 区刊物上 2）至少 1 篇论文发表在 3 区刊物上，且累计他引 50 次（含）以上 3）有 1 篇论文的累计他引 70 次（含）以上 4）作为副主编完成英文专著 1 部
七级	满足以下条件之一： 1）至少 1 篇论文发表在 1 区刊物 2）至少 1 篇论文发表在 2 区刊物上，且累计他引 70 次（含）以上 3）有 1 篇论文的累计他引 100 次（含）以上 4）主编英文专著 1 部 5）主编的中文专著被翻译成英文专著 6）主持完成国际标准 1 项

　　技术成熟度，是指在以技术服务于生产作为技术成熟标志的前提下，科技成果在被评价时所处的发展阶段。技术成熟度有时也被称为技术就绪度或技术就绪水平（technology readiness levels，TRL），它最早在 1995 年被美国航空航天局提出，在英美科技界颇具影响。在我国，TRL 作为科研项目的基本指标之一，被纳入《科学技术研究项目评价通则》（GB/T22900—2022）中，用于改良科研管理。TRL 共九级，后加入商业推广因素拓展为技术创新就绪水平（technology innovation readiness levels，TIRL），共十三级，其原始的九级内容和十三级中的前九级相对应，都属于技术研究开发阶段。其中一到三级处于理论研究阶段；四到六级处于应用研究阶段；七到九级处于开发研究阶段；十到十三级处于市场推广阶段，包括应用、产业化与商业化（表 12-4）[①]。通常科学技术创新都聚焦在某个商品的局部优化，即对某个或某几个工作分解单元进行优化，以提高整体产品的性能。因此技术成熟度通常要结合工作分解单元来进行评价。这便引申出了另外四个指标，分别为技术就绪指数、技术创新就绪指数、技术增加值和技术隐性收益。技术就绪指数（technology readiness index，TRI）是指所有工作分解单元的技术就绪水平量值的加权平均值。其计算公式为：

$$TRI = \frac{\sum_{k=1}^{9} k \times WBE(k)}{\sum_{k=1}^{9} WBE(k)} \qquad （式 12.1）$$

式中 TRI 代表技术就绪指数；k 代表技术就绪水平量值，取值 1～9；WBE(k) 代表技术就绪水平达到第 k 级的工作分解单元数量。技术创新就绪指数（Technology innovation readiness index，TIRI）是指所有工作分解单元的技术创新就绪水平量值的加权平均值，它和 TRI 的算法几乎相同，只不过是将技术就绪指数的 9 级标准，换成了技术创新就绪指数的 13 级标准：

$$TIRI = \frac{\sum_{k=1}^{13} k \times WBE(k)}{\sum_{k=1}^{13} WBE(k)} \qquad （式 12.2）$$

式中 TIRI 代表技术创新就绪指数；k 代表技术创新就绪水平量值，取值 1～13；WBE(k) 代表技术创新就绪水平达到第 k 级的工作分解单元数量。而技术期末与期初的技术就绪指数或技术创新就绪指数的差值，称为该成果的技术增加值（technology value added，TVA）。而已经实现的技术增加值，又称为技术隐性收益（technique recessive profit，TRP）。TRP 和技术显性收益（technique dominant profit，TDP，即已经实现的经济效益）都是科技项目验收和成果评价的重要指标。

---

①　参考自国标 GB/T 22900—2022。

表 12-4　技术创新就绪水平分级

级别	简称	标准
一级	报告级	产生新想法并表述成概念性报告
二级	方案级	被确定为值得探索的研究方向且提出可行的目标和方案
三级	功能级	实验室环境中的仿真结论成立，通过测试
四级	仿真级	在实验室环境中关键功能可实现，形成论文、著作、知识产权、研究报告并被引用或采纳
五级	初样级	实验室小试（模拟生产）环境中的出样样品完成，主要功能与性能指标测试通过
六级	正样级	实验室中试（准生产）环境中的正样样品完成，全部功能和性能指标多次测试通过并基本满足要求
七级	环境级	正样样品在实际环境中试验验证合格，进行应用，得到用户认可，形成专利等知识产权并被使用、授权或转让
八级	产品级	完成小批量试生产并形成实际产品，产品、系统定型，工艺成熟稳定，生产与服务条件完备，能够实际使用，形成技术标准，管理标准并被使用
九级	系统级	具备大批量产业化生产与服务条件（多次可重复），形成质量控制体系，质量检测合格，具备市场准入条件
十级	销售级	获得批量产品（可重复服务）的第一笔销售收入，销量＞盈亏平衡点数量的30%
十一级	盈亏级	项目年度总收益 – 项目年度运营成本＞0，开始年度盈利
十二级	利润级	项目累计总收益＞项目全部累计总投入的50%
十三级	回报级	项目累计总收益＞项目全部累计总投入（研发投入＋生产投入＋运营投入）

　　技术成熟度是以产品化和产业化为导向的，它和科技创新度和先进度没有必然的联系。科技成熟度等级套在不同领域，在市场推广阶段前所指代的具体内容稍有差异。临床上常见的转化主要以药品和器械耗材为主，而数据相关的转化经常以软件形式为主。表 12-5 以化学药物和软件领域为例，列举了在具体行业中不同技术成熟度的具体指代内容[1]，供读者参考。

表 12-5　药物领域和软件领域技术成熟度等级

级别	简称	化学药物	软件
一级	报告级	确定治疗的靶点、作用机制	发现数学原理和算法

---

[1]　参考青岛市科学技术局组织编写的《科技成果标准化评价理论与实务》。

续表

级别	简称	化学药物	软件
二级	方案级	建立生物学模型	形成技术方案
三级	功能级	发现先导化合物	确认方案可行
四级	仿真级	筛选出最优药物	软件架构完成
五级	初样级	完成药学研究	软件编制完成
六级	正样级	完成药理毒理研究	模拟环境中原理或功能性指标通过
七级	环境级	一期临床	中试环境中指标测试合格
八级	产品级	二期临床	实际运行环境中指标测试合格
九级	系统级	三期临床	系统通过实际运行合格
十级	销售级	第一个销售合同回款	第一个销售合同回款
十一级	盈亏级	批产达到盈亏平衡点	批产达到盈亏平衡点
十二级	利润级	利润达到投入的 20%	利润达到投入的 20%
十三级	回报级	收入投入稳赚利润	收入投入稳赚利润

技术成熟度对医生申请基金和奖项都有重要的指导价值。在科技基金申请方面，我国支持科技创新的相关项目可分为五大类，分别为国家自然科学基金、国家重点研发计划、技术创新引导专项、国家科技重大专项、基地和人才专项。其中，前三类项目对技术成熟度有相对明确的倾向。国家自然科学基金主要资助基础研究和科学前沿探索，所资助的项目技术成熟度在报告级和方案级，结题后该项目成熟度应该达到功能级。国家重点研发计划是聚焦国家重大战略任务、围绕解决当下发展瓶颈和突出问题的重大项目群。其资助的项目应该功能级以上（即已完成了基本理论研究）。在完成后，项目基本准备好能够投入生产环境测试（即正样级及以上）。技术创新引导专项是以"科技成果转移转化和资本化、产业化"为导向。所谓"引导"，即政府资金的作用只是给项目负责人一个开启项目的抓手，项目完成的主体资金缺口还需要市场化资本的进入，即通过风险补偿、后补助、创投引导等方式支持技术创新活动。因此其所扶持的项目初始成熟度即在正样级以上，即项目初始即可以进入生产环境。在科技奖励方面，国务院设立的国家科学技术奖有 5 种，分别为国家自然科学奖、国家技术发明奖、国家科学技术进步奖、国家最高科学技术奖和中华人民共和国国际科学技术合作奖。显然，国家自然科学奖是面向基础研究的，其奖励的内容是从报告级到功能级的工作，而获奖的奖项，应该具备功能级或者更高的级别。国家科学技术进步奖是以"推广应用"和"产业化"为关键导向的，要求填报经济效益，因此相应成果成

熟度要在销售级（十级）以上。当然在科技进步奖中也有公益类奖项，它以考察社会效益为主，考察经济效益为辅。

转化医学中的技术成熟度对数字医疗产品的开发同样有重要的指导价值。如今，很多数字医疗的产品和生物靶标联系在了一起。我们要考虑，这些以生物靶点以及诊断标志物为主要检测内容的技术手段，是否已经通过了循证医学评价获得临床认可，是否通过了卫生经济评价获得了医疗支付方的认可，是否已经在临床大范围应用？我们要清醒地认识到，数字技术在医疗领域的应用，并未改变医疗技术的熟化路线，即未改变从"bench side"到"bed side"的转化过程。在医疗技术走向临床的固有周期内，数字技术的切入时机是需要经过慎重考虑的。如果是面向医疗产业精众（科研人员、专家群体），那么可以在临床研究的早期阶段介入；如果是面向医疗产业大众，那么就要技术进入临床后介入。健康医疗中的新概念也是有风险的，一种新的技术或产品，在体外有效，并不代表在体内有效；在实验动物体内有效，并不代表在人体内有效；在人体内有效，并不代表其能达到临床可接受的风险获益比；能通过临床试验验证，未必能获得医疗支付方（医保等）的认可……所以医疗产品的转化之路很长，在业务逻辑和管理模型未确定以前，数字化建设的过早实施是存在相当大的不确定风险的。

在技术和产业成长周期中，有一个普遍的现象，那就是实际技术成熟度与社会对相应技术的关注度和期望并不一致。关于这点，加德纳技术成熟度曲线（Gartner Hype Cycle）做了很形象的说明。加德纳技术成熟度曲线也被称为技术炒作周期，它是由美国研究、咨询和信息技术公司 Gartner 开发、使用和品牌化的一种图形演示，用于代表特定技术的成熟度。从 1995 年起，Gartner 公司每年都会发布新兴技术成熟度曲线（Hype Cycle for Emerging Technologies)，其在业内因极具权威性而受到广泛关注。如图 12-4 所示，加德纳技术成熟度曲线由社会炒作水平曲线和工程或商业成熟度曲线叠加而成。从炒作水平看，一项新技术出现并产生第一代不完善产品以后，会产生很多商业噱头，社会的大肆宣传与炒作会把相应的技术热度哄抬起来，随之提高的是人们对该项技术的期待。而当炒作热度退潮，人们发现自身的期待和技术的实际功效不相符时，社会对该项技术的期望就会走向低谷，并回归实际技术成熟度。这对应着我们反复经历的从概念增值到概念滥用，再到概念模糊，最后到概念贬值的过程。随着技术随时间推移不断成熟，公众的技术期望又会水涨船高，但会维持在和实际技术成熟度相当的水平。细心的读者可能会发现，加德纳技术成熟度曲线与章节 9.4 中的图 9-3 所示的邓宁 – 克鲁格效应极为相似，两者可协同记忆。在章节 2.3.3 中，我们介绍了 AI 的起落与辉煌，从几经起落的 AI 发展历程我们可以看出，加德纳技术成熟度曲线或许描述了技术成长的通性大趋势，而在这个大趋势下，还可能会出现数个起起落落的小炒作周期。从另外一个角度看，人工智能是一类技术而并非一个技术。这些技术组成了一个庞大的 AI 技术系统，每个技术都可能会掀起一波 AI 的小

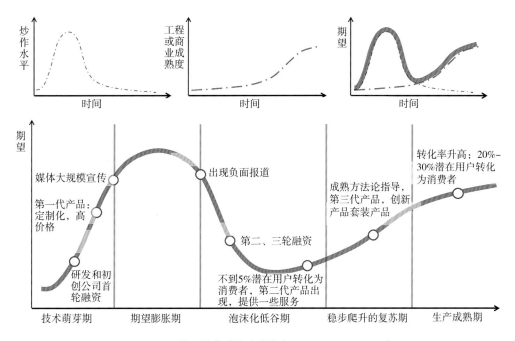

图 12-4　加德纳技术成熟度曲线（Gartner Hype Cycle）

高潮，各类技术竞争协同，一起推动 AI 体系向前发展。根据 Gartner 发布的 2023 年新兴技术成熟度曲线图，生成式 AI（Generative AI）在 2023 年处于顶峰期，预计在 2023 年后的 2 ~ 5 年内实现转型效益。而新兴技术趋势主要聚焦在以下四大主题，分别为新兴人工智能（关键技术包括人工智能模拟、因果人工智能、联合机器学习、图数据科学、神经符号人工智能和强化学习）、开发人员体验（又称 DevX，关键技术包括，人工智能增强软件工程、以 API 为中心的 SaaS、GitOps、内部开发人员门户、开源项目办公室和价值流管理平台）、云的普及（关键技术包括增强型 FinOps、云开发环境、云可持续性、云原生、从云到边缘、行业云平台和 WebAssembly）、以人为本的安全和隐私（关键技术包括，AI TRISM、网络安全网状架构、生成式网络安全人工智能、同态加密和后量子密码学）。

　　科技成果评价的维度并不是孤立的，成熟度是科技成果在转化路径所处位置的纵向评估，而先进性和创新性是在同类技术中的横向比较，我们要参考不同维度得出综合结论。例如，我们经常会听到省内领先、国内领先、国际领先的字眼。这些横向评价是有客观评价还是王婆卖瓜？表 12-6 给出了结合技术创新度和先进度两个维度的基础理论类和应用技术类科技成果横向比较综合评价方法，相对客观地给出了相关概念界定的标准，供读者参考。

表 12-6 科技成果横向比较评价综合结论

成果类别	级别	创新度	先进度
基础理论类	创新起点	≥ 1	≥ 1
	国内先进	≥ 1	≥ 2
	国内领先	≥ 1	≥ 4
	国际先进	≥ 3	≥ 5
	国际领先	≥ 3	= 7
应用技术类	创新起点	≥ 1	≥ 1
	地方标准	≥ 1	≥ 2
	国家标准	≥ 1	≥ 3
	国内先进	≥ 1	≥ 4
	国内领先	≥ 1	≥ 5
	国际先进	≥ 3	≥ 6
	国际领先	≥ 3	= 7

从以上介绍可以看出，从转化医学的角度来说，医学科技成果的评价要以应用价值为导向，而价值可以由货币衡量。如图 12-5 所示，科技成果转化需要多种角色团队共同参与，而不同的角色思考问题的出发点是不相同的。正如这世间的悲喜和道理都各不相通，但货币是通的。在科技成果转化这条路上，不同专业，不同领域，不同创新团队的付出、最终科技成果的价值很难脱离货币统一量化。经济价值仍是驱动市场运行的主要动力。然而，临床研发团队普遍缺少转化经验，这也导致了很多潜在的高价值成果未进入市场。下面，我们来简要介绍医学科技成果的转化路径和过程，希望能够给读者带来对于转化医学更系统的认识。

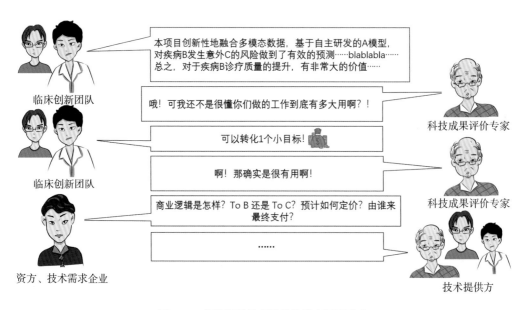

图 12-5 经济是科技成果转化的主要驱动力

12.4　医学科技成果的转化途径与过程

科技成果的转化包含了四个步骤，包括形成科技成果研发、熟化、产品化和产业化。在研发阶段，我们更看重的是项目的科学价值。科学的价值，在于探索未知。爱因斯坦曾说："If we knew what it is we were doing, it would not be called research. Would it?"因为科学更在乎人类的认知，它的实用价值很难在当下被定义。而当项目离开研发阶段进入转化以后，我们更看重的是项目的技术和市场价值。技术价值主要关心技术发展的趋势、核心技术优势以及主要竞争对手的情况；而市场价值，更聚焦于技术成熟度、可实施性，还有最重要的——市场需求。一个项目，本身要有科学价值才能被"叫好"，有技术和市场价值，才能够被"叫座"，只有"叫好又叫座"的项目，才有完成规模化的成果转化。因此，我们会看到一个非常让人痛心的事实——全球只有约 5% 的罕见病有治疗药物，超过 90% 的罕见病依旧缺乏有效的临床解决方案。这个原因一方面是由于罕见病多受遗传因素影响，很难干预；另一方面是因为罕见病相关的科技成果因为受众太少，如果没有政策上的扶持，很难走上产业化的道路。

科技成果转化的基本流程见图 12-6。科技成果首先要经由知识产权服务机构或技术转移机构申请保护知识产权，经过成果筛选和技术推介，接洽意向企业，通过与产业方的沟通和谈判，确定转化方式，签订合同，获取收益。科技成果的转化是一个多环节、多团队合作的工作，其中人才、平台和资金三个要素贯穿了整个转化过程的始终。在成果转化的不同阶段，三种要素的责任主体不同（图 12-7）。在实际操作中，科技成果熟化的过程需要的人才、平台和资金都是相对缺乏的，大部分科技成果都止步在这里。随着科技的进步，产业发展已经从原来的由资源驱动、资金驱动为主逐渐转变为创新驱动为主，技术本身已经变成了一种商品，可以完成开发、转让、咨询、服务等交易活动。而完成这些相关活动的市场即为技术服务市场，它主要是通过技术转移促进成果转化的，其具体方式可大致分为三类，包括技术服务（技术咨询、检验检测、技术加工、技术改造、新产品研发等）、成果转让（知识产权交易）和技术作价（科技项目公司化）。在技术市场中，以促进成果转化为目的，为促成他人技术交易而从事居间（为交易双方提供信息及条件，撮合双方交易成功的一种商业行为）、代理（以委托人的名义与第三方进行交易，并由委托人直接承担相应法律责任的一种商业行为）或行纪（以自己的名义与第三方进行交易，并承担相应法律责任的一种商业行为）等业务活动，并取得合理佣金的公民、法人和其他经济组织统称为技术经纪人。因为大部分科技成果的转化并不是以科研团队创业的形式实现的，所以以技术经纪人为代表的技术转移服务团队，在创新链到技术链再到产业链的长跑中，起到了非

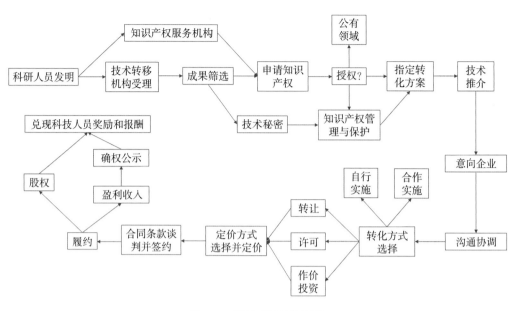

图 12-6　科技成果转化流程

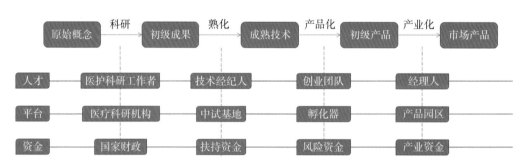

图 12-7　医学科技成果转化不同阶段的人才、平台和资本来源

常重要的传递接力棒的作用。然而，我国的技术市场和技术服务体系仍在不断完善中，仍存在人才的匮乏、科技成果评估机制的不健全、交易节点模糊、诚信问题显著、政策支持力度不够、法律体系不健全、盈利模式尚在探索的问题。相信随着技术服务市场的不断成熟，必将给医学科技成果转化带来常规化的助益。成果一旦进入技术转移阶段，原创人的一只脚就基本上踏进了商务领域。在商务领域谈合作诚信，就和在婚姻里谈爱情保真一样，可以提倡、采纳，但是不能全信。商务的基本逻辑是利益推动决策，而对于利益的评估是在相关方的主观权衡下因时因地不断变化的。因此，我们不仅需要寻求专业的技术经纪人帮助，还需要掌握一些商务和法律上的知识。对于签署的合同，更是需要亲自把关，慎之又慎，逐字逐句推敲，因为成果转化合同是保障发明人权益最重要的一部分。通常创新成果的学术价值、产品价值、商业价值都需要在合同条款中得以体现，技术条款、知识产权条款和商务条款都需要做出详细的、没

有歧义的约定。在技术条款中，要规定技术完成的内容和指标、明确描述指标完成后的成果交付方式和时限等，需要明确指标的考核方式，以便顺利验收。知识产权条款方面，背景知识产权[①]、新增知识产权需要明确归属，新增知识产权实施方式、利益分配方式、转化后的成果分配需在条款中明确约定。商务条款主要对付款方式和金额、违约赔偿等进行详细约定，特别是产业化收益的计算，与销售额挂钩，尽可能把保底和预期收益同时考虑在内。

科技成果转化的方式主要有转让、许可和技术作价投资三种形式。转让和许可的方式都是让对方有相应成果的使用权，区别在于知识产权的归属权不同。转让和许可都是通过付款实现的，具体的付款形式可以一次性付清、周期性付款或里程碑付款。里程碑付款是指围绕合作项目的主要里程碑事项进行设计。例如在药物研发领域，筛选出符合约定标准的化合物或者候选化合物、获得临床试验批件、完成首例患者入组或完成某期临床试验，这些都可以作为里程碑事件。里程碑式付款，可以减轻成果接收方初期的经济压力，并使得成果交付方和接收方在成果转化方面的利益达成一致，更有利于成果转化。技术作价投资又可分为技术入股不参与经营、技术入股参与经营和离岗创业三种。技术入股不参与经营的好处是适合吸引更多的合作方，从而获得多重收益；技术入股参与经营的好处是可以把控技术方向，促进产品尽快落地；而离岗创业是更彻底地参与经营，是需要冒很大的机会风险的，并不是一拍脑袋就能做出的决定。参与度由低到高的转化方式排序依次为一次性付款、里程碑付款、技术入股不参与运营、技术入股参与运营和离职创业。科技成果转化的方式对于后续成果的落地转化、创新者的利益得失起到决定性的作用，是整个成果转化过程中的关键决策点。中国医学创新联盟执行秘书长张宁曾提出了基于"四维度＋两变量"的成果转化方式的参考依据。如表 12-7 所示，四维度是指市场、技术、团队构成和个人转化经验；两变量是指个人意愿和医院政策。每个维度和变量分为三个等级，等级越高，越适合参与度高的转化方式。

表 12-7　科技成果转化方式选择的参考因素

考量因素			等级一	等级二	等级三
四维度	市场	市场价值	千万以下	千万以上	亿级以上
		竞争情况	（30 家以上）	同类企业较少（10～30 家）	同类企业极少（10 家以下）

---

① 背景知识产权是指在技术开发合同生效日之前由合同一方产生或持有的，或者一方在技术开发合同有效期内产生或持有但是超出合同范围或与合同无关的知识产权，包括专利、著作权、未公开的技术报告和数据等，有时也被称为背景成果、背景发明或背景专利。

续表

考量因素		等级一	等级二	等级三
技术	项目创新性	现有产品的模仿及优化	国内首创	国际首创
	技术壁垒	技术壁垒低，非常容易模仿	技术壁垒较高，有一定专利保护	技术壁垒极高，专利保护体系严密
	项目延展性	项目针对单一问题应用领域较单一	可拓展应用到相关领域	底层技术平台，具有很好的延展性
团队构成	团队组成	只有医护人员	医护人员＋科研/工程团队	临床、科研/工程、产品、运营人才配置合理
两变量	个人转化经验　转化经验	1例以下	2～3例	3例以上
	个人意愿　个人意愿及特点	创新作为爱好，顺其自然	愿意参与创新	创新作为追求和事业
	医院政策　医院转化政策	尚未走通流程	流程基本走通、转化部分具有一定经验	熟悉成果转化，转化部门水平极高

科技人创业需要孵化企业。企业孵化路径有三种层次需求，包括基本条件提供（场地、工商税务、普惠政策等）、专业咨询服务（财务、人力、信息化、专项政策、金融等）和资源配置服务（商业策划、创新能力提升、市场运作、资本引进等）。而贯穿企业生命周期始终的，是资金的不断注入。除了内部资金以外，大部分用于创业的资金来源于外部融资。资金的来源和技术成熟度相关，在项目的种子期，以天使投资和风险投资为主。天使投资是指个人出资协助具有专门技术或独特概念而缺少资金的创业家进行创业，其技术成熟度等级对应报告级（第一级）到仿真级（第四级）；风险投资又称"创业投资"，是指由职业金融家投入新兴的、迅速发展的、有巨大竞争力的企业中的一种权益资本，是以高科技与知识为基础，生产与经营技术密集的创新产品或服务的投资。其对应的技术成熟度为初样级（第五级）到盈亏级（十一级）；项目起步后，资金来源以产业投资为主，包括私募股权投资和商业银行贷款。私募股权投资是指通过私募基金对非上市公司的权益性投资，其目标投资项目技术成熟度在利润级以上（十二级和十三级）。在项目成熟期，已经具备了一定产业规模，在寻求产业增容或新产品研发时，更多依赖于从资本市场融资，包括上市、配股、增股等。这些知识是每一位手握高价值成果、有创业意图的科技工作者必须提前了解的内容。感兴趣的读者可以继续深入研究。

医学创新成果转化与其他行业相比，有一些值得注意的不同之处。首先，无论何种创新成果，它之所以能够走入市场，一定是其满足了用户的某种需求。对于卫健行业来说，最根本的需求毫无疑问是对个体健康的促进；而最根本的用户，就是众多可能患病或正在患病的自然个体。在其他行业中，产品的消费者和支付方通常是同一个主体；而在基本医疗保险广泛覆盖的医疗行业中，消费者和支付方在大多数情况下并不相同。这导致了医疗服务的供给模型要同时考虑消费者（患者）和支付方（医疗保险）的双边需求。因此，并不是对健康有益的产品就一定能在市场中生存下来。支付方（政府或商业保险机构）根据自然人群的医疗需求制定支付政策，支付政策会下传至整个卫健体系，进而影响医疗供给的策略。这个过程反映在不同医疗参与者身上，会产生不同的需求，包括患者对于健康的需求、医生对于职业获得的需求、管理者对于政策完成度的政绩需求，以及最重要的——支付方的控费需求。当然，支付方的控费并不是盲目地压缩医疗经济投入。其根本目的，是追求更高的卫生经济效益（这点我们会在合理医疗的相关章节做详细介绍）。我们可以把健康需求看作是医疗行业的根本需求；而卫生经济需求是为根本需求服务的主要需求；从主要需求出发，又出现了来自不同医疗利益相关者的各类衍生需求。在医疗创新成果转化的市场分析中，由于我们需要和不同的医疗利益相关者打交道，因此分析衍生需求，明确产品的目标受众是谁，是以什么样的形式，满足了什么样的医疗相关衍生需求，这对医疗创新成果，尤其是医疗数字相关成果的转化非常重要。但从医疗产品的核心价值来看，相关成果一定要满足卫生经济需求，这是产品最终能否得到支付方认可的关键。而满足了卫生经济这个主要需求，也一定也会满足健康这个根本需求，因为前者是建立在后者基础之上的。因此，从事医疗创新成果转化的相关人员，一定要时刻保持对医疗相关政策的高度敏感性，要把卫生经济需求当作促进医疗技术与模式创新的最主要动力，以及相关成果未来市场价值的最主要判断依据。其次，医疗行业是一个绕不开线下模式的传统行业。当下兴起的互联网思维在医疗领域中，只能借鉴，不能照搬。医疗数字产品在探索线上模式的同时，一定要做好线下资源的衔接，并做好从产品向服务转化的准备。再者，医疗行业有很强的地域性，不同地区乃至个人的医疗行为习惯均有差异。尽管我们提倡个性化、智能化的数字产品研发，但以权威为依托，寻找医疗的通用模式，拓宽受众群体，减少后续的运维成本，这是医疗数字化产品比较安全的开发策略。最后，医疗从某种意义上来说是一个逆人性的行业。求医问药本身就是一个极不愉快的过程。无论医疗服务有多么优质，我们只能减轻医疗过程中的痛苦，而并非将其消除。人们对于自身健康的态度很复杂，很难用一两句话描述。根据笔者的观察，尽管很多人不愿承认，但在现实生活各方面的压力下，在人类面对疾病终将无力的结局下，大部分人对自身健康的态度都会最终归于"佛系"。主动的"佛系"叫"摆烂"；被动的"佛系"叫"躺平"。当没有疾病问题时，我们会认为世界上有无穷多棘手的问题等着我们去解决，而健康并不是我们当下的问题，所以摆烂；当我们出现健康问题以后，特别是出现了无法逆转的健康问题以后，我们会认为反正生病了，还不如轻松快乐地生病，故而躺平。因此，对于患者而言，逃避问题，讳疾忌医、好玩伤身、好吃懒做、疏于运动、违背医嘱等等，这都是人性；而对于很大一部分医生来说，依赖直觉决策，不愿接收新事物，不愿学习新知识，不愿掌握新技能，不愿增加劳动负担等等，这也都是人性。医疗数字化成果在进入市场后，普遍要接受人性的考验。特别是涉及长期健康和慢病管理，或需要用户（包括医生和患者）主动收集上报数据的产品，在用户依从度方面，有非常大的风险会最终输给人性。这也提示我们，医疗数字化创新成果的研发，一定要照顾到人性，做人性化的产品，重视奖励和回馈机制，促进个体参与主动健康（proactive health）的积极性和自律性。当然，这是一个非常具有挑战性的课题。

12.5　医学转化案例之 CRISPR-Cas9 基因编辑技术

悉数近年来生物医学界的明星技术，最耀眼的当属被 *Science* 杂志评选为 2015年十大科技进展之首的 CRISPR-Cas9 基因编辑技术。尽管 CRISPR-Cas9 基因编辑技术与数据科学关系并不大，但由于其在生物医学界巨大的影响力，以及其极具戏剧性的发明、发展和转化过程，非常适合当作医学转化的经典案例来讲解。CRISPR 的全称是 clustered regularly interspaced short palindromic repeats，可以翻译成常间隔回文重复序列簇。它的起源可追溯到 1987 年，一篇来自日本大阪的微生物基因组学文章报告发现微生物基因组里存在一些意义不明的回文重复序列[①]。直到 2000 年，这种序列才被再次关注，并且被定义为 short regularly spaced repeats（SRSR），但人们仍然不知道它的具体功能。2002 年，科学家发现这些重复序列总是和一些特定的基因分布在一起，就把这些基因命名为 CRISPR-associated genes（Cas），但其功能仍然未明。直到 2005 年人们才发现，那些重复的回文序列并不是重点，重点是它们之间的那些间隔序列都是噬菌体的基因组序列。那么这些噬菌体基因组序列的存在有什么生物学意义呢？2007 年科学家发现，这是细菌对抗噬菌体的一种免疫机制，相当于把入侵过的噬菌体的基因序列"存盘"下来，下次就可以利用这些序列来识别和消灭外来噬菌体的 DNA。至于如何消灭外源 DNA，当时仍然不清楚。直到 2012 年，奥地利维也纳大学教授 Emmanuelle Charpentier（埃玛纽埃尔·卡彭蒂耶）与美国加州大学伯克利分校教授 Jennifer A. Doudna（詹妮弗·杜德娜）在 *Science* 杂志上发表了关于利

---

① Ishino Y, Shinagawa H, Makino K, et al. Nucleotide sequence of the iap gene, responsible for alkaline phosphatase isozyme conversion in *Escherichia coli*, and identification of the gene product[J]. J Bacteriol, 1987, 169(12):5429-5433.

用 CRISPR-Cas 系统在体外对 DNA 进行精确切割的研究论文，发现了在 CRISPR 序列中一个非常重要的酶——Cas9。Cas9 有一个堪称神奇的功能，它会携带 CRISPR 序列转录出来的引导 RNA（guide RNA，gRNA）当作探针，去配对目标 DNA，如果序列吻合，就会发挥内切酶活性果断把对方在特定位置剪切掉。这一机制轰动了整个分子生物界，大家立刻意识到，只要提供各种特异性的 gRNA，就能让 Cas9 想切哪里就切哪里，想编辑哪里就编辑哪里，甚至可以把 Cas9 改造成转录因子，那么想激活哪个基因就激活哪个基因，想沉默哪个基因就沉默哪个基因，而且还可以在活细胞里做，简直就是基因编辑的神笔马良。也因为这个发现，卡彭蒂耶和杜德娜两位女科学家在 2020 年获得了诺贝尔化学奖。2013 年，来自哈佛和麻省理工学院博德研究所的华裔科学家张锋团队在 Science 上发表了论文，首次在体外利用 CRISPR-Cas9 基因编辑技术对小鼠和人类细胞的特定基因完成了精确的切割，意味着将该技术改进并应用于哺乳动物和人类细胞。随后，张锋连同杜德娜等人合伙创建基因编辑公司——Editas Medicine。但没过多久，杜德娜单飞出去创办了 Intellia Therapeutics，双方就 CRISPR-Cas9 的专利权归属出现了分歧。虽然杜德娜和卡彭蒂耶发表论文时间与申请专利的时间比张锋更早，但张锋团队借助一系列司法解释把 CRISPR 的专利拆成了几十份，又购买专利审核的"快速通道"，使其专利比杜德娜的更早获得通过。张锋团队依据美国时任总统奥巴马的相关新政策，提出专利的有效性要基于"谁先完成研究"而非"谁先申请专利"，并且通过自己过去两年的详细实验记录证明了自己早在杜德娜的论文发表之前就已经完成了相关工作。2016 年，卡彭蒂耶和杜德娜所在的 CVC 团队（CVC 代表加利福尼亚大学 /University of California、维也纳大学 /University of Vienna 和 Emmanuelle Charpentier）提起上诉。美国专利审判和上诉委员会对该案进行了首次裁定，认为用于真核细胞的 CRISPR 专利和基因编辑的其他用途是独立的发明，为张锋团队的专利。CVC 不满该裁决并上诉至联邦法院，后联邦法院驳回了其上诉。2020 年这个纷争被重新审视。美国专利商标局在听取了辩论并审查了实验室笔记中的数据后，做出了更加明确的裁决：张锋团队在真核细胞中使用 CRISPR 技术具有专利优先权。2022 年 2 月美国专利审判和上诉委员会做出最新判决，CVC 团队未能提供令人信服的证据证明他们是第一个在动物细胞中使用基因编辑技术的人，"因此，我们确定 CVC 的诉求不具有专利性。"不过，这一裁决并不代表双方的专利战就此全盘尘埃落定，但它结束了 CVC 团队对博德研究所团队在美国的专利干涉，也同时意味着，多家曾从 CVC 团队获得了 CRISPR-Cas9 许可证的生物技术公司需要再次从博德研究所获得技术许可，其中包括 CVC 团队自己的公司 Intellia Therapeutics。然而随着技术的普及，CRISPR-Cas9 这一基因编辑技术的影响力已经遍布全球。技术在迭代，在原始 CRISPR-Cas9 技术基础上的新专利层出不穷。据智慧芽专利数据系统统计，目前全球在基因编辑技术 CRISPR-Cas9 领域的相关专利早已超万件。与此同时，CRISPR-Cas9 技术也推动了整个基因编辑产业的快速发展。根据研究机构 Precedence Research 的测算，2022 年全球 CRISPR/Cas 基因市场规模为 25.5 亿美元，预计到 2030 年将达到约 89.6 亿美元，年复合增长率为 17.03%。

从 CRISPR-Cas9 基因编辑技术的转化过程我们至少可以得出以下几点启示：①很多重要的科技成果都起源于一些看似无用的发现。知识的作用不一定在当下，我们不能轻视基础科研的作用，被拓宽的知识边界在未来一定会以某种形式回馈人类。从长远来看，论文源于科研，归于转化。任何论文的归处都不是单纯的理论，而是最终转化为生产力。②影响深远的科技创新结果一定基于前期大量的探索工作，没有这些铺垫，很难形成产业化的转化规模。③对知识产权的保护在科技成果转化中尤为重要，国际大型企业对新技术领域的专利布局极为重视。在新兴科技领域，要时刻保持对技术的跟踪，在专利布局上具备极其敏锐的嗅觉和极快的执行速度。其中很多非技术性的问题，包括对政策、法律等的理解与运用，也是需要科技创新团队基本了解并及时向相关专业人士寻求帮助的。只有这样，才能让成果成为核心竞争力，并更好更快地转化。④科技成果的专利化、产品化，以至于产业化都不是科技成果创新终点。创新者需要秉持不断迭代技术创新的理念，拥有开放的心态，为人类谋求福利的情怀和信念，才能在科技和市场的激烈竞争中保持持久的优势。

第 13 章

智慧健康医疗与数据科学

13.1 智慧健康医疗概述

在数据智能大发展的背景下，很多与"云大物移智链边"（云计算、大数据、物联网、移动互联网、人工智能、区块链、边缘计算）等前沿科技相结合的传统业务都被冠以"智慧"之名，例如智慧交通、智慧农业、智慧城市、智慧教育等。2008 年 11 月，IBM 提出"智慧地球"概念，指把新一代的信息技术、互联网技术充分运用到各行各业。智慧地球分成三个要素，简称为"3I"，包括物联化（instrumentation）、互联化（interconnectedness）、智能化（intelligence）。通俗地理解，物联网解决的是真实世界孪生数据产生的数字化问题；互联化解决的是数据传输和集成的网络化问题；智能化解决的是数据利用和辅助决策的智能化问题。物联、互联、智能这个逻辑非常重要，几乎所有的智慧化建设都是按照这个思路走的。在人、机、物三元融合的大背景下，以"万物均需互联、一切皆可编程"为目标，数字化、网络化和智能化呈融合发展的新态势。

智慧健康医疗作为智慧化建设的一个重点领域，在大健康时代是医学和卫生管理研究的持续热点。在"将健康融入所有政策"的核心理念下，国家陆续出台了多项政策，支持智慧理念向健康医疗各领域延伸。其中，健康促进、健康养老、健康科技、心理健康、公共卫生、健康城市、母婴安全、重大慢病和健康儿童是"健康中国"智慧健康医疗的 9 大重点领域。然而，什么是智慧健康医疗？它的理念、方法和技术都包括什么？关于这个问题，目前仍没有统一的答案。和大健康一样，智慧健康医疗是一个全局概念，它泛指一切通过现代数智科技赋能，优化大健康生态体系的理念和相关做法。智慧健康医疗大体包括三方面内容，清华长庚医院将其概括为"三精理念"，包括精准医疗、精益管理、精诚服务。精准医疗我们在相关章节（第 10 章）中已经讲过，这里不再赘述。精益管理，是借助数据赋能，通过流程优化、资源调配、成本控制、数据核心指标驱动等方法来提高医疗服务的效率和效益。精诚服务指的是通过信息技术手段，优化患者服务流程，针对就医全过程提供跟进式服务，以患者体验为抓手，创造舒适、温馨、让患者满意的人文医疗服务。

智慧健康医疗的理念落在医院上，就是智慧医院建设。智慧医院建设包含三方面内容，分别为面向医护的智慧医疗，面向行政的智慧管理和面向患者的智慧服务。智慧医疗目前仍没有官方评价标准，但由于其主要目的是通过医院信息化提升以电子病历系统为代表的医疗业务系统效率，智慧医疗的建设情况很大程度反映在医院的信息化水平。因此，医院信息互联互通标准化成熟度和电子病历系统功能应用水平分级这两大医院信息化评级，目前可以作为医院智慧医疗建设水平的标尺。

健康医疗信息互通互联标准化成熟度分为区域和医院两级。国家卫生健康委统计信息中心在 2020 年 8 月 7 日印发了《区域全民健康信息互联互通标准化成熟度测评方案（2020 年版）》和《医院信息互联互通标准化成熟度测评方案（2020 年版）》，2021 年起正式施行。信息互联互通测评的应用效果评价分为 7 个等级，由低到高依次为一级、二级、三级、四级乙等、四级甲等、五级乙等、五级甲等，每个等级的要求由低到高逐级覆盖累加。其中，区域全民健康信息互通互联的分级具体含义见表 13-1；医院信息互通互联的分级标准见表 13-2。

表 13-1　区域全民健康信息互通互联分级

级别	标准
一级	区域范围内部署单机版电子健康档案信息管理系统；电子健康档案数据标准符合国家和当地医改要求
二级	区域范围内部署网络版电子健康档案信息管理系统；系统实现与公共卫生主要业务系统的数据整合
三级	区域范围内建立主要业务生产系统，初步建成区域全民健康信息平台，运行一年以上并通过初验，且平台运行性能和架构符合标准规定；平台建成电子健康档案数据资源库，电子健康档案数据基本完整；平台实现符合标准要求的注册服务、健康档案整合服务、健康档案调阅服务；平台支持通过共享文档交换数据；平台实现所辖区域内部分医疗卫生机构的联通，并支持基于平台的数据整合；平台初步健康数据质量控制措施；平台上的应用功能数量不少于 17 个
四级乙等	区域范围内建立覆盖全面的业务生产系统，且建成较为完善的区域全民健康信息平台；平台实现符合标准要求的健康档案存储服务，且利用部分标准共享文档进行数据归档和业务协同；平台实现所辖区域内部分医疗卫生机构的连通，动态采集连通机构业务数据，支持区域内数据共享和业务协同；平台建立数据质量控制措施，初步建成使用质量分析系统；平台实现 3 个行业外机构的联通；平台上的应用功能数量不少于 25 个
四级甲等	区域全民健康信息平台实现健康档案管理服务，且利用全部标准共享文档进行数据归档和业务协同；平台有效实施动态的数据质量监控管理，平台数据逻辑性、及时性、完整性、稳定性和准确性较好；平台实现所辖区域内大部分医疗卫生机构的联通；平台实现 4 个行业外机构的连通；平台上的应用功能数量不少于 34 个

级别	标准
五级乙等	区域范围内建立覆盖全面的业务生态系统，建成标准化的区域全民健康信息平台；平台已实现符合标准要求的区域医疗卫生业务协同服务和术语字典注册服务，实现区域内术语和字典的统一；平台实现所辖区域内绝大部分医疗卫生机构的连通；平台实现医疗卫生数据实时采集，数据准确可用，健康数据资源目录；基于平台的业务应用较为丰富，平台开始具有新技术应用；平台实现与上级平台连通，实现 5 个行业外机构的连通；平台上的应用功能数量不少于 45 个
五级甲等	平台实现所辖区域内全部医疗卫生机构的连通；平台准确覆盖、整合全区域全民健康数据，实现切实有效的协同助医、智能监管、决策分析、惠民利民服务；基于平台的业务应用全面，平台上的新技术应用较为丰富；平台实现 6 个行业外机构的连通；平台上的应用功能数量不少于 60 个

表 13-2　医院信息互通互联标准化成熟度测评的分级

级别	标准
一级	部署医院信息管理系统，住院部分电子病历数据符合国家标准
二级	部署医院信息管理系统，门（急）诊部分电子病历数据符合国家标准
三级	实现电子病历数据整合；建成独立的电子病历共享文档库，住院部分电子病历共享文档符合国家标准；实现符合标准要求的文档注册、查询服务；公众服务应用功能数量不少于 3 个；连通的外部机构数量不少于 3 个
四级乙等	门（急）诊部分电子病历共享文档符合国家标准；实现符合标准要求的个人、医疗卫生人员、医疗卫生机构注册、查询服务；在医院信息整合的基础上，实现公众服务应用功能数量不少于 11 个，医疗服务应用功能数量不少于 5 个、卫生管理应用功能数量不少于 10 个；连通的业务系统数量不少于 15 个；连通的外部机构数量不少于 3 个
四级甲等	建成较完善的基于电子病历的医院信息平台；建成基于平台的独立临床信息数据库；基于平台实现符合标准要求的交互服务，增加对就医、医嘱、申请单和部分状态信息交互服务的支持；基于医院信息平台，实现公众服务应用功能数量不少于 17 个、医疗服务应用功能数量不少于 14 个、卫生管理应用功能数量不少于 17 个；提供互联网诊疗服务，开展临床知识库建设，在卫生管理方面提供较为丰富的辅助决策支持；连通的业务系统数量不少于 31 个；连通的外部机构数量不少于 5 个
五级乙等	法定医学报告及健康体检部分共享文档符合国家标准；增加对预约、术语、状态信息交互服务的支持；平台实现院内术语和字典的统一，实现与上级平台基于共享文档形式的交互；实现公众服务应用功能数量不少于 27 个、医疗服务应用功能数量不少于 30 个；提供较为完善的互联网诊疗服务，初步实现基于平台的临床决策支持、闭环管理、大数据应用；平台初步实现与上级信息平台的互通互联；连通的外部机构数量不少于 7 个
五级甲等	通过医院信息平台能够与上级平台进行丰富的交互，实现医院与上级术语和字典的统一；基于平台提供较为完善的临床决策支持、闭环管理，实现丰富的人工智能和大数据应用。平台实现丰富的跨机构的业务协同和互联互通应用；连通的外部机构数量不少于 9 个

《电子病历系统应用水平分级评价管理办法（试行）》由国家卫生健康委办公厅于 2018 年 12 月 3 日制定印发实施。电子病历系统应用水平划分为 9 个等级。每一等级的标准包括电子病历各个局部系统的要求和对医疗机构整体电子病历系统的要求，具体见表 13-3。

表 13-3　电子病历系统应用水平分级评价

级别	标准
0 级	未形成电子病历系统。局部要求：无。医疗过程中的信息由手工处理，未使用计算机系统。整体要求：全院范围内使用计算机系统进行信息处理的业务少于 3 个
1 级	独立医疗信息系统建立。局部要求：使用计算机系统处理医疗业务数据，所使用的软件系统可以是通用或专用软件，可以是单机版独立运行的系统。整体要求：住院医嘱、检查、住院药品的信息处理使用计算机系统，并能够通过移动存储设备、复制文件等方式将数据导出供后续应用处理
2 级	医疗信息部门内部交换。局部要求：在医疗业务部门建立了内部共享的信息处理系统，业务信息可以通过网络在部门内部共享并进行处理。整体要求：住院、检查、检验、住院药品等至少 3 个部门的医疗信息能够通过联网的计算机完成本级局部要求的信息处理功能，但各部门之间未形成数据交换系统，或者部门间数据交换需要手工操作。部门内有统一的医疗数据字典
3 级	部门间数据交换。局部要求：医疗业务部门间可通过网络传送数据，并采用任何方式（如界面集成、调用信息系统数据等）获得部门外数字化数据信息。本部门系统的数据可供其他部门共享。信息系统具有依据基础字典内容进行核对检查功能。整体要求：实现医嘱、检查、检验、住院药品、门诊药品、护理至少两类医疗信息跨部门的数据共享。有跨部门统一的医疗数据字典
4 级	全院信息共享，初级医疗决策支持。局部要求：通过数据接口方式实现所有系统（如 HIS、LIS 等）的数据交换。住院系统具备提供至少 1 项基于基础字典与系统数据关联的检查功能。整体要求：实现患者就医流程信息（包括用药、检查、检验、护理、治疗、手术等处理）的信息在全院范围内安全共享。实现药品配伍、相互作用自动审核，合理用药监测等功能
5 级	统一数据管理，中级医疗决策支持。局部要求：各部门能够利用全院统一的集成信息和知识库，提供临床诊疗规范、合理用药、临床路径等统一的知识库，为本部门提供集成展示、决策支持的功能。整体要求：全院各系统数据能够按统一的医疗数据管理机制进行信息集成，并提供跨部门集成展示工具。具有完备的数据采集智能化工具，支持病历、报告等的结构化、智能化书写。基于集成的患者信息，利用知识库实现决策支持服务，并能够为医疗管理和临床科研工作提供数据挖掘功能
6 级	全流程医疗数据闭环管理，高级医疗决策支持。局部要求：各个医疗业务项目均具备过程数据采集、记录与共享功能。能够展现全流程状态。能够依据知识库对本环节提供实时数据核查、提示与管控功能。整体要求：检查、检验、治疗、手术、输血、护理等实现全流程数据跟踪与闭环管理，并依据知识库实现全流程实时数据核查与管控。形成全院级多维度医疗知识库体系（包括症状、体征、检查、检验、诊断、治疗、药物合理使用等相关联的医疗各阶段知识内容），能够提供高级别医疗决策支持

续表

级别	标准
7 级	医疗安全质量管控，区域医疗信息共享。局部要求：全面利用医疗信息进行本部门医疗安全与质量管控。能够共享本医疗机构外的患者医疗信息，进行诊疗联动。整体要求：医疗质量与效率监控数据来自日常医疗信息系统，重点包括：院感、不良事件、手术等方面安全质量指标，医疗日常运行效率指标，并具有及时的报警、通知、通报体系，能够提供智能化感知与分析工具。能够将患者病情、检查检验、治疗等信息与外部医疗机构进行双向交换。患者识别、信息安全等问题在信息交换中已解决。能够利用院内外医疗信息进行联动诊疗活动。患者可通过互联网查询自己的检查、检验结果，获得用药说明等信息
8 级	健康信息整合，医疗安全质量持续提升。局部要求：整合跨机构的医疗、健康记录、体征检测、随访信息用于本部门医疗活动。掌握区域内与本部门相关的医疗质量信息，并用于本部门医疗安全与质量的持续改进。整体要求：全面整合医疗、公共卫生、健康监测等信息，完成整合型医疗服务。对比应用区域医疗质量指标，持续监测与管理本医疗机构的医疗安全与质量水平，不断进行改进

和智慧医疗不同，医院智慧管理和服务均有具体的评估标准。医院智慧管理，是在原有医院管理理念和实践的基础上，引用现代经济学和管理学的理论方法，辅以现代信息技术、大数据技术、互联网技术、人工智能技术等，将现代医院管理的理论和方法，以及管理人员的经验和智慧，融入医院管理系统中，从而构建新一代医院管理体系。医院智慧管理并不是一套新的管理方式，而是在原有医院管理理念和做法的基础上，通过技术赋能使其更加完善，以数据为新视角和新抓手，从价值及目标确定，到政策理论方法，到管理规范制度，到信息系统支持，再到效能评价改进，更好地完成 PDCA（plan，do，check，act）的完整闭环。2021 年 3 月，国家卫生健康委印发了《医院智慧管理分级评估标准体系（试行）》，对医疗护理、人力资源、财务资产、设备设施、药品耗材、运营管理、运行保障、教学科研、办公、基础与安全管理制定了详细的评价标准。医院智慧管理等级分 5 个级别，具体见表 13-4。其中，1 级和 2 级指基础管理阶段精细化，这个阶段的主要任务是确定基础数据、基础资料、基本业务流程，实现部门级的精益化管理。3 级和 4 级指流程管理阶段一体化，这个阶段以各系统互通互联作为主要考评指标，打通资源支撑系统和人财物管部门之间的业务流程链条，实现业务流程一体化，进一步实现临床与运营支撑部门的一体化。5 级指战略管理阶段智能化，从流程驱动到数据驱动，以全面预算管理与全面绩效管理为抓手，利用决策分析系统，采用人工智能、物联网、智能设备等技术为医院管理者提供更好的数据服务和智能决策。

表 13-4 医院智慧管理分级标准

级别	标准
0 级	无医院管理信息系统：手工处理医院管理过程中的各种信息，未使用信息系统

级别	标准
1 级	医院开始运用信息化手段开展医院管理，使用信息系统处理医院管理的有关数据，所使用的软件为通用或专用软件，但不具备数据交换共享功能
2 级	医疗信息部门内部交换。局部要求：在医疗业务部门建立了内部共享的信息处理系统，业务信息可以通过网络在部门内部共享并进行处理。整体要求：住院、检查、检验、住院药品等至少 3 个部门的医疗信息能够通过联网的计算机完成本级局部要求的信息处理功能，但各部门之间未形成数据交换系统，或者部门间数据交换需要手工操作。部门内有统一的医疗数据字典
3 级	依托医院管理信息系统实现初级业务联动。管理部门之间可以通过网络传送数据，并采用任意方式（如界面集成、调用信息系统数据等）获得本部门之外所需的数据。本部门信息系统的数据可供其他部门共享使用，信息系统能够依据基础字典库进行数据交换
4 级	依托医院管理信息系统实现中级业务联动。通过数据接口方式实现医院管理、医疗、护理、患者服务等主要管理系统（如会计、收费、医嘱等系统）数据交换。管理流程中，信息系统实现至少 1 项业务数据的核对与关联检查功能
5 级	初步建立医院智慧管理信息系统，实现高级业务联动与管理决策支持功能。各管理部门能够利用院内的医疗、护理、患者服务、运营管理等系统，完成业务处理、数据核对、流程管理等医院精细化管理工作。建立医院智慧管理数据库，具备管理指标自动生成、管理信息集成展示、管理工作自动提示等管理决策支持功能

医院智慧服务方面，《医院智慧服务分级评估标准体系（试行）》由国家卫健委在 2019 年 3 月发布，并逐步开始对全国医院相关建设情况进行考评。智慧服务分级评估体系对诊前服务（包括诊疗预约、急救衔接、转诊服务）、诊中服务（信息推送、标识与导航、患者便利保障服务）、诊后服务（患者反馈、患者管理、药品调剂与配送、家庭服务和基层医师指导）、全程服务（费用支付、智能导医、健康宣教、远程医疗）和基础与安全（安全管理、服务监督），从 5 方面 17 个细项进行评估。其不同级别的具体含义见表 13-5。

在智慧医疗大发展的背景下，以上评级是非常重要的。它们在全国医疗圈内起到了智慧医疗建设指挥棒的作用，为医院以评促改，以评促建，以评促用提供了建设抓手，节省了许多医院自行建设的试错成本。争取信息化与智慧化建设达到更高等级，是目前各省市头部医院除了提高医疗业务水平、提高学科建设能力以外的第三大要务，值得每一位医疗从业者认真学习。另外，都说金碑银碑，不如百姓的口碑。患者体验是智慧医疗发展的根本性指标。根据我国卫生行业标准《患者体验调查与评价术语》的定义，患者体验（patient experience，PE）是患者就医期间与提供服务的医疗机构之间理性与感性的全方位、全过程的互动经历和感受，以及患者对自身状况、功能状态、症状变化、用药感受和健康相关生命质量等方面的自主感知和判断。目前，国家卫生健康委已将患者满意度评价、改善就医体验纳入公立医院绩效考核和医院等级评审的评价指标中。如何利用数字健康技术，以患者为中心，提升患者体验，仍是目前智慧医疗需要解决的重点问题。

表 13-5　医院智慧服务分级标准

级别	标准
0 级	医院没有或极少应用信息化手段为患者提供服务。医院未建立患者服务信息系统；或者在挂号、收费、检查、检验、入出院、药事服务等环节中，面向患者提供信息化服务少于 3 个。患者能够通过信息化手段获取的医疗服务信息较少
1 级	医院应用信息化手段为门急诊或住院患者提供部分服务。医院建立服务患者的信息系统，应用信息化手段对医疗服务流程进行部分优化，在挂号、收费、检查、检验、入出院、药事服务等环节中，至少有 3 个的环节能够面向患者提供信息化服务，患者就医体验有所提升
2 级	医院内部的智慧服务初步建立。医院应用信息系统进一步优化医疗服务流程，能够为患者提供智慧导医分诊、分时段预约、检查检验集中预约和结果推送、在线支付、床旁结算、生活保障等智慧服务，患者能够便捷地获取医疗服务相关信息
3 级	联通医院内外的智慧服务初步建立。电子病历的部分信息通过互联网在医院内外进行实时共享，部分诊疗信息可以在院外进行处理，并与院内电子病历信息系统实时交互。初步建立院内院外、线上线下一体化的医疗服务流程
4 级	医院智慧服务基本建立。患者医疗信息在一定区域内实现互联互通，医院能够为患者提供全流程的个性化、智能化服务，患者就诊更加便利
5 级	基于医院的智慧医疗健康服务基本建立。患者在一定区域内的医院、基层医疗机构以及居家产生的医疗健康信息能够互联互通，医院能够联合其他医疗机构，为患者提供全生命周期、精准化的智慧医疗健康服务

信息的集成促进了线下业务资源的全面整合，这在医联体和医健体建设上表现突出。医联体全称为医疗联合体，是指将同一个区域内的医疗资源整合在一起，通常由一个区域内的三级医院与二级医院、社区医院、村医院组成一个医疗联合体。建设医联体的目的是促进区域医疗服务资源的广泛业务协同，促进优质医疗资源下沉、双向转诊，缓解群众的看病压力。在国家加快推进医联体建设，逐步实现医联体网格化布局管理的大背景下，我国的医联体建设近年来取得了长足进展。与此同时，从医疗到保健，智慧健联体也逐渐引起业内重视。健联体是在医联体的版图上拓展了健康管理和监测的模块，以健康促进为核心宗旨，以"防大病、管慢病、治急病"为主要服务内容，提供主动健康管理、授权健康服务、跨域医保诊疗和辅助卫生决策的全生命周期健康服务。健联体的建设离不开智慧化技术的支撑，没有数字化平台，就不可能完成卫生机构间人、财、物的协同。因此，发展智能可穿戴设备，完善健康监测及慢病管理体系的数字化和物联化；加快区域居民电子健康档案的信息化建设，完善健康信息的互联化；加快远程医疗体系，促进数据应用，完善健联网的智能化，是目前卫生

医疗领域发展的刚需。根据《智慧城市　技术参考模型》(GB/T 34678—2017),"智慧城市"技术参考模型包括五个层次要素和三个支撑体系。层次要素从底层到顶层包括物联感知层、网络通信层、计算与存储层、数据及服务融合层、智慧应用层,支撑体系包括建设管理体系、安全保障体系与运维管理体系。以上技术模型同样适用于智慧健康医疗的建设。在安全、管理、运维的共同保障下,推动物联、互联、智能的同步建设,是实现智慧健康医疗的根本途径。

13.2　智慧健康医疗衍射出的重要概念

近年来,在医疗健康领域与智慧健康医疗相关的概念层出不穷,经常提到的有"eHealth""tele-health""digital health""mHealth""digtial intervention""eHealth intervention""digital medicine""telemedicine""digital therapeutics"等。这些概念在应用时经常交叉混用,有些专业人士也很难将它们区分清楚。我们可以将生命健康周期分为 4 个阶段,包括在完全健康状态、疾病的病前(易感期)、病中期(发病前期)和病后期(发病期和转归期)。健康(health)的外延无疑是最广的,它指代整个生命周期的身体情况。任何与健康相关的概念都可以并入健康保健(health care)这一概念中来,例如 digital health,eHealth,mHealth 等。它们所对应的服务、面向的干预对象也是最广的,例如 digital intervention,eHealth intervention 等。健康期和易感期不存在明确的疾病状态,因此应划入健康保健的范围;易感期、病中期和病后期都与特定疾病产生了关联,需划入预防的范畴(prophlaxis)。三级预防是预防医学工作的基本原则与核心策略:第一级预防(primary prevention)又称病因预防,即在发病前期,针对致病因素(生物因素、心理因素、社会因素等)所采取的根本性预防(primordial prevention)。二级预防(secondary prevention)又称临床前期预防或"三早预防",即在疾病的临床前期做好早期发现、早期诊断、早期治疗的"三早"预防措施。三级预防(tertiary prevention)又称临床预防,是针对已明确诊断的患者,采取的适时、有效的处置,以防止病情恶化、促使功能恢复、预防并发症和伤残;对已丧失劳动能力者则通过康复医疗措施,尽量恢复或保留功能,使之能参加社会活动并延长寿命。二级预防和三级预防的对象已经出现了某种特定疾病,因此对于病中期和病后期的处理应划为医疗(medicine)范畴。因此,digital health 和 digtial medicine,telehealth 和 telemedicine 的区别显而易见,前者涉及的范围包含全生命周期,而后者只涉及疾病状态,两者是前者包含后者的关系。在健康和疾病状态下的任何处理都可以称之为干预(intervention),而只有在医疗环境下,即病中期和病后期的处理才被称为治疗(therapeutic)。因此 digital intervention 和 digital therapeutics 的区别在于前者可以指代全生命周期的干预，而后者指代的是在非绝对健康状态下以改善—并转归为目的的干预（图 13-1）。

Digital health 和 eHealth（electronic health）是两个非常接近的概念，WHO 将 digital health 定义为 "the field of knowledge and practice associated with the development and use of digital technologies to improve health"[①]。eHealth 最早在 1999 年被提出，其定义为："new term needed to describe the combined use of electronic communication and information technology in the health sector. The use in the health sector of digital data—transmitted, stored, and retrieved electronically—for clinical, educational, and administrative purposes, both at the local site and at a distance"[②]。数字化（digital）是通过电子化（electronic）实现的，意识到这点，就可以区分 digital health 和 eHealth，前者更侧重于业务上的实现，而后者更侧重于技术上的实现。

另外一对容易混淆的概念是 teleHealth、telemedicineh 和 mHealth。tele- 是远程的意思，是 face to face（面诊）的反义词。理解 telehealth 和 telemedicine 并不需要多复杂的定义，只要实施健康或医疗服务的主体和客体不在同一处物理空间，这种行为就可以被称为"远程"。远程健康和医疗的实现一定需要通过某种媒介实现，这些媒介包括互联网、物联网、移动终端等。如果远程的实现是通过以手机为代表的移动终端实现的，那么相应的做法就可以被归为 mHealth（mobile health）。

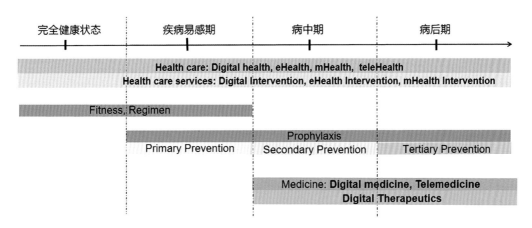

图 13-1　数字医疗相关的概念

在我国，也有相应的相关概念，但其含义与英文并不全然相同。这些概念包括：远程医学、远程医疗、远程会诊、互联网＋医疗健康、互联网医疗、互联网医院等。

---

① Dhingra D, Dabas A. Global Strategy on digital health[J]. Indian Pediatr, 2020, 57(4):356–358.

② Mitchell J. From telehealth to e-Health: The unstoppable rise of e-Health. Canberra, Australia: Department of Communications[J]. Information Technology and the Arts, 1999, 55-56.

远程医学的外延是最广的，它泛指一切远程诊断、康复、会诊、教育、监视、探视等与医疗信息服务相关的医学活动。而远程医疗在国内和英文中的 telemedicine 并不是对等的关系。根据 2014 年《国家卫生计生委关于推进医疗机构远程医疗服务的意见》对远程医疗进行定义，它是指一方医疗机构邀请其他医疗机构，运用通信、计算机及网络技术，为本医疗机构诊疗患者（包括机构外患者）提供技术支持的医疗活动，包括：远程病理诊断、医学影像诊断、监护、会诊、门诊、病例讨论及省级以上卫生行政部门规定的其他项目。从这个定义可以看出，远程医疗在国内更偏向 B2B（business to business）业务，是机构间的业务合作。根据 2018 年国家卫生健康委员会、国家中医药管理局发布的《互联网诊疗管理办法（试行）》所给出的定义，互联网诊疗是指医疗机构利用在本机构注册的医师，通过互联网等信息技术开展部分常见病、慢性病复诊和"互联网＋"家庭医生签约服务。由此可见，在中国，互联网诊疗指的是 B2C（business to customer）的业务。在互联网诊疗业务下，医生是直接面向患者的，而并非通过医疗机构之间的协作完成服务。同时，这个定义明确指出互联网诊疗的服务主体是医疗机构利用在被机构注册的医师，这意味着医师要在机构注册，互联网医疗服务必须由取得《医疗机构执业许可证》，并具有互联网诊疗活动执业登记的机构主持、监管和实施。而互联网医院，是在"互联网＋医疗"大背景下依托实体医疗机构开展诊疗及诊疗周边智慧服务的医疗平台。2018 年后，互联网医院在政策的导向作用下，成为了互联网诊疗业务的服务主体。互联网＋医疗健康，很明显是两个概念的组合，一切依托于互联网技术，同时又与医疗健康有关的概念都属于互联网＋医疗健康的范畴。近年来，互联网＋医疗健康领域一直在探索 O2O（online to offline）模式的实现，它是指将线下的商务机会与互联网结合，让互联网成为线下交易的平台。从医护上门服务到药品配送，是近年被提及较多的 O2O 业务，但目前并不普及。原因除了大型医疗机构的医务人员参与度较低外，患者需求定位的不精准，支付端改革的不完善都是重要的阻力因素，亟待在未来发展中不断解决。

由信息化和智能化支撑的另一个新兴技术领域是数字孪生（digital twin）。我们在前文中多次提到过这个概念，它像一面镜子，把物理世界的真实实体（物理实体）映射为数字世界的虚拟体（数字虚体）。古语有言："以铜为镜，可以正衣冠；以史为镜，可以知兴替；以人为镜，可以明得失"。现在我们以数为镜，其目的，是可以通过数字技术，全面客观地知晓现状，精准及时地预测未来。根据中国电子技术标准化研究院等主编的《数字孪生应用白皮书（2020）》，数字孪生是以数字化的方式创建物理实体的虚拟实体，借助历史数据、实时数据以及算法模型等，模拟、验证、预测、控制物理实体全生命周期过程的技术手段。它包含 5 个要素，分别为物理对象、对象数据、动态模型、功能模块和应用能力。在实际应用中，物理对象存在于真实世界中，我们管或者不管，它们都在那里；应用能力是以数字孪生基础设施功能为基础，以需求为导向的场景服务，是水到渠成的功用性能。因此，数字孪生的建设重点是处于中间的对象数据、动态模型和功能模块 3 部分。这又绕回了我们之前一直在讨论的，数据怎样收集，如何建模以及如何挖掘业务场景中的高价值需求这 3 个老问题。只不过在数字孪生的技术场景下，加入了物理世界与数字世界的实时联动。在 2022 年北京航空航天大学发表的《数字孪生成熟度模型》论文中，数字孪生的发展阶段（也称为成熟度）被分为 6 个等级，分别为以虚仿实（L0）、以虚映实（L1）、以虚控实（L2）、以虚预实（L3）、以虚优实（L4）和虚实共生（L5）。L0 的 "以虚仿实"是指用数字虚体刻画和描述物理实体的特征和状态；L1 的 "映" 在 L0 的基础上加入了实时性，即物理实体相关状态向数字虚体的实时映射；L2 在 L1 的基础上加入了控制，即通过数字虚体操控物理实体；L3 又在前序基础上加入了预测，即通过数学模型来减少未来物理实体状态的不确定性；L4 强调了优化，即基于智能策略的实时优化；L5 是数字孪生的理想目标，即物理实体和数字虚体长期同步运行，在全生命周期中，通过动态重构，实现自主孪生。为了达到以上目的，数字孪生需要物联网技术、统计推理、人工智能和力学模拟等多类技术的共同支持，以此来回答现在是什么情况（数化仿真）、存在什么问题（分析诊断）、将来存在什么风险（学习预测）和如何自我管理（决策自治）等问题。

在当前的智慧医疗建设场景中，数字孪生的应用随处可见。例如在医院智慧后勤建设中，利用物联感知对数据的全面收集，完成建筑信息模型（BuildingInformation Modeling，BIM）的构建。图 13-2 展示了医院智慧后勤综合管理平台的部分功能，它以 BIM 为基础，通过对物理实体数据的全面、动态和实时映射，实现了楼宇、设施、能耗等后勤管理要素的全过程精准运维，全面提升了医院后勤管理的质量、安全、效率和效益。除此之外，医院内部导航和人流测定、医疗设备的数字化检测等功能，也都是数字孪生医院建设的一部分。在医疗业务中，通过数字孪生实时掌握病人的生命状态，实时提供诊断和治疗决策支持，模拟手术和药物器械试验，通过数字仿生进行临床教学等，均是数字孪生的具体应用方向。数字孪生勾画的蓝图非常宏大，与其说数字孪生在医疗领域的应用潜力巨大，倒不如说智慧医疗建设本身就包含在医疗数字孪生的落地愿景中。

除了数字孪生以外，数字原生和元宇宙也是时下拥有极高热度的，和医疗数字化建设相关的明星概念。与数字孪生不同，数字原生（Digital Native）是指通过数字技术构建的，只有数字虚体而没有物理实体的数字世界原生物。在数字原生的世界里，事物的存在形式、思考模式和行为方式可以完全超脱于现实世界。当前业内普遍认为，数据原生是数字化转型的终点，可见其技术超前性和意义非同一般。如果说数字孪生是从实到虚的映射，数字原生是从虚到虚的创造，那么元宇宙（Metaverse）就是数字孪生与原生的结合——实是虚的基础，虚是实的延伸，虚实兼备，反哺实体。因此，

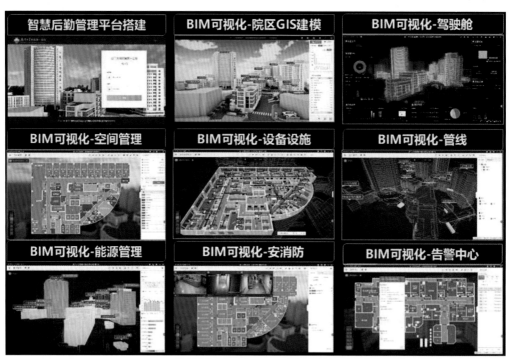

图 13-2　建筑信息模型的部分功能展示

数字孪生和数字原生也是元宇宙的技术底座，而数字孪生、数字原生、虚实融生也是元宇宙实现的三大步骤。相比于数字孪生和数字原生，元宇宙是一个更为恢弘的愿景——它要创造一个具有独立时空扩展性的世界，实现人机融合，生命共生。当前，元宇宙仍然处于技术发展的早期阶段，还无法达到泛在接入、虚实共生、智能自治的水平。在医疗领域，现阶段的元宇宙主要通过数字沉浸式技术来优化医疗过程体验，所用的主要技术包括 VR、AR、MR 和 XR 等。VR（Virtual Reality）指虚拟现实技术，是一种可以创建和体验虚拟世界的计算机仿真系统；AR（Augmented Reality）指增强现实技术，是一种可以实时地计算影像的位置及角度，并加上相应图像、视频、3D 模型的技术，目的是在屏幕上把虚拟世界套在现实世界并进行互动；MR（Mixed Reality）指混合现实技术，它通过在虚拟环境中引入现实场景信息，在虚拟世界、现实世界和用户之间搭起一个交互反馈的信息回路，以增强用户体验的真实感；XR（Extended Reality）指扩展现实技术，即通过融合 AR、VR、MR 等视觉交互技术，实现虚拟世界与现实世界之间的无缝转换，从而实现更为逼真的沉浸式体验。通过以上技术，医生可以更好地实现复杂场景的操作与效率提升，例如进行术前规划与模拟、实现术中精准导航等；医学教师可以通过元宇宙技术进行模拟临床教学，沉浸式解剖教学、模拟疾病过程等；患者可以实现 VR 远程探视、远程会诊，并可通过可穿戴设备及脑机接口，实现机器臂的控制和神经骨肌康复训练等。随着当前数字技术的发展和产业生态的成熟，元宇宙会给健康医疗带来怎样的变革，目前仍无法准确估量。我们可以确定的是，元宇宙等新技术在垂直领域的应用发展，一定依赖于其对传统业务逻辑的深刻理解，一定需要传统行业专家的积极参与。因此，作为卫健工作者，我们应该拥抱科技，主动参与，与数字产业技术专家互通有无，跨界融合，共创智慧，拥抱未来。

13.3　数据科学之于智慧医疗，是渔而非鱼

在智慧医疗关联的前沿技术主要包括 5G 技术、移动计算技术、物联网、云计算、数据融合技术、人工智能、隐私计算和区块链技术等，这些技术无一例外地和数据信息科学息息相关。如何将智慧医疗的核心理念转化为服务效应，打通理念、技术、应用、服务的完整闭环？很重要的一点，是加深服务者对于技术的理解。技术的价值在于解决现实业务中的某些痛点，将现实痛点和技术路径结合起来，形成系统的技术观，对于智慧医疗的实现意义重大。例如，有部分人认为 4G 技术已经满足了我们的日常通信需要，5G 在医疗领域并不会有太大的发挥空间。这便是对技术的理解不够深入：我们常把 1G 技术称为语音时代，它解决的是现实痛点是语言传输问题，1987 年蜂窝移动通信系统正式启动，标志着移动语音通话的 1G 时代到来；2G 技术支撑起文本时代，2G 具有通话和简单的文本传送功能，无法直接传送电子邮件等信息；3G 又称图片时代，可传送声音及数据信息，处理图像、视频等多媒体形式，提供网页浏览、电话会议等信息服务；4G 又称为视频时代，其速度更快，通信灵活，可支持在移动终端随时观看网络视频，能满足用户对无线服务的需求。5G 开启的是物联网时代，5G 的速率高、容量大、时延低，这已经超出了人和人交流的范围，而是进入到了万物互联，信息集成，实时交互的时代。因此在考虑 5G 技术在医疗领域的应用时，或许多想一想物联网与具体医疗需求的结合，从感知到计算到决策，再到多模态融合，或许会对这一概念有新的想法和见解。数据科学之于智慧医疗亦是如此，我们要多去理解数据科学的神和意，而不拘泥于具体数据产品的形式。近年来，在一些利益和管理需求的推动下，数据科学和智慧理念成了一些营销者惯用的噱头，那些天马行空的宣传和设想让人不断嗅到阴谋论的味道（图 13-3）。那些动不动就出现在各种宣发小品文里的"未来已来"让人审美疲劳。之所以某项技术会让人产生"未来已来"的感觉，是因为我们对技术本身的认知断档。而在并不充分理解技术的时候，我们也不能确定那些已经到来的"未来"，是不是我们所认为的"未来"。

因此，在数智时代，工具的使用具有强知识依赖性，这对智慧产品的使用者提出了更高的要求。只有懂技术、懂业务也懂管理的人，才能去伪存真，把一些靠公

关运营而非产品价值的噱头智慧产品控制住，避免社会资源的浪费（图 13-4）。而那些不懂数据科学，乐于跟风的医疗从业者，在面对噱头产品时，必然会走一些弯路

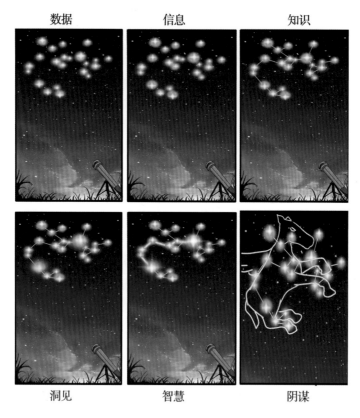

图 13-3　从信息到智慧

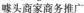

图 13-4　当懂数据科学的医疗团队遇到噱头数字产品

（图 13-5）。好的产品首先要在技术层面解释得通。典型的噱头宣传，就是不断地利用概念替换实体，用笼统大类替换实例。例如，通过大数据聚拢结合多组学信息，根据患者的时序表现识别有意义的变量，结合跨模态技术，为医疗机构提供全方位的辅助决策支持，以数智赋能，以孪生系统为载体，为患者提供更加精细化的医疗服务……这种说法是不是噱头要看场合。如果是在政策文件上，这些说法为行业发展提出了明确的方向；在公司介绍上，如此说可以精练说明公司的主营业务。但在具体项目上，就是极为不合适的。医疗数字化转型的根本措施在于用数据定义细节，否则就落入了假大空的陷阱。这些看似高大上的宣传实则是在用概念掩盖内容的空虚。一个有价值的产品要兼具理论上的科学性，设计上的严谨性，业务上的务实性，逻辑上的自洽性，产品验证的严谨性。智慧产品同样要有一个严格的评价体系。没办法做价值量化评估的医疗创新很难得到支付方的认可，同时也很难获得商业上的持久成功。在技术突飞猛进、新概念纷纷扑面而来的时代，对于智慧医疗产品的评价体系建设，是必要且急需的。而对于医院个体来说，面对智慧信息化产品时，首先要明确自身业务需求，离开业务需求去做产品需求是很不明智的；同时，也要明确自身的信息化条件，尤其针对数据依赖型智慧产品，要考虑自身医院的信息化和数据治理水平，是否能够支撑相应的数字产品功能实现；最后，也是最重要的，是要以科学为基础，判断数字智慧产品的可用价值。

医疗信息化和数据化存在业务逻辑和认知深度层面上的递进关系（图 13-6）。一个医疗机构要实现高质量发展，首先要定位患者，明确患者的需求，即人群在那，患者在哪。要夯实旧技术，开拓新技术，不断提高自身的医疗水平和服务能力，即患

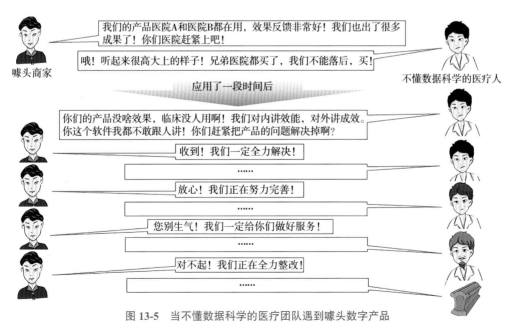

图 13-5　当不懂数据科学的医疗团队遇到噱头数字产品

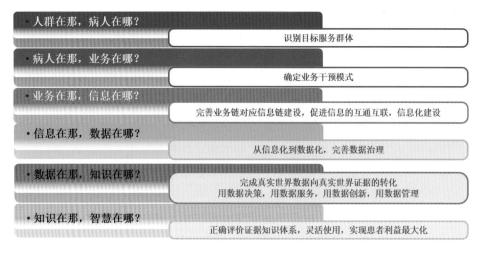

图 13-6　智慧医疗中的信息化和数据化

者在那，业务在哪。作为医院的管理者应该意识到，信息化建设是未来医疗高质量发展不可或缺的一部分，医疗行业要加强信息化建设，做全面化的业务数字孪生，即业务在那，信息在哪。有了业务信息积累，我们就要从中挖掘出可以利用的高价值数据为我所用，即信息在那，数据在哪。经过真实世界研究等学术变现手段，将数据转化为知识，将真实世界数据转化为真实世界证据，不断迭代医学救治的知识体系，即数据在那，知识在哪。最后在对知识不断更新、细化和掌握的基础上，利用知识和数据科学工具，更好地为患者服务，即知识在那，智慧在哪。知识往往告诉我们需要什么（做加法），智慧往往告诉我们不需要什么（做减法）。突出主要矛盾，完成有限资源的最优化配置，才是智慧的体现。

智慧健康医疗的"三精"理念希望达到的效果，可以总结为"4E 效应"（enhancement of capabilities, efficiency improvement, experience optimization, extension of services），即提高医疗健康服务能力、提升医疗服务的效率效能、优化医疗服务的体验，增强服务对象的幸福感和获得感，拓展医疗服务的时域、空域和领域，全面促进医疗的公平性和可及性。笔者始终坚信，要达到以上目的，技术只是外在手段，主观上对于智慧健康医疗的理解和执行，以人为中心，才是落实智慧健康医疗的根本动力。从指代的内容讲，在个体层面，智慧这个词，一定说的是人，而不是形容一件物品或是一件事。只有人，才会有智慧；只有人，才能利用智慧。不要跳出人的认知范围说技术，也不要故步自封地排斥新技术。数据科学之于智慧医疗，是渔而非鱼，它是通过数据凝练知识和运用知识的一种工具。只有理解并熟练应用恰当的工具，才能达到优化患者服务流程、改善医疗服务质量内涵的目的。在智慧医疗领域，一切创新都应以更好地为患者服务为落脚点。从这点来说，意识到信息化、数据化和智能化一定是未来的发展趋势，这是智慧。意识到在当下的相当一段时间内智慧化发展都处于一个不成熟的阶段，对不完善的医疗信息智慧系统多一份包容，为提升智慧化医疗尝试新做法，提供新思路，这也是智慧。甚至，有一天停电了，又或者在一个偏远地区，在没有智能化设备的情况下，我们依然能够给患者提供堪比智慧化医疗的优质服务，那么，这是更大的智慧。只有医疗管理者都智慧了，医生都智慧了，护士都智慧了，甚至患者都智慧了，我们才能说我们做的是智慧医疗，才能从根本上推动健康医疗向着更美好的目标前进。在群体层面看，随着智能设备的开发和普及，人类的一部分"智慧"正在向设备迁移。"智慧主体"正在由个体"自然人"向一个群体与智能设备融合的新主体过渡。作为融合智慧主体，它扩大、延伸和部分取代了原始脑力劳动。相比于自然人来说，新智慧主体在一些方面具有独到的优势，如具备较强的学习能力、具有更广泛的连接触达能力、更加标准的交互沟通手段以及极强的复制性等。这些新的智慧主体通过对自然人能力因子的数字化封装，实现了知识模型化，智慧结构化的效果，一定程度地解决了由于自然人隐默而导致的知识资产流失，大规模、多层级组织的决策效能缓慢，以及需求的人为响应延时等问题。这也反映了信息技术发展由信息传播转型到知识沉淀，进而演化到以模拟和预测为主要特征的知识自动化应用的特点。这其中对数据的治理筑底是构建可计算智慧的关键。通过"智慧挤压"（多方法多维度综合判断）和"智慧萃取"（新智慧生成），实现知识的复用和智慧的复用。在临床诊疗领域，新智慧主体使得我们将循证医学证据全面融入临床决策；在卫生管理领域，新智慧主体帮助管理者减少重复性决策，实现更高效敏捷的决策能力边际化部署。而作为一个从事健康医疗行业的自然人，我们当下的智慧，是在系统实现条件允许的情况下，拥抱和投入到新型健康医疗智慧主体的建设当中，同时也要让自然人的竞争力聚焦在新型智慧主体所欠缺的领域，包括更深层次的知识挖掘与智慧发现、更复杂的系统交互、更多的风险决策因素融合以及人文情感的传递与管控等。

信息不是无中生有，它一定是以某种现实业务活动为基础的。无论是在数字化层面，还是在互联化和智能化层面，处理信息和数据的系统都包含在信息系统所指的范围内。只要是信息系统，就要基于业务和管理领域的逻辑和问题，制定业务和管理模型，并在业务和管理模型的基础上，去设计信息系统的架构。管理模型包含了对人、财、物、事的管理。有了这些对基本项的管理，才能够清晰定义业务的需求乃至于痛点，才能规划好信息系统的可实施路径，并基于已有的技术和环境条件，实现对应信息系统的建设。我们不能舍本逐末，认为建设了一个信息系统就能够帮助业务流程变得如何智慧，就能推动业务取得多大成效。对信息系统勤于建设而疏于管理，导致信息处理逻辑与业务需求逻辑脱节，系统中处理的信息无法与实际业务要求相互吻合，或者系统所传递的信息无人理会，智能决策无人采纳，这就导致了信息系统被架空，失去了存在的意义。一个很典型的例子，目前医疗场景下的智慧应用很多都集中在互联网医疗领域。在这个领域，近年来涌现了很多新词汇，包括数字健康、闭环随访、智能康养、健康监测、智慧宣教、全周期康复等等。我们在评价医院的延伸性服务时，不仅要看其配套的信息化、智慧化系统，更要看其是否为相关业务配置了足够的人力、物力和财力，以及如何在管理层面保证服务数量与质量（例如互联网医院是否能保证医生回答患者的接单率与及时性，是否对服务质量进行了内涵评估）。只有一个业务在各个环节的需求逻辑理顺了，服务配套的措施和资源落地了，信息智慧系统才能够真正地起到赋能作用。因此，我们不能把智慧健康医疗系统建设成没有业务基础的空中楼阁。如果我们在业务层面还有疑问，如果以我们现有的条件还无法达到相应的智慧医疗、管理和服务状态，那么放缓智慧系统的建设脚步，重新审视业务发展的需求和资源匹配，让"智慧系统"等一等业务，或许是医疗管理与建设者们更大的智慧。

同样的，数字健康产品也属于信息系统的范畴，要结合业务逻辑和管理模式来构建信息模型。例如，要开发一款用于慢病管理的数字疗法工具，我们首先要明确相应慢病的诊断要素，当前状态和目标状态（业务逻辑），要搞懂对于不同状态下的管理策略（管理模式），从而设计智能设备的感知范围、响应条件以及相应响应策略等。在覆盖了基本业务和管理逻辑以后，通过相关数据的收集，实现自感知、自决策、自学习、自适应等一系列智能服务，并形成新的可复用知识，推动现代医学向前发展。因此，不要为了数字化而数字化，不要为了智能化而智能化。在健康医疗领域中，最底层的业务逻辑，永远是数字智能架构的基础。循证，是现代医学临床知识的生产方式，健康医疗的智慧化发展一定要和循证医学结合起来。在业务和管理逻辑尚不明朗时，我们不主张技术前置。宣传数字技术至上，盲目追新，通常会导致事倍功半的结果。但是我们鼓励技术人才与业务、管理人才的互动。技术人才不要一直躲在业务和管理后面，被动地满足后者的需求，要冲到前面去，发挥技术优势，为业务和管理提供创新思路。这样才能实现信息融合创新，达到技术新、应用新、平台新的创新建设目的。

最后，笔者想引用来自英国哲学家、数学家、文学家伯特兰·罗素（Bertrand Arthur William Russell，1872—1970）的名言结束本章。1959年，BBC的"Face to Face"栏目采访了问罗素，在采访的最后，记者说，如果这个访谈可以像死海卷轴一样流传后世，罗素想对后世的人说一些什么。罗素关于智慧发表了他的观点："不管你是在研究什么事物，还是在思考什么哲学。只问你自己，事实是什么，以及这些事实所证实的真理是什么。永远不要让自己被自己所更愿意相信的，或者诸如相信了则会对社会更加有益之类的想法与观念所影响。只是单单地去审视，什么才是事实。"这也反映了罗素一个基本的观点："弄清楚现实世界到底是什么样子，而并非我们希望它是什么样子，这是智慧的开始。"在本书所谈到领域，小到智慧健康医疗，中到医疗大数据与人工智能的应用，大到整个数据科学应用生态，我们都不能被"智慧"冲昏头脑。以需求为导向，以科学为基础，冷静、客观、具有前瞻性的判断，永远是我们走好下一步的基础和关键。

第 14 章

合理医疗与数据科学

医疗行业与其他服务行业有几点显著的差别：第一，随着医疗技术的进步，医疗需求可以无限制加深，尤其是在重症和临终医疗阶段，医疗需求所导致的资源消耗可以是个无底洞；第二，生老病死是人类无法打破的自然规律，为解决因病致贫、因病返贫的问题，国家医保基金为个人健康所带来的经济风险兜底；第三，既然是国家为健康经济风险兜底，就要建立应对疾病的干预体系，设置好对疾病干预的"度"，从而控制医疗花费的过快增长，并确保医保基金的可持续运营；第四，这个面向疾病的干预体系经过各级卫生监管部门最终传递给医院，医疗机构是医疗政策的执行者；第五，由于医疗是一个高风险行业，同时又有平台效应（医生所供职的医院，其平台的高低在某种程度上代表了医生的水平和行业地位），绝大部分医生都会依附于某个大型医疗机构，从而获得医疗机构所赋予的身份光环，同时可以让医疗机构为个人执业风险兜底。由于医生要遵守医疗体系的政策制度，其医疗行为必然受到各类监管和制约。因此，当个体在医院就诊时，既是一个医生给患者看诊，也是一个医疗体系在给患者看诊。从这个角度看，医生的诊疗行为实际反映了来自医疗体系对健康疾病干预的系统性态度。这个系统性态度，是用有限的资源去解决无限的健康疾病问题，获得促进全民健康的全局最优解。而这个全局最优效果，最终要靠"合理"的医疗行为实现。这就是我们本章节的主题——合理医疗。

14.1 合理医疗的大道理

合理医疗（right care）的含义是在对的时间、在对的环境给对的患者以对的诊疗。那么，怎样算是对的诊疗呢？2017年，《柳叶刀》（*The Lancet*）杂志给出了合理医疗的权威定义："合理医疗是指提供患者需要的、想要的、临床有效的、可负担的、平等的、合理使用资源的、能优化健康和幸福的医疗照护措施。"[1] 相对于面向个体，

---

[1] Elshaug AG, Rosenthal MB, Lavis JN, et al. Levers for addressing medical underuse and overuse: achieving high-value health care[J]. Lancet, 2017, 390(10090):191-202.

合理医疗更多的是面向群体。实现全民保健覆盖（universal coverage health），是合理医疗的首要目标。

医疗干预的首要原则是安全（safe），安全意味着无害（do not harm）。但我们常说"是药三分毒"，吃药可能会有副作用，手术会不可避免地带来额外创伤，医疗想要做到绝对无害是不可能的。我们在评价一项诊疗项目的时候，更多的是从群体角度权衡益处（benefit）与害处（harm）的相对大小——当益处大于害处的时候，这项诊疗项目才会认定为是有效的；在有效的基础上，如果与其他能够达到相同诊疗目的的项目相比，当前诊疗所消耗的花费更小，我们就说该项诊疗是具有成本效益的（cost-effective）。有效是从疗效角度反映医疗的合理性，成本效益是从卫生经济学角度反应医疗的合理性，两者是合理医疗最重要的两部分构成要素。而当不同的治疗方式有效和成本效益相当时，就应该两害相权取其轻，这是临床决策的基本原则。

医疗又分为高价值医疗（high-value care）和低价值医疗（low-value care）。从字面上理解，如果医疗服务和价格的匹配情况平均是物有所值，那么前者就是物超所值，后者便是物非所值。所谓高价值医疗，一定是同时满足有效和成本效益的。具体来讲，它是指能够使患者获益（总体而言益处大于害处）的诊疗，并和其他可替代诊疗相比，采取该项诊疗措施所需要的额外新增花费能够使患者取得更大比例的额外新增获益。与之相反的，低价值医疗医疗是指能够给患者带来极为有限的获益，或整体有害的风险要大过有益的概率，或者该项诊疗的新增花费并不能提供可观的等比例新增获益。

合理医疗的根本出发点是用可控的钱，办最多的事。为了实现全民保健覆盖、使必要的医疗资源可获取并付得起、最大化医疗服务的投入产出比，医疗系统需要搞清每项医疗服务理论上的效力（efficacy）、在实践中的效果（effectiveness）、技术效率（technical efficiency，即是否能以较低成本实施）、成本效益（即是否能以最低成本实现某种健康干预的目的，包括延长生命和改善生存质量）和配置效率（allocative efficiency，即医疗资源的分配是否符合需求分布的规律）。关注临床有效的医疗服务（clinical effective），将其以具有技术效率和成本效益的方式实施，不盲目扩大医疗服务的供应数量，实现高价值医疗的合理资源配置，是合理医疗实现的基本手段。

14.2　不合理医疗的小算盘

与合理医疗相反的，就是不合理医疗。不足医疗（underuse）和过度医疗（overuse）是主要的不合理医疗形式。不足医疗是指未能提供极有可能改善生活质量或延长生命的服务，未能提供物有所值的服务，未能提供在完全了解其潜在益处和危害的情况下，患者仍然希望得到的服务。过度医疗是指提供不太可能提高生命质量或延长生命的服务、危害大于益处的服务，或者在完全了解其潜在益处和危害后，患者不会想要的服务。不足医疗主要发生在院外。尽管医疗资源在逐渐向基层下沉，目前针对多种疾病的早期预防、早期诊断和早期治疗（多用于肿瘤领域，但也适用于其他疾病）的医疗服务都是不够普及的。相比于不足医疗，过度医疗的问题更加突出，它多数发生在医疗机构内，集中在疾病的诊中环节。

医疗服务并不是单纯的治病救人，看病行为也绝不是简单地求医问药。政府、药械供应方、医疗机构、医务人员、患者及家属均影响和参与了各种诊疗行为，他们在整个过程中又扮演着不同的利益角色。在大部分情况下，患者利益并不完全等同于患方利益，患方利益并不等同于医方利益；针对群体利益最大化的医疗策略全局最优解并不等同于针对个体利益最大化的医疗策略局部最优解（图 14-1）。这些因素，对合理医疗都有着不同程度的影响。

合理医疗代表政府意志，它是政府利用有限的医疗资源达到普惠性全民保健覆盖目的的根本保障。以药械供应商为主的医疗产业链供销体现的是市场商业行为，多产多销才是他们的经营目的。不过要达到这样的目的，医药市场必须迎合合理医疗的价值观导向，这样它们才有存在和发展的正当性。在国内药品相比于国外原研药相对弱势的现状下，进口药往往侧重强调自身的 effectiveness，而国产药更多强调自身的 cost-effectiveness。医疗机构是诊疗服务的主战场，它们一方面要为机构内医疗行为的科学性与严谨性负责，同时也存在运营压力。在国内，医院分为三类，分别为公立非营利性医院、民营非营利性医院和民营营利性医院。通常营利性和非营利性医院的区别只在于是否将利润分红，并不是说非营利性医院就不讲收入。恰恰相反，营利收入是所有医院持续运行和发展的核心。根据 2021 年中国卫生健康统计年鉴显示的统计结果（表 14-1），历年来财政拨款收入均不足医院总收入的 1/10，2020 年的财政拨款增加，和新冠疫情不无关系。政府拨款基本上均为专项资金，是不能用来发工资的，医院想要提高员工福利，增加医疗服务性收入是最直接的办法。和企业一样，医院也有运营的压力。所谓劳必有所得，挣钱这个事对于医院来说本来就不寒碜！如何增加医保回款、调整绩效结构、增加运营收益是医院管理者必须面对的问题。医务人员是医疗服务的直接实施者，医疗收入关系着每一位医务人员的切身利益。医院的经济运行压力会传导给医生，诸如门诊量、住院量、手术量等指标都会影响医生的绩效收入，从而间接影响医疗服务的给予方式和细节。长期以来，我们已经习惯了给医生这个职业扣上"白衣天使"、"大医精诚"等光环。相信每一位医生，在心里都埋藏着一个成为"大医"的梦想。但在工作中，受限于种种客观实际，医生这个职业也并非始终光鲜亮丽。清代名医徐大椿（1693—1771）在其所著的《医学源流论》中对医

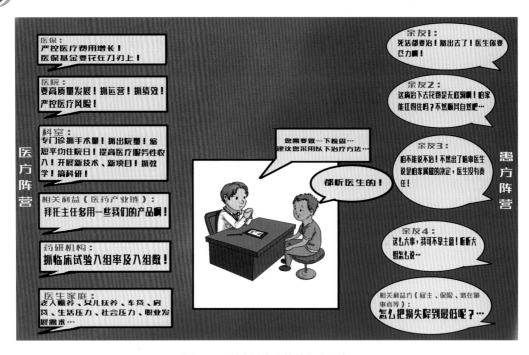

图 14-1　影响医疗决策的多方因素

表 14-1　2015—2020 年综合医院收入情况

指标	2015 年	2016 年	2017 年	2018 年	2019 年	2020 年
医院平均总收入 / 万元	31210.1	35007.1	38857.3	42507.3	48203.4	48956.4
财政拨款收入 / 万元	2555.3	2911.1	3227.7	3617.3	4140.9	7109.7
医疗收入 / 万元	27962.6	31305.6	34677.0	37764.9	42872.5	40060.7

疗有一段非常著名却也另类的评价："医，小道也，精义也，重任也，贱工也。"为什么称医为小道？《黄帝内经》有言："大医治国，中医治人，小医治病。"对于大部分医者而言，医技只是道的一个分支，它既不能治国，也不能齐家，虽偶能治病，却治不了命，因此并非大道。医虽为小道，但却蕴含着精辟的义理，唯有潜心专研，方能有所成就。医生治病救人，任务很重，"人之所系，莫大乎生死"。尽管如此，医者没有高官厚禄，也不为世人所崇，有人生病，呼之即来，赚些辛苦钱。你说那不是为了碎银几两，三餐有汤，也不现实，故为贱业。当然，这段话与历来对医生这个职业的主流褒捧论调并不契合，甚至身为医生的笔者在看到"贱工"这两个字的时候也会觉得刺眼。但换个角度，结合实际体会，我们才能全面认识医者的局限和不易。医疗相对于医务人员的意义首先是工作，是养家糊口的工具和手段。合理医疗追求的是医疗服务对群体健康促进的性价比；而对于个人而言，工作追求的是对个人价值提升与需求满足的性价比。个人对于工作的需求非常多，除了"钱多、事少、离家近"，

还有对个人成长和事业的帮助等。当然，对于大部分人来说，工作是本分，事业是情怀。情怀这个事，我们积极提倡，但不能保证和强制。因此，从工作的角度，合理地利用医疗规则，减轻医疗工作量，增加医疗收入，最大化医疗岗位的"性价比"，在现实中也是极为常见的现象。当然，随着医药市场活跃，一些商业因素也会渗透到医生的诊疗行为中，进而导致种种不合理的医疗行为。人非圣贤，我们所有人都做过不违反法律，但是有违内心或有损道德的事。在面对医患双方利益不一致的时候，医方也常常会做出不违背原则，但有违内心的事。我们举一个例子：一个脑出血合并脑疝的患者，要急诊行开颅脑内血肿清除术。通常，合并脑疝的患者在清除脑内血肿后，要做去骨瓣减压，即把病侧的颅骨去掉，硬脑膜减张缝合，以此来扩大颅腔的可承压体积，进一步释放颅内压力，以达到改善患者预后的目的。但去除颅骨以后，患者在病情稳定以后（通常 3 个月后）还要回院做颅骨修补手术，即用钛网或者 PEEK 材料把缺失的颅骨补上。这个事，是明显增加患者的经济负担的。有的时候，在清除了大量的脑血肿以后，脑组织塌陷得非常厉害，尽管患者术前合并脑疝，但在脑组织塌陷且减压效果非常满意的情况下，是完全有条件把患者原本的颅骨还纳回去的。这样，在短期内，患者的脑组织仍有颅骨保护，不会受到外界大气压和温湿度的影响，同时不必在 3 个月后消耗大量医疗费用，再挨一刀去修补颅骨。这个时候，就需要医生做决断了。如果还纳颅骨，患者的利益可能会最大化，但同时也有较小的概率出现患者脑部二次出血，或术后恶性脑水肿，再次脑疝，被迫再次手术做去骨瓣减压。而这时，患方可能会以为什么第一次手术没有做去骨瓣减压为由投诉甚至控告医生。而如果把颅骨去掉，虽然增加了患方的负担，但对医生而言却没有太多坏处——首先，患者术前合并脑疝，术中做去骨瓣减压不违反原则；其次，患者 3 个月后通常是找首诊医生去做颅骨修补，这样可以增加一台手术和住院人次，从而增加了运营效率。作为读者，可以想一想，如果您是医生，应该如何选择？

　　从患方角度讲，患者和家属的利益诉求往往更加复杂。我们常说健康是幸福生活最重要的指标，健康是 1，其他的都是后面的 0。无论是自己，还是家庭成员，抑或亲朋同事，所有与个体生活相干系的人的健康问题都会无可避免地对当事人的个人生活、家庭生活、经济生活、职业生涯等造成强烈的影响。所以医疗面对的往往不单单是健康需求，而是由健康问题导致的一系列连锁需求，包括精神需求、情感需求、生活需求、经济需求等。这些因素汇集成的临床需求是复杂的，并会不可避免地对医疗服务行为产生影响。我们常常会在临床遇到，工伤或者有明确责任方的住院患者的医疗需求是明显增加的。他们一方面因为不需要承担住院费用而不计成本地提出必要和非必要的检查需求（例如轻度颅脑外伤的患者要求做颅脑磁共振）；另一方面不希望早早清算对方的总账责任，害怕遗留未发现的问题在后续无法解决，因此故意拖延出院时间（追责的需求甚至要大过健康需求）；他们同时又想借着免费医疗的机会把一些旧有的健康问题检查清楚；很多家庭无力或不愿持续照护因病失智失能的老人，因此把这部分压力转嫁给医疗机构，不愿出院回家或去养护院康复（人们普遍认为三甲综合医院的医疗水平较高，有护工照料，且住院和护理费用要比养护院低廉）；有些患者疑病恐病情绪严重，面对基本上已经明确的诊断仍然四处求证，反复、频繁地要求请专家会诊，进行多学科协同诊疗（multi-disciplinary team，MDT）；一些临床终末期患者和家属（例如脑死亡患者）仍然通过各种途径寻找专家会诊，使用没有循证依据的辅助药物治疗（例如脑死亡患者继续使用营养神经药物）等。从患者的满意度角度，很多医疗行为都或多或少地带有一些表演成分。临床工作中存在一部分多学科会诊并不是出于诊疗需求提出的。多学科诊疗可以分担主诊科室的医疗风险责任，同时也可以让患者及家属看到医方的"努力"，进而提高满意度，减少医疗纠纷风险。早在 2012 年，*JAMA* 曾发表过一篇有关于患者满意度的前瞻性队列研究，发现满意度最高的受访者医疗费用总支出增加 8.8%，大处方药支出增加 9.1%，但患者死亡率也最高[1]！患方的满意度一定是医方关心的问题，因为它不仅是评价一家医疗机构的重要指标之一，而且还可能会影响到医方的社会人际关系。

人们总说我的人生我做主，我命由我不由天。作为一个医生，我们看到的普遍现实是，一旦一个人失去了行为能力，处于被监护的状态，他同时失去的，是对自己生命的掌控权，甚至是话语权。我们常常因为"久病床前无孝子"的人伦现象而唏嘘悲怆，而儿女齐聚，齐心为老人的治疗出谋划策是不是一个很和谐温馨的场景呢？并不是的！1991 年，*Journal of the American Geriatrics Society* 杂志记载了一个故事[2]：一位 83 岁的老年女性，有 5 年阿尔茨海默病病史，一直由其 60 岁的女儿照顾。因为患者已经出现小便失禁，并且有中度痴呆表现，又因左侧股骨颈骨折接受术后拒绝下床活动，进一步出现大便失禁。照顾患者的女儿实在没有能力继续在家完成照护，因此来医院就诊。当地医疗团队和患者女儿沟通后，取得了拒绝复苏抢救（do not resuscitate，DNR）的知情同意。然而不久后，患者的另一位与老人 5 年未见的女儿从加州赶来（简称加州女儿）。加州女儿来到医院后，马上指责之前照顾患者的女儿是为了经济利益才让患者住院，同时要求撤销 DNR 同意书并给予患者一切可能的治疗来延长生命，要求立刻将患者转入 ICU 治疗，否则就要控告医院和医护团队。在后续与这位加州女儿的谈话中，她的表现咄咄逼人，对谈话内容进行记录，反复威胁要控告医护人员。为此，患者的医护团队不得不撤销 DNR 同意书，并且给患者进行

---

[1]　Joshua J. Fenton et al.The cost of satisfaction A national study of patient satisfaction, health care utilization, expenditures, and mortality[J].JAMA, 2012.

[2]　Molloy DW, Clarnette RM, Braun, et al. Decision making in the incompetent elderly:The Daughter from California syndrome[J]. Journal of the American Geriatrics Society, 1991.39(4), 396-399.

非常激进的治疗。在加州女儿返回加州后，医护团队才在之前女儿的同意下重新获得DNR同意书，并取消了激进治疗。2周后患者去世，那位加州女儿并未出席患者的葬礼。由于案例中的患者女儿来自加州，因此该报道的作者将这一现象命名为"加州女儿综合征"（the daughter from California syndrome）。为了避免地域攻击的嫌疑，台湾学者给它起了一个更贴切的中文名字——天边孝子综合征（图14-2）。天边孝子的现象在我国也十分常见，尤其是在重症领域。例如，2017年90岁高龄的平鑫涛先生得了脑卒中和阿尔茨海默病，和他相伴50年的当代作家琼瑶女士希望医生尊重他的个人意愿，不做任何插入式治疗，让他自然结束生命。而多年未和老人生活的子女却主张给父亲插上鼻胃管延续生命，认为只要还有百分之一生还的希望就要尽百分百的努力去抢救。天边孝子的典型特点可以用"Sugar"来概括：S代表Surprised by the scale of deterioration，被患者病情的严重程度吓倒；U代表Unrealistic expectation，对医疗有不切实际的期待；G代表Guilty feeling，自责内疚感；A代表Absent from life or care of the patient，在患者的生活或照顾中缺席；R代表Reassert role as an involved caregiver，重申其参与照顾患者的角色。所谓"树欲静而风不止，子欲养而亲不待"，我们能够理解家属希望患者转危为安，尽快康复的急切期盼，但很多家属在姑息治疗阶段是不理性的，甚至是有攻击性的。如果医患双方在诊疗过程中产生了巨大分歧，就会引起另一个问题——医疗纠纷。

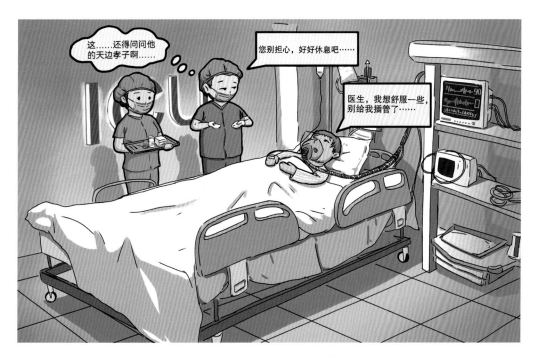

图 14-2 "天边孝子"对医疗决策的影响

　　医疗纠纷这个事，对于患方来说是伯努利分布的概率问题，对于医方来说却是个二项分布的数量问题。在我国一医对 N 患的大体量病患基数下，每一位医生都会碰到或大或小的纠纷。医疗风险的防范和纠纷的处理，本身就是医疗工作的一部分，而且是比重相当大的一部分。未必走上法庭的医疗纠纷才算纠纷，任何医疗矛盾在需要定责定损的情况下都可以算作纠纷。涉及小额赔偿的纠纷可以通过院内协商或通过医疗纠纷人民调解委员会（简称医调委）协商解决，只有一小部分无法通过协商解决的纠纷才会走到法庭这一步。我国对医疗纠纷举证责任的分配方式大致经历了三个阶段：第一阶段，1991—2002 年的"谁主张，谁举证"阶段，即由起诉方提供医疗过错的相关证据；第二阶段，2002—2010 年的"举证责任倒置"阶段，即由医疗机构对医疗行为与损害后果之间不存在因果关系以及不存在过错承担举证责任；第三阶段，2010 年以后，医疗纠纷举证责任实行区分类型确定举证责任的制度，一般由患者证明医方存在过错，医方在特定情况下就医疗行为没有过错进行举证。举证责任倒置有两个潜在的副作用，一方面它使得患方证明医方有过错的难度降低，可能助长医疗纠纷的滥诉现象，占用医方精力和司法资源；另一方面，它倒逼医方进行防御式医疗，在实际工作中不求有功，但求无过，对临床中的各类风险围追封堵，花大精力做各类临床小概率风险事件管理，因此开具很多本不必要的预防性检查和治疗。治病的过程变成了收集证据、准备证据的过程，以备出现纠纷后的不时之需。这是"程序正义"带来的灾难后果。从这我们也可以看出，无论是出于何种目的，制造医患之间的对抗最终导致的一定是一个两败俱伤的结果。医疗改革的方向，一定是在合理医疗的前提下寻找促成医患双赢的机制。尽管医疗责任的举证倒置已经从法律中删除，但因为医疗具有极强的专业性，只有医方才能从专业角度自证清白，医疗纠纷的处理逻辑并没有太大的改变。患方在发生医疗纠纷后经常会罗列数十条，甚至上百条质疑，再由医方一一回应。有的质疑有理有据，有的质疑无知荒诞，无论哪种，都需要医生还原过程，拿出证据。近年来，媒体介入医疗纠纷的案例时有发生，而一旦医患双方处在对立面上，无论孰对孰错，即便出现伤医事件，公众对于医方的抱怨也总是会多一些。毕竟，在家长式医疗的模式下，患方是人们公认的弱势群体。而弱势群体的立场，更容易被人采信。2020 年，《柳叶刀》发文提倡保护中国医生[1]，引起了业内的广泛关注。中国的医患关系紧张，是一个错综复杂的社会问题，仍需要时间慢慢改变。而防御式医疗向合理医疗的思维模式转变，也需要经历一个漫长的过程。

---

① The Lancet. Protecting Chinese doctors[J]. Lancet, 2020, 395(10218):90.

14.3　合理医疗监管的外儒内法

从利益相关者视角看，由于不同人群对医疗价值的关注角度不同，很难寻找到共识性的价值要素，真实的医疗工作充满了医、患、药、政之间的不断博弈。患者希望以最小的成本获得最大健康获益；政策希望以可控的成本保障和提高国民健康水平；医院管理者希望在遵守政府指令以及确保医疗安全的同时最大化医疗运营效益；而医护人员希望用最少的精力投入获取更多医、教、研、行政等方面的成长，以及随之而来的社会的认可、收入的增加和生活水平的提高。医疗是真正的"戴着镣铐跳舞"。每一个医疗人，都是以凡人之躯，解决凡人之需，不断在生、老、病、死的难题里做最大程度的平衡和争取。由于医疗本身的复杂性和特殊性，对于医疗行业的管理也一直充满了来自儒家和法家的哲学气息。

说医疗"儒"，是因为医疗行业是最重视道德建设的行业。《孟子·梁惠王上》记载："医者，是乃仁术也。"明代外科学家陈实功曾提出："先知儒理，然后方知医理。"我们总说医者仁心，无德不立。而这里的德，与儒家的仁义观、义利观高度一致。医德对于医生而言是把双刃剑，夸奖医生的时候总离不开医德高尚，批评医生的时候总离不开医德败坏。和医德相比，医疗技术反倒是显得渺小。很多的医疗技术问题，也会被归类为医德问题。很多医生，前脚刚收了面写着"医术精湛，医德高尚"的锦旗，转个身又可能会因为没有给某个患者加号被骂医德败坏。在患者的一生中会遇到很多医生，这就像击鼓传花一样。作为医生，我们很难预知自己是不是某个患者的最后一棒。当然，大部分医生都会成为某个或者某一些生命的最后一棒。无论是患者还是疾病本身，他们对于医疗的索取最终都会变为极限拉扯。所以无论是面向服务还是面向生命，医学都是一门注定要面对失败的学问。这就是这个行业的特点，当医方没有办法满足患方任一方面的需求时，都有可能会被说医德不行。尽管绝大部分患者都是通情达理的，但和所有服务行业一样，只要接待的人多了，就一定会遇到一些另类的人和事。小到行医的路，大到人生的路，它们都和我们平时开车上路所遇到的情形是一样的：只要你把车开出去，总会有人在快车道上慢行，也总会有人抢路狂飙，总会有人和慢车道上的大车并驾齐驱，总会有人把你和前车留出的安全距离当作他们加塞的机会……这些都是避免不了的。当然，作为一个司机或是行人，我们自己也会犯错误，特别是新手。很多事情只有经历过才知道应该怎样做。你要上路通行，就要接受这些现象。同样的，我们认为接受被患者骂医德不行的这个现象，本身也是医疗工作的一部分。毕竟，就像加拿大籍科幻作家 Robert J. Sawyer 所说："Learning to ignore things is one of the great paths to inner peace"。这是从个体角度看，如果从群体角度看，医患之间的摩擦，很多是由于医患双方对疾病和医疗服务的认识不在一个频道上导致的。就像每个司机的驾驶节奏不一样，必然会导致行车的顿挫一样。但无论群众对医疗队伍有怎样的认识，无论医患关系如何紧张，笔者作为一名医生，始终坚信每一位医疗人都会牢记健康所系，性命相托，施仁心，践仁术的初心和使命。在非典、新冠等疫情袭来时，全体医疗人的奋勇向前，正彰显了医疗队伍的道德担当和责任担当。网络上有人说："在疾病面前，即便全天下都抛弃了你，医生也一定最想让你活下来。"这不仅仅只是出于仁义道德，更重要的是，患者的预后是医生最主要的关键绩效指标（key performance indicator，KPI）。如果患者预后不好，会出现临床医患的困难沟通、频繁会诊、大量病历记录、每日反复多次的查房、超长时间住院、抗菌药物使用强度大幅提高等临床棘手的现象，甚至会出现医疗纠纷。而这些给医生带来的影响和负担远远超过任何潜在的获益。因此，懂得信任医生、配合医生，做到医患的双赢，这是对患者自己最大的负责。

医疗所牵涉的利害极为广泛，立场不一，是非不同，必须靠法规来约束，因此我们的医疗在合理合规角度一直走的是外儒内法的道路。从具体做法来看，合理医疗的促进多数是通过行政渠道利用经济手段实现的，即把医生的利益和合理医疗的目标捆绑在一起。根据国办发〔2019〕4号《国务院办公厅关于加强三级公立医院绩效考核工作的意见》，每年医疗机构的绩效考核结果，与政府投入和工资总额挂钩，这使得促进合理医疗成为医疗机构高质量发展的建设重点。与此同时，国家也在不断推进医疗服务价格改革，按照"总量控制、结构调整、有升有降、逐步到位"的原则，探索医疗服务价格改革，建立科学确定、动态调整的价格形成机制。在医院内部，通过完善医疗机构绩效分配制度，建立公益性为导向的绩效分配体系，避免设置可能诱导过度检查和过度医疗的指标，将技术水平、疑难系数、工作质量、检查结果阳性率、患者满意度等作为绩效分配重点考核指标，使医务人员收入真正体现劳动价值和技术价值，实现优绩优酬。完善诊疗规范体系、加强医疗行为管理、建立医疗检查监管长效机制、强化责任追究和联动问责等都是具体以"法"管理的体现。

从临床一线的角度，很多医生对这些规定是不适应的。有些医生吐槽说，国外看病看指南，中国看病看文件，意指国内行政方面给了临床诊疗太多干涉。笔者非常理解医生在面对巨大临床压力的同时，在具体诊疗业务实施和行政规范冲突的时候所发出的焦躁情绪，但同时也对临床一线有几点呼吁：①要积极理解政策。文件的制定，尤其是国家大政方针的制定，一定是以科学为基础的。作为医疗行为的执行者，由于视角的不同，站位高度的局限性，我们对于医疗供求的宏观掌握一定是相对不足甚至是片面的。对于政策，要积极理解领会，理解不了的，要先认同，再理解，在充分掌握和理解的基础上，建言献策。②要从系统的、全局的角度考虑医疗决策所带来的潜在利害。例如，我们不能因为害怕一个患者被感染，就放任抗生素被滥用。为了一个患者好，未必是为所有患者好，而普适性的合理医疗，才是一个健康医疗系统追求的目标，这是一个寻找医疗系统全局最优解的过程，而不能以一处的得失而论成败。③要保持学习，追踪临床热点证据，及时更新专业领域内的前沿进展，拒绝靠想当然来治病。对有争议的、效果未经证实的、尽管说明书上有相应适应证但无高质量指南推荐的疗法，要保持审慎的态度，减少甚至避免使用。例如，临床中常用注射用人血白蛋白来治疗脑水肿，甚至在《中国脑出血诊治指南（2014）》和《中国重症脑血管病指南（2015）》中也做过类似的推荐。其潜在机制是白蛋白可以提高血浆的胶体渗透压，将脑组织中的第三组织间隙的水拉回血管内，从而起到降低颅内压的作用。时至今日，这仍是很多临床医生的处方习惯。但白蛋白属于生物制剂，来源有限，价格昂贵，通常为医院严控滥用的药物。尽管业内普遍认同白蛋白具有脱水降颅压的作用，其说明书上也有相关说明，但是否颅压高的人就必须不计成本地使用白蛋白？这肯定是不对的。目前甘露醇、高渗盐水、呋塞米等都是有高质量循证医学依据的脱水剂，且价格较低，在能够达到目标脱水效果时，无须加用其他药物。而白蛋白的使用并非有百利而无一害。抛掉过敏、感染传染性疾病等相对少见的风险不论，白蛋白可以明显增加血容量，增加心肺负担，可能增加肺水肿、脑出血的风险。而在患者血浆白蛋白浓度正常的情况下，使用白蛋白脱水并不能获得理想效果。根据目前的循证医学证据汇总，注射用人血白蛋白在治疗脑水肿方面的效果并不理想，因此也不再被各类指南推荐。我们要用循证和卫生经济学的理念，不断审视自己的诊疗行为，遵守合理医疗的规范，才能最大化医患双方的共同利益。

14.4　监管手段从形式之法到数据之法

怎样的医疗是合理的？要回答这个问题，就要定一个合理的标准。医疗服务的标准可以体现在四个方面，分别为设计标准、术语标准、性能标准和程序标准。设计标准，是指详细规范和明确了产品或服务的特性和功能，如临床实践指南的制订；术语标准，是利用特定的术语统一表达业务，保证所映射内容内涵意义的稳定性，如国际疾病分类编码（international classification of disease，ICD）就是对全球疾病进行术语规范；性能标准是指为医疗服务产出结果设置具体规范，如孕产妇死亡率、院内跌倒等不良事件发生率等；程序标准是指对执行过程和步骤进行详细规定，如十八项医疗核心制度规范了临床业务实施的基本准则，临床路径（clinic pathway）规范了同类病种的标准化诊疗流程，通过程序标准达到结局可控的目的。定标立规矩，做形式上的参照比对，回溯问责，是合理医疗监管手段的形式之法。

医疗中的标准虽多，但无法事无巨细地覆盖到临床业务中的每一个角落。况且不合理医疗的定性很难，因为一处不合理，并不代表全局不合理，常常某一处微小的不合理未必会带来明显的危害，我们做的是合理医疗，不是完美医疗；另外也不是处处都合理，整体就会很合理，因为没有最合理，只有更合理。因此，合理和不合理更适合用连型续变量去做程度上的表达和监管，而这个连续型变量，就是治病所需的消耗，这直观反映在医疗费用上。因此，合理医疗的评价和促进，很大程度上是通过医保控费来实现的。推进医保支付方式改革，加快建立多元复合式医保支付方式，引导医疗机构主动控制成本，合理检查、合理用药、合理治疗，控制医疗费用不合理增长，一直是国家促进合理医疗的重点工作。而医疗费用这笔经济账，也决定了合理医疗的监管手段要从形式之法转变为形式和数据之法共管的模式。数据之法抓方向，形式之法抓细节。

在医保控费方面，形式之法在药品适用证的基础上，额外增加了一部分新的规定，例如药品有限门诊使用、限住院使用、限工伤支付、限性别支付、限小儿支付、限病种支付、限二线用药等限制。除此之外，形式之法重点监管不合理用药和不合理收费。不合理用药主要包括超适应证用药，超长疗程用药，无诊断用药等。例如艾普拉唑用于消化道溃疡出血，疗程 3 天。临床上经常可发现无相应诊断（消化道溃疡出血），病程仅提及抑酸护胃处理，且超出 3 天用药的情况。地佐辛是人工合成的强效阿片类镇痛药，属于第二类精神药品管控。临床上偶尔会出现使用该类药品，但是无疼痛评分表；有评分表，但是未填写内容，仅是签名；病程记录未分析为何使用该类药品；部分病例疼痛评分等级已经降级，但是仍然使用该类药品的情况。这些都是不合理用药监管的重点内容。不合理收费主要包括以下几种情况：多收费、少收费、超标准收费、不实收费、重复收费、违反除外内容收费等。多收费的例子如血液灌流多收血液透析和咬合检查。超标准收费的例子，如临床中的"特大换药"，其明确规定特大换药的伤口要超过 10 cm，但很多小的伤口换药，也被套上了特大换药的条目。不实收费如无"输血"相关选项收取"血液加温治疗"及"血液加温套件"费用。重复收费如冠周炎治疗收取口腔局部冲洗上药，腰椎穿刺术收取鞘内注射，留置导尿同时收取"留置导尿（次日起）"，骨骼牵引术同时收取"骨骼牵引术（次日起）"，胃肠减压、膀胱冲洗、持续膀胱冲洗同时收取"引流管冲洗"等。因为医疗项目内容之间互有嵌套，有时多收费和重复收费并不是有意之举，但长期隐性的多收费会造成巨大的卫生经济负担，应该及时发现并予以规范。违反除外内容收费以无主项目收费多见，指有一些耗材，主要涉及采血器、电极、肝素帽、胶片、结扎夹、圈套器、栓塞材料、修补材料、止血夹等，它们只在特定的操作（即主项目）中才会被用到，并不能够被单独收费。例如患者未被记录做了气管切开和气管套管更换操作，却被收了气管套管费用，这便是典型的不合理收费。

我国医保支付方式并存多种方式，最原始且使用最广泛的付费方式是按照项目付费，即医生用了哪些药，做了哪些检查和治疗，按条目计费，医保根据不同条目的报销比例，予以支付相应费用，余下来的自费。这种支付方式对医方的限制极小，不利于控制人均住院费用的快速增长。而医疗费用快速增长的部分，主要以辅助性用药和高值耗材为主，它们也被称为医疗消耗的水分。辅助性用药指有助于增加主要治疗药物的作用或通过影响主要治疗药物的吸收、作用机制、代谢以增加其疗效的药物；或在疾病常规治疗基础上，有助于疾病或功能紊乱的预防和治疗的药物，一般包括营养支持药、预防并发症、调理类中成药等。这些药品绝大多数情况对于疾病的救治来讲仅仅是锦上添花，并非雪中送炭。临床上很多患者受各方诱导，把辅助性药物当作病情出现好转甚至期盼奇迹出现的救命稻草。加上各方的利益关系，导致了辅助性药物的使用量节节攀升。高值医用耗材，一般指对安全至关重要、生产使用必须严格控制、限于某些专科使用且价格相对较高的消耗性医疗器械。医用高值耗材主要是相对低值耗材而言的，主要是医用专科治疗用材料，如心脏介入、外周血管介入、其他脏器介入、外科人体植入物等。随着医疗新材料、新技术的不断增加，医疗耗材的使用遍布医疗业务的各个环节。临床上使用的高值耗材常年来以进口产品为主，其价格昂贵，利润空间极大。为了控制药品和耗材花费的不合理增长，医院一直使用"药占比"和"耗占比"（即药品和耗材费用占总医疗花费的比例）作为医疗质控的重要指标。但是药/耗占比的下降不仅可以通过降低药品和耗材的使用量来实现，还可以通过增加其他费用（如检验检查费用和医疗服务费用）来实现。因此，医疗控费还需要综合多种途径来实现，在切断药品/耗材、检验/检查与医务人员的利益关系和限定占比类指标的同时，还要实行总额限制。2017年7月国务院印发《关于建立现代医院管理制度的指导意见》（国办发[2017]67号），明确规定医务人员薪酬不得与药品、卫生材料、检验、化验等业务收入挂钩。2017年4月公布的《关于全面推进公立医院综合改革工作的通知》指出，所有公立医院全部取消药品加成（重要饮片除外）。而耗材零加成也紧随其后，在全国范围内快速普及。这些政策的实施，至少从账面上切断了医务人员薪酬和检验、检查、药品、耗材的关联，改变了多年以来"以药养医"和"以耗养医"的医疗行业规则。在总额控制方面，要改变医保按项目付费的逻辑，改为打包付费。所谓打包付费，就是医保不管诊疗的具体过程是怎样，在诊疗行为发生前医保支付的额度就已经限定。医疗机构如果能够在限额内把患者治好，那么节省下来的费用就可以作为医院医保回款的收入；如果医疗机构消耗的费用超过了限额，那么就需要自掏腰包为患者填平费用缺口。有两种较为普遍的打包付费方法，分别为按床日付费和按病种付费。按床日付费很好理解，住一天院付一天的钱，每天的钱是固定或有限额的。这种付费方式比较适用于需要长期住院，治疗模式比较单纯的病种，例如精神类疾病的治疗和神经康复类治疗。按病种付费是目前适用范围最广、应用最为普遍的付费方式，其分为两种模式，单病种付费和组合病种付费。单病种付费同样也适用于治疗模式比较单一、能够被标准化和流程化的病种，例如单纯性阑尾炎做阑尾切除、胆囊结石做腹腔镜胆囊切除术、腹股沟疝气做疝气修补术、痔疮做痔上黏膜环形切除术等。按病种付费有一个难以规避的问题，就是对于病情重且复杂的患者，在同时需要对多种疾病进行干预的情况下，很难保证医保规定的限额能够包住实际发生的费用。对于很多患者来说，在医生看到他们第一眼的时候，医生就很清楚，我收这个患者不仅不会赚钱，还会亏钱，所以造成了很多医疗机构推诿患者的情况。按病种付费的发展方向，就是要针对不同情况的患者，给予不同的打包付费额度。这个额度，能够精确地体现治疗当前疾病所需要消耗的平均花费和难度，使得医务人员的付出和创造的价值得到相当的回报。目前应用最广泛的病种打包付费方法包括疾病诊断相关分组（diagnosis related groups，DRGs）和按病种分值付费（diagnosis intervention packet，DIP）。无论是 DRGs 还是 DIP，都是综合患者的诊断、合并症、并发症以及具体的治疗方式进行分组，根据大数据计算枚举并赋予不同组别相对应的权值，由权值去映射治疗某一组疾病所要消耗的时间和经济成本。DRGs 和 DIP 是数据科学在医疗管理应用最典型的表现，它们不仅应用于医保控费，其衍生指标也是衡量医疗工作价值、影响绩效考核与分配、评估医疗水平的重要依据。其详细的分组方法和应用我们将在第 15 章医疗管理与数据科学中做详细的介绍。

14.5 基于数据科学的合理医疗循证评价

合理医疗的方向，是将医疗保健作为一个整体，从群体健康（而非个体健康）的角度，寻找系统层面的资源分配全局最优解，用有限的资源，获得最大的健康收益。合理医疗政策的制定，也需要经过基于客观数据的调研和推理。对于合理医疗的循证评价主要包含两个方面，疾病负担评估和卫生技术评估。

疾病负担（burden of disease，BOD），是指疾病对人群的危害及对社会和经济的影响。疾病对人群的危害主要包括发病（incidence）、死亡（mortality）、失能（disability）、康复（recovery）及疾病发生过程造成的负担（个人损失、家庭损失和社会损失）。疾病负担研究可分为流行病学负担和经济负担两类，两者都需要用量化的数据指标来表示。流行病学负担主要研究非经济指标，主要研究疾病造成的寿命损失（死亡）和生活质量损失（伤残），例如发病率、死亡率、门诊和住院率、药物利用情况、与健康有关的生命质量、潜在减寿年限、质量调整生命年、伤残调整寿命年、伤残调整期望寿命等。经济负担直接反应在对抗疾病所需的成本上，成本又分为三类：直接成本、间接成本和无形成本。直接成本即卫生服务成本，指直接用于提供健康相关服务所需要的花费；间接成本是社会成本，是指由于疾病而丧失的资源，即与病残和死亡有关的成本；无形成本是指由于疾病导致疼痛和死亡给家属等带来的悲痛等非经济结果。和直接成本不同，疾病的间接成本和无形成本是比较难测量的。间接成本可用人力资本法（hunman capital approach）和意愿支付法（willingness-to-pay approach）进行估算。无形成本也可用意愿支付法进行估算。人力资本法是用工资水平、失业率、期望寿命、退休年龄来计算由于病残或死亡引起的平均收入减少。意愿支付法是指如果某类健康损失可以用经济手段去挽回的话，调查人愿意付出多少金额来避免健康上的损失。由于个体收入和经济实力不同，人力资本法和意愿支付法只能够对间接和无形成本做出大致的估计。图 14-3 和表 14-2 列举了常用的疾病负担指标及其计算方法。疾病负担可以帮助卫生决策者确定国家或地区性重点研究的疾病以及重点研究与干预的对象，是调整卫生政策和干预重点、提高健康投资效益和社会效益的重要依据。

卫生技术是一个宽泛的概念，它指代用于卫生保健和医疗服务的知识体系，包括药物、器械、材料、方案、信息系统、后勤支持、行政管理等。卫生技术评估主要包括四方面内容，即卫生技术的安全性、有效性、经济性和社会适应性。这些方面都可以称为循证医学 PICOS 中的 O（outcome），即我们研究的结局（因变量）。卫生技术评价是指利用技术绩效（technical performance）、安全性、临床功效和效果、成本、成本效果、组织、社会结果、法律和伦理思考对卫生技术所做的系统评估。在这些评价方面中，安全性是一个相对的概念。任何一种卫生干预手段都有潜在的不良反应或意外损害，当其概率和严重程度可以被患者、医生、社会以及相关决策者接受时，我们就认为该项卫生技术是"安全"的。临床中研究比较多的是药物不良反应（adverse drug reaction，ADR），是指因药物引起的死亡、危及生命、致癌、致畸、致出生缺陷、显著的或永久的人体伤害或器官功能的损伤、住院或住院时间延长，或如不进行处理可能会出现上述情况的其他重要医学事件。有效性，主要包括临床功效和效果，前者侧重于卫生技术的理论效果（在试验环境下取得的效果），后者侧重于实际效果（在真实世界中取得的效果）。卫生技术的经济性评价，是指应用经济学原理和方法评价临床诊断、预防和治疗技术的经济学效果，找出影响有限资源合理利用的因素，辅助临床决策。临床经济学评价一定是对临床疗效和成本的同时分析，任何不计成本地提高疗效和不计疗效地投入成本都是不合理的。而常用的经济评价方法有两种，一种是固定效果分析成本，另一种是固定成本分析效果。常用的分析方式包括最小成本分析、成本效果分析、成本效用分析和成本效益分析。最小成本分析（cost-minimization analysis，CMA）是固定效果分析成本，通过测量不同医疗措施的成本，基于取得相同的临床效果，成本更低的措施更优。成本效果分析（cost-effectiveness analysis，CEA）、成本效用分析（cost-utility analysis，CUA）和成本效益分析（cost-beneit analysis，CBA）都是看卫生技术成本 / 效果增量比，例如提高 1 个 QALY 要花费多少钱。只不过效果、效用和效益的所指不同。效果几乎等同于结果，不过它更多指代

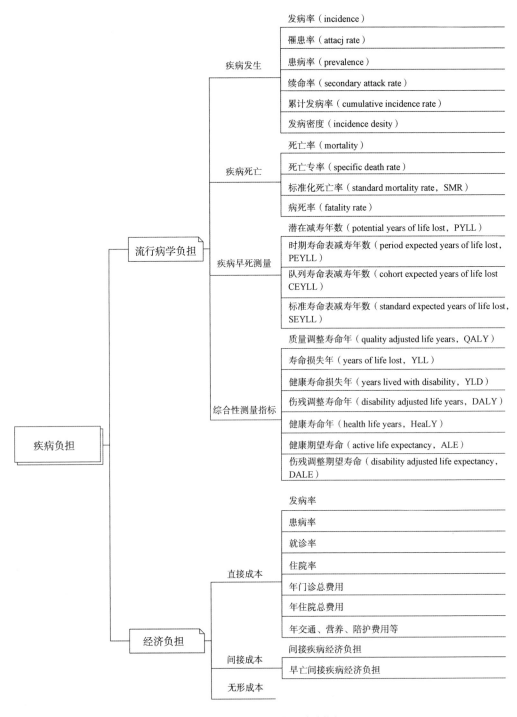

图 14-3　疾病负担的常用统计指标

表 14-2 常见疾病负担相关指标的计算方法

指标	公式	说明
发病率	$\dfrac{某年（期）某人群中发生某病的新发病例数}{同年（期）暴露人口数} \times 100\%$	一定时期内，特定人群中发生某病新病例的频率
罹患率	$\dfrac{某一观察期内的新发病例数}{同期暴露人数} \times 100\%$	与发病率一样，用于小范围或短期内的疾病流行
患病率	$\dfrac{某特定时间内某人群中某病新旧病例数}{该人群同期平均人口数} \times 100\%$	也称现患率，指某特定时间内总人口中某病新旧病例所占比例
续发率	$\dfrac{一个潜伏期内易感接触者中二代病例数}{同年（期）暴露人口数} \times 100\%$	用于小集体传染病的流行病学调查，二代病例是指该病最短到最长潜伏期间出现的病例
累积发病率	$\dfrac{从研究开始某特定时间的发患者数}{研究开始时未得病的观察人群人口数} \times 100\%$	指一组无病的人群中，在一定的观察期内发生某病的人数占比
发病密度	$\dfrac{观察人时的新病例数}{观察人时数}$	指在一定时间内发生某病新病例的速率，人时数是以观察人数乘以观察时间。
死亡率	$\dfrac{某人群某年总死亡率}{该人群同年平均人口数} \times 100\%$	也称粗死亡率，是一定时期内总死亡人数与该人群同期平均人口数之比
死亡专率	$\dfrac{某期间内（因某病）死亡总数}{同期平均人口数} \times 100\%$	反应某特定人群的某种病的死亡率
标准化死亡率	$\sum \dfrac{N_i}{N} * P_i$	N_i 指某一年龄段的人口数，N 为总人口数，$\dfrac{N_i}{N}$ 为个年龄段人口比，P_i 代表在第 i 段年龄的死亡率
病死率	$\dfrac{一定时间内某病死亡数}{同期确认的某病病例数} \times 100\%$	一定时期内，患某病的全部患者中因该病而死亡的比例
潜在减寿年龄	$\sum_{i=1}^{e} a_i d_i$	e：预期寿命（岁）；i：年龄组（通常计算其年龄组中位值）；a：剩余年龄，$a_i = e-(i+0.5)$；d_i：某年龄组的死亡人数
时期寿命表减寿年数	$\sum_{i=1}^{l} e_i d_i$	l：当地人群期望寿命表中最后年龄组段；i：年龄组；e_i：第 i 个年龄组的预期剩余寿命，d_i：某年龄组的死亡人数

指标	公式	说明
队列寿命表减寿年数	$\sum_{i=1}^{l} e_{ic} d_i$	l：当地人群队列寿命表中最后年龄组段；i：年龄组；e_ic：第 i 个年龄组的队列预期剩余寿命，d_i：某年龄组的死亡人数
标准寿命表减寿年数	$\sum_{i=1}^{l} e_{is} d_i$	l：标准寿命表中最后年龄组段；i：年龄组；e_ic：第 i 个年龄组的标准预期剩余寿命，d_i：某年龄组的死亡人数
质量调整寿命年	$\sum_{i=1}^{n} w_i y_i$	w_i 为效用值，取值 0～1，表示个体的健康状态，0 代表接近死亡，1 代表完全健康；y_i 指在该状态下的生活年数；n 为功能状态数。在疾病过程中患者存在并会经历不同的健康状态，因此真实计算下并不是找一个效用值和存活时间相乘，而是效应值随存活年龄变化的曲线下面积
寿命损失年	$\sum_{i=1}^{n} N_i \times l_i$	指早死导致的寿命损失。i 为各年龄组，N_i 为对应年龄组的死亡人数，l_i 为对应年龄组的寿命损失值，即标准寿命表中，该死亡年龄对应的预期寿命值
健康寿命损失年	$P \times D_w$	指疾病导致伤残引起的健康寿命损失，是综合评价非致死性健康结果与早死的效用指标。P 为特定时期的患者人数；D_w 为 disability-weight，伤残权重（范围 0～1），0 表示完全健康，1 相当于死亡。D_w 值随着人群和疾病健康状态不同，也在不断更新变化
伤残调整寿命年	$YLL + YLD$	指从发病到死亡所损失的全部健康寿命年，是寿命损失年（YLL）和健康寿命损失年（YLD）之和。

的是好的结果，筛出来多少个阳性患者，预防了多少不良结局，延长了多久生存期，这些都是结果，而且这个结果是相对客观的；效用是指结果是否受用，它和效果相比更加主观，它不仅仅考虑医疗技术对生存期的影响，还要考虑对生存质量的影响，因此 QALY 常是 CUA 的主要标的。同时，效用也是一种效果的表示，所以 CUA 也可以看作是 CEA 的一种；效益是指效果的收益，这个收益是用货币来衡量的，因此效益是指的经济效益。通过对卫生技术本身以及应用情况的全面调查，提高医疗资源的技术效率（即提高技术的生产力水平）、配置效率（促进需求和供给的精准匹配）和利用效率（促进需求方将供给技术的价值最大化）来使医疗投入在群体健康方面的获益最大化，借以达到合理医疗的目的。

第 15 章

医院管理与数据科学

15.1　指标化的医院数字化管理

　　医疗管理对于医疗业务生态的影响是巨大的。医疗管理顶层设计上的轻微改动,都可能会引起下游医疗业务发生蝴蝶效应。它像一个杠杆,能够轻易撬动整个医疗业务体系,影响医疗服务效能,最终影响每一位医务工作者的工作内容和体验,以及每一位病患的生命健康安全。因此,医疗管理是每一位医疗相关从业者都必须去重点关注的领域。医院管理,是按照医疗工作的客观规律、运用管理理念和方法,对医疗机构人、财、物、信息、时间等资源,进行计划、组织、协调、控制,充分发挥整体运行功能,以取得最佳综合效益的管理活动过程。具体医疗管理涉及的内容包括战略管理、组织管理、人力资源管理、医疗管理、护理管理、质量管理、安全管理、药事管理、文化管理、学科建设、运营管理、绩效管理、经济管理、信息管理、器械管理、后勤管理等(各项管理的具体内容详见表 15-1)。我国公立医院属于事业单位,部分机构和人员承袭着"铁饭碗"的旧思想,在医院管理和事务处理上存在一些不上进的作风,例如不管市场、不讲经营、不看成本、不求质量,依赖等、靠、要,早早躺平,不求自强等。近年来,随着医药卫生体制改革的不断深入,医院的筹资来源和领导管理体制都在不断变化,绩效考核、岗位管理、目标责任管理和竞争机制逐渐普及,医疗管理的现状与逻辑也发生了根本性变化。医院的发展方向由追求规模扩张转向追求质量效益提升;公立医院支出从投资医院发展建设转向扩大分配、提高医务人员收入水平。"提质增效"成为了我国公立医院发展的核心。然而,质量和效果如何定义?如何评价?在信息数字化时代,用"好"与"坏"来笼统描述业务状态已经不能满足医疗管理的需求。没有客观地描述,就无法客观地评价,无法客观地评价,就无法有效地管理。我们需要建立定量化的指标体系,推动医院管理从粗放的行政化管理(以强制性行政命令为手段)转向精细的、指标化的数字化管理(以数字说明并解决问题)。拿数据说现象,已经成为了医院管理的一种文化。也只有这样,医院发展才能在提质增效的道路上走得更远。

表 15-1　医院管理的主要内容

管理内容	含义
战略管理	医院根据其外部环境及内部资源和能力状况，为求得生存和长期稳定的发展，不断获得新的竞争优势，总体谋划医院发展目标、达到目标的途径与手段
组织管理	通过建立组织结构、确定工作岗位或职位，明确责权关系，有效地协调组织内部的各种资源，使组织中的成员互相配合、协同工作、提高组织工作效率，顺利实现组织目标
人力资源管理	根据医院发展的战略要求，运用现代科学理论与方法，对医院人力资源进行有效开发、合理配置、充分利用，并通过培训、考核、激励等一系列管理措施，发掘员工的潜能，充分调动员工的积极性与创造性，最终实现医院发展与员工工作需求的双项目标
医疗管理	在医院医疗系统活动全过程中进行的组织、计划、协调和控制，使之经常处于应有的状态，并对客观环境变化有较快的适应性，达到最佳医疗效果和医疗效率的目的
护理管理	护理管理者应用领导与影响力对护理组织机构内的人、财、物做科学、系统的分析与研究，促使护理工作人员进行高质量和高效率护理工作的全过程
医疗质量管理	遵循医疗质量形成的规律，应用各种科学方法，合理运用人力、物力、设备和技术，达到医疗技术符合规范和标准、服务功能满足患者需求的质量目标
医疗安全管理	围绕医务人员在实施医疗行为、患者在接受医疗服务过程中不受任何意外伤害所进行的全部管理活动
药事管理	以服务患者为中心，对临床用药全过程进行有效的组织实施和管理，促进临床科学、合理用药的药学技术服务和相关的药品管理工作
文化管理	一定经济社会背景下的医院，在长期医疗服务过程中建设日趋稳定的独特的价值观和医院精神，以及以此为核心而形成道德规范、行为准则、理想信念、医院传统等，并在此基础上形成的医疗服务意识、服务理念和经营战略
学科建设	运用科学管理的思想、方法和手段，对学科建设进行科学的统筹规划，促进和加强医疗实践中的医学科学技术发展和进步，包括人才培养、学科管理、医疗服务、科学研究、开展新技术以及购置设备等内容
运营管理	对医院提供医疗服务的直接资源进行有效的整合利用，以实现投入产出过程效率、效益和效能的最优化过程
绩效管理	医院相关利益者从社会效益、经济效益、医疗服务公平性和可及性、医疗质量、成本费用、医院发展等多维度对医院总体效益和业绩的分析管理
经济管理	医院运用经济手段，对医院全部活动进行计划、组织、领导和控制，合理筹集和使用医院人力、物力和财力资源，使得医院消耗的成本最小，而医疗服务的价值最大，取得社会效益和经济效益的最大化
信息管理	按照医院信息的特点，科学地处理信息，建立管理信息系统和情报收集工作的管理，开发信息资源，使信息为医疗和管理服务
器械管理	应用工程理论、技术和医工结合方法，研究和解决医院中医疗器械的技术管理与使用、工程技术支持、安全与质量保证，统一制订医疗仪器设备、医用耗材和相关软件的购置计划、工程技术方案，并组织实施、监督和管理

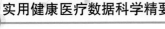

续表

管理内容	含义
后勤管理	主要指对医院总务的管理，包括水、电、气、空调的运行和维护，营养膳食、洗衣、绿化、保洁和物业维修等

指标体系的建设可以对业务事实进行量化抽象和信息浓缩，使管理者以较低的调研认知成本来获取足够多的事实信息，并以此支持业务事实评价和医院管理决策（图15-1）。一个独立的指标通常包含四个要素：名称、责任人、含义和口径。指标名称要简洁明确，降低理解难度和沟通成本；责任人要保证指标可维护、可运营；含义是指指标的元数据解释，即被量化的事实在业务场景中如何被清晰定义；口径是指数据是如何及时地、准确地被计算出来，包括计算的方法和原始数据获取的途径等。指标又分为原子指标、衍生指标和派生指标。顾名思义，原子指标是不可以进行拆分的指标，是基于业务过程的度量值，如门诊量、住院量、四级手术例数等；衍生指标，是指通过其他指标计算得来的指标，例如点评处方占总处方数占比、各类同比、环比等；派生指标是指原子指标或衍生指标经过条件限定得来的指标，通俗理解为派生指标＝原子指标（或衍生指标）＋业务范围＋统计周期＋统计粒度（按什么分组，按什么范围做统计）。衍生指标又分为相对指标和统计量指标。原子指标记录事实；相对指标用于比较评价；统计指标提炼信息。相对指标和统计指标的具体分类、含义和举例见图15-2。

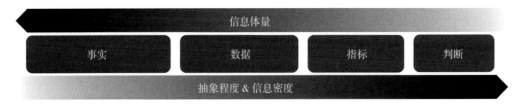

图15-1　数据是抽象的事实，指标是浓缩的数据和评价、决策的依据

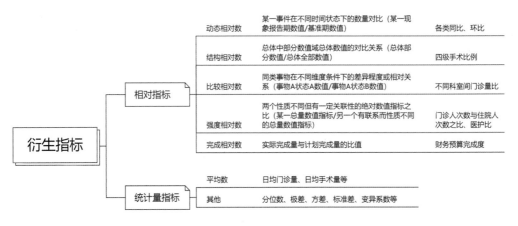

图15-2　衍生指标的分类、含义和举例

目前对三级公立医院最重要的指标体系，当属"国考"指标体系。2019 年初，国务院办公厅发布了《关于加强三级公立医院绩效考核工作的意见》（国办发〔2019〕4 号），制订了对三级公立医院考评的完整指标体系（图 15-3），在全国范围启动三级公立医院绩效考核。根据国务院办公厅制订的《加强三级公立医院绩效考核工作的意见》，在三级公立医院绩效考核工作中要坚持"公益性导向，提高医疗服务效率""属地化管理，做好国家顶层设计""信息化支撑，确保结果真实客观"三个原则。在绩效考核指标体系中，一级指标有医疗质量、运营效率、持续发展和满意度四个维度，明确了质量、效率、发展和满意为三级公立医院发展的引导方向。国家公立医院考核目前是公立医院管理水平的最重要的标尺和未来发展指挥棒，在 55 项指标中，除第 12、24、42、43、52 项为定性指标外，其他均为定量指标。可以说，在公立医院"以评促建"的大环境下，医院管理在传统"抓人""抓事"的基础上，增加了"抓数据"。抓数据并不代表不务正业或是面子工程，恰恰相反，国考指标体系是医院管理运营情况最权威的化验单，是医疗相关业务的"照妖镜"，只有把业务本身做好做强，才会有漂亮的数据结果。治理数据，亦是在治理业务，二者是统一的。要把业务逻辑搞深搞透，才能明确业务的决策点和数据的赋能点在哪里。透过业务与数据一体两面的关系来看数字孪生，我们看到更多的是内涵与价值的孪生。医院的管理指标体系要在"国考"和地方性考核的基础上扩充，充分利用数据抓手全面做好科、教、医、研的系统建设。

"国考"指标为医院管理明确了努力的方向，但在具体实施方面，这些指标是无法涵盖所有业务细节的。在医院管理不断精细化和数字化的趋势下，医院管理者应当把工作沉到业务细节，把指标沉到业务细节，全方位、全过程地实现医院的战略目标。医疗作为医院的主营业务，是医院的根本价值所在。对医疗质量的管理是医院的生存本，也是医院管理工作中的重中之重。医疗质量评价指标分为三大类：效率指标、效益指标和质量指标。效率指标主要考察建立在单位资源上的工作量情况，主要包括平均住院日、病床使用率、日门诊人次、每床出院人数等。效益指标考察单位资源投入所取得的收益，主要包括人均门诊费用、人均住院床日费用、药占比、平均手术费用等。质量指标考察医疗业务的实施质量，可分为诊断质量和治疗质量。诊断质量包括门诊与出院诊断符合率、入院与出院诊断符合率、3 日确诊率等，治疗质量包括治愈率、好转率、病死率、感染率、抢救成功率等。2005 年，原卫生部医政司委托卫生部医院管理研究所（以下简称"医管所"）组织研究中国医院医疗质量管理及评价系统，经过多年研究，开发了中国医疗质量指标体系（China Healthcare Quality Indicators System, CHQIS）。CHQIS 包括住院相关、非计划重返相关、不良事件相关三大类 11 个 1 级指标和 33 个 2 级指标，具体见表 15-2。

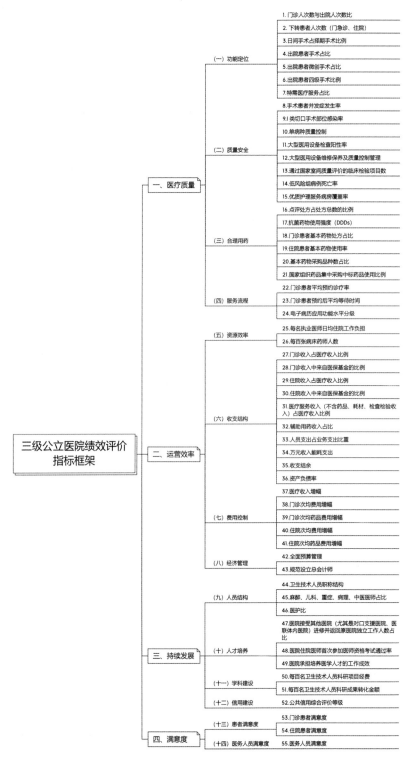

图 15-3 2023 年全国三级公立医院绩效考核指标体系

表 15-2　CHQIS 医疗质量评价体系

指标分类	1 级指标	2 级指标
	住院死亡率	新生儿住院死亡率
		根据出生体重四级分类新生儿住院死亡率
		根据出生体重四级分类直接入院新生儿住院死亡率
		根据出生体重四级分类转入院新生儿住院死亡率
	手术死亡率	DRG 组手术死亡率
		关键手术死亡率
		围术期总死亡率
		关键手术围术期死亡率
		高死亡风险 DRG 组手术死亡率
		低死亡风险 DRG 组手术死亡率
		重返手术室总死亡率
		24 小时、48 小时、72 小时重返手术室死亡率
	DRG 组死亡率	高死亡风险 DRG 组手术死亡率
		低死亡风险 DRG 组手术死亡率
	关键病种死亡率	
	抢救失败率	DRG 组抢救失败率
		手术抢救失败率
		关键手术抢救失败率
		关键病种抢救失败率
非计划重返相关指标	非计划重返手术室	24 小时、48 小时、72 小时重返手术室发生率
	非计划重返重症监护室率	24 小时、48 小时、72 小时重返重症监护室率
不良事件相关指标	不良事件发生率	手术患者不良事件发生率
		DRG 组不良事件发生率
		关键病种不良事件发生率
		关键手术不良事件发生率
	医院感染率	重症监护室中与使用呼吸机相关的肺部感染发生率
		重症监护室中与使用中心静脉导管相关的血液感染发生率
		重症监护室中与留置导尿管相关的泌尿系统感染发生率
		重症监护室中与使用外周重型静脉导管 PICC 相关的血液感染发生率

指标分类	1级指标	2级指标
	手术部位感染率	NNIS 风险指标 0 级、1 级、2 级、3 级手术部位感染率
		关键手术的手术部位感染率
		关键手术 NNIS 风险指数 0 级、1 级、2 级、3 级手术部位感染率
		手术医师关键手术 NNIS 风险指数 0 级、1 级、2 级、3 级手术部位感染率
	压疮率	压疮 I 期、II 期、III 期、IV 期发生率

从"国考"和 CHQIS 评价体系可以看出，目前医院管理的官方考核多是以结果为导向的。指标重点考察的是医疗业务的结果而非过程。但作为一名医院管理者，不能跳过投入看产出，更不能不问过程只看结果。业务也好，项目也好，都要在实施基础，实施过程和实施结果层面同步进行细致地评价、监管和提升。如此，才能更好地提出管理措施，改进管理成效。

医疗业务的全过程管理需要进行三级质量管理，包括结构质量管理、环节质量管理和终末质量管理。结构质量管理，是对用于医疗业务的基础资源进行评价和管理，主要为人、财、物和制度的管理。人方面，包括团队投入（人员类型、梯队情况、数量、级别、能力、专业、年龄、团队分工、团队合作、团队交流等）和组织保障（团队责任是否明确、内控建设是否有条理、团队的任务分工是否明晰、质量控制体系是否建设等）；财物方面包括经费、场地、设备、材料、供应链、平台、对外合作机会等；制度方面包括文件资料（业务或项目的各个阶段文件是否齐全，是否在资料管理中应用了新技术，是否满足保密要求等）、人员管理制度和质量控制体系等。在各类质量管理中，结构质量管理是容易被忽视的部分。有些业务或者项目，目标很大，投入很少；而另一些项目，目标模糊，仅有大致方向，投入却很大；在很多业务的基础结构层面，人、财、物、制度不匹配，例如人多事少、人少事多、人多地小、人少地大等。业务基础保障的结构失衡，不仅会限制业务发展，同时也会造成巨大的资源浪费。因此，在业务管理中，结构质量管理是第一步，也是做好后续管理工作的基础。

环节质量管理是对业务实施过程进行质量管理。这要求管理者了解每一个环节的具体内容，并将其分解到最小单元。医疗业务牵涉庞杂，要分配管理精力，抓重点科室、重点人员、重点因素、重点时间，采用全面检查、抽样检查或定期检查的方式，保障环节实施的正确性和稳定性，保障业务结果数据在良性轨道上运行。环节质量管理的核心在于对各个最小单位环节提出针对性的指标建议。例如在急诊医疗管理中，可作为环节质量管理的指标包括急救首援率、急会诊到位准时率、急诊预检分诊准确率、留观患者诊断符合率、急诊医疗设备、物品完好率、医疗器械消毒合格率等。而对于脑卒中、胸痛、外伤等绿色通道，还需要设立各个环节的时间指标，并计算达标率。

终末质量管理是一种目标管理，即明确在一定时间内预定达到的成果。为了达到业务的总目标，要把目标进行拆解，按时间和任务分配到各个部门或个人，并进行考核和结果评价。先抓归口，再抓落实，最后才能抓成效。作为医疗质量管理的最下游，只有业务上游的质量抓好，下游的结果自然就不会差。终末质量管理指标的设计首先要以各类考评为基础，其次也要以问题为导向。例如，门诊和住院患者经常为了尽快做好检查，要求医生预约急诊通道。这种现象在 CT 和超声等需要等待半天到数天预约时间的检查中是非常常见的。这种因个人原因的"伪急诊"检查占用了真正急诊患者的检查资源，增加了医技科室的管理难度。针对这个问题，管理者可以增加门诊和病房急诊检查开单率指标，使之控制在一定范围，并定期对急诊检查开单率高的科室和医生进行人工核对，通报伪急诊开单率，并制订相应的奖惩措施。由此可见，指标的设计要以服务于业务提升为目的，并根据业务逻辑进行灵活设定。一个指标的好坏通常可以通过四个方面评价：有效性、可信性、敏感性和可运营性。有效性是指指标是否能够客观量化反映业务事实；可信性是指反映事实的指标是不是稳定的；敏感性是指事实的变化，是否能够被指标敏感地捕捉到，并反映出来；可运营性是指指标是否能够被用于日常运营，辅助管理者进行领导决策。

另外，好的度量指标要具备 SMART 特征：S 代表 Specific，具体的。数据化管理，就是要用数据定义细节；M 代表 Measurable，可测量的，并且是可测准的；A 代表 Attainable，可实现的。不能实现的指标不仅起不到监督和激励作用，而且会打压工作士气；R 代表 Relevant，相关的，和业务价值相关，和行动策略相关。那些和实际业务与决策不想关的度量指标称为虚荣指标，它们对业务本身并没有实质性的帮助。同时也要关注指标之间的相关性，确认指标的主次关系，使其平衡可持续发展；T 代表 Time-bount，具有及时性，前瞻性地定义实效，明确指标的追溯周期，平衡长短期指标的均衡。

为了动态实时地获取到医院运行的相关数据，实现高级业务联动与管理决策支持，智慧管理建设已经成为医院信息化的刚需。这点我们在第 13 章中已经介绍过。除此之外，商业智能（business intelligence，BI）系统也在医疗机构中逐渐普及。它利用一些数据技术，从数据中挖掘背后隐藏的规律、总结现象背后的原因，用以指导业务的发展。医疗系统的 BI 充当了医院管理驾驶舱的角色，通过 BI 系统可以对医院管理的常用指标进行查询和展示（图 15-4）。

在应用指标的同时，我们需要注意一个很特别的现象——眼镜蛇效应（Cobra Effect）。它源于这样一个故事：在英国殖民印度期间，印度首都德里眼镜蛇泛滥。为了解决毒蛇问题，英国殖民政府出台政策：民众每上交一条死掉的眼镜蛇，政府就

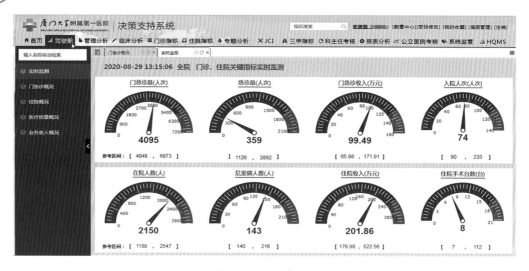

图 15-4　BI 系统界面

给上交死蛇的人奖励。一开始，百姓为了获得奖金，争先恐后地捕杀毒蛇。随着毒蛇数量的减少，民众开始养殖毒蛇，定期宰杀上交盈利。政府发现后，果断停止了奖励的发放。随后，养蛇人就把失去价值的眼镜蛇重新放归野外，导致野生毒蛇的数量非但没有因为政策而降低，反而增加了。这其实揭示了一个现象，有时候最明显，最直接，最容易想到的解决办法，未必能带来最好的结果。同样的，对业务结果的直接指标考核，可能会带来不好的副作用。例如曾经对药占比、耗占比的单一指标考核，都引起了医疗花费总额的上涨。1975 年，英国科学院院士查尔斯·古德哈特 (charles goodhart) 提出了古德哈特定律，他指出：一旦你试图通过施加外部压力来控制它，任何统计观察得到的规律都会轰然倒塌。（Any observed statistical regularity will tend to collapse once pressure is placed upon it for control purposes.）1976 年，美国社会学家、心理学家唐纳德·坎贝尔（Donald Campbell）进一步拓展了古德哈特定律：对于某一个量化的社会指标而言，你越把它当做决策目标，它就越容易被外界的压力影响，从而扭曲、腐化它本应监控的社会过程。（The more any quantitative social indicator is used for social decision-making, the more subject it will be to corruption pressures and the more apt it will be to distort and corrupt the social processes it is intended to monitor.）这提示我们，指标一旦成为指标，特别是在成为硬性的指标时，其走样变形几乎是不可避免的。作为医疗业务管理者，在设定指标的同时要深刻理解业务的过程逻辑，对同一业务结局使用多维指标衡量，要注意指标之间的联系，全面考虑为了完成指标是否会对目标业务和相关业务产生执行目标以外的潜在影响，从而使指标的设定，最大程度地符合战略目标和管理目标的要求。

15.2　基于数据科学的 DRGs/DIP 医保费用管理

医保付费的标准和模式是影响国家医疗保障基金良性运行、医院营收状况、医务人员收入情况、医务人员诊疗模式、广大民众切身利益的大事。本书在合理医疗章节（第14.4 节）中曾谈到医保费用的核算模式，从单病种到组合病种，从按项目付费到预打包付费的模式转变。从中可以看出，在医保费用的管理模式改善过程中，很重要的一个因素就是数据科学的推动。目前在国内逐渐普及的 DRGs 和 DIP 付费，正是基于数据科学思想设计的。

DRGs 是一种基于临床过程和资源消耗一致性对疾病开展分类的方法。第一代DRGs 系统于 1967 年由美国耶鲁大学 Robert B. Fetter 及其团队开发，而后在美国新泽西州的支付制度试点改革中应用并进行了改版。1983 年，美国国会立法，老年医疗保险开始基于 DRGs 的预付费制度支付。随后 DRGs 被引入世界各地进行本土化发展。2004 年北京推出了首款中国的 DRGs，简称 BJ-DRG。2015 年，国家卫生计生委医政医管局正式指定北京市公共卫生信息中心（北京市医院管理研究所）作为国家 DRG质控中心，开展全国 DRG 研究与推广工作，并以北京市公共卫生信息中心享有著作权的 BJ-DRG 分组方案为基础，等效建立 CN-DRG 分组方案（2014 版）。CN-DRG只是中国 DRGs 的一个版本，除了 CN-DRG 外，常用的还有 C-DRGs 和 CHS-DRGs。

C-DRGs 是国家卫生计生委卫生发展研究中心在国家卫生计生委财务司（原卫生部规划财务司）直接领导下，从 2010 年起组建近千人的大型研究组历时 6 年研究制定的按 DRG 收付费系统。2017 年 C-DRGs 率先在深圳、三明、克拉玛依三地开展试点工作。C-DRGs 和 CN-DRGs 分组的核心依据是不一样的：CN-DRG 是使用 ICD10和 ICD9 作为分组的依据；而 C-DRGs 则使用中国临床疾病诊断规范术语集（Chinese Clinical Diagnosis Terminology，CCDT）和中国医疗服务操作项目分类与编码（Chinese Classification of Health Inter- ventions，CCHI）。相比于 C-DRG 和 CN-DRG，CHS-DRG 出现最晚。2019 年 10 月，国家医疗保障局印发了《关于印发疾病诊断相关分组（DRG）付费国家试点技术规范和分组方案的通知》，正式公布了《国家医疗保障 DRG 分组与付费技术规范》和《国家医疗保障 DRGs（CHS-DRGs）分组方案》两个技术标准，明确了国家医疗保障疾病诊断相关分组（China Healthcare Security Diagnosis Related Groups，CHS-DRGs）是全国医疗保障部门开展 DRG 付费工作的统一标准。该标准包括了 26 个主要诊断大类（major diagnosis category，MDC），376个核心 ADRG（adjacent diagnosis related groups，ADRGs）。ADRG 包括了 167 个外科手术操作 ADRG 组、22 个非手术操作 ADRG 组和 187 个内科诊断 ADRG 组。与C-DRGs 类似，CHS-DRGs 的分组基础是疾病分类与代码（GB/T14396—2016）和前文提到的 CCDT 和 CCHI。当前国内用于付费的主要是 CHS-DRGs 和 C-DRGs，用于绩效考核评价的主要是 CN-DRG。其中国家公立医院绩效考核用的就是 CN-DRG 分组器，涉及的低风险组病例死亡率、CMI 值，以及通过 CMI 校正的抗菌药物使用强度（DDDs）、医疗服务收入（不包含药品、耗材、检查检验收入）占医疗收入的比例、出院患者平均医药费用等，都会用到 CN-DRGs 分组器。

　　DRGs 是一种建立在数据科学基础上的疾病分类方法。美国社会医疗保险制度在 1983 年开始使用的 DRGs 是基于随机抽取美国 332 家医院共 39 万份病例开发的；BJ-DRGs 第一个分组器是基于北京 149 家二级以上医院 2008 年全年的住院病例数据建立的。我们在章节 6.3 中讨论过，医疗机器学习算法的设计可以借鉴循证医学的 PICOS 框架。这在 DRGs 中同样是适用的。在 DRGs 场景下的 ML-PICOS 中的 P 为适用人群，即所有住院患者；S 为服务场景，即医保预支付系统；O 是模型的输出，在 DRGs 系统中输出是原始疾病组合的分组结果，而分组结果实际对应的是治疗该组疾病所要花费的时间和经济成本，即医疗费用（expenditure）和住院床日数（length of stay，LOS）。I 是模型的输入，也是病例的特征。在 DRGs 系统中，考虑的病例特征包括 MDC、处理方式（手术、非手术操作和内科治疗）和其他特征（年龄、合并症、并发症）。处理方式和其他特征都很好理解，唯有 MDC 需要特殊解释一下。MDC 是以解剖和生理系统为主要分类特征，直接根据病例的主要诊断确定，共 26 个疾病大类，以大写字母 A ~ Z 表示，具体见表 15-3。

表 15-3　主要疾病大类

字母	类别
A	先期分组疾病及相关操作
B	神经系统疾病及功能障碍
C	眼疾病及功能障碍
D	头、颈、耳、鼻、口、咽疾病及功能障碍
E	呼吸系统疾病及功能障碍
F	循环系统疾病及功能障碍
G	消化系统疾病及功能障碍
H	肝、胆、胰疾病及功能障碍
I	肌肉、骨骼疾病及功能障碍
J	皮肤、皮下组织及乳腺疾病及功能障碍
K	内分泌、营养代谢疾病及功能障碍
L	肾脏及泌尿系统疾病及功能障碍
M	男性生殖系统疾病及功能障碍

续表

字母	类别
N	女性生殖系统疾病及功能障碍
O	妊娠分娩及产褥期
P	新生儿及其他围生期新生儿疾病
Q	血液、造血器官及免疫疾病和功能障碍
R	骨髓增生疾病和功能障碍，低分化肿瘤
S	感染及寄生虫病
T	精神疾病及功能障碍
U	酒精 / 药物使用及其引起的器质性精神功能障碍
V	创伤、中毒及药物毒性反应
W	烧伤
X	影响健康因素及其他就医情况
Y	HIV 感染疾病及相关操作
Z	多发严重创伤

知道了模型的适用人群、应用场景、输入和输出，接下来只剩 ML-PICOS 中的 C，compute，如何计算的问题。DRGs 分组计算逻辑分为两个阶段，第一个阶段是将原病历分组至 ADRG 组；第二阶段是将 ADRG 组细分至 DRG 组。ADRG 是指原数据经过 MDC 和处理方式的筛选后，所归属的组别。由于 DRGs 的根本逻辑在于将有相近治疗成本的疾病分到一个组别，因此在第二阶段，即把病历从 ADRG 分至 DRG 组的过程中，要评价组内的变异性。国际上通常把变异系数（coefficient of variation，CV）作为从 ADRG 到 DRG 寻找分类节点的标志。变异系数是一个数据集的变异指标与其平均指标的比值。其中变异指标可以是全距、平均差或标准差等，最常用的是标准差。此时计算公式为 CV= 标准差 / 均数。在 DRGs 系统中：

$$医疗费用（或住院时间）的变异系数 = \frac{医疗费用（住院时间的标准差）}{医疗费用（住院时间的平均值）}$$

国际上把某一 DRG 的目标变量组内 CV 是否小于 1 作为评判组内一致性的标志。CV 值越小表示每个 DRG 组的组内变异越小，组内同质性越好。以此依据年龄、疾病复杂程度对疾病按照 CV 进行分组，直到无法再满足 CV ＜ 1 条件时，再由专家判断进行分组。具体过程见图 15-5。

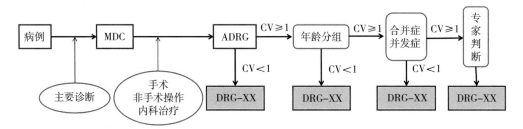

图 15-5　DRGs 的分组过程

在确立了分组以后，各 DRG 组内的平均住院费用，即是本组病例的治疗成本。但是我们不能用平均住院费用的绝对值来给病例定价，因为平均费用绝对值在反映疾病治疗难度和工作量上并不客观，同时医保也不会按照某一段时间的实际发生金额计价支付。另外 DRGs 的分组结果和对应成本还需要用于医疗管理。因此，我们需要将例均费用去量纲化，计算 DRGs 亚组的相对权重（relative weight，RW）：

$$RW_{DRGs} = \frac{\text{第 } n \text{ 组 DRGs 所有患者例均费用}}{\text{全体病例的例均费用}} \qquad （式 15.1）$$

从式 15.1 中可看出，$DRGs=1$，代表该亚组的诊疗成本处于平均水平；如果 $RW_{DRGs} > 1$，说明该亚组的诊疗成本高于平均水平，反之则低于平均水平。这里有一个问题，在患者的治疗费用中，医疗、药械、医技、护理和管理的费用构成是不同的。例如在耗材使用比较集中的领域，一个耗材数万元甚至数十万元在临床中都是非常常见的。如果把这些费用无差别地加在一起，那么 RW 可能主要反映了优势收费项目（如耗材）的费用，而并不是医疗、护理等服务性工作的费用。因此在实际计算中，要计算这五类费用各自的相对权重，并综合为最终病种的相对权重。具体式 15.1 应调整为：

$$RW_{DRGs} = \frac{\dfrac{\text{组医疗均费}}{\text{医疗均费}} + \dfrac{\text{组护理均费}}{\text{护理均费}} + \dfrac{\text{组医技均费}}{\text{医技均费}} + \dfrac{\text{组药械均费}}{\text{药械均费}} + \dfrac{\text{组管理均费}}{\text{管理均费}}}{5}$$

RW 是考虑了不同费用类别，对综合花费成本进行去量纲的结果，因此可以对标治疗成本和治疗难度，并作为医保支付和医疗效能评价的依据使用。相比于支付功能，DRGs 已经成为了医院管理的重要抓手，在区域绩效、机构绩效、专业学科绩效、医师个人绩效、医院评审、临床重点专科评价、分级诊疗监测中均发挥重要的作用。

在管理方面，DRGs 提供了数个核心衍生指标。首先是 DRGs 入组率。尽管 DRGs 的设计尽可能地包含了所有病例，但仍存在部分病例不能入组 DRGs。不能入组的原因有以下几点：

1. DRGs 应用是针对急性病住院患者资源消耗的管理工具，而不是针对门诊患者或是慢病住院患者。如果住院天数小于 1 天，可能治疗并未完成，患者会被定义为门诊患者；如果住院天数大于 60 天，患者会被定义为慢性病住院。这些情况，是不符合 DRGs 入组标准的。

2. 首页数据出现严重漏项和逻辑问题，例如出现性别、年龄等缺失，或离院方式不明确等。

3. 费用异常病例，例如费用大于 200 万或小于 5 元，费用分项合计不等于总费用等。

4. 疾病编码异常，例如出现歧义病例（又称 QY 病例，即诊断与操作逻辑断裂的病例）、未入 MDC 病例（编码异常无法纳入 DRGs 分组）等。

通常来讲，只要医院的诊疗合乎规范，首页信息填写正确，绝大部分病例都是可以入组的。因此病例的 DRGs 入组率反映了医院的病案管理和医疗管理水平，是 DRGs 相关考核的重要指标。

从 DRGs 的分组结果来看，如果以医院为考察对象，医院内的病例 DRGs 分组越多，说明该医院的服务内容覆盖越广，也是该医院学科发展是否均衡的体现。这里衍生出两个指标，分别为组数和 MDC 学科覆盖情况。组数即所有病例分入 DRG 组的数量。例如 CHS-DRGs 有 628 组（2021 年版），某医院当年病例经分组后总共出现了 600 组。那么 600，即为该医院在当前年度的组数。MDC 学科覆盖情况更简单，通常综合医院的病例是应该全部覆盖 MDC 的 A ~ Z 类诊断大类的。

尽管 DRGs 分组后，RW 测量的是治疗一组疾病所花费的成本，但这个成本也反映了工作的难度和工作的体量。在相同的医疗资源投入下，如果能够取得更大的 RW，就意味着完成了更多的工作，从而获得了更高的医疗服务效率。如果把医院的全部病例的权重相加，所得到的总权重即为权重数，即：

$$权重数 = \sum(RW_{DRGs_j} \times n_{DRGs_j})$$

权重数反映了一个医疗机构的工作量内涵。如果将权重数除以总病例数，则反映了医疗机构整体救治患者的平均成本，记为病例组合指数（case-mix index，CMI），即：

$$病例组合指数（CMI）= \frac{权重数}{病例数} = \frac{\sum(RW_{DRGs_j} \times n_{DRGs_j})}{\sum n_{DRGs_j}}$$

和 RW 一样，CMI=1 代表该机构的单个患者诊疗成本处于平均水平。CMI 越高，意味着在该医疗机构内，单个患者应该消耗的资源明显高于区域的平均水平，也意味着该机构收治的患者罹患更加复杂和严重的疾病，对于单个病例的诊疗难度更大。

治疗同样一组疾病，所花费的时间越少，花费越低，代表医院的治疗效率越高。我们可以构建消耗指数来反映医院诊疗的消耗情况。消耗指数分为费用消耗指数和时间消耗指数，具体计算分为四个步骤：

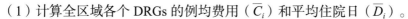

（1）计算全区域各个 DRGs 的例均费用（$\overline{C_i}$）和平均住院日（$\overline{D_i}$）。

（2）计算本院各个 DRGs 的例均费用（$\overline{c_i}$）和平均住院日（$\overline{d_i}$）。

（3）计算医院与总样本之比 k，包括费用比 $k^c = \dfrac{\overline{c_i}}{\overline{C_i}}$ 和住院时间比 $k^d = \dfrac{\overline{d_i}}{\overline{D_i}}$。

（4）计算消耗指数：费用消耗指数 $E_c = \dfrac{\sum k_j^c n_j}{\sum n_j}$；时间消耗指数：$E_d = \dfrac{\sum k_j^d n_j}{\sum n_j}$。

其中，n_j 为医院第 j 组 DRGs 的病例数。

与 RW 和 CMI 一样，消耗指数在 1 左右，表示该医院的医疗消耗处于平均水平；大于 1 说明费用较高或住院时间较长；小于 1 才是医院管理的努力方向。

我们在前节中介绍的国考和 CHQIS 都提到了基于 DRGs 的风险组死亡率，这是利用各 DRGs 病例的住院死亡率对不同 DRGs 分组进行死亡风险分级所得出的结果。具体有以下四个步骤：

（1）计算各 DRGs 组的住院死亡率（M_i）。

（2）对 M_i 取对数（$\mathrm{Ln}(M_i)$）。

（3）计算 $\mathrm{Ln}(M_i)$ 的均值（$\overline{\mathrm{Ln}(M_i)}$）和标准差（$s_i$）。

（4）计算死亡风险评分，各风险评分定义见表 15-4。

表 15-4　DRGs 组死亡风险评分及定义

评分	公式	定义	组别
0	$M_i = 0$	没有出现死亡病例	—
1	$\mathrm{Ln}(M_i) < \overline{\mathrm{Ln}(M_i)} - 1s_i$	死亡率低于负一倍标准差水平下	低风险组
2	$\overline{\mathrm{Ln}(M_i)} - 1s_i \leqslant \mathrm{Ln}(M_i) < \overline{\mathrm{Ln}(M_i)}$	死亡率在平均水平到负一倍标准差之间	中低风险组
3	$\overline{\mathrm{Ln}(M_i)} \leqslant \mathrm{Ln}(M_i) < \overline{\mathrm{Ln}(M_i)} + 1s_j$	死亡率在平均水平到正一倍标准差之间	中高风险组
4	$\mathrm{Ln}(M_i) \geqslant \overline{\mathrm{Ln}(M_i)} + 1s_j$	死亡率高于正一倍标准差水平上	高风险组

除了以上核心指标外，基于 DRGs 分组结果以及相应权重还可以衍生出多种扩展指标。例如在反映医院的消耗时，可计算每权重费用消耗和每权重住院日消耗；在考察医疗服务效率时，可以使用每 CMI 床日费用，即每床日费用 /CMI。它反映了治疗单位 CMI，每床日费用的变化。因为治疗同样一组疾病，花费太多肯定是不对的，但是花费太少也可能是不对的。医疗费用的控制要在一个合理的区间运行，并不是越少越好。因此，每 CMI 床日费用并不是看绝对值的高低，而是要看其与平均值的偏离度，偏离度越大，治疗过程可能存在的不合理因素越多。

DRGs 和 DIP 同为医保支付改革的利器。与 DRGs 不同，DIP 是我国特有的一种病种分组和赋值方式。DIP 比 DRGs 更依赖数据挖掘方法。具体来说，是一种基于疾病主要诊断和主要操作的穷举法。目的是达到同样诊断，同样治疗，同样付费的效果。DIP 包含两个目录，主目录和副主目录。主目录是依据主要诊断（ICD-10）和所有手术与操作（ICD-9-CM-3）进行穷举和聚类形成的库。如图 15-6 所示，在主目录分级中，原始数据依据主要诊断和所有手术操作编码的组合进行穷举，形成病种分组。病种分组按照组内的病例数临界值（广州为 15）继续分为核心病种组（当组内病例数在 15 或 15 以上时）和综合病种组（组内病例数量小于 15）。综合病种组根据相同诊断下的不同治疗方式，又分为保守治疗组、诊断性操作组、治疗性操作组和相关手术组。核心病种组和综合病种组共同组成了主目录的三级目录。三级目录作为基础分组，目的在于将医疗资源消耗相近聚合，形成打包付费的基础，主要用于医保支付与合理补偿。把三级目录的病种例均费用转换为分值，同样用 RW 表示，即是 DIP 用于医保付费的依据。三级目录经过聚合形成二级目录。二级目录为诊断相同但治疗方式不同的组合，提供了诊治难易程度的适宜性选择。一级目录为在二级目录基础上的再次聚合，与医疗保障疾病诊断分类及代码（ICD-10）类目的前三位吻合，其现实作用主要聚焦于医保基金的宏观调控。很显然，在这三个级别目录中，名目最多是三级目录，2023 年广州市 DIP 病种一共有 12 988 组，分为两个部分，一部分是核心病种，有 12 966 组，另一部分是综合病种，有 22 组。DIP 的二级目录通常有 3000 组，而一级目录又接近 1200 组。医疗机构一年的所有病例在经过 DIP 分组后，获得的 RW 之和即为医院获得的总分值。但该分值还需要根据辅助目录内的条目做相应的增减才能得到医院的最终分值。

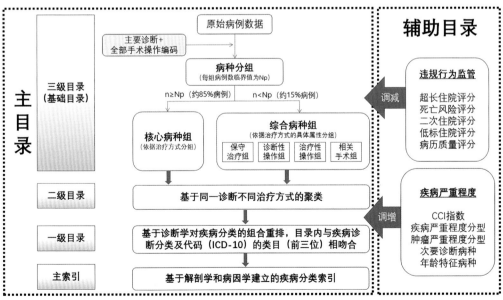

图 15-6　DIP 分组逻辑

DIP 的辅助目录包括两部分内容，分别为疾病严重程度和违规行为监控。疾病严重程度通常使总分值调增。疾病严重程度辅助目录在主目录的基础上，基于年龄、合并症、并发症等因素，对当年度变异系数值高于 0.6 以上的病种进行细化分型。疾病严重程度包括 CCI 指数（comorbidity and complication index）、疾病严重程度、次要诊断病种和年龄特征。根据具体情况的不同，赋予相应的校正系数，具体规则冗余，此处不再展开。最终疾病严重程度分型病例分值等于对应病种分值乘以疾病严重程度辅助目录校正系数。违规行为监管包括超长住院评分、死亡风险评分、二次住院评分、低标住院评分和病案质量指数。它通常使总分值调减。涉及的调减项目包含两项，分别为病案质量指数扣减金额和违规辅助目录扣减分值。其中：

病案质量指数扣减金额 = 医疗机构病案质量调节金 × 50% ×（1– 病案质量指数）

病案质量调节金 = 医疗机构病种结算费用 × 调节金比例 × 病案质量指数

违规辅助目录扣减分值 = 二次入院辅助目录评分 ×∑（医疗机构年度二次入院病种组合病例数 × 对应病种分值 × 医疗机构等级系数）+ 低标入院辅助目录评分 ×∑（医疗机构年度低标入院病种组合病例数 × 对应病种分值 × 医疗机构等级系数）+ 超长住院辅助目录评分 ×∑（医疗机构年度超长住院病种组合病例数 × 对应病种分值 × 医疗机构等级系数）+ 死亡风险辅助目录评分 ×∑（医疗机构年度死亡风险病种组合病例数 × 对应病种分值 × 医疗机构等级系数）

经过机构系数和辅助目录的调整，医院会得到最终的病例总分值。与 DRGs 不同的是，DIP 在总体规划上，是以地区打包付费为核心，以病种打包付费为形式。实行 DIP 的地区要遵守医保支付总额预算规定，即总额是相对固定的，区域内医疗机构根据自己的总分值大小比例，在总预算中分走相应的份额。从分配体系上，DIP 是区域内各医疗机构的零和游戏，只有在提高工作量的同时尽量减少患者的看病成本，才能获得最多的医保回款结余。这使得医院间的竞争更为激烈，并使得医疗由盈利回归公益价值。

15.3　基于数据科学方法的精细医院运营管理

运营管理是以支持和完成组织机构的总体战略目标为目的，对运营过程开展计划、组织、实施和控制，是与产品生产和服务创造密切相关的各项管理工作的总和。近年来，运营作为医院内部一个年轻的管理科室，在整个医院的生存与发展中起到了至关重要的作用。从图 15-3 中可以看出，在国家三级公立医院绩效评价指标中，对运营效率指标的考察数量超过总指标数的 1/3（19/55）。另外，从运营效率考察的四类指标（资源效率、收支结构、费用控制、经济管理）中可以总结出，当前医院运营管理的核心任务是在全面预算管理的基础上（经济管理），通过合理资源调配（资源效率），增加收入、节约成本（收支结构），并减少个人和社会的疾病负担（费用控制）。要达到以上各目的，就需要对医院内部运营各环节进行设计、计划、组织、实施、控制和评价。这些活动都属于医院运营管理的范畴。随着公立医院发展从规模扩张到提质增效，医院的运营管理也处在从粗放管理到精细管理的转变中。为了推动运营管理的科学化、规范化和精细化，数据管理工具已经成为了医院运营管理中不可或缺的一部分。

在资源效率管理方面，数据工具可以对医院人、财、物、技术等核心资源投入进行合理的估算，保障资源的科学配置、精细管理和有效使用。在人力资源配置方面，精益管理要求医院需要测量医师工作负荷，并依据科室工作总量和增量进行客观的人力资源需求评测。工作负荷可以综合各科的工作内容，根据工作强度、价值导向来进行权值分配。DRGs 中的 CMI 值作为衡量疾病治疗难度的有效指标，也可以加入到工作负荷的测算中来。例如，在评估科室医生工作负荷时，可采用公式：

$$外科科室工作负荷 =（门诊人数 \times 5\%+ 出院人数 \times 35\%+ 手术人数 \times 30\%+$$
$$四级手术人数 \times 30\%）\times CMI$$

$$内科科室工作负荷 =（门诊人数 \times 10\%+ 出院人数 \times 45\%+$$
$$其他工作点数 \times 45\%）\times CMI$$

上式中的 5%、35% 等为根据工作强度、难度、价值所做的工作量调整系数。各项目的系数可以根据医院实际情况动态变化，或根据战略目标侧重倾向予以调整。除医疗工作以外，教学、科研和社会卫生任务等同样是医院工作的重点。在上述工作量负荷的计算中可以根据其他类工作的实际情况增减项目。

在科室人员工作强度均饱和的前提下，可以测量人均工作负荷：

$$医师人均工作负荷 = \frac{科室工作负荷}{科室医师人数}$$

对于增加的人员需求，首先要合理设定科室未来的工作增量目标。例如，提前设定门诊人数增加数、出院人数增加数、手术人数增加数等，以便核算成科室工作负荷增加数，并根据现有的人均工作负荷，计算需要增加的人数：

$$医师人力资源增加数 = \frac{科室医疗工作负荷增加数}{医师人均工作负荷}$$

而对于某些具体场景下的人员需求，可以使用更简洁的计算方法。例如在评估某一时期某科门诊需开诊医师数时，可以按照简单的工作负荷法：

$$某门诊医生配置数 = \frac{科室每小时平均门诊量}{每人每小时平均门诊量}$$

对于护理、医技等的人力资源和工作负荷分析，也可参考上述方法。由于工作内容不同，工作负荷的构成也不同。在计算工作负荷时，不仅要考虑工作量，还要考虑工作难度和工作强度，并据此对工作量用一定权重校正，得出最终的工作负荷。

医院的运营管理职责，除了对"人"的分配应该给出意见外，对"财物"资源的分配同样要给出合理的依据。由于医院的额定床位是相对固定的，空间资源（病房和床位）往往是被各科室争抢最多的资源。关于床位分配首先要考虑的是床位使用率。床位使用率反映了每天使用床位与实有床位的比率，即实际占用的总床日数与实际开放的总床日数之比。其中实际占用的总床日数指医院各科每日夜晚12点实际占用病床数，即每日夜晚12点住院人数的总和，包括实际占用的和临时加床在内。患者入院后于当晚12点前死亡或因故出院的，按实际占用床位1天进行统计。我国公立医院的床位使用率一般在85%以上；三级公立医院通常在90%以上。个别科室由于加床和周转极快等原因，床位使用率在100%以上，并且这种现象在头部三甲医院是非常常见的。按照床位使用率计算应配置床位数：应配置床位数 = 实际开放床位数 × 病床使用率。而床位短缺数量即是应配置床位数和实际配置床位数之差。

医院内有限的床位分配要符合医院的战略目标，除了床位使用率外，还要考虑其他因素，包括医院拟重点发展的优势学科、不同科室床位卫生经济效益以及 CMI 值等。对于卫生经济效益的考量，需要进行本量利分析。本量利分析是"成本—业务量—利润分析"的简称。在医院管理中，对于病床的本量利分析需要计算单位床日的边界贡献，即单位床日收入弥补单位床日变动成本后的余额。该余额越大，代表科室住院盈利能力越强。在综合考虑不同床位分配因素时，可以设计床位分配指标系数，使得该指标由不同因素共同计算得来，而后根据床位分配指标的大小优先顺序，或按照指标占总体比例，按区域或者按床位进行科室分配。设计此类指标最简单的方法包括三步：

（1）对各类因素指标去量纲化（或统一量纲），例如使用单个指标除以指标平均值。

（2）给各类因素分配系数，使得各系数之和等于1。

（3）将各个系数和对应的去量纲化指标相乘后再相加求和，得出最终指标额：

$$最终指标额 = 系数_{指标1} \times 去量纲指标1 + 系数_{指标2} \times 去量纲指标2 + ...$$
$$+ 系数_{指标n} \times 去量纲指标n \qquad （式15.2）$$

其中：

$$系数_{指标1} + 系数_{指标2} + ... + 系数指标n = 1$$

在本节前面计算科室工作负荷时，即使用了此法。在床位分配时，同时考虑科室床位短缺数量、科室床日边界贡献和 CMI 值。用上述方法，可设计公式：

$$科室床位分配指标系数 = \alpha_{短缺数量} \times \frac{科室床位短缺数量}{平均床位短缺数量} +$$

$$\alpha_{边界贡献} \times \frac{科室床位边界贡献}{平均床位边界贡献} + \alpha_{CMI} \times CMI$$

这里使 $\alpha_{短缺数量} + \alpha_{边界贡献} + \alpha_{CMI} = 1$。由于 CMI 本身就是一个去量纲指标，且其去量纲方式也是使用个例除以平均值的形式，与另外两个指标去量纲方法一致，因此在此处不需要额外的去量纲化。对于床位等资源分配的算法还有很多，此处只为举例。各医院可以根据自身情况灵活设计大家认可的算法。

除了床位资源外，设备投入是医院的另外一处大的开销。随着耗材零加成的实施，以 DRGs 付费为主的医保支付方式改革，医院的盈利能力提高从依靠规模、业务收入提升的模式逐渐向调整结构、优化成本的运行模式转变。近年来，随着医疗新技术的不断涌现，新的设备耗材需求也与日俱增。作为医院成本的重要组成部分，如果对设备耗材疏于管理，将导致医疗设备投入资源的滥用、设备空置、维保不到位等。因此有必要对主要大型设备做好规范性的评价和管理。在设备的采购阶段，要做好设备购置的评估体系。出于对医院公益性质的考虑，对设备的评估不能仅从经济利益入手，还要综合衡量目前医院业务开展和相关设备使用的情况、拟采购项目的经济和社会效益等（表 15-5）。

表 15-5　设备购置评估

申购科室	设备名称	单价	申购数量
基本情况	设备用途	关键用途及使用范围	
	配置重复性	科室（医院）是否配置有同类设备	
	使用饱和度	设备开机频率、使用情况	
购置原因	硬性需求	原有设备报废或数量不足	
	业务特点		
	技术先进性	开展新技术、新业务或地区（行业）领先	
	科研教学		
	其他		
预期效益	经济效益	投资回收期、投资收益率等	
	社会效益	社会影响力、治疗效果提升、患者就诊体验提升等	
	综合效益	经济效益 + 综合效益	

对设备的经济效益评估是完全依据经济数据计算方式进行的。例如，在设备采购阶段，要设定年预期检查人次，评估设备每次使用的变动成本和年固定成本，计算预期年现金净流入量（年现金净流入量 = 年预期检查人次 ×（检查次均费用 – 次均变动成本）– 年固定成本）和投资回收期（投资回收期 = 原始投资额 ÷ 年现金净流入量）。

其中，年固定成本包括设备折旧分摊、配套卫材或试剂费、日常维护保养开销、修理费、相关人力成本和水电费支出等。对于很多新项目设备（非临床已经普遍使用的设备）的购置，需要医院承担亏损风险。对于此类设备，还要进行盈亏平衡分析，计算保本点业务量，即与设备相关业务量最少需要多少，才能保证医院不亏损（保本点业务量 = 固定费用 ÷（单价 − 变动费用））。和保本点业务量相比，预期估算的业务量越高，购买对应的设备越安全。这个绝对高度和相对高度可以使用安全边际业务量（预计业务量 − 保本点业务量）和安全边际率（安全边际业务量 ÷ 预计业务量）表示。通常安全边际率在 30% 以上，才认为购买该设备从经济角度比较安全。对设备的经济效益分析最终反映在投资收益率上：投资收益率 =（净收益 / 设备投资总额）×100%。设备的投资收益率越高，说明设备的经济效益越好。

设备的社会效益是指为国家、社会、人民带来的除经济利益以外的利益。此类指标无法用经济量化，具体包括新技术、新项目开展数、教学与人才培养情况、科研创新成果、业务流程优化、治疗效果获益、设备的使用饱和度和检查阳性率，以及为医院提升的社会影响力和同行竞争力。尽管无法用经济指标量化社会效益，但我们同样可以设计相关的度量标准。新技术、新项目开展教学和科研等均有很成熟的量化评价方法，此处不再赘述。社会影响力可以按照"国考"相关度、职工和患者满意度、科技量值同行评议提升度、对标医院或重点实验室标准差距缩小度等来评价；业务流程优化可以按照信息闭环上的各环节时耗减少情况度量；治疗获益可以用参与抢救人数、抢救成功率提升、治愈率、好转率、住院时间缩短来衡量。而综合设备社会效益可以按照前面式 15.2 中的方法计算，例如：

$$设备社会效益 = 新项目权重 \times \frac{实际开展新项目数}{目标开展新项目数} + 人才培养数 \times \frac{实际人才培养数}{目标人才培养数}$$

$$+ 科研成果权重 \times \frac{实际科研成果数}{目标科研成果数} + 治疗效果权重 \times \frac{实际治疗效果}{目标治疗效果} + ...$$

同理，可以计算和评价项目的综合效益，并据此对设备采购的必要性和购后的考核评价进行客观度量：

$$综合效益 = 经济效益 + 社会效益$$

$$= 经济效益权重 \times \frac{实际经济效益}{目标经济效益} + 社会效益权重 \times \frac{实际社会效益}{目标社会效益}$$

成本管理和绩效管理是医院运营管理的两大抓手，以上举例介绍了数据科学在成本管理方面的应用，下面我们介绍数据科学在绩效管理领域的应用。了解数据科学如何帮助构建客观有益的绩效评价体系以及符合"多劳多得""优绩优酬"的薪酬分配制度。

15.4　基于数据科学的 RBRVS 绩效评价体系构建

　　医院绩效管理是指对医院的员工、团队、部门的行为和结果进行规划、评价及改进的管理过程，它以实现医院战略目标为导向，通过关键绩效指标设定、对员工工作效果进行有效监控、合理指导、客观评估、总结反馈、合理奖惩，在人才激励与选拔、统一医院文化、实现医院的战略目标中起关键作用。

　　绩效管理是医院管理工作中最依赖数据科学的部分之一。基于绩效考评结果的薪酬分配是对绩效管理对员工影响的最终着力点。由于绩效考核关系到每一个职工的切身利益，如果不用数据量化，就会出现基于主观印象或者权利关系来争夺绩效蛋糕的现象。薪酬分配对于医院来说，目的并不是分蛋糕，而是把蛋糕做大做强。而这个蛋糕所指，并不仅仅是经济效益，更应该包括社会效益。公立医院的绩效考核应该坚持医院的公益性，强调医院社会职能。绩效分配指标是医院员工行为最重要的牵引棒，它的设计是有很大学问的。取得与劳动价值对等的薪酬，是绩效分配的基础原则。我们常说"能者多劳"，但常常忽略一个根本事实——能者多劳的前提是多劳多得。而需要去"多劳"的工作，往往是他人不愿做或者不能胜任的工作。从可投入人力资源的稀缺性角度，多劳所取得的成果应该被赋予更大的价值系数，即多劳应该更多得。医院运营战略目标的实现，不能靠讲情怀，更不能靠扣帽子，绩效管理才是最重要的抓手。不合理的绩效指标对医院运营发展会起到非常严重的阻碍作用。而过多的或者经常更改的绩效指标会让员工工作无所适从，失去工作重心和努力方向。过分强调某些短周期指标结果（如耗占比、药占比）可能影响临床诊疗，甚至为了追求短期利益或达到绩效目标，损害了医院长足发展的空间和患者的利益，也可能对医院的声誉和社会形象造成负面影响。另外，不够体系化的绩效考核指标可能会导致业务工作出现偏重。对于员工而言，考察则重视，不考察则放手；对于医院来说，管理不够体系化，最主要的表现就是业务上四处打补丁，医院始终无法进入一个良性的、稳定的绩效监管和激励过程。理想的绩效分配方案应该体现绩效的激励导向，服务于医院战略规划，强调运营结构调整，促进医院效率提升，体现劳动价值取向，统筹学科发展，兼顾公平公正，合理配置医疗资源，保障医院的可持续发展。

　　绩效考察的方法有很多，如目标管理法（management by objectives，MBO）、关键绩效指标法（key performance indicator，KPI）、平衡计分卡（balanced score card，BSC）和以资源消耗为基础的相对价值比率（resource-based rel-ative value scale，RBRVS）等。KPI 是通过对组织内部流程的输入端、输出端的关键参数进行设置、取样、计算、分析，衡量流程绩效的一种目标式量化管理指标，是把机构的战略目标分解为可操作的工作目标的工具，是绩效管理的基础。通过 KPI 考核，部门可以更加明确自己的主要责任,是以此为基础,明确部门人员的业绩衡量指标。KPI之所以被称为关键绩效指标,是因为它假定业务符合"二八原理",即20%的骨干创造80%的价值;在每一位员工身上"二八原理"同样适用,即80%工作任务是由20%关键行为完成的。因此,必须抓住20%的关键行为,对之进行分析和衡量,这样就能抓住业绩评价的重心。对于医院涉及的业务来说,科教医研全面发展是非常重要的,因此并不存在不关键的业务。如果医院单单用KPI对绩效进行考评,是无法满足实际管理需求的。另外,医院的工作可大致分为事务型工作和项目型工作。事务型工作是指每天都在做,并时时刻刻创造价值的工作,例如医疗、护理、教学等。项目型工作是指按项目是否完成来计算工作量的工作,典型表现在科研领域,如一个项目的申请,一项高质量研究的实施与论文发表等。目标管理法和KPI考评都需要一定的考评周期。鉴于这个考评周期不能太长(要和薪酬分配周期匹配),对于较长周期的项目型工作通常无法用目标管理法和KPI进行考评。平衡计分卡是从财务、客户、内部运营、学习与成长四个角度,将组织的战略落实为可操作的衡量指标和目标值的一种新型绩效管理体系。它主要基于以下两方面管理理念设立:只有量化的指标才是可以考核的,必须将要考核的指标进行量化;组织愿景的达成要考核多方面的指标,不仅是财务要素,还应包括客户、业务流程、学习与成长。相比于目标管理法和KPI,平衡记分法从顶层设计上完善了一级指标(即考察大类)的设计,根据一级指标设计下级指标(主要KPI),并对下级指标加权求和。其本质与式15.2的思路是一致的。在BSC体系下,学习和成长、内部运营多属于机构举措;客户和财务多属于机构战略目标。因为有了学习与成长,才能促进机构内部业务流程的质效双提升,以此为客户创造价值,进而实现财务目标。因此,BSC中学习与成长、内部运营、客户价值、财务目标,相对前者为相对后者的基础,同一层次之间的各组成要素亦可相互影响。这是几乎所有机构的战略地图逻辑,医疗机构也不例外。图15-7给出了依据"国考"指标医院发展的BSC战略地图,它可将战略要素明确,将其与战略执行有效链接。

RBRVS是以资源消耗为基础,以相对价值为尺度,来支付医师劳务费用的一种绩效考核方法。RBRVS和DRGs的思路非常类似,即按照各类项目所消耗的资源(DRGs是按照病种治疗所需要的花费)为医疗业务工作中的各类细项赋予相对值(relative value units,RVU)。RVU实际上是去量纲化的资源消耗度量,它由三部分组成,分别为工作量点数(work RVU)、执业成本点数(practice expense RVU,PE RVU)和医疗责任点数(professional liability insurance RVU,PLI RVU)。工作量点数指完成医疗服务所需要的工作时间、工作强度、技术难度和由于病情和风险带来的工作压力等;执业成本点数指支持医疗服务行为所需的医疗场所、医疗设备、医用器械、日常维护费用、卫生材料消耗等成本;医疗责任点数指开展医疗服务相关的医疗责任与风险,包括医疗责任险、培训费用、医疗责任导致的赔付等,其中医疗责任险

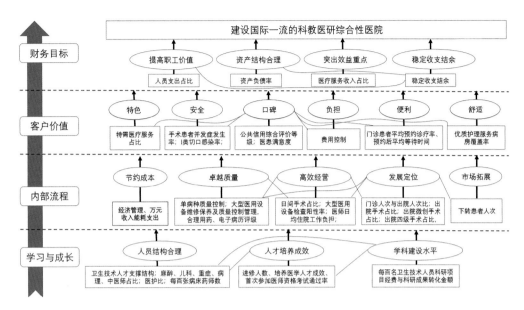

图 15-7　医院"国考"BSC 战略地图

占大部分。通常工作量点数占总点值一半，成本点值占 40% 左右，医疗责任点值最少。具体点值的多少，因地区或机构而异，有时在多机构间使用点值时需要将相对值乘以地区调整因素（geographic adjustment factor，GAF）：

$$RVU = (Work\ RVU + PE\ RV\ U + PLI\ RV\ U) \times GAF$$

由于 RVU 是去量纲指标，其要和货币转换因子（conversion factor，CF）相乘以后，才能得出每项业务工作所对应的医师费用（medicare fee schedule，MFS）。CF 也称为点单价，即单位点值对应的金额。CF 计算通常需要以绩效预算为基础，即：

$$CF = \frac{（医疗收入 \times 预算绩效奖金比例）}{（各医疗服务项目点数 \times 项目数量）}$$

目前，鉴于药品和耗材零加成，医疗卫生行业建设"九不准"中不准将医疗卫生人员个人收入与药品和医学检查收入挂钩的规定，医生的绩效收入主要由医疗服务性工作量决定。医疗服务性工作可分为执行工作和判读工作。执行工作是指医师亲自操作各项检查和治疗，亲身参与手术、诊疗等执行的工作，包括换药、查房、各级手术、介入项目等；判读工作主要指医生对于各类检验检查的结果进行判断解读，以指导疾病诊治的工作。综合以上各要素，医生的 RBRVS 绩效计算公式为：

$MFS = \sum$（各项目 $RV\ U \times CF$）– 可控成本

$\qquad = \sum$（执行数量 $\times$ 各执行 RVU + 判读数量 $\times$ 各判读 RVU）$\times CF$ – 可控成本

尽管护理、医技、医疗辅助、行政后勤和医疗工作内容不同，但是在 RBRVS 体系下的核算思路是相同的，均为：（各项目 $RVU \times CF$）– 可控成本。例如医技为：（各

医技项目 $RVU \times CF$ ）–可控成本；护理为：（各护理项目 $RVU \times CF$ ）–可控成本，以此类推，此处不再赘述。医院需要对本院进行的数千项业务工作逐一进行评价，在参照已有费用代码的医疗项目点值基础上，根据自身情况做出客观评估。评估过程要体现对劳动价值的肯定，向设备使用少、技术风险高的医疗项目倾斜，降低资源类、设备类医疗项目的占值。同时，如前所述，绩效管理是实现医疗战略目标的重要抓手，因此在点值评估时要偏重鼓励和支持发展的病种，同时偏重新项目、新技术、急症重症等。而这些点值，也随着市场的变化、技术的更迭、医院的战略等不断动态调整。

RBRVS 通过相对价值的设定，实现了对业务项目价值和工作量的考核，但却无法兼顾业务的完成质量。因此，RBRVS 还需要配合 BSC、KPI、MBO 等其他绩效管理工具。例如，可以在 MFS 基础上乘以关键业绩指标考核结果系数，将其作为最后的绩效奖金。另外，RBRVS 绩效分配侧重于对医疗服务性操作的考核，对内科等操作较少的科室不利。为了兼顾公平性，可与 DRGs 一起使用，在绩效薪酬中加入 DRG 绩点 $\times$ DRG 绩效单价。最后，根据医院的战略方向，需额外增加专项绩效奖励，包括手术工作量、医技超额工作量、门急诊工作量（鼓励 MDT、网络诊疗等）、新技术新项目补贴、重点专科、科研绩效、年终考核、加班补贴等。最终的 MFS 可记为：

$$MFS = [\text{RVRVS 权重} \times \sum (\text{各项目 } RVU \times CF) +$$
$$\text{DRG 权重} \times \sum (\text{各项目 DRG 绩点} \times \text{DRG 绩效单价})]$$
$$\times \text{关键指标完成度权重} - \text{可控成本} + \text{额外奖励}$$

综上，本章以医院的指标化管理体系建设、资源分配、运营管理和绩效管理为例，简要介绍了数据科学在医院管理中的应用。需要特别注意的是，本章所列举的所有公式算法都不是固定的，它们都需要根据各医院的实际情况做本地化调整。可迭代、可优化是数据科学的基本理念之一。数据科学在医疗任何领域应用的具体落地形式都应该因时间、地点、角色、场景的不同而有特异化的差异。这是笔者为什么强调数据科学应用之"道"的原因。数据科学的落地需要以技术化的方式呈现，但想要把技术应用得当，充分发挥技术价值，就需要理解技术的思想。反映在本书的领域，即明白数据应用的底层逻辑。在此基础上，要努力使思想变为一种文化，即在组织中形成用数据沟通业务事实的习惯和氛围。最终将数据科学转变为一种语言，成为大家交流的媒介。在医院管理领域，因为数据科学的出现，有学者认为医院管理正在经历从人治到法治，再到数治的转变。笔者并不赞同此类拉大旗式的偏激口号。对于包括医院在内的任何机构，单纯靠人治肯定是不行的，但依靠建章立制来解决所有业务问题亦是不现实的。而数据科学的应用，其实可以被看做是一种建章立制的特殊形式。对于生产业务而言，数据科学是一个工具，它给了我们一个特殊的视角，让我们可以更清楚、更客观地看清业务元素，并更合理地做出管理决策。因此，"数治"是为了更好地"法治"。而作为"法治"的实施者，更好地"法治"也是为了更好地"人治"。这呼应了我们在第 13.3 节中提到的"数据科学之于智慧医疗，是渔而非鱼"的观点。只有将数据科学技术化、思想化、文化化、语言化，才能真正实现数据科学的赋能作用。这里的赋能，是给业务赋能，更是给参与业务的人赋能，这才是真正的因数而智，化智为能。

第 16 章

医学人文与数据科学

16.1　技术和人文是医学发展的双翼

不知读者会不会有这样的疑问：为什么讲数据科学的书会谈到人文？数据科学和人文又有什么关系呢？谈到这个问题，我们首先要明白，作为现代信息处理的先进技术手段，数据科学在医疗领域是为医学的进步而服务的，而医学的进步是为健康服务的吗？是，又不全然是。因为健康无法永续，生老病死是生而为人无法摆脱的自然规律。医学服务的最终对象并不仅仅是健康，是人。而人的诉求，并不是健康两个字所能囊括的。人们经常觉得生命是一口不会干涸的井，而当这口井即将见底的时候，每个人的心态都会出现很大的变化。活着的人要好好地活下去，即将离开的人也要理一理自己的牵挂。或者说，向死而生，既然终点已经确定，人生的诉求和价值，更多的是在健康之外，而并非在健康本身。人们对于医学的期盼，是解除患者的病痛。这种病痛，与其说是人体的结构或者功能的异常，倒不如说是一种知觉和感官的体验，它既在身体上，也在灵魂里。

相比于技术，人文对于医学而言是更模糊的东西。很多医疗从业者不知道什么是人文，在谈到医学人文时会更多地牵涉到大医精诚、仁心仁术、无私奉献之类对医生品德操守的要求。然而这种理解，是非常片面的。人文通常有四层含义：人文精神（hunmanities）、人文主义（humanism）、人文价值和人文学科。人文精神通常指人们对理想人生、人性以及精神世界的追求。人文主义是一种立场，有别于科学主义和技术主义，它强调人生不应该只满足于物质的世界，应该努力追求人文精神。人文价值，是强调事物能否满足人类精神追求的功用性，这种功用性有别于功利性，它没有现实利益，更多体现在文化体验和艺术境界上。人文学科，是指人文价值在各领域的实现方法，如文学、历史、哲学、艺术、宗教等。医学人文并不仅仅是一种人文化的倡导，它是人文精神在医学科研、教育、预防、诊治、护理、康复、法律等各方面如何实现的学科集群，主要包括医学史、医学哲学、医学伦理学、医学法学、医学心理学、医学社会学、医学人类学和医学文学等。

从古至今，疾病与生命相伴，医学与疾病相随。在现代医学出现以前，在自然灾害、饥荒、战争、疾病等的综合影响下，人类的生命相比现在是非常短暂的。在原始社会里，人类的平均寿命只有 15 岁；从文明诞生到公元前，人类的平均寿命大致在 25 岁；17—18 世纪，人类的寿命也只有 37 岁左右。在这段时间里，虽然医学力量微薄，但它一直发挥着对抗疾病的作用。即便在我们前面介绍过的巫医时代，在以放血、捂汗等疗法为主的体液医学时代，在麻醉和消毒法还未发明，外科手术死亡率奇高的年代，人们曾否定过医学吗？有把医生当作过全民公敌吗？并没有！随着现代医学的进步，人类的医疗水平已经发展到了一个前所未有的高度。从 19 世纪之后，人类寿命平均以每 5 年 1 ~ 3 岁的速度增长，我国 2020 年预期平均寿命已高达 77.93 岁。现代医学在人类寿命的延长上做出了极大的贡献，但人们对生命的敬畏，对医学的崇拜，对医者的尊重，是否和技术水平的进步一样，水涨船高？很遗憾，并没有！相反地，作为医者，我们近年来看到更多的是医患关系中不和谐的一面。这里很重要的原因，就在于技术进步背景下的人文缺失，这突出表现在以下几个方面：

1. 技术的发展改变了我们的诊疗方式。现代医学使用声光电磁构架了一个极度客观的认知体系。在这个体系中，由于疾病的"物化"，我们用符号主义的逻辑推导，就可以做出"正确"的临床决策。现代医学对疾病表型的测量，以及医患之间在法律层面上的博弈，使得传统的叙事医学（听患者陈述自己的体验和问题）以及相对主观的视、听、叩、触等物理诊断方法变得没有以前那么重要了。而恰恰是这些传统的诊病方式，无意间传递着医者的温暖。在现代诊疗过程当中，医生往往希望用最高的效率来收集这个物化认知体系内的决策要素，随后再用客观的证据（检验和检查）来佐证决策的合理性，最后给出诊疗方案。技术的进步在能够更加客观地反映出病理生理指标的同时，也让医学实践回到了"人体机械论"的视角。因此，我们会看到这样的场景：诊室外人满为患，患者走进了医生的诊室，医生目光全程盯着电脑屏幕，手上飞快地打字，向患者问询两三个问题，不等患者多说几句，丢下一句——去检查吧！就换下一位患者。患者欲言又止，看着医生冰冷的表情随即转身离开。就这样，患方因为没有感受到任何人文关怀而认为医生没有尽到责任，投诉服务态度差，指责医方无情冷酷；医生因为程序化的尽责没有得到患者的尊重和肯定，反问患者来医院是来看病还是来看态度，指责患方无理取闹。这是医方的技术性供给和患方的人文性索取不能匹配所造成的必然冲突。为什么很多讳疾忌医的老年人反而对保健品丧失了抵抗力？笔者认为保健品的营销策略起到了非常重要的作用。因为单单推销人员一声充满温情的"爷爷""奶奶"，就足以摧毁老年人的心理防线。为什么很多身患绝症的人特别相信民间偏方？因为在绝望下，他们希望能够抓住每一根救命稻草，大部分人宁愿死在希望下，也不愿活在绝望中。举这些例子，并不是希望医护人员去学习产品营销的话术，也不是鼓励医护人员去给患者传递不切实际的期待和幻想，而是想说明，医疗技术和产品的推广，要在人文的温床上才能让受众心甘情愿地接受，从而达成技术本身的目的。

2. 消费时代下的技术乐观主义背离了医学的人文本质。随着科学技术的进步，停搏许久的心脏可以复跳，昏迷许久的患者可以复醒，这样的报道在各类媒体屡见不鲜。无论是为了宣传科学技术的进步，还是为了吸引患者，抑或是为了新闻噱头，人们似乎非常热衷于用一种非常浮夸的语气来塑造现代医学无所不能的英雄形象。而现实是，只有那些不太常见的事情，才会见诸报端。生活的常态，并不是期望奇迹的降临，而是期盼并且努力避免那些意外的伤害。无论现代医学如何发达，它还远远没有达到战胜疾病、对抗死亡的水平。根据端粒以及细胞的分裂周期，学界普遍认为人类的理论寿命大约是 120 岁。现代医学只是努力地让人类寿命不断逼近这个数字。人一生中的动态健康水平一定是个不断走下坡路的过程。现代医学只是让人走得更慢、更缓而已。另外，人类寿命受多种因素影响，其中医疗因素所带来的影响远没有人们想象中那么大。根据世卫组织评估，在决定健康的四种主要因素中，遗传占 15%，环境占 17%，医疗占 8%，个人生活方式占 60%（其中合理膳食占 13%，心理平衡占 30%，适量运动和戒烟限酒占 17%）。尽管早在 20 世纪 70 年代，人们就提倡推动医学由"生物医学模式"向"生物—心理—社会医学模式"转变，但技术的进步更侧重于对生物方面的干预。因此，尽管技术的进步是医学前进的动力，但在技术的发展还未从量变引起医疗效果质变的现状下，过分强调技术优势，是医学发展的一个方向性错误。目前，我们处在以市场经济为主导的消费时代。患者对医疗行为的评价主要来源于两点判断：①我是否能够信任面前的医生，即是否能够将自身的健康托付给某个特定的医生。②我付出的成本（主要为经济花费）是否可以换来相对应的健康回报。当医疗知识和技术趋于商品化，医疗行为就变成了一种交易行为。不过医患双方对这种交易的理解是不一样的：医生认为我付出了技术劳动，就应该获得回报；而患者更认同我需要获得健康获益，才应该付出成本。而从死亡的角度说，医学是一门注定要迎接失败的学问。过分地强调技术乐观，会诱导人们不接纳痛苦和死亡，形成不合理的医疗预期，所有不好的医疗结果都会被解读为不可接受的医疗后果。这个后果，总要有所归因，总要有人去买单。既然医疗技术那么先进，那很可能问题出在医生身上。以结果为导向，治得好你就是白衣天使，治不好你就是杀人庸医。而消费时代的医疗商品化，会诱导患者戴上"重利寡情"的有色眼镜看待医疗行业。网上有个段子，在患者眼中，没做检查＋没病＝会不会看病，怎么可能没病；没做检查＋有病＝不做检查就说有病，你才有病；做了检查＋没病＝这就是骗钱；做了检查＋有病＋确诊＝没机器就不会看病；检查＋有病＋确诊＋治愈＝花一堆钱尽是无用的检查；检查＋有病＋确诊＋未治愈＝医德败坏，谋财害命。当然，临床工作肯定并不全然如此，但它侧面反映了消费时代下技术依赖的医疗尴尬。这种医患的矛盾和对立，加剧了医学人文的缺失。因此，消费时代下的技术乐观主义背离了医学的人文本质，那份人生如同逆旅的慰藉，以及生命终将落幕的悲情。

3. 技术至上和法律环境促进了技术的滥用和人文的缺失。尽管循证医学是建立在最佳临床证据、医务人员个人技能经验和患者价值观三个要素基础之上的，但在实际临床工作中，最重要的因素仍是医务人员的技术能力。然而，医学技术的广度和深度对于个体医生来说并不能兼得。尤其在头部三甲医院，高度专科化的发展趋势导致医生擅长的救治技能非常精深，但同时又非常狭隘。例如对于颅内动脉瘤的治疗，有些医生擅长开颅手术夹闭，有些医生擅长介入填充封闭，两种治疗方式其实各有利弊，但最终采用哪种治疗方式，很多时候更取决于接诊的医生更擅长哪种技术手段。技术就像是握在医生手里的一杆猎枪，在时刻寻觅着合适的猎物。当然，这杆"猎枪"对"猎物"而言并不是伤害性的，但技术带来的管状视野会让医生无法看到患者身心的全貌，并且这种带有明显技术推介式的诊疗难以保证患者可以得到最大的获益。当然，这是医学发展的专精模式在促进医疗水平快速提升的同时带来的负面结果。技术至上会把医院变成一个"健康加工厂"，完全生产化的工作方式也会造成人文的缺席。医生朋友经常说的一句话是"医治有缘人"，何为"有缘"？最大的"有缘"就是您生了病，而我恰好非常善于治疗您生的某种特定的疾病。我们不能太过苛责广大医生朋友信奉技术至上而罔顾人文。在一个医疗高需求，业务高流量的医疗环境中，如果医生已经非常清楚他手中的钥匙打不开患者的锁，或者患者的需求可以在其他医生那里得到更好的满足，那么医生在不伤害病人感受的情况下没有必要过多地在人文关怀这个层面做太多动作，更不会让患者产生"哇！我终于找对人了"的错觉。医生需要把精力集中在自己擅长的领域向患者传递价值，那样他才能发光发热，医疗系统也会变得更有效率。患者也会在求医的路上少浪费些时间、精力和感情，尽快找到与自己最搭配的医疗资源。

医疗有一个非常显著的行业特点，就是医患双方的信息不对称，医疗进步带来的技术傲慢也在逐渐增加着不对称的程度。技术的傲慢和把人完全当作客体的服务会带来家长式医疗，即技术知识转变为决策权力，医生在医疗决策中充满专制主义，使患者的价值观、协商和契约机制沦为空谈和形式。而医患之间的知情同意，更多的是作为一种法律工具，起到医疗免责的目的。同时，在临床沟通中，医生也会更多地强调疾病和治疗的风险，以降低患方的预期，借以规避纠纷的风险。而这样的沟通，以及书面知情同意，都无法让患者客观地了解当下医疗的确切风险和获益，因此也无法准确地结合自身价值观做出最优的选择。法律之于医疗，一定非常重要，但是穿着厚厚的法律铠甲来求医或者行医，势必会造成人情的淡薄以及医学人文的缺失。

综上所述，医疗技术离不开医学人文。反过来，医疗技术对于人文价值的实现是否重要？答案是肯定的。技术与人文在医学领域如同皮和毛的关系，技术是皮，人文是毛，皮之不存，毛将焉附？毛之不存，皮将失泽！薄世宁医生在他的《医学通识讲义》中曾写道，"没有人文的科学是傲慢，没有科学的人文是滥情。"医学的使命，首先是促进健康，延长生命。如果没有技术，医学人文就变成了空中楼阁。医学人文所要回答的最重要的问题是医学技术如何人文化地实现。因此，我们仍然需要努力地发展技术，这是医学的本职。只是，技术和人文，是医学的两翼，任何一方的过分强势，都会造成医学本身起飞即碰壁的窘境。技术越是先进，我们越要倡导人文。把技术融入人文，技术才会温暖光耀；让人文依托技术，人文才能行稳致远；只有技术和人文均势发展，医学才能完成解救生命于疾苦的最终目的。

16.2　数据科学对医学人文的潜在影响

"现代临床医学之父"威廉·奥斯勒（William-Osler，1849—1919）曾指出近代医学的三大困境：历史洞察的贫乏、科学与人文的断裂、技术进步与人道主义的疏远。经过了一个多世纪，这三大困境没有消失，反而变得愈加明显。奥斯勒很早就意识到，人文教育要追随时代，防止出现旧（古典）人文与新科学的错位，鼓励开发与新技术相适应的新人文。数据科学对医学技术的影响，也带来了一个全新的问题，在数据科学时代下，我们需要什么样的医学人文？或者说，当数据科学变为一种思想，一种文化，如何用数据科学，重塑医学人文？这是在未来相当长的时间里，我们需要去反思和探索的问题。

伦理界普遍公认医学有四大原则，分别为不伤害原则、获益原则、自主（尊重）原则和公正原则。不伤害原则指在诊治过程中不使患者的身心受到损伤；获益原则是指医务人员的诊治行为以保护患者的利益、促进患者健康、增进其幸福为目的；自主（尊重）原则是指医务人员要尊重患者及其做出的理性决定；公正原则指社会上的每一个人都享有平等合理的卫生资源的权利。这四大原则说起来容易，做起来难。如不伤害原则，这几乎是无法达到的目标。药物有副作用，手术有额外的创伤，几乎任何医疗措施都会或多或少地给患者带来伤害。医疗救治遵循更多的是两害相权取其轻，我们所能做的，是尽量减少不必要伤害，而并非完全消除伤害。获益原则也是如此，尽管医疗行为本身的目的是让患者获益，但医疗结果充满了各种各样未知的意外和风险。例如临床中抗感染的抗生素可以致人过敏、休克甚至死亡，虽然这是小概率事件，但只要抗生素用得多了，就一定会发生在某个人身上。医疗是以生命做押的豪赌，生与死，只有概率，没有定数。自主原则虽然保护了患者的知情权和决策权，但如何减少医疗过程中医患双方的信息不对称，仍然是医学人文的一道难题。作为一名神经外科医生，笔者看到过太多脑科急症的患者（多为脑外伤和脑卒中），因为不信任地方医疗水平，违反就近抢救原则，拒绝基层医生的劝导，执意转诊到大医院，硬是把抢救患者的白金时间拖成了白布单时间。我们总说医生治得了病，但是治不了命。当我们看到患者或者家属明显在做一个非常错误的决定，而我们无论如何都说服不了他们的时候，我们的内心是非常无力的。

根据笔者的经验，患者和家属在疾病突然发生时，对疾病本身的理解是非常肤浅的。就像小孩子初始这个世界，会把人简单地分成好人和坏人一样，患者也会把疾病分成"好病"和"坏病"。这里的"好病"是指那些良性的，不要命的，能够治好的疾病；相反，"坏病"就是那些花费多，治不好，要命的疾病。但"好"和"坏"时常很难界定，它们更多地表现在程度上的差异。大家对于"好"的期待是不一样的，医生认为的"好"，未必是患者理解的"好"。另外，"好"中可能有"坏"，"坏"中也可能有"好"。换句话说，有些病在这方面坏（好），可能在其他方面比较好（坏）。我们对好与坏的界定不同，导致了认知上的偏差。当很多人"久病成医"以后，再回过头来看，往往后悔当初的决定。笔者曾经对某医院脑转移瘤的生存数据做过统计。作为全身系统恶性肿瘤的远隔转移表现，脑转移瘤的预后是非常差的。如图 16-1 所示，在这组病例中，未经治疗的脑转移瘤患者中位生存期仅 2 个月，而经过积极治疗后的患者中位生存期可至 11 个月。当然，作为一组观察性数据，据此得出积极治疗（包括手术和放化疗）对于脑转移瘤患者有益的结论是不可靠的（例如不能排除未经治疗的患者是因为本身基础条件差，没有治疗的机会）。但即便积极治疗能带来 9 个月的生存获益，患者在这 9 个月中也要付出极为沉重的代价，包括反复手术的痛苦、放化疗的副作用、癌症本身的痛苦、对生命的终点越来越近的绝望和恐惧、身边亲友们的付出甚至嫌弃、巨大的经济花费等。而在上手术台之前，很少患者会充分意识到这些。现代医疗技术的进步常常以这种"报喜不报忧"的形式展现在世人面前。例如抗胶质瘤口服化疗药替莫唑胺，1999 年 FDA 批准它用于复发的恶性胶质瘤；2005 年 3 月又批准将其用于新的脑胶质母细胞瘤治疗。各国专家用"开创脑肿瘤化疗的新时代""脑瘤化疗的里程碑"等形容替莫唑胺。而作为这样一种享有盛誉的抗癌药物，它的疗效如何呢？根据《新英格兰医学杂志》的报道，在治疗新诊断的胶质母细胞瘤患者方面，与单独放射治疗相比，替莫唑胺组的中位生存期延长了 2.5 个月。这 2.5 个月，是无数学者经过巨大的努力换来的小小进步。不积跬步无以至千里，医学向前迈进的每一步，都有着沉甸甸的意义，但这种进步在未根本改变医疗现状之前，对患者来说，未必是他们真正想要的东西。因此，医学决策的过程其实也是计得失、量利弊的算账过程。感性的人文并不是空穴来风，它也要建立在理性思考的基础上——人们需要了解真相，才能更好地判断。对于医学而言，经济花费、生存时间和生活质量，这些最基本的事实决策维度是有必要让患者和家属了解的。只不过有了人文的因素，人们赋予给每个决策维度的权重会不尽相同。数据科学为医学提供了一个全新的量化视角，在数据科学的带动下，用数据说明真相，往往是最直接的沟通方式。医学不仅是专家之学，更是公众之识，医学干预模型与引导模型（教育模型）互补是未来医学的必然趋势。有了数据科学，医患双方可以在同一杆标尺上进行疾病的推演。大家对需求、期待、目标和成本控制的认识都能够被尽量拉齐。数据科学有望打破医患之间的信息不对称，把药械使用的成本，专业服务中的知识技术含量充分告知患者，帮助他们建立适宜的代价评估体系与支付选择能力，从而建立患方认为的，而不是医方认为的，更加无害的、获益更大的医疗服务。

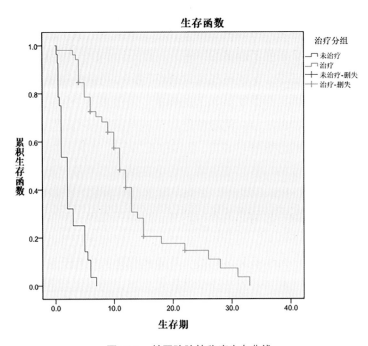

图 16-1　某医院脑转移瘤生存曲线

多年来，医学人文的指向更多的是倾向于患者。人们常常忽略了一个问题，人文是一个生态，医护要去善待患者，患者和社会也要善待医护，两者相互依存，同等重要。近年来，我们看到群众对医疗工作者抱有一种很迷幻的，同时兼具神圣化和污名化的态度。我们在合理医疗（第 14 章）中曾讲过，医生经常会同时收到对自身医德的肯定和否定评价。大概"医德"是医生身上最不稳定的品质，以至于常常成也医德，败也医德。在医疗语境中，医德常常和责任挂钩。电影《蜘蛛侠》里有一句经典台词："能力越大，责任越大！"这句话稍稍改一下，似乎也适合医学：医德越高，责任越大！我们在媒体里看到对医生医德的宣传常常是"卖惨"式的，比如某医生连续好几天不回家，家中有年迈的父母和生病的孩子，然而当他看到正在受着疾病折磨的患者如潮水般袭来的时候，毅然决然地留守在岗位上；某医生不眠不休，连续为患者手术，汗水湿透了衣襟，累到坚持不住时，在台上喝一口葡萄糖继续战斗⋯⋯笔者认为这种宣传是非常不健康的，它会带来一系列的问题。比如，疲劳工作会不会影响医疗质量？是什么造成了医少患多的局面？医生透支体力去工作，是因为医德高尚还是缺少援助，这里有没有存在医院管理上的失措？医生忙于承担自己的社会责任，谁去承担医生的家庭责任？更可怕的是，患者如果把这种现象理解为医疗行业的常态，就会对医护人员提出高于职业标准的要求，从而导致对医德的宣传没有起到助推医患关系和谐的作用，反倒是激起了医患矛盾。无限拔高的医德带来的是无限放大的责任，但是毁掉"医德"最直接的办法就是拔高"医德"的标准，让"医德"无法持续。所以，我们要重回医学人文，就要重回医疗的基本事实，而事实的最好呈现，就是数据本身。有了数据，我们可以更好地评估医生工作的数量、强度和价值。与此同时，我们也可以更加合理地去定义医疗中的不确定性，去区分偶然和必然，去理解医疗的风险。

总之，以前我们说有图有真相，现在我们说有数有真相。医学人文的实现，需要依托基本事实作为支撑。数据科学可以是技术的工具，也可以是人文的工具。它提供了一杆标尺，使得我们更容易且更客观地判断医疗的利弊、价值的归属、管理的得失，从而更好地实现医学的人文价值。

16.3　在医学美学的指导下发展医疗数据科学

我们在前节中提到，医学人文的目的，是让医学技术的目标人文化地实现。用技术手段传递人文价值，技术就得到了升华，成为了艺术。因此，很多学者认同这样的观点：医学，并不是一门纯科学，它更是一门艺术。艺术的目的培养人感知美、鉴赏美、创造美的能力。从主观角度说，美更多的是人的一种体验。不同于人文精神强调事物的非功利性，由于人同时有功利性需求和非功利性需求，美也兼具功利性和非功利性的成分，这和患者同时存在生理健康需求和精神健康需求的特点非常契合。因此有学者主张，医学审美化，是医学人文回归的途径。

所谓医学审美化，是指引入美学的认识论与方法论，结合医学实践的具体要求和审美的一般规律，去看待、弥补、丰富与处理现实医学实践中的一切事物，进而形成一种观念、态度、思想与方法。我们很多人对美的认知停留在感官的愉悦和内心的舒畅上，似乎美很生动却无法被刻画，只能意会而无法言传。磨刀不费砍柴工，我们在探讨医疗数据科学的美之前，首先重新思考一下，什么是美？

美是客观的，它有许多客观的特征。和谐、对称、秩序等，都能够让人产生美感。西方第一篇系统地讨论美学的著作是《大希庇阿斯篇》，它记录了苏格拉底和希庇阿斯关于美学的讨论，书中苏格拉底的论断其实代表了该书的作者——苏格拉底的学生柏拉图的观点，即美是一种理式。朱光潜先生曾这样解释："柏拉图所谓的'理式'

（eidos，即英文 idea）是真实世界中的根本原则，原有'范形'的意义。如一个'模范'可铸无数器物……"美的理式学说支持美具有客观性，而如何描述美的理式，则是一个更加复杂的问题。古希腊数学家、哲学家毕达哥拉斯（约公元前 580 年—约前 500 年）①认为万物皆数，而"美"是数的和谐。我国著名现代美学家、哲学家宗白华先生曾在《美学散步》中写道："宇宙（cosmos）这个名词在希腊就包含着'和谐、数量、秩序'等意义。毕达哥拉斯以'数'为宇宙的原理。当他发现音之高度与弦之长度成为整齐的比例时，他深感宇宙的秘密已在他面前呈露：一面是"数"的永久定律，一面即是至美和谐的音乐。弦上的节奏即是那横贯全部宇宙之和谐的象征！美即是数，数即是宇宙的中心结构，艺术家是探索宇宙的秘密的！"这段话中包含了笔者一直很羡慕的两种职业，一种是数学家，因为他们的认知与世界的本质更加贴近；另一种是艺术家，因为他们的体悟与世界的真相更加契合。数字反应了世界的真相，而真相的和谐构成了美的客观性。我们可以把美的客观性概括为美的合规律性，即美反映了事理构成与自然规律的契合和统一。

美也是主观的，正所谓"美不自美，因人而彰"。"诗圣"杜甫曾经写过两首脍炙人口的登高诗，一首为《望岳》，另一首为《登高》。前者是杜甫年轻时生逢盛世，虽科举失利，但雄心满怀，游历天下，在泰山所作——"岱宗夫如何？齐鲁青未了。造化钟神秀，阴阳割昏晓。荡胸生曾云，决眦入归鸟。会当凌绝顶，一览众山小。"后者是杜甫晚年流落夔州（今重庆市奉节县），肺病严重，生活困顿时的作品——"风急天高猿啸哀，渚清沙白鸟飞回。无边落木萧萧下，不尽长江滚滚来。万里悲秋常作客，百年多病独登台。艰难苦恨繁霜鬓，潦倒新停浊酒杯。"同一个人，同样是登高，因为所处的境遇不同，作品反应出来的情绪意境完全不同。自然景观反映的是自在之美，是客观存在的美；诗词歌赋反映的是自为之美，是客观存在是否契合主观意愿的一种表现。南宋词人辛弃疾曾写过名句："我见青山多妩媚，料青山见我应如是。"这样的美感，来自人与自然的心照不宣。从主观角度讲，美是一种价值，是一种事物对人的意义，这种意义可以是致用，也可以是比德或是畅神。"致用"是事物的实用性、功利性，它如同孔雀的尾巴，艳丽夸张的外观是为了更好地求偶和防御；"比德"是用自然景物来象征品行。如孔子曾说："知者乐水，仁者乐山"，宋代学者朱熹曾解释道："知者达于事理而周流无滞，有似于水，故乐水；仁者安于义理而厚重不迁，有似山，而乐山"；"畅神"是指客观事物和人的精神同频，反映了精神层面的追求。正所谓"望秋云，神飞扬，临春风，思浩荡"。无论致用、比德还是畅神，美的感觉总要迎合人的一种需求，这是美具有主观性的

---

① 毕达哥拉斯（Pythagoras）是第一个用数学方法证明勾股定理的人，所以勾股定理又称毕达哥拉斯定理。

根源，我们可以将其概括为美的合目的性。

　　所以，什么是美？现代美学认为，美是合规律性与合目的性的统一，它既要讲求自然规律，又要迎合主观需求。合规律性是"真"，事真理也真；合目的性是"善"，《孟子·尽心下》有言："可欲之谓善"，要与人为善，与己为善。有了真和善，才会有美。尽管部分学者对这个定义尚有争议（大部分争议聚焦在该定义将美用真与善表示，而忽视了美的独立价值），但笔者认为这个定义对于缺少医学美育的我们来说已经非常受用——它足够精炼，易于理解，贴近现实，且极具指导性。拿医学人文中极为重要的医患沟通为例，想要获得良好的医患沟通效果，我们首先要心存善意，而不是敌意或是恶意，这是合目的性保障；于此同时，还要注意具体沟通的方式方法，这是合规律性保障。其中共情回应就是实现良好医患沟通效果的重要技巧。共情并不是多情或是滥情，它也是有套路的。我们说一个人讲话好听，可以用"妙语连珠"来形容，在医患沟通中，也有珍珠（PEARLS）模型来帮助我们实现共情沟通的效果。在 PEARLS 模型中，P 代表 partnering，合作，如跟患者说"没关系，我们来一起面对这样的问题"；E 代表 emotion，情绪，要关注和肯定患者的情绪，如"我想你一定很焦虑"；A 代表 apologizing，即对患者的遭遇表示歉意，如"抱歉，让你久等了"；R 代表 respect，对患者的勇敢或努力表示尊敬，如"你已经很棒，很努力了"；L 代表 legitimizing，让情况变得合理，可以被接受，如"大部人遇到这种情况都会这么想"；S 代表 support，提供持续的支持，如"我会尽力去帮你"。很多医生做不好，或者不愿去做共情回应的原因是因为这和病情并没有直接的关系，并且似乎会增加医生问诊的时间成本。但实际上，如果我们主动或是下意识地按照 PEARLS 模型来沟通，不仅不会增加沟通成本，反而会缩减问诊时间。这是因为共情沟通是医患沟通的必需要素，如果我们不去做，表面上节省了时间，实际上这部分未被满足的需求会以其他的形式（例如患者在未获得合理安慰的时候会增加其他无效问题的提问，甚至投诉或纠纷）出现在我们面前。达到良好的沟通效果，这是合目的性；而使用共情回应的技巧，这是合规律性，两者结合，才能起到很好的医学人文效果。我们经常说"医者父母心"，哪怕是真的父母，在教育孩子这件事上的做法也是千差万别。有的取得了让孩子进步的效果，有的却适得其反。美的事物都一样，既要合目的，也要合规律，这是再简单不过，却又容易被人忽视的道理。

　　医疗数据科学的美，也可以通过合规律性和合目的性两方面来理解。其合规律性主要体现在两方面，分别是存在的真实性和应用的合理性。前者意味着我们需要通过数据工程手段，不断拓宽医疗数据的覆盖广度并细化医疗数据的价值颗粒度，保证其能最大程度地真实复刻现实中的健康医疗问题，从数据的源头积累数据价值；后者意味着我们需要正确地理解数据科学逻辑，了解智慧应用背后的数学语言，有能力评估数据辅助决策的合理性和局限性，以达到合理应用数据的目的。随着我们对医疗数据科学的理解加深，我们对它的美感体悟也会越深，也会更加热爱这个领域。医疗数据科学的目的性，也是医疗行业的目的性，狭义地说，是除人类之病痛，助健康之完美；广义地说，是仁心仁术，是对善的追求，是站在正能量的立场追求更多的快乐，是对整个生命过程的尊重和对美好生活的向往。人类的生老病死是自然规律，尽管医学在不断进步，医生也只能在非常有限的范围内干预生命过程。医疗人常说："偶尔去治愈，常常去帮助，总是去安慰。"做医生久了，便会发现医生看病的过程其实是以自身医学理论与经验为依托，向患者传达善意的过程。当然这是一种极其理想化的状态，在现实中，健康问题所衍生的一系列家庭、社会、经济等问题也都会搅和在医疗这锅乱炖里。花开千层不离心，树高千尺不离根，抽丝剥茧回归初心。我们应该始终铭记，如何保证医疗数据的真实性，如何保证医疗数据使用的合理性，据此得出最符合当下人文境遇的判断，这便是通过数据科学传达善意的过程。

美是合规律性与合目的性的统一，这是关于美的简要认识论。而要成为一名将美学融入临床的优秀医务工作者，不仅要认识美，更要实践美，这便涉及美的方法论。关于美的方法论有很多，我们去粗取精，一言以蔽之——美是一种有意味的形式，即通过形而下的现象和感官，去映射形而上的意识和观念。医学人文在实际工作中的美学实践，就是要求医护人员善用一些形式符号，让患者产生美的感受和对美的向往。医院环境内色彩、声音（音乐）和环境的布置，医务人员的精神状态、着装、举止等，都可以成为传递人文关怀的形式符号。而数据作为一种信息传递的形式，也表达着医学作为一门科学的客观和理性。善用数据工具进行沟通和决策的医生，会给患者传递一种独特的专业素养。而有意识地传递医务工作者的求真、务实、严谨和真诚，本身也是人文关怀的一部分。在科学的底色下，去探讨何所遇、何所感、何所念、何所惧、何所思、何所虑、何所谋、何所断，才能完成医学科学价值和人文价值的兼顾实现。

图灵曾说过："Science is a differential equation and religion is a boundary condition。"意思是，科学是一个微分方程，而宗教是一个边界条件。这是一个很形象的比喻：科学为我们分解了一个系统的构成并解释了未来的趋势，当科学理解到达极限时，就需要信仰接过接力棒，支撑我们继续前行。作为一个向死而生的学科，医学在每个人的身上都会到达极限，而当科学技术手段失效时，人文和信仰是拯救生命最后的手段。

第 17 章

医疗大数据的理、采、存、管、用

17.1　医疗机构数据应用的窘境

随着医疗信息化的发展，医疗机构的数据体量也呈爆发式的增长。根据《医疗机构病历管理规定》，门（急）诊电子病历由医疗机构保管，保存时间自患者最后一次就诊之日起不少于 15 年；住院电子病历保存时间自患者最后一次住院出院之日起不少于 30 年。以笔者所在的医院（厦门大学附属第一医院）为例，作为一家市级三甲医院，至 2020 年底，医院已存有医疗数据 550T，并以每月 17 ～ 20T 的速度增长。医疗数据作为临床科学研究、数据产品开发的主要素材，具有巨大的应用价值。然而，数据发展的红利对广大医务工作者而言并非雨露均沾，大部分医疗单位的数据仍处于一种可见而不可及的状态。而可供医护人员分析的数据，仍以非常小的体量、非常零碎地存在他们个人电脑的 Excel 里，或记在研究生的小本本里。仿佛这数十年医学信息化发展没有发生过一样。究其原因，技术、人才和管理都是医疗数据应用普及的桎梏。

在技术方面，医疗数据仍缺少有效的整合和治理。在医疗机构中，医疗数据是由多个厂家的多个系统里共同存储，根据业务范围的不同，各系统存储的数据也不尽相同。主要的医信系统包括医院信息系统（hospital information system，HIS）、实验室信息系统（laboratory information system，LIS）、放射信息管理系统（radiology information system，RIS）、影像归档和通信系统（picture archiving and communication system，PACS）和电子病历系统（electronic medical records，EMR）等。HIS 主要包括以医院为中心的医院管理系统（hospital management information system，HMIS）和以患者为核心的临床信息系统（clinical information system，CIS）两大部分。前者包括门、急诊挂号系统，门、急诊患者管理及收费系统，住院患者管理系统，药库、药房管理系统，病案管理系统，人事、工资管理系统，财务管理与医院经济核算系统，医院后勤物资供应系统，固定资产、医疗设备管理系统等；后者包括住院患者医嘱系统，护理信息系统，门诊医生工作站，临床实验室检查报告系统，病理管理及病理科信息系统，血库管理系统，临床用药咨询与控制系统等。HIS 以财务信息、患者信息和物资信息为主线，以业务和流程为中心，对医院及其所属各部门的人流、物流、财流进行综合管理，为医院的整体运行提供服务，是医院最基础的业务端工具。单从名字上讲，LIS（负责处理检验信息）、RIS（负责登记放射影像患者信息）、PACS（负责存储调取影像检查信息）和 EMR（负责电子病历记录）等都属于 HIS 的一部分，但因为这些系统的立项、招标、采购和建设都是独立于 HIS 的，并且作为基础信息系统，几乎是每家医院建设的必选项，因此它们和 HIS 常常并列出现。这些系统都有自己的储存模块，按照业务数据交互的"最小可用原则"（即只交换必要的数据），在不同信息系统之间交换数据，从而达到支撑业务运行的目的。不同业务系统的交互多通过应用程序编程接口（application programming interface，API）实现，即我们常说的接口。随着医院业务的更迭，我们时常会对信息系统提出新的要求，并需要在旧有的软件系统基础上实现新的数据交互。这就需要旧系统不断地开发和开通新的接口，同时也牵涉出了其他一系列实施层面的问题，包括软件提供商对客户新需求的响应怠慢、医疗机构和服务商间对开发新接口的费用意见无法达成一致等等。另外，医院也需要实时汇总各业务信息系统的数据来进行医疗监管和决策。因此，在各个系统的基础上，建立业务数据集成平台，就变得非常必要。集成平台经常和临床数据中心（clinical data repository，CDR）混为一谈，两者虽然联系紧密，但却各有所指。医疗信息集成平台是一个软件平台，它采用统一的接口方式与标准化协议，支持复杂信息环境下的应用开发和系统集成，能够连接多个应用程序，简化不同软件应用系统之间的通信，使它们像一个整体一样进行业务处理和信息共享，从而实现医院内部各信息系统及院外系统信息的资源整合和共享交换（即互联互通）。和集成平台不同的是，CDR 整合了医院多个临床数据来源，是一套统一视图的数据仓库，用户可以通过 CDR 从多个角度查询、浏览和分析数据。基于 CDR 的功能可大致分为三类，分别为集成可视化、数据分析和挖掘、决策支持。有很多医院管理者将 CDR 认同为医院的大数据平台，这种理解是不准确的。CDR 是医院医疗大数据平台的一部分，但并不是全部。从形式角度，CDR 确实整合了医院的业务数据，但从功能角度，CDR 远远不能满足医疗大数据的应用需求。① CDR 并不是面向所有医护人员开放的，它的管理和操作权，通常只在医院信息科的专业技术人员手中。②大部分医院的 CDR 都是在建设集成平台时的"顺手为之"，业务集成平台能交互哪些数据，CDR 中就存放哪些数据。在集成平台上交互的数据并不是医院的全量数据，因此也无法保证数据的完整性。CDR 从建设逻辑上更倾向于由业务集成带动的数据集成，它是为业务服务的。这里的业务，是指对数据的需求和预期功能相对固定的信息化业务，而并不是具有探索性的、以问题为导向的数据化业务。

从管理角度，数据的使用是一柄双刃剑，它带来数据相关成果的同时，也带来了数据安全、隐私暴露以及给数据主体造成损害的风险。一面是医生、护士等激进的数据需求，一面是相对保守的数据管理策略，这是在医疗机构内普遍存在的数据使用矛盾。在数据平台建设尚不完善的阶段，数据的确权和获取只能通过行政流程来约束，即通过数据需求的提出、发起部门的负责人确认、到行政主管部门（医务部、科研部、质控部等，随医院各不相同）审批、到院领导的同意，最后再回到信息部门协助调取数据。这种管理形式虽然看起来很合理，但作为一种行政壁垒，对数据的使用有着极大的限制。①探索性数据分析常常需要和数据本身进行反复交互。随着分析的深入，使用者对数据的需求也在不断变动，很多项目在开始时是无法提出明确的数据需求的。②医疗业务人员和信息技术人员的沟通时常具有跨行业障碍，导致业务的数据需求和技术检索的内容时常不符。③行政监管部门很难对数据应用的必要性、可行性、合规性等做充分和准确的判断，因此这种数据使用审批流程往往形式大过内容。尽管部分医疗机构成立了数据管理委员会或相关的职能组织，不过它们通常是由不同科室的相关负责人形成的一个松散架构组织，而不是一个固定的职能科室，无法保证其能有效完成数据监管的职责并促进数据的使用。④审批效率低下、负责信息支撑的技术人员匮乏，甚至为了不影响医院信息系统的稳定性，从生产系统中调取数据的动作常常需要在医疗业务不繁忙的时段进行（比如夜晚），这些因素导致了从提出数据需求到获取数据资源的周期过长，从而影响了数据使用者思路的续贯性和心理的积极性（图 17-1）。

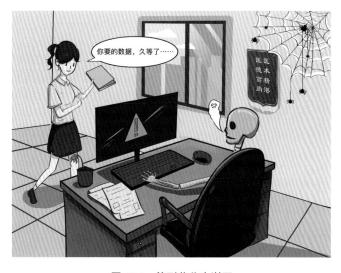

图 17-1　等到花儿也谢了

今天我们谈到大数据的挖掘利用，首先要解决的是存量医疗数据如何发挥价值的问题。而存量数据存在极强的价值稀疏性和不可追溯性，在医生所掌握的数据科学方法体系内很难做出有亮点的成果。因此，医疗大数据的开发和大数据平台的建设在初期很难达到管理者的预期，最终很容易沦为依附于传统业务数字化、网络化建设的小众领域。而真正信仰数据价值的人才，迫于外在压力，很难专职于数据建设。数据价值的养成是一个长周期工作，医疗业务是医疗机构赖以营生的主要业务，对于短期内无法看到回报、就医疗业务而言并非刚需的医疗大数据平台建设，很多医院管理者持观望态度。这也导致了医院管理在医疗数据和数据变现方面的投入不足（图 17-2）。投入不足，会导致数据建设相关工作的边缘化。数据越不用，数据的价值就会越稀疏；数据价值越稀疏，数据的使用就越困难，继而形成一种恶性循环。

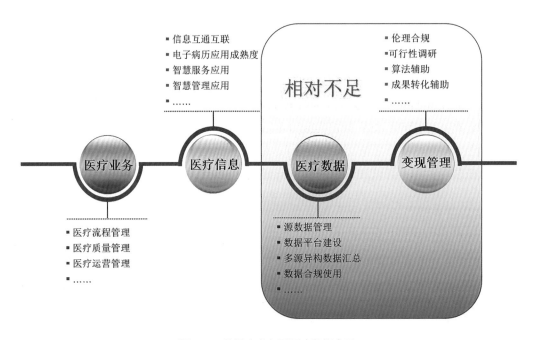

图 17-2　从医疗业务到医疗数据变现

从人才角度，医疗行业内缺少数据化人才，致使医疗大数据的使用和发展停留在非常粗浅的水平。例如，在谈到数据科学在医院管理领域的应用时，除了 BI，很少有管理者能说出其他的数据开发和应用。而在科研领域，数据和统计的滥用也是屡见不鲜。例如，很多人只要得到 $P < 0.05$，还没评估统计效应量，就认定自己挖掘出了有意义的结果；很多人对小概率事件建模，用病例对照数据建模预测发生事件的概率；很多人在做预测模型时，没有条件做外验证，也没有留内验证测试集，仅仅对训练集做了诊断试验和校准曲线，就认定模型有较高的应用价值……这些都是对数据科

学或者对临床研究中的数据应用理解不够透彻导致的。笔者认为，木材要送给木匠，食材要送到厨房，数据也是一样。数据好不好，不是生产者判定的，也不是管理者判定的，它必须由数据分析者和相关业务专家共同判定。如果没有分析端，即便有再多的数据，依然会站得不够高，看得不够远（图 17-3）。我们在章节 2.4.2 中谈到数据科学诱导的职业角色分化时曾把数据工作流比作做菜。在医疗行业也是如此——农民（业务团队，包括临床一线工作者和信息化团队）生产了粮食（医疗数据），将其交给了厨师（数据团队），后者做成了美食（数据成果），再给农民吃（使数据成果反哺业务）。这是数据赋能医疗比较合理的业务逻辑。但目前因为医疗机构的数据化团队不完善，分工不明确，导致数据团队人员稀缺，且数据化人才还需要分出许多精力（甚至主要精力）去做一些上下游工作，而并非从事其所擅长的数据本职工作。由于管理者对业务、信息和数据的认识不够透彻，导致数据团队疲于应对事务性工作，而业务团队（临床一线和信息化团队）又做不出很好的数据成果，无法充分发挥数据赋能的作用（图 17-4）。这种生产者和加工者之间的角色错位，导致医疗机构数据开发的效率极其低下，大大限制了医疗大数据与人工智能的发展。而由此也可以看出，管理者的数据科学素养对数据的应用是非常重要的，它可以提高机构数据应用的效率，避免走无谓的弯路。以美国为代表的西方发达国家早就在企业（2002 年）和政府（2009 年）中设立了首席数据官制度（chief data officer，CDO），实施对数据战略、数据质量、数据价值、数据安全的管理。我国从 2021 年开始，也逐步在广州、珠海等地试点首席数据官制度。希望该制度能够打破我国数字化转型的旧有枷锁，加快数据化进程，为医疗数智赋能，创造更好的发展条件。

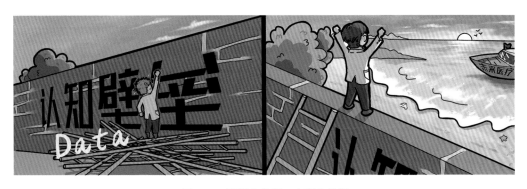

图 17-3　既要有数据，也要会使用

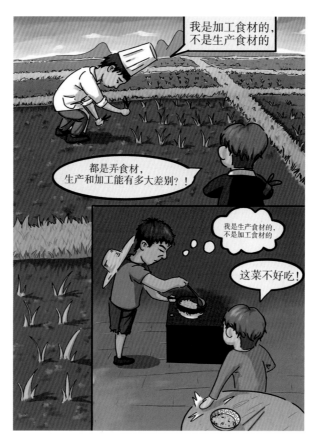

图 17-4　生产者与加工者的角色错位

17.2　医疗大数据平台的四层架构和五项功能

阿里云的创始人王坚院士曾写过一本名为《在线》的书，书中提出了阿里数据应用的"三板斧"——"存、管、用"。医疗数据也是如此，我们在存、管、用的基础上稍加扩展：医学数据的应用，要做好五件事——"理、采、存、管、用"。要做好这五件事，医院的信息系统应该满足对数据的随查随用，实时交互，支持多种方式检索，集成分析工具等功能。很显然，以医院业务为中心的信息化系统并不能够满足以上需求。因此，以信息化为基础，以伦理合规、患者安全、信息安全、数据合规为红线，以数据质量为保障，以数据变现为导向的临床科研一体化数据平台建设是十分必要的。近年来，很多医疗机构内的优势学科都希望建立自己的专病大数据平台（俗称专病库）。我们理解学科带头人急于做事的心情，也不排斥专病库的建设。但医疗数据平台的建设初衷是促进医疗数据资源的整合，如果各科都在自己的地盘开数据小灶，这不符合以患者为中心的数据整合理念，且由于数据库之间的数据不通，反而造成了数据割裂。另外，由于各数据库的底层建设相似，分科建库会造成重复建设，带来资源浪费。因此我们提倡，高层级做平台，低层级做内容。这里高低层级是个相对的概念。对医院和科室来讲，医院是高层级，科室是低层级；对区域和医院来讲，区域是高层级，医院是低层级。医疗数据的变现一定是众人拾柴火焰高，只有聚合更大的资源，才能做出更有价值的成果。尽管如此，目前医疗大数据平台的建设普遍停留在医院一级。而笔者能够想到的最高层级，就是以国家为主体构建大数据平台。2014年，国家卫计委曾制定了"46312"工程，其中，"4"代表4级卫生信息平台，分别是：国家级人口健康管理平台，省级人口健康信息平台、地市级人口健康区域信息平台及区县级人口健康区域信息平台；"6"代表6项业务应用，分别是：公共卫生、医疗服务、医疗保障、药品管理、计划生育、综合管理；"3"代表3个基础数据库，分别是：电子健康档案数据库、电子病历数据库和全员人口个案数据库；"1"代表1个融合网络，即人口健康统一网络；最后一个"2"是人口健康信息标准体系和信息安全防护体系。依托中西医协同公共卫生信息系统、基层医疗卫生管理信息系统、医疗健康公共服务系统打造全方位、立体化的国家卫生计生资源体系。该工程意在搭好医疗大数据基础设施建设的骨架，将碎片化的"大量医疗数据"转化为规范、可用的"医疗大数据"。这一路径有效推动了区域、医院的大数据相关建设，但未能全面覆盖整个大数据产业，没有达到等同于基础设施建设的投入规模。根据《医院信息化建设应用技术指引（试行）》，医疗大数据平台通常包含四层架构，分别为数据源层、数据采集层、大数据中心和应用集市（图17-5）。依托于大数据平台的四层架构，我们才能更好地实现"理、采、存、管、用"这五项功能。

"理"指的是数据治理。根据国际数据治理研究所（Data Governance Institute，DGI）给出的定义，"数据治理是一个通过一系列信息相关的过程来实现决策权和职责分工的系统，这些过程按照达成共识的模型来执行，该模型描述了谁（who）能根据什么信息，在什么时间（when）和情况（where）下，用什么方法（how），采取什么行动（what）。"这个概念虽然全面，但是容易让不熟悉该领域的人摸不到重点。从大方向来讲，数据治理是以数据价值实现为目标，涵盖战略、组织、文化、方法、制度、流程、技术和工具等方面的技术体系，是围绕数据要素构建组织能力而做的一切管理和建设行为。从具体工作内容看，数据治理是提升数据的质量、增强数据的安全、确保数据的合规、规范数据使用的流程和方法，从而使数据使用的价值最大化，风险最小化。从市场上提供的数据治理技术服务看，数据治理主要包括以下7方面内容：数据标准管理、元数据管理、主数据管理、数据梳理与建模、数据质量管理、数据安全治理、数据集成与共享。由此可以看出，数据治理并不是单纯IT部门的工作。它需要集合管理、业务、信息和应用等数据生产全链路相关人员的共同参与。也因此，数据治理在企业界被毫不隐讳地定义为"一把手工程"，英文中也有对应的表述，称为管理高层承诺（top management commitment）。管理者需要做的，是明确组织的战略目标和实际业务需求，将其转变为技术需求，进而转变为对应的管理和资源配置需求，并执行监督和控制过程。医疗机构的管理体系并不是扁平化的，当需要多个部门协同作战时，必须要有更高一层级的管理者参与，才能保证组织的有序运作。只有高层亲自抓，亲自管，才能让数据战略的细化和实施得以顺利开展。

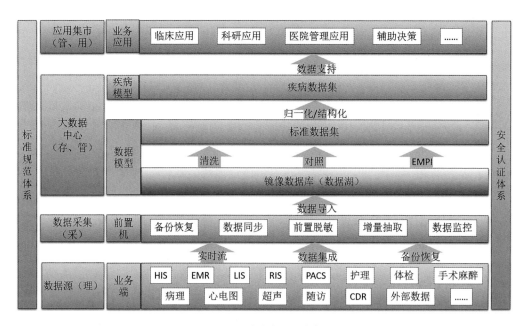

图 17-5　医疗大数据平台框架

对于医疗机构来说，数据治理的第一步是理清数据资产。在数据生产要素化趋势下，数据可谓是我们的财富，我们要像管理财富一样，去管理数据。然而，我们究竟有哪些数据"财富"？在很多机构内，这个问题是说不清的。离开数据资源的梳理去谈数据应用是不现实的，因为前者是后者的基础。理清数据资产，要从两方面着手：一是理清数据源，二是理清源数据。数据源，即数据的来源。目前，医院的数据几乎均为诊疗过程所产生的诊中数据。由于诊前和诊后数据的缺失，医院数据很难完整反应患者的详细健康及医疗状况。尤其是诊后随访数据的缺失，严重影响了医疗数据的科研价值。另外，随着精准医疗理念的普及和推进，很多疾病（以肿瘤最为多见）都需要进行组学检测。由于医院内缺少相关检测手段，常常标本要外送至企业，而这部分检测结果并未传回院内，造成了诊中数据的流失。随着数据建设生态的完善，医院的管理者要对可能收回的数据做全面的梳理，不漏下任何有价值的数据源，从而尽最大可能提升数据的价值。对于已经获取到的数据，要做好源数据管理，既要对源数据的体量有所掌握，更要对源数据的质量有所控制。由于数据质量和内涵是数据价值的源头，有高质量的数据才会有高质量的产出，因此源数据管理是数据化建设的重中之重。医疗数据本质上可被看作医疗业务的数字孪生，因此对数据质量的梳理要和对业务流程的梳理同时对照进行，即分析在业务中该采集的数据有没有采到，采到的数据有没有采对，是否能够反映客观情况等等，从而从源头保证数据价值。医疗数据在应用于临床科研分析前常需要转成结构化数据（即表格数据），因此医疗科研数据治理的一项很重要的任务就是进行数据结构化。数据结构化可分为前结构化和后结构化：前结构化是指在数据产生的时候就按照结构化的形式进行记录，不断完善和丰富结构化电子病历，统一数据录入的结构和内容；后结构化是指通过自然语言处理技术，在大段的文本记录中识别症状、体征、检验、检查、药品、操作等医疗命名实体，进而抽取有效的信息以结构化的形式进行存储。后结构化虽说仰仗于自然语言处理的技术水平，但更依赖的是原始数据的价值密度。如果原始数据记录空无一物，后结构化处理也没办法得出有用的信息。

高质量临床研究数据标准可参考 ALCOA+CCEA 原则。ALCOA 原则是美国 FDA 于 2007 年在其指导原则《临床研究中使用的计算机化系统》中提出的，是所有符合性审核对记录完整性的基本要求，是用来评估数据可靠性的基本原则，它包含 Attributable（可归性）、Legible（易读性）、Contemporaneous（同步性）、Original（原始性）、Accurate（准确性）五大原则。根据药物临床试验质量管理规范（good clinic practice，GCP）的要求，后续又补充了 CCEA 原则，成为 ALCOA+CCEA 原则，即 Complete（全面性）、Consistent（一致性）、Enduring（持久性）、Available（可用性）。

Attributable 是指应当保留足够和准确的原始文件和试验记录。源数据应该是有来源的、清晰的、时间一致的、原始的、准确的和完整的。源数据的修改应该是可溯源的，不能遮掩最初的记录，必要时应进行解释。Legible 是指采集的数据可被他人阅读和理解，不能被认读和理解的数据或术语缩写不应当被采用，因为任何不能被清楚认读的数据或术语缩写都可能造成误解，避免因输入数据的人员错误导致错误输出。Contemporaneous 是指数据应当在产生或观察的当时被记录，且在一定的时间窗内输入数据库，即数据的时间性标识。数据的实时记录伴随着数据的实时观察而完成，因为任何延滞数据的输入都可能造成数据记忆的偏差和模糊化，产生不确认性。在电子数据采集系统中任何数据的输入都应当伴有输入日期和时间，以便监查或自查人员能比对数据输入日期和时间与数据实际产生的日期和时间。Original 是指数据首次被记录，或可以被追溯到原始数据；若需对数据进行任何更改或更正，都要保留原来的记录清晰可见，并注明更改或更正日期，签署姓名，解释原因（如需要）。Accurate 是指数据记录和计算、分析等转换过程是正确可靠的。对归档的数据要保证存储的数据库中的所有数据值均正确的状态。如果数据库中存储有不正确的数据值，则该数据库称为已丧失数据完整性。Complete 指应确保研究数据及原始记录的完整，所有的数据和检测结果都应被保留。Consistent 是指与实际生成逻辑一致，显示的记录人同实际操作一致。Enduring 是指原始记录应当保留相应时限，以便复查核实。根据 GCP 要求"用于申请药品注册的临床试验，必备文件应当至少保存至试验药物被批准上市后 5 年；未用于申请药品注册的临床试验，必备文件应当至少保存至临床试验终止后 5 年"。Available 是指研究数据及相应的原始记录应以适当的形式存储，在临床试验进行期间随时在研究机构都可以被审阅和监查；在临床试验结束后的保存期限内，当药监部门和稽查人员需要审阅时能及时提供。ALCOA+CCEA 原则实际上就是对记录生成 / 录入、修改、存储、检索、备份、恢复和输出等数据生命周期内的所有操作的要求。如果数据的管理满足了以上原则，我们就可以认为该数据记录满足数据可靠性要求。尽管真实世界数据通常无法满足 ALCOA+CCEA 原则的要求，但以此为方向，可以提高真实世界研究数据的数据质量，从而产出更有价值的科研成果。

"采"指的是采集数据资源，对应着数据的 ETL 映射过程。ETL 分别指抽取（extract）、转化（transform）和装载（load）——从业务端抽取数据，转化成可以应用的形式，装载到分析端。在抽取方面，我们前面介绍过的集成平台和 CDR 就是从各业务系统里采集数据的一种渠道。医疗大数据平台的建设可以基于 CDR 和集成平台，但有时因为 CDR 的数据和集成平台的接口并不完整，额外的开发会涉及额外的费用，并且在未来系统和需求不断迭代时，在没有持续人、财、物投入的情况下，很难保证大数据平台和业务系统的同步统一。相比于医院的其他业务系统，用于医疗数据分析变现的医疗大数据平台对数据的实时性要求并不高，这意味着医疗大数据平台的数据采集不一定要通过集成平台完成。其他数据接入的方式包括备份恢复（即将生产系统的日常备份数据库直接提供给平台）、数据同步（即利用数据同步工具实现生产库到平台的实时同步模式，一般采用 OGG（oracle golden gate）方案，一种基于日志的结构化数据复制软件）和其他 ETL 工具。当然，各类数据采集方式各有利弊，需要医疗机构结合自身情况综合考虑。采集后的原始数据要被转化成合规可用的数据形式，才能够存入平台。而这里的合规化，主要指的是数据脱敏（data masking）。所谓数据脱敏，是指对某些敏感信息通过脱敏规则进行数据的变形，实现敏感隐私数据的可靠保护，满足数据的不可见、不可用。数据脱敏的动作通常需要在数据进入医疗大数据平台前完成，因此需要在生产系统和大数据平台中间设置前置机（在不同的通信协议、数据格式或语言之间相互转换的设备），以便完成数据脱敏工作。

数据脱敏可以采取替代（使用伪装数据替代源数据中的敏感信息）、混洗（对敏感信息进行随机变换）、数值变换（通过随机函数对数值型数据进行可控的调整）、加密（加密处理待脱敏数据，外部用户智能看到无意义的加密数据）、遮挡（将敏感数据的部分内容统一替换为掩饰字符，如"*""#"等）、控制插入（将敏感数据删除或替换为 NULL 值）等方式。注意，脱敏的对象是某些敏感信息，而不是全部敏感信息。根据国标《信息安全技术　个人信息安全规范》（GB/T 35273—2020），个人财产信息、个人健康生理信息、个人生物识别信息、个人身份信息等都属于个人敏感信息。与个人信息强调重识别风险不同，敏感信息更强调暴露后给个体带来的损害风险。鉴于医疗行业的特殊性，医疗大数据平台所存储的信息都可以被归类为敏感信息。至于要把什么信息脱敏，国内尚无统一的规范，可以借鉴 HIPAA 法案来进行处理。HIPAA 法案是美国在 1996 年制定的联邦健康保险携带与问责法案，2003 年 HIPAA 中的隐私规则（privacy rule）和安全规则（security rule）生效。在 HIPAA 中，明确要对以下 18 项敏感信息进行脱敏操作，包括姓名、小于省级的地址（包括街道、城市、地区和三位以后的邮编）、除年份以外与个人相关的日期（包括生日、进院日、出院日、死亡日期、超过 89 岁的年龄）、电话号码、车辆登记号码和车牌号码、医疗器械标识号和序列号、传真号码、电子邮件、URL、社保号码、IP 地址、病历编号和指纹等生物标记信息、医疗保险号码、正面全脸照片、银行账户号码、证件号码（身份证、驾照等）、任何其他可用于识别的编码或特征、有限数据集（limited data sets，是指删除特定信息后的受保护健康信息，允许保留生日，地址中的市、州和邮政编码和其他相关的识别特征）。除此之外，医护人员的姓名和工号等信息也应该一并脱敏，以便在保护医护人员信息的同时，防止在大数据平台进行商业统方等不法行为。从以上信息可以看出，医疗大数据平台的脱敏字段几乎都和人员的身份标识有关，即通过以上信息，可以回溯到个体的自然人身份。对数据进行一定技术处理，使其在不借助额外信息的情况下，无法识别或者关联个人信息主体的过程叫作去标识化。在医疗大数据建设中，谈到脱敏，往往指代的是去标识化。但两者并不相同，脱敏是一种技术手段，去标识化是一种业务目的。去标识化可以通过脱敏实现，但脱敏不仅仅可以去标识化，还可以使其他的敏感数据不可见（例如艾滋病等特殊疾病）。脱敏后的数据并不是完全不可用，我们需要有数据的溯源恢复机制，并在严格的权限审批下进行数据溯源，以满足患者随访、重要健康事件提醒等业务需求。数据源层和数据采集层都处在医院信息系统的生产环境下，在建设时要更注意和相关业务部门的沟通，以便在不影响医疗生产的前提下，更好地完成数据的业务端治理和采集。

数据脱敏是数据转化的第一个步骤，接下来的工作包括数据映射、数据清洗、对照、数据标准化和结构化。数据有主数据和元数据之分。我们所说的业务数据，通常指的是主数据（master data），即系统间共享的业务数据；而元数据指的是描述数据的数据，包括数据的组织、数据域以及其他相关联的信息。在医疗领域，元数据记录了各个数据字段的业务含义、数据类型（定量数据、定性数据、文本数据等）、取值范围和单位信息等。各类元数据汇集到一起，形成了数据字典。数据字典定义了信息实体的个体属性，而实体之间的关系，需要数据模型来定义。数据模型是一类使用结构化语言组织数据字典相关信息形成的聚合模块，以满足数据应用于建设、科研、管理、运营等特定场景下的定制化需求。数据模型可分为物理模型、概念模型和主题域模型。物理模型又称 ETLDR（extract transform load data record），从名字即可看出，它指的是从信息系统实现 ETL 的技术手段。概念模型也叫通用数据模型，它是以数据实体及其之间的关系为基本构成单元的模型，反映了行业标准。医疗数据的通用数据模型见图 17-6[①]。主题域模型，顾名思义，是围绕一个主题范围给出的相关数据模型，是结合应用场景来建立的个性化模型。对医疗数据而言，常见三类主题域模型，分别为患者模型（patient profile，PP）、疾病模型（disease profile，DP）和主题模型。患者模型是结合患者所有信息，按照患者维度方式进行聚合形成的模型；疾病模型是结合疾病树的构建、疾病数据标准化等进行聚合形成的模型；主题模型是面向特定统计分析场景（例如运营效率、疾病分布）聚合相关数据形成的模型。图 17-7 为按照实体类别定义的医疗域主题数据模型。我们俗称的专病数据库，就是按照疾病模型组建的数据库；医院的 BI 系统，就是按照国考等管理考核指标建立起来的主题模型。所谓数据映射，就是

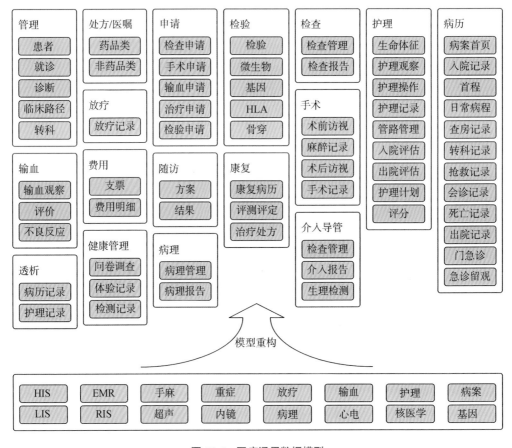

图 17-6　医疗通用数据模型

① 参考自国家卫生健康委统计信息中心编著的《医院数据治理框架、技术与实现》。

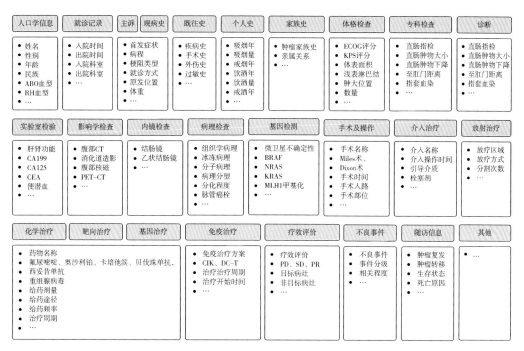

人口学信息	就诊记录	主诉	现病史	既往史	个人史	家族史	体格检查	专科检查	诊断
• 姓名 • 性别 • 年龄 • 民族 • ABO血型 • RH血型 • …	• 入院时间 • 出院时间 • 入院科室 • 出院科室 • …	• 首发症状 • 病程 • 梗阻类型 • 就诊方式 • 原发位置 • 体重 • …	• 疾病史 • 手术史 • 外伤史 • 过敏史 • …	• 吸烟年 • 吸烟量 • 戒烟年 • 饮酒年 • 饮酒量 • 戒酒年 • …	• 肿瘤家族史 • 亲属关系 • …	• ECOG评分 • KPS评分 • 体表面积 • 浅表淋巴结 • 肿大位置 • 数量 • …	• 直肠指检 • 直肠肿物大小 • 直肠肿物下降 • 至肛门距离 • 指套血染 • …	• 直肠指检 • 直肠肿物大小 • 直肠肿物下降 • 至肛门距离 • 指套血染 • …

实验室检验	影响学检查	内镜检查	病理检查	基因检测	手术及操作	介入治疗	放射治疗
• 肝肾功能 • CA199 • CA125 • CEA • 便潜血 • …	• 腹部CT • 消化道造影 • 腹部核磁 • PET-CT • …	• 结肠镜 • 乙状结肠镜 • …	• 组织学病理 • 冰冻病理 • 分子病理 • 病理分型 • 分化程度 • 脉管癌栓 • …	• 微卫星不确定性 • BRAF • NRAS • KRAS • MLH1甲基化 • …	• 手术名称 • Miles术、 • Dixon术 • 手术时间 • 手术入路 • 手术部位 • …	• 介入名称 • 介入操作时间 • 引导介质 • 栓塞剂 • …	• 放疗区域 • 放疗方式 • 分割次数 • …

化学治疗	靶向治疗	基因治疗	免疫治疗	疗效评价	不良事件	随访信息	其他
• 药物名称 • 氟尿嘧啶、奥沙利铂、卡培他滨、贝伐珠单抗、西妥昔单抗 • 重组腺病毒 • 给药剂量 • 给药途径 • 给药频率 • 治疗周期 • …			• 免疫治疗方案 • CIK、DC-T • 治疗治疗周期 • 治疗开始时间	• 疗效评价 • PD、SD、PR • 目标病灶 • 非目标病灶	• 不良事件 • 事件分级 • 相关程度	• 肿瘤复发 • 肿瘤转移 • 生存状态 • 死亡原因	• …

图 17-7　医疗主题域数据模型

把来自业务的主数据，按照数据字典中元数据对数据类型、值域和其他制约条件，进行匹配映射，从而让原始数据经过转换后符合大数据中心的数据字典和数据模型规范。

数据在 transform 的过程中常常出现难以处理的"脏数据"（dirty read）。所谓脏数据是指数据存在以下现象：源系统中的数据不在给定的范围内或对于实际业务毫无意义，或是数据格式非法，以及在源系统中存在不规范的编码和含糊的业务逻辑。常见的脏数据包括数据缺失、重复数据、错误数据和不可用数据等。数据清洗就是对这些脏数据进行人工检测或根据业务逻辑和数据科学方法（聚类、分类、关联规则等）对数据进行修整，以保证数据的格式与内容的正确性、与关联信息的一致性以及能够反映客观事实的有效性。数据的映射和清洗是为了保证数据的规范性，而数据在存入前还有另一个重要的问题要解决，就是保证数据的完整性。在医疗业务中常常会出现同一患者拥有多个就诊卡的情况（这通常是由于患者前后两次就诊期间中途换卡，或者患者同时有医保卡和自费卡等情况造成），导致相同患者的就诊信息被记录到不同的 ID 名下；或由于医院的个别医技系统未和 HIS 以及 CDR 互通互联，造成系统之间回传的就诊号无法关联，进而导致同一个体的信息割裂，无法保证数据的完整性。数据对照是保证数据完整性的重要手段，也是大数据平台建设的必要环节。所谓数据对照，是指通过特征模型机器对照和人工对照相结合，将医院各个系统的数据字典映射到统一的数据字典里，即保证任何的客观实体在大数据平台里都有唯一的标识。对照主要包括两部分，分别为 EMPI 和 EMOI。EMPI 是指患者主索引（enterprise master patient index），即通过唯一的患者标识将不同信息系统有效关联在一起。例如，如果两个就诊号的身份证号、姓名、性别和出生年月都一致，就把两块信息合并在一起。EMOI 是指企业主对象索引（enterprise master object index），即当患者诊疗记录无法准确关联到某次就诊行为时，通过技术手段，找到时间上最合适的就诊行为，并挂载到相对应的就诊记录里。

医疗文书存在表述形式的多样性和含混性特点。①诊断表述的多样性，例如同样是颅内胶质母细胞瘤，可能的诊断包括颅内占位性病变、颅内肿瘤、脑胶质瘤、颅内恶性肿瘤、幕上占位性病变等；②同样的症状会有多种表达，例如发热，也经常被记录为发烧、体温高、低热、高热、体温异常等；③描述特定体征时存在多种表达方式，例如在描述神志时，通常用清醒、嗜睡、模糊、昏睡和昏迷，但也有医生喜欢用"蒙眬"、不清等不规范的或不够准确的词语来描述；④因为病历通常由医生手打，使用拼音拼写时常常出现同音错误；⑤由不同厂家生产的同一药品有不同的商品名，在书写病历时也存在商品名和通用名混用的现象。这些随意和不规范的表述会极大地影响医疗大数据的后期使用。因此，要在数据存入前将其按照相关医学数据行业标准进行标准化处理。在数据治理界有"无标准，不治理；无治理，不数据"之说，可见数据标准对于数据价值实现的重要性。目前可用的医疗数据标准包括 ICD10、ICD11、MESH、ICH-9-CM-3、SNOMED CT 等。数据的映射、标准化和结构化关系密切，医疗文书的一诉五史（主诉、现病史、既往史、月经婚育史、个人生活史、家族史）、检验、检查需要通过自然语言处理技术找到医疗信息实体，并将其映射到数据模型中去，再根据行业术语标准进行标准化，最终以结构化的形式完成转化的过程，以便于后续分析。

说完医疗数据的"采"，我们谈一谈医疗数据的"存"。目前主要的数据存储模式有三类：院内网模式、院内网 +VPN 模式和公有云模式。院内网模式是把大数据平台完全当成医院内部信息系统的一部分，与外界互联网完全隔离。这里的隔离可以是物理隔离，也可以是逻辑隔离。前者是指内部网不得直接或间接地连接公共网和低安全网络，相当于电脑被拔了网线，只能玩单机游戏；后者又称协议隔离，指处于不同安全域的网络在物理上是有连线的，通过协议转换的手段保证受保护信息在逻辑上是隔离的，只有被系统要求传输的、内容受限的信息可以通过。这相当于电脑的网线没有拔，但是电脑上装了很多软件防护，包括防火墙、虚拟专用网（VPN）、虚拟局域网（VLAN）等，以保证敏感数据是不允许被交换的。从安全性角度看，院内网模式是最有优势的，但其弊端也很明显：一方面，由于所有软硬件都在院内，没有合作企业来分担维护工作，因此运维的成本较高；另一方面，这种方式不允许外部操作，会造成系统和算法相关职能模块的更新迭代不及时，也会给与外界的合作带来很大的限制。院内网模式可以直接将所有设备的物理位置放置在院内，也可以使用私有云的形式，即由服务商提供私有云服务，私有云服务所在的环境与公网是隔离的，云服务器通过专线和院内网相连。私有云相当于医院的院外机房，不过运维交给服务商处理。院内网 +VPN 的方式是在原有院内网的基础上，允许外部通过 VPN 通道接入，它允许外部技术人员对系统和数据通过授权渠道进行操作，解决了系统完全隔离带来的弊端，但同时增加了安全风险和对 VPN 通道的管理工作。公有云模式即把数据放置在公网环境。尽管这种模式可以最大程度地便利多中心合作和相关技术服务，但由于公网存在较大的安全隐患，因此很多医疗机构负责人无法接受这种模式。在倡导数据无界化的大环境下，公有云模式是未来的发展趋势。不过受目前技术和政策的制约，院内网 +VPN 仍是目前推荐的数据平台建设方式。前文提到，为了保护数据安全，医疗数据在存入平台前应先脱敏，而在存入时还有另外一个动作——加密。加密包含两部分，加密存储和加密传输。前者指通过加密算法处理数据后再存储，防止重要数据被非法窃取和窥视；后者指在使用客户端搜索或查看数据时，对传输的数据进行加密。数据的加密机制可以保证数据不会被第三方轻易侦听，在数据应用过程中数据内容也难以被解读和察觉，部分数据因非预期的不可控因素遗失后，也会因数据无法被解密而把不好的影响降到最低。

17.3　医疗大数据的变现管理

最后，我们来谈一谈数据的"管"和"用"。无论怎样管理数据，最终的目标都是更好地利用数据，从而促进数据价值的实现，即数据变现。从这个角度来看，所有对于数据的管理都是变现管理。这个变现是在安全合规的体系下变现，而不是盲目地、贪婪地、不加约束地变现。具体来说，在重要性方面，对研究对象的权益、安全和健康的保护，一定要高于对科学和社会利益的考虑。在数据平台使用层面，管理者应注意用户使用行为的安全管理。区别于平台建设前的审批管理，医疗大数据平台需要对用户进行权限管理，即不同用户、不同业务系统运维人员或系统管理员的权限不同，登录平台看到的数据亦不同。具体应用安全措施包括且不限于：所用用户的注册和权限由医院统一控制和分发，单独用户群组、角色及权限管理、权限细化至每个人和每个字段，平台必须先登录再使用，密码强度必须为大小写字母加数字的组合，支持用户证书登录，要求在医院内网使用，外网使用平台时必须通过 VPN，平台应记录所有用户的数据访问及操作记录，以便事后审计。要定期培训，确保用户严格遵守国家的有关法律法规，对数据负保密责任。对擅自传播、转让、更改数据用途，未经许可使用数据或其他违规行为的当事人，应追究其违规责任。

在数据成果化的过程中，另外一个重要的合规性管理是伦理管理。有部分研究者错误地认为真实世界研究不需要通过伦理审批。事实是，所有涉及患者数据的研究（即便是回顾性研究）都需要通过伦理。但是，真实世界研究的伦理评审原则与传统临床试验应有所区别。例如，在数据挖掘阶段，通常没有确切的研究问题和目的，此时由于数据应用方案的不完善，很难事前进行伦理审批；另外，知情同意的获得根据数据获取方式有所差异。通过医疗大数据平台获取的数据是经过脱敏的，无法回溯患者身份的情况，无法进行传统临床试验前严格的知情同意。因此，对已有数据的研究，在泛知情同意的基础之上，通常可以免除进一步的知情同意。泛知情同意是广泛性知情同意的简称，它以对受试者的低风险性为基础，研究者尽可能对医疗数据和生物样本应用于未来研究履行"告知责任"，以此提升医疗数据和生物样本的"效用"。有别于传统临床试验的知情同意，它是患者入院时即被广泛告知并征询同意的一种知情同意方式。尽管泛知情同意在大数据时代应用广泛，但也同时面临着很多伦理、个人信息保护等方面的挑战，是目前伦理探讨的热点。医疗机构实施泛知情同意必须明确其实施范围，而且应事先在医院管理层面建立严格的"治理体系"，来保证受试者有随时退出、研究信息知晓和隐私保护等权利。与仅对已有的数据进行挖掘研究不同，对接触患者的数据收集，均需要知情同意。

在数据的组织形式方面，在中国真实世界研究指南中，描述了两类现实世界数据来源：一是现有数据，二是前瞻性数据。我们之前是围绕基于现有数据开展平台建设展开讨论的。学界将这种在研究开始之前已经存在，非基于特定研究问题而建设的数据库，称为既有医疗管理数据库。既有医疗管理数据库在英文中有多个称谓，如retrospective database、secondary database、administration database 和 electronic health record 等。总之，没有特定的研究目的，相对被动地把已有的数据进行收集建库，就是既有医疗管理数据库。与此相对的，在常规诊疗环境中，基于特定的研究目的，根据事前规范的变量定义，使用统一的方法主动收集的，能够反映临床诊疗状态的数据库，称为患者登记数据库（registries）。既有医疗管理数据库是有了数据去做架构，而患者登记数据库是根据定好的架构，去收集数据。两者可以共用医疗大数据平台的ETL 管道，并不是各自独立的关系（图 17-8）。

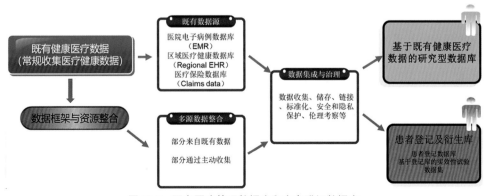

图 17-8　既有医疗管理数据库和患者登记数据库

既有医疗管理数据库和患者登记数据库也对应着医疗大数据的价值实现的两个方向：前者是从数据到问题，后者是从问题到数据。从数据到问题，在数据行业中也叫数据挖掘（data mining），即从现有数据集中发现有用的趋势和模式。2000 年，Peter Chapman 等发布了 CRISP-DM（cross-industry standard process for data mining，跨行业数据挖掘标准过程）数据挖掘指南，为数据挖掘提供了较清晰的套路。该工程包含有六个阶段：

1. 业务理解阶段：理解项目的需求，将目标转化为数学语言，初步制订实现目标策略。

2. 数据理解阶段：收集数据，熟悉数据，评估数据质量，选择感兴趣的数据子集。

3. 数据准备阶段：选择要分析的案例和变量；根据需要对变量进行转换，完成数据清洗。

4. 建模阶段：选择适当的建模技术进行建模，优化建模结果；对一套数据可能要多种不同技术。

5. 评估阶段：模型质量和效果评估，做出是否使用数据模型的决定。

6. 部署阶段：部署模型。

如图 17-9 所示，数据挖掘的过程并不是一蹴而就的。尤其前四个步骤，要反复地去对业务进行理解，对数据进行准备，反复调整模型变量和参数等。数据的挖掘过程，从原始信息层，到大数据汇聚层，再形成专病数据集，进一步依据特定研究目的制订纳排标准筛选病例和变量，形成最终的研究型数据集。研究型数据集就是可以直接放在分析软件中分析的数据集。只有形成了研究型数据集，才能从学术角度来判断

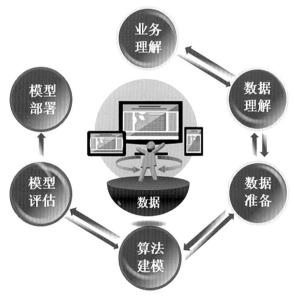

图 17-9 数据挖掘流程

其是否能够支撑解决特定的科学、技术或工程问题。基于以上特点，对于数据挖掘工作流程的制订必须符合数据变现的逻辑和形式，即从数据到问题、非一蹴而就的工作方式、需要和数据产生大量交互、数据价值由使用者评价。常见的数据挖掘任务包括：描述（对应描述性统计学部分）、评估（点估计和置信区间评估）、预测（通常指对于连续型数值变量的预测）、分类（对于分类变量的预测）、聚类（对应无监督学习，追求簇内相似性最大化）和关联（购物篮分析）。

与数据挖掘不同，基于患者登记数据库的从问题到数据研究需要在事前明确研究方案（protocol）并获得伦理审批。在方案中要明确数据收集范式，设计好病例报告表（case report form，CRF）。在研究实施过程中，患者招募、入组、管理和随访的数据要及时记录到患者登记数据库，而后根据具体研究问题进行数据清洗和分析。具体流程见图 17-10。在研究相同问题的情况下，基于患者登记数据库的前瞻性研究在证据等级方面是高于回顾性研究的。但前瞻性收集数据必然需要增加不少工作量，而现有数据是放在眼前的蛋糕。所谓远水不解近渴，对于医疗大数据的价值实现，更多人喜欢从现有数据下手。当然，凡事预则立，不预则废，这句话也同样适用于学术研究。基于已有数据的挖掘虽然能够产出一些"短平快"的成果，但其价值终归是有限的。想要提升数据的价值，一定要规划好数据收集的范式，做好数据收集流程和结果质控，尽早和生物样本库等其他类资源对接，如此才能做出更好的数据成果。

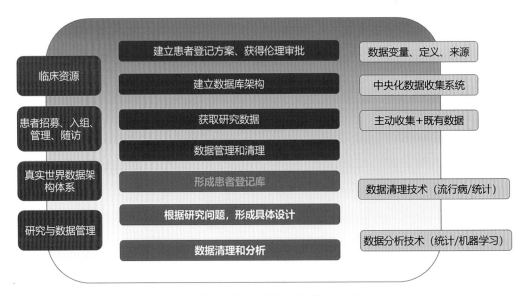

图 17-10　基于患者登记数据库的数据变现管理

我们在第 12.2 节中谈过科学问题、技术问题和工程问题的定义和区别。医疗大数据的学术变现从本质上讲，就是为解决上述三类问题提供研究素材。在医疗机构，研究最多的还是医学领域的科学问题。随着近年来医疗数据应用产品的开发和普及，基于数据的技术问题和工程问题也逐渐成为人们研究的热点。科学追求的是真理，技术工程追求的是效率。在医疗领域，科学方向侧重于探索疾病特征与干预措施对预后的影响以及相关机制；而技术工程方向，更聚焦于通过识别数据内在的关联模式来开发数据应用产品。从科学到技术再到工程，是人们利用知识能力上的一种延伸。反映在医学领域，解决科学问题，是指利用真实世界研究把真实世界数据转变为真实世界证据；解决技术问题，是指利用真实世界数据所呈现的关联和规律，通过算法实现临床事件的预测，从而辅助临床决策；解决工程问题，是指通过组织技术算法，形成数据管道，构建数据驱动的智能产品，解决一类或者一个系统问题（图 17-11）。

　　总结下来，医疗大数据的变现路径大体包括两类库、三方法和两方向。两类库是指既有医疗管理数据库和患者登记数据库；三方法是指基于既有数据库的观察性研究、基于患者登记数据库的观察性研究或时效性研究、数据挖掘及人工智能应用的开发；两方向是指科学方向和技术工程方向（图 17-12）。在这个过程中，数据决定研

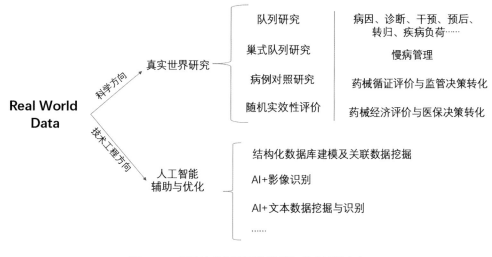

图 17-11　医疗大数据变现的科学与技术工程方向

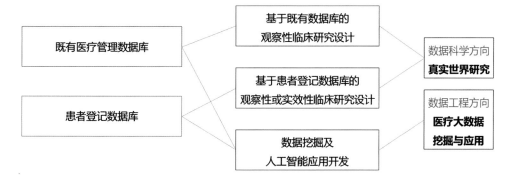

图 17-12　真实世界数据变现的路径框架

究基础，问题决定科技高度，技术决定完成质量。医疗大数据的"大"指的不仅仅是数据的体量大，它至少有以下五层含义：

1. 大数据：数据的体量大，质量优，内涵深，区域广。从数据变现角度，数据的质量是比体量更重要的特质。我们不仅要做大数据，还要做深数据，即有内涵的数据。

2. 大团队：数据的探索和应用应该从临床中来，回临床中去。这需要组建一批学科配置完善，能够互相协调的研究转化团队。木材要送给木匠，食材要送到厨房，数据是生产资料，数据科学是生产力，数据只有送到分析端才会产生价值。

3. 大平台：医疗机构需要医疗大数据平台实现数据变现工作流程效率的提升，为不同团队的协作共赢创造条件，促进临床研究和基础研究的相互转化，最终提升医疗服务的质量和内涵。

4. 大队列：重视患者资源，对疾病患者进行队列管理，即把每个新患者尽可能地归类于某个队列，从源头（业务端）规范数据收集的范式，做好患者的随访工作，从而产生更有价值的真实世界数据。

5. 多组学：将多组学、多模态的数据与诊疗业务数据相结合，利用跨组学验证促进机制研究，并利用组学数据科学推动精准医疗。

只有在数据的理、采、存、管、用各个环节充分贯彻这五种理念，才能引领医疗数据要素的价值实现。

17.4 医疗大数据应用的安全体系

在数据科学时代，数据、算力和算法是当今最重要、最活跃、边际回报最高的生产要素，但如果我们对于技术大热背后的数据安全和隐私问题不加以重视，数据赋能之路同样会通往万丈深渊。《孟子·离娄下》有言："人有不为也，而后可以有为。"而围绕数据安全和隐私保护的一系列问题，就是数据从业者和数据应用者应该止步的禁区（图17-13）。就像一个公民，哪怕他一辈子不会去法庭，但是他必须知道法律；他可能不太了解法律细节，但是一定要有法律意识。因此，本节的内容虽然泛泛，但却极其重要。我们无论做什么事，都要有底线意识。而本节所要介绍的，就是数据应用底线的边界，以及技术对于底线的保护。

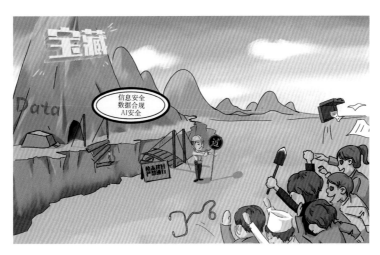

图 17-13　安全体系是数据应用不可触碰的红线

17.4.1　信息安全是所有数据建设的基础

信息安全是指通过对数据处理系统采取必要的技术和管理防护，保护计算机硬件、软件、数据不因偶然的或恶意的原因而遭到破坏、更改、暴露。信息安全一旦出现问题，轻则导致医院系统瘫痪，医疗业务无法有序开展，重则导致信息泄露，被人利用、勒索甚至攻击，极大地损害个人、社会甚至国家利益。因此，信息安全是医院信息系统建设的基础中的基础，重点中的重点。信息安全不能出事，不准出事，出不起事！没有信息安全，其他所有安全都是空中楼阁。因此，信息安全一直秉承零信任原则——在信息安全领域，没有君子协议，只有攻防对抗，要把所有主体都作为潜在的攻击方来对待，才能把信息安全的隐患降到最低。所有违反信息安全的举措都被禁止，信息安全对所有数据载体和处理的软硬件项目，具有一票否决权。

作为医疗和行政管理人员，他们长期在安全的信息环境下工作，往往感觉不到信息安全方面的威胁。就像我们在高楼中工作，绝不会相信有一天墙会倒掉，楼房会塌掉一样。但相比于楼房基建，信息系统要脆弱得多得多。系统漏洞、人员违规、信息盗取、黑客渗透、木马后门、病毒侵入、流氓软件、硬件故障、网络通信故障、供电中断、漏水失火、雷雨地震等都是信息安全所要对抗的威胁。因此，对于不理解信息安全的医疗和管理人员来说，很多他们想当然能做的事，都会被信息安全叫停。维护信息安全是一项需求大、责任重，但不太讨喜的工作。就像国际知名网络安全专家 Mikko Hypponen 所说："Rarely is anyone thanked for the work they did to prevent the disaster that didn't happen"。随着数据的应用和共享需求与日俱增，一些较为激进的数据需求方以"先进"或领导需求为名，试图绕开信息安全措施，让系统和技术管理人员亮绿灯放行。因为一些数据工作由领导主抓容易上纲上线，不满足信息安全要求导致的项目拖延很可能被误认为是懒政不作为的表现。但同时，也不排除一些信息系统管理及维护者为了避免承担增量业务的风险，以信息安全为名，提出不合理的或在现阶段难以实现的配套安全建设要求。为了避免上述两类情况，管理者、信息系统的维护者、业务一线工作者一定要在信息安全的基本常识上达成共识。特别对于医疗数据从业者，要知何为不可为，方有可为，以及满足什么安全条件，方能可为；在努力开拓数据边界，配合数据新业态创新的同时，做好信息安全的配套建设。

信息安全的目标可以总结为三方面，分别是维护数据的保密性（confidentiality）、完整性（integrity）和可用性（availability）。在维护保密性方面，为了数据所传递的信息不被未授权用户所获取，系统需要对数据进行加密处理，主要包括网络传输加密和数据存储加密。加密后的数据能够尽量减少在传输、使用和转换过程中被第三方非法截取的风险。经过授权的合法用户使用独有密钥，通过解密算法才能将密文还原成明文。数据的完整性是指数据未经授权不能进行改变的特征，即只有授权用户才能修改数据，并且能够判断出数据是否已被修改，以及何时、何地、何人、何事修改。存储器中的数据或经网络传输后的数据，必须与其最后一次修改或传输前的内容形式一致，从而保证信息系统上的数据不会因为存储和传输的过程，被有意或无意的事件所改变、破坏和丢失。数据的完整性仅用一种方法来维护是不够的，它应该在应用数据加密技术的基础上，综合运用故障应急方案和多种预防性技术，诸如归档、备份、校验、崩溃转储和故障前兆分析等手段保障数据的完整性。数据的可用性是可被授权实体访问并按需使用的特征，即攻击者不能占用所有的资源而妨碍授权者的工作。

信息必须依赖存储、传输、处理及应用的载体（媒介）而存在，这首先要有硬件设备做保障，而后在硬件设备基础上搭建软件环境，以此携带信息内容，与人员产生交互进而协助业务开展。因此实现信息安全的具体举措可以分为设备安全、数据安全、内容安全、行为安全四个层次。设备安全是信息系统安全的首要问题，是物质基础，包括硬件与软件。设备安全要求设备在一定时间内不出故障，正常执行任务，并且随时可以正常使用。在硬件方面主要为物理安全。它是指对网络与信息系统的物理装备的保护，涉及整个机房环境的安全（水、电、温湿度、防虫鼠等），还有一些干扰处理、电磁屏蔽、数据校验、冗余和系统备份等技术。在实际的运行环境中，数据备份与恢复是十分重要的。即使从预防、防护、加密、检测等方面加强了安全措施，但也无法保证系统不会出现安全故障，因此，应该对重要数据进行备份，以保障数据的完整性。软件安全和数据安全是一个联动整体，它们是指保护软件的行为不受篡改，对信息在数据收集、处理、存储、检索、传输、交换、显示和扩散等过程中的保护，在数据处理层面保障信息依据授权使用，不被非法冒充、窃取、篡改、抵赖，主要的保护方式有加密、VPN技术、防火墙技术、入侵检测技术以及安全审计技术等。加解密技术我们已经在上文中提过，它是指在传输过程或存储过程中进行信息数据的加解密，通过明文和密文切换信息的可用状态；VPN 即虚拟专用网，它是一条穿过混乱的公用网络的安全、稳定的隧道，可以通过一个公用网络建立一个临时的、安全的连接。通常 VPN 是对企业内部网的扩展，可以帮助远程用户、公司分支机构、商业伙伴及供应商同公司的内部网建立可信的安全链接，并保证数据的安全传输。防火墙技术可以被看作是一种访问控制产品，它在内部网络与不安全的外部网络之间设置障碍，防止外界对内部资源的非法访问，以及内部对外部的不安全访问。入侵检测技术从计算机网络系统中的若干关键点收集信息，并进行分析，检查网络中是否有违反安全策略的行为和遭到袭击的迹象。它是防火墙的合理补充，帮助系统防御网络攻击，扩展了系统管理员的安全管理能力，提高了信息安全基础结构的完整性。安全审计技术包含日志审计和行为审计。日志审计协助管理员在受到攻击后察看网络日志，从而评估网络配置的合理性和安全策略的有效性，追溯、分析安全攻击轨迹，并能为实时防御提供手段，而行为审计是指通过对员工或用户的网络行为审计，可确认行为的规范性，确保管理的安全。数据安全的再上一个层级是内容安全。内容安全是指信息安全在政治、法律、道德层次上的要求。具体来说，内容安全首先要保证政治健康，即内容符合国家法律法规、符合国家道德规范。此外，广义的内容安全还包括信息内容保密、知识产权保护、信息隐藏和隐私保护等。最后一层安全是行为安全。行为安全强调的是过程安全，行为的过程和结果不能危害数据的秘密性、完整性，行为的过程与结果是预期的，当行为的过程出现偏差时，能够发现、控制或纠正。在日常信息安全维护中，来自内部人员的威胁反而是比外部人员更大。例如很多医院的内网电脑是不允许插外部 U 盘的，但有一些懂计算机的同志可以绕开信息安全员的监管，通过外部硬盘和内网电脑交换文件；再比如，有一些临床科室人员，擅自替换或者修改了内网电脑的系统文件。这些都给医院信息安全带来巨大的隐患。因此，维护信息安全不能只靠审计监督，更重要的是抓好安全管理。只有建立完善的安全管理制度，将信息安全管理始终落实于信息系统管理的方方面面，医疗信息安全才能真正得以实现。具体包括开展信息安全教育，提高安全意识，建立完善的组织管理体系，包括建立由行政领导、IT 技术主管、信息安全主管、系统用户代表和安全顾问等组成的安全决策组织，完成制订并发布信息安全管理规范和建立信息安全管理组织等工作，从管理层面和执行层面上统一协调项目实施进程，保障信息安全措施的落实以及信息安全体系自身的不断完善。

　　信息安全的细节内容非常庞杂。在由全国计算机专业技术资格考试办公室组编的《信息系统项目管理师教程》（第四版）中，使用了"信息安全空间"对信息安全做了全面精炼的概括。如图 17-14 所示，信息安全空间由三个维度组成，分别为安全机制、网络参考模型和安全服务。在安全机制中，基础设施安全强调硬件安全；平台安全强调支撑软件的安全；运行安全强调日常运维与应急；通信安全强调网络相关安全；

应用安全强调业务软件的安全；数据、管理和授权审计不用过多解释；安全防范体系是以上所有安全的综合管理体系，它以预警、保护、检测、反应、恢复和反击六种能力为基础。纵坐标 OSI 网络参考模型是 ISO 组织在 1985 年研究的网络互连模型，它定义了网络互连的七层框架（物理层、数据链路层、网络层、传输层、会话层、表示层和应用层）。OSI 网络参考模型在 TCP/IP 参考模型中得到了简化，后者将链路层和物理层归入了网络接入层；会话层、表示层和应用层归入了应用层。所谓 TCP/IP（Transmission Control Protocol/Internet Protocol，传输控制协议 / 网际协议）是指能够在多个不同网络间实现信息传输的协议簇。由于 TCP 和 IP 是最早成型且最核心的协议，因此该协议簇以 TCP/IP 命名。信息安全服务是指通过信息安全技术在确保系统安全的同时提供的一系列服务。其中，对等实体认证服务是指两个开发系统在建立链接或传输数据时，能够对彼此的合法性和真实性进行确认；数据保密技术是为了防止网络中各系统之间的数据被截获或非法存取而泄密，为数据提供加密保护；数据完整性服务是指为了防止非法实体对交换数据的修改、插入、删除以及在数据交换过程中的数据丢失，而采取的一系列技术措施，包括篡改检测和数据恢复等；数据源点认证服务是指确保数据发自真正的源点，防止假冒；禁止否认服务是指网络上链接的双方不得否认发送和不得否认接收数据；犯罪证据提供服务是指当出现违法犯罪行为是，信息系统需提供各类数字证据。尽管三个维度用坐标轴形式表示，但各维度内并没有明确的重要性递进关系。它们围成一个木桶，无论出现何种短板，木桶都会漏水。因此，信息安全空间也是一个信息安全检查清单（checklist），空间上的每一个点，都要符合相应的信息安全保护要求。

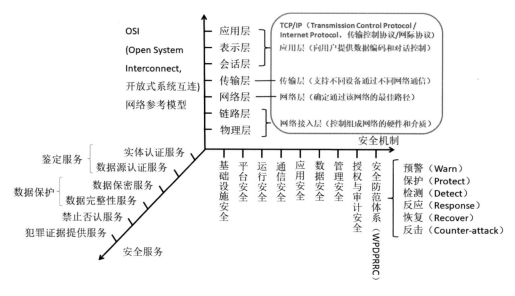

图 17-14　信息安全空间

尽管医院信息安全非常重要，但不可因噎废食地把信息安全拔高到绝对高度，从而阻碍业务系统的发展。换句话说，不是因为一个项目的信息安全风险较大，我们就不去做，而是要根据风险的大小，做好相对应的安全措施。在健康医疗数据无界化的发展趋势下，在数字医疗创新要求信息互通共享的急切需求下，我们要用"业务发展正向目标 + 伴生安全负向问题——> 对应风险防控措施"的逻辑来说明信息安全的问题和对策。离开正向目标说负向问题是因噎废食不作为，离开负向问题说正向目标是贸然激进不负责。这两者，都是不可取的。根据《信息安全等级保护管理办法》，信息系统的安全保护等级分为以下五级：

第一级：信息系统受到破坏后，会对公民、法人和其他组织的合法权益造成损害，但不损害国家安全、社会秩序和公共利益。

第二级：信息系统受到破坏后，会对公民、法人和其他组织的合法权益产生严重损害，或者对社会秩序和公共利益造成损害，但不损害国家安全。

第三级：信息系统受到破坏后，会对社会秩序和公共利益造成严重损害，或者对国家安全造成损害。

第四级：信息系统受到破坏后，会对社会秩序和公共利益造成特别严重损害，或者对国家安全造成严重损害。

第五级：信息系统受到破坏后，会对国家安全造成特别严重损害。

医院的主要业务系统，包括医院信息系统、电子病历、临床信息系统、实验室信息系统、放射信息管理系统、影像归档和通信系统、协同办公系统等，可以单独作为定级对象，各系统的重要程度及系统遭受破坏后对社会造成的影响程度，作为定级的依据；通信网络设施的安全保护等级不低于在其承载的等级保护对象的保护等级。涉及个人健康信息的系统，定级均在三级以上。因此，三级等保为医院的信息系统建设拉了一条红线。我们要在红线内做事，绝不能越雷池一步。

医院信息安全是和各类信息系统建设运维相伴生的话题，任何软硬件和技术措施都有相应的安全问题，医疗大数据相关的建设更是以安全为重。其内容庞杂，此处无法尽述。业务团队、数据团队一定要信息团队紧密配合，排查大数据应用与技术落地的信息安全隐患，根据业务需求一同制订信息安全对策，把安全工作做在前面，并贯穿大数据相关业务需求的始终，这样，才能稳步推进医疗大数据工作向前发展。

17.4.2　健康医疗大数据的合规管理

数据应用在拥有巨大经济、社会、政治价值的同时，也面临着巨大的安全风险，如各类网络攻击、数据滥用和数据违法活动等。为了应对数据安全带来的一系列问题，由第十三届全国人民代表大会常务委员会于 2021 年 6 月 10 日通过了《中华人民共和国数据安全法》（简称《数据安全法》），并从 2021 年 9 月 1 日起施行。根据《数据安全法》的界定，数据安全是指通过采取必要措施，确保数据处于有效保护和合法利用的状态，以及具备保障持续安全状态的能力。其中，有效保护状态侧重于物理上的安全（即信息安全），数据合法利用的状态，是指法律上的合规（即应用安全）。合规，是指经营活动需要符合政策、法律、规则和章程的约束。而数据合规，顾名思义，是指所有涉及数据相关的经营活动都必须遵守相关法律、法规、制度和章程。法律和规范是合规的主要内容，管理是合规实现的方式。因此，合规是法律和管理的交叉领域。

在医疗数据合规方面，我国还处在探索期。目前医疗数据合规管理的主要法律依据包括《民典法》《个人信息保护法》《网络安全法》和《数据安全法》等；主要标准包括《智慧城市　智慧医疗　第2部分：移动健康》（GB/T 40028.2—2021）、《信息安全技术　健康医疗数据安全指南》（GB/T 39725—2020）、《基于移动互联网的个人健康系统服务指标要求和评估方法》（YD/T 3576—2019）等。随着医疗大数据应用的普及，医疗机构应当将数据合规风险的识别、防范、管控、化解、监测和预警作为基本内容，通过制度、流程、操作手册、风险库等管理工具，建立合理的组织架构、持续更新的人员培训体系、科学的管理制度与流程体系、完善的激励约束机制，通过动态管控最大限度地实现数据合规的管理目标。

健康医疗业务带有极强的个人私密性，相关的数据应用尤其要防范与个人信息泄露有关的合规风险。虽然在《民法典》和《网络安全法》中都对"个人信息"的定义有所说明，不过释义最明确的是《个人信息保护法》。在《个人信息保护法》中，个人信息是以电子或者其他形式记录的，与已识别或者可识别的自然人有关的各种信息，不包括匿名化处理后的信息。从该定义中可以看出，个人信息的认定最重要的依据是"识别"，即当某个自然人已经被识别或者具备识别条件时，与该自然人有关的信息才会被认定为个人信息。而匿名化后的信息，不属于个人信息。注意，这里的匿名化和我们医疗大数据平台脱敏后对患者身份去标识化并不是一个概念。根据《个人信息保护法》第七十三条，匿名化是指个人信息经过处理无法识别特定自然人且不能复原的过程。匿名化至少应满足以下要求：①个人信息必须经过技术处理存储；②被处理后的个人相关数据无法识别到特定自然人；③不能通过处理后的数据复原原始个人信息。由此可见，"不可复原性"是匿名化的重要特征。匿名化不仅仅包括对姓名、身份证号等具有身份标识性质的信息进行处理，还包括对一般信息的匿名化处理，例如将年龄的具体值，如"20""25"等，匿名化为区间值"20 ~ 30"；具体地址匿名化为"XX市XX区"；具体薪资或纳税额值2000、19000等匿名化为"1千 ~ 1万""1万 ~ 10万"等。

去标识化是指通过技术处理个人信息，使使用者在不借助额外信息的情况下无法识别特定自然人的过程。去标识化的目标是通过对直接标识符或间接标识符进行删除或变换，使得攻击者无法根据去标识化个人数据识别出特定主体。去标识化的主要针对对象是数据使用者和攻击者，而不包含数据的掌控者。去标识化强调在"不借助额外信息"的情况下无法重识别特定个人主体。这里的额外信息，是指去标识化的方法或回溯机制，以及披露信息以外的其他关联信息。这些额外信息对于数据的使用者和攻击者是不可见的，但是对数据的掌控者是可达的。例如，当医疗数据用于科研时，使用者最终获得的是一个研究型数据集，这个数据集是去标识化的，即单单通过这个数据集，使用者无法识别具体个例的自然人身份。但数据的管理者和平台的建设者有能力将去标识的代码反向回溯到自然人身份，或者根据研究型数据集以外的变量来识别自然人身份。由于去标识化后的个人数据仍然有识别自然人身份的途径，因此它仍属于个人信息，仍然要以个人信息的标准保证去标识化数据的安全。

个人信息数据的使用很重要的一点就是取得信息主体的知情同意。但在某些特定情况下，无须个人同意授权，也可以使用数据。根据《健康医疗数据安全指南》，对于由本人提供的健康医疗数据，治疗、支付或保健护理数据，涉及公共利益或法律法规要求的数据，用于科学研究、医学/健康教育、公共卫生目的的受限制数据集（指经过部分去标识化处理，但仍可识别相应个人并因此需要保护的个人健康医疗数据集），控制者可依据法律法规要求、职业道德、伦理和专业判断来确定哪些个人健康医疗数据允许被使用或披露。根据以上指南建议，存储于医疗大数据平台的脱敏数据是可以在伦理、法律法规、专业、职业道德的监管下，在知情同意豁免的情况下被使用的。但在《健康医疗数据安全指南》（2020 年）以后颁布的《个人信息保护法》（2021年）中，对于数据授权同意的例外情况有不一样的表述。《个人信息保护法》规定，为订立、履行个人作为一方当事人的合同所必需，为履行法定职责或法定义务所必需，为应对突发公共卫生事件，或者紧急情况下为保护自然人的生命健康和财产安全所必需等情况，无须取得个人同意即可处理个人信息。其规定的同意豁免原则范围，并未包含用于科学研究、医学健康教育。当然，《个人信息保护法》规范的是所有个人信息，在针对性方面不及《健康医疗数据安全指南》。但前者是法律，其社会约束要远高于作为规范的后者。然而，在泛知情同意书普遍实施之前，既有医疗大数据的使用几乎都是缺少知情同意的。因此，在促进医疗大数据利用、促进数据驱动的智慧医疗建设、促进医疗数据要素合理流动的建设需求下，在知情同意的规范普及方面，在相关法律规范的制定方面，我们都还有很长的路要走。作为一名数据相关工作者，一定要摸清法律和规范规定的行为边界，要知晓何为不可为，才能够更好地做好可为的事。

健康医疗数据经常出于学术研讨和合作的目的，需要跨境传输。数据出境是数据合规管理的重要内容，在《数据安全法》《网络安全法》和《个人信息保护法》中均有相关的评估制度规定。由于去标识化信息属于个人信息，因此该信息出境，也要遵守相关法律的规定。如《个人信息保护法》中规定：

"个人信息处理者因业务等需要，确需向中华人民共和国境外提供个人信息的，

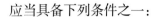

应当具备下列条件之一：

（一）依照本法第四十条的规定通过国家网信部门组织的安全评估；

（二）按照国家网信部门的规定经专业机构进行个人信息保护认证；

（三）按照国家网信部门规定的标准合同与境外接收方订立合同，约定双方的权利和义务；

（四）法律、行政法规或者国家网信部门规定的其他条件。

中华人民共和国缔结或者参加的国际条约、协定对向中华人民共和国境外提供个人信息的条件等有规定的，可以按照其规定执行。个人信息处理者应当采取必要措施，保障境外接收方处理个人信息的活动达到本法规定的个人信息保护标准。"

由以上规定可看出，数据出境是一项严肃的、需要额外关注的工作。我们在数据的跨境合作方面，要格外注意合规方面的要求，严格管理，不跨红线，保证数据的合规安全。

医疗健康数据中有一类特殊的数据，为人类遗传资源数据。人类遗传资源数据来自于人类遗传资源，后者又包括人类遗传资源材料和人类遗传资源信息。人类遗传资源材料是指含有人体基因遗传物质的器官、组织、细胞等材料；人类遗传资源信息是指利用人类遗传资源材料产生的数据等信息资料。看过精准医学章节（第 10 章）的读者一定知道，人类遗传资源数据对于健康干预、疾病诊疗、生物医药开发、基因工程应用等具有重要价值。但它们一旦被滥用，很可能被用于某些和国家安全或利益相冲突的非法活动，或用于与人类伦理相悖的研究。因此，无论是《生物安全法》还是《人类遗传资源管理条例》都明确了国家对人类遗传资源从严管理的态度。根据《生物安全法》规定，采集我国重要遗传家系、特定地区人类遗传资源或者采集国务院科学技术主管部门规定的种类、数量的人类遗传资源，保藏我国人类遗传资源，利用我国人类遗传资源开展国际科学研究合作，将我国人类遗传资源材料运送、邮寄、携带出境，以上活动均需要经国务院科学技术主管部门批准。另外，根据《人类遗传资源管理条例》，采集我国人类遗传资源，应当事先告知人类遗传资源提供者采集目的、用途、对健康可能产生的影响、个人隐私保护措施及其享有的自愿参与和随时无条件退出的权利，并征得其书面同意。

在管理层面，根据《数据安全法》，国家建立数据分类分级保护制度，根据数据在经济社会发展中的重要程度，以及一旦遭到篡改、破坏、泄露或者非法获取、非法利用，对国家安全、公共利益或者个人、组织合法权益造成的危害程度，对数据实行分类分级保护。由此可见，数据的分类分级，是数据合规法规及流程标准制定的基本依据。根据《信息安全技术 个人信息安全规范》（GB/T 35273—2020），个人信息分为 13 类，包括：个人基本资料、个人身份信息、个人生物识别信息、网络身份识别信息、个人健康生理信息、个人教育工作信息、个人财产信息、个人通信信息、联系人信息、个人网上记录、个人常用设备信息、个人位置信息和其他信息（表 17-1）。个人健康医疗数据是一种特殊的个人信息。我们在章节 3.1 中提到健康医疗数据的六个大类，包括个人属性数据、健康状态数据、医疗应用数据、医疗支付数据、卫生资源数据和公共卫生数据。这六大类数据兼具个人信息属性、商业秘密属性和公共属性，要从各类属性方面评估数据泄露的潜在危害。从分级角度，根据《健康医疗数据安全指南》，可将健康医疗数据按照重要程度、风险等级和可能造成的损害影响分为 5 级，具体见表 17-2。数据分级的意义在于对不同级别的数据实施不同的安全保护措施，重点包括授权管理、身份鉴别和访问控制等。但从目前分级标准可以看出，健康医疗数据分级仍然不够精细化，在具体可操作性层面还不够完善。对于数据分级的主要考量是数据的重要程度和危害程度。两者是很难被完全区分的，因为越重要的数据，在遭到篡改、破坏、泄露或者非法获取与利用后，造成的危害往往越大。这里的危害包括对国家安全、社会治理、公共利益、经济价值、组织权益和个人尊严等的损害。由于在医疗大数据平台上存储的均为去标识化数据，因此对于此类数据应该如何分级，笔者认为应该加上一条——重识别风险，即根据该数据，是否能够将自然人的身份识别范围缩小，以至于重识别个体的风险。例如，如果我们知道在确定的时间和地点，某个人发生了某种处于社会监控下的行为（例如找特定的医生看诊），那么我们就可以回溯到这个人的自然人身份（在新冠疫情期间进行的流行病学调查就是这种做法）。另外，除了性传播疾病以外，根据疾病负担、对个体的社会价值影响、发起法律诉讼的风险和成本等，不同疾病的隐私性亦有所不同。细化的分类分级标准，仍待进一步探索。

表 17-1　个人信息分类

信息类别	具体内容
个人基本资料	个人姓名、生日、性别、民族、国籍、家庭关系、住址、个人电话号码、电子邮件地址等
个人身份信息	身份证、军官证、护照、驾驶证、工作证、出入证、社保卡、居住证等
个人生物识别信息	个人基因、指纹、声纹、掌纹、耳郭、虹膜、面部识别特征等
网络身份标识信息	个人信息主体账号、IP 地址、个人数字证书等
个人健康生理信息	个人因生病医治等产生的相关记录以及与个人身体健康状况相关的信息
个人教育工作信息	个人职业、职位、工作单位、学历、学位、教育经历、工作经历、培训记录、成绩单等
个人财产信息	银行账户、鉴别信息（口令）、存款信息（包括资金数量、支付收款记录等）、房产信息、信贷记录、征信信息、交易和消费记录、流水记录等，以及虚拟货币、虚拟交易、游戏类兑换码等虚拟财产信息
个人通信信息	通信记录和内容、短信、彩信、电子邮件，以及描述个人通信的数据等
联系人信息	通讯录、好友列表、群列表、电子邮件地址列表等

续表

信息类别	具体内容
个人上网记录	指通过日志储存的个人信息主体操作记录，包括网站浏览记录、软件使用记录、点击记录、收藏列表等
个人常用设备信息	指包括硬件序列号、设备 MAG 地址、软件列表、唯一设备识别码等描述个人常用设备基本情况的信息
个人位置信息	包括行踪轨迹、精准定位信息、住宿信息、经纬度等
其他信息	婚史、宗教信仰、性取向、未公开的违法犯罪记录等

表 17-2 健康医疗数据分级

等级	使用范围	举例
第1级	可完全公开使用	医院名称、地址、电话等，可直接在互联网面向公众公开
第2级	可在较大范围内供访问使用	不能识别个人身份的数据，各科室医生经过申请审批可用于研究分析
第3级	可在中等范围内供访问使用，如未经授权披露，可能对主体造成中等程度损害	经过部分去标识化处理，但仍可能重标识的数据，仅限于获得授权项目组范围内使用
第4级	在较小范围内供访问使用，如未经授权披露，可能对主体造成较高程度损害	可以直接表示个人身份的数据，仅限于参与诊疗活动的医护人员访问使用
第5级	仅在极小范围内且在严格限制条件下访问使用，如未经授权披露，可能对主体造成严重程度的损害	特殊病种（如艾滋病、性病）的详细资料，仅限于主治医护人员访问且需要进行严格管控

随着数据合规体系的不断完善，合规管理的法律规范数量也会与日俱增。作为健康医疗一线工作者是无法掌握全部合规规定的。笔者认为，化繁为简，医疗数据使用者应该特别注意使用过程中的四项工作：①要尽可能完善知情同意的签署，保证个人信息的使用不违反个人意愿，并规避相应的法律风险；②要对数据采取去标识化或匿名化措施，降低数据的重识别风险；③要注意和监管部门报备沟通，避免为怕麻烦逃避监察，绕开审批流程；④要注意和合作方签署保密协议，明确一旦出现数据使用的不良事件，各自需要承担的相应责任。

毫无疑问，数据的不当使用会触犯法律。刑法作为我国法律的最后一道防线，明确了违反数据合规造成不良后果的相关刑事责任。主要的刑事罪名包括以下三类：危害计算机信息系统安全罪、拒不履行信息网络安全管理义务罪、侵犯公民个人信息罪。危害计算机信息系统安全罪包括非法侵入计算机信息系统罪、非法获取计算机信息系统数据罪、非法控制计算机信息系统罪、提供侵入非法控制计算信息系统程序和工具罪、破坏计算机信息系统罪。拒不履行信息网络安全管理义务是指网络服务提供者不履行法律、行政法规规定的信息网络安全管理义务，经监管部门责令采取改正措施而拒不改正的情形，致使违法信息大量传播的、致使用户信息泄露，造成严重后果的、致使刑事案件证据灭失，情节严重的犯罪行为。侵犯公民个人信息罪是数据领域最为常见的罪名，它是指违反国家有关规定，向他人出售或提供公民个人信息，情节严重的情形；或者违反国家有关规定，将在履行职责或者提供服务过程中获得的公民个人信息，出售或者提供给他人的情形；或者窃取等其他方式非法获取公民个人信息的情形。从以上罪名可以看出，触犯危害计算机信息系统安全罪是需要一定技术基础的，并且是一个主动的犯罪过程。相比之下，拒不履行信息网络安全管理义务罪和侵犯公民个人信息罪更容易由于对数据使用的边界缺乏明确的认识，甚至疏忽大意而导致犯罪。无论读者是不是一名数据从业者，只要在工作中应用到数据，就要警钟长鸣，不越雷池一步。切不可在数据的使用上激进鲁莽，一旦出现严重后果，则悔之晚矣。

17.4.3　隐私计算在促进医疗大数据合规应用的作用

随着大数据开发和应用的普及，数据建设和应用的主体也在与日俱增。在数据的不同拥有者间和数据工作流上的不同角色间（数据的生产者、管理者、分析者、应用者等）存在着广泛的合作协同使用数据的需求。通过跨主体、跨领域合作，增加可分析数据的体量、提高数据的纵深内涵，整合产、学、研、用团队，充分实现数据的价值。医疗大数据和其他类大数据一样，存在多中心共享，跨领域协作需求。在传统协作模式下，数据需要多方收集并汇集到一处，整合成一个数据集，并集中计算分析。在这种模式下，不同数据主体间的合作存在很大困难，主要包括：

1. 业务数据通常是不允许离开私域平台的，因为一旦数据脱离私域平台的安全环境，将无法得到很好的保护。正因如此，医疗业务数据几乎都是在内网使用，医院管理者和信息主管部门负责人出于信息安全的考虑，普遍排斥将医疗业务数据传入公网，这也导致医疗机构之间的数据互通无法满足多中心协同数据挖掘的需求。

2. 出于对用户个人信息的保护，以及各单位间的平等合作要求，不同医疗机构之间的患者身份信息无法共享。例如，很多重症患者在就诊过程中不会只去一家医院。如果我们想知道两家医院间，哪些患者是共有的，从而更全面地掌握患者的诊疗情况并加以分析，最直接的办法是让其中一家医院提供自己的全部患者清单，而另一家做核对。但这显然是不合规的，而且对于提供患者清单的医院也是不公平的（这其实是一个隐私求交问题，即有多个参与方，每个参与方持有各自的隐私数据，希望通过协议求到所有数据的交集，而不泄漏除交集外的任何信息）。

3. 数据有别于其他生产资料，数据一旦出手，被复制、传输和使用后，原数据拥有者即失去了对数据的控制。

4. 数据的科研价值有应用排他性，即一个数据集在回答某个科学技术问题方面，往往只能被使用一次。因此，一旦数据携带的信息被广泛传播，即信息的保密性和珍稀性被打破，那么数据对拥有者而言也就失去了价值。

数据无法协同使用的危害是显而易见的，它会大大限制数据的价值实现，严重影响数据要素作用的发挥和数据应用生态的发展。为了解决数据隐私之痛，打破数据孤岛僵局，释放数据价值，隐私计算（privacy compute）成为近年来数据应用领域的热点。这里提到的"隐私"，是一个比个人信息和敏感信息都大的概念。只要是在个人生活的私有领域产生的数据，都可以叫作隐私数据，这并不仅仅局限于个人信息和敏感信息。而所谓隐私计算，是指在保证数据提供方不泄露原始数据的前提下，对数据进行分析计算的一系列技术。它旨在保障数据在流通和融合过程中可用而不可见。在数据联合查询、统计、建模与预测过程中，在多方合作者间只分享数据的价值，而不分享数据本身，保证数据价值可流通、可度量、可保护、可管理。

隐私计算主要含三类技术，分别为多方安全计算、联邦学习和可信执行环境。多方安全计算（secure multi-party computation，MPC）是密码学的一个分支。它是指在无可信第三方的情况下，仍可安全地按照公开的计算逻辑，进行数据协同计算，并输出结果。参与各方输入的数据只有自己知道，各自得到自己想要的计算结果，同时无法推断出原始加密数据，从而保障隐私安全。在信息领域，各系统间存储、传输和计算的数据有明文和密文之分。明文是指数据原本的样子，密文是指明文经过加密以后的样子。在跨域数据协同使用中，协作的各参与方间一定是需要传递一些信息的，而多方安全计算所要完成的工作，从本质上讲，就是把传统的明文信息形式改成密文形式，并且保证通过密文数据无法回溯原始的明文数据。多方安全计算涉及的技术包括：零知识证明、秘密共享、同态加密、不经意传输、混淆电路等。

零知识证明（zero-knowledge proof）是指证明者能够在不向验证者提供任何有用的信息的情况下，使验证者相信某个论断是正确的，即在多方参与者中，一方不泄露隐私信息，即可让他方相信己方拥有某种隐私信息的技术。秘密共享（secret sharing）是指参与方通过某些操作将自己的隐私数据分成多个份额，并将这些份额分别发送给不同的参与方。只有当一定数量的参与方达成共识，同意将秘密恢复出来时，才能恢复原始数据。同态加密（homorphic encryption）是指在密文上进行有效运算的方法，它可以让隐私数据以密文形式进行计算，产生的密文结果经解密后还原为明文形式。对于非数据拥有者而言，只能看到最终的计算结果，而看不到原始数据本身。不经意传输（oblivious transfer）是一种保护隐私的两方通信协议。在这个协议下，消息发送者持有两条待发送的消息，接收者选择一条进行接收，发送者对接收者获取哪一条消息并不知情，接收者对于未选择的消息也无法获取任何信息。不经意传输保护了接收者的隐私性，同时也保证了数据获取的正确性，是隐私计算的关键模块之一。混淆电路（garbled circuit，GC）是适用于所有可以用电路表达的计算任务上的一种计算协议。它将参与方分为生成方和运算方。生成方将运算任务用电路表示并进行混淆操作（即通过一些工具，重排代码、批量更改变量名、改变程序执行顺序、转换数据等操作，使得原始数据和代码加密），使得电路的输入、输出及中间结果都是密文。生成方将混淆电路发送给运算方，后者使用密文进行运算并将结果返回给生成方。最后由生成方将密文解密得到电路的明文输出。

联邦学习（federated learning）是在机器学习领域提出的一种隐私计算解决方案。在训练过程中，训练模型所必需的信息在各参与方之间传递，但数据不能被传递。联邦学习又分为三种学习模式，分别为横向联邦学习、纵向联邦学习和联邦迁移学习。横向联邦学习是指各参与方之间样本不同，但共享相同的特征和标签。例如多中心研究，在不同中心入组的患者不同，但每个患者的特征和标签（通常为预后信息）的属性是相同的。纵向联邦学习是指各参与方之间共享部分共同数据样本，但特征和标签不同。例如有一部分患者在三甲医院看病后，到社区医院做康复。患者在三甲医院的诊中数据和社区记录的诊后数据同属于一个患者，但记录内容不同。如果在三甲医院和社区医院之间在不泄露彼此信息的情况下对患者建模，就属于纵向联邦学习。联邦迁移学习不对样本、特征和标签空间作限制，即参与方可以有任何不同的样本、特征和标签空间，需要有效地利用各方数据中所学到的知识，进行联合建模。联邦学习可以基于秘密共享和同态加密等密码算法实现，也可以通过差分隐私（differential privacy）实现。差分隐私与密码学方案不同，它不对数据进行加密，而是在数据中加入随机噪声的方式对数据进行保护。

与上述基于软件算法的隐私保护措施不同，可信执行环境（trusted execution environment）是一种在硬件层面提供将用户的程序和数据隔离起来的运算环境，使用户的程序和数据不会被潜在攻击者窃取或者篡改。可信执行环境依赖较为固定的硬件设备，并不能够在通用硬件上实现。另外，可信执行环境属于集中式计算模式，需要用户将自己的数据上传到可信执行环境中，与个人信息隐私保护与医疗信息安全的相关规定相冲突，因此相比于基于软件的隐私保护计算，可信执行环境在医疗领域应用并不广泛。

隐私计算为医疗数据的安全流通创造了条件，但也有其不足点。例如，隐私计算相比于明文计算，通常需要额外的计算和通信成本，在单中心平台的数据使用中，隐私计算可能会拖慢数据的使用效率。因此，根据不同数据使用场景定义隐私保护需求，善用隐私计算技术，减少协作方间的通信成本，提高密文工作的计算效率，这些都是隐私计算平台的努力方向。同时，隐私计算目前仍存在技术缺少统一标准，不同隐私计算平台的互通互联存在壁垒等问题。医疗领域内的隐私计算生态还需要不断发展和完善。最后，隐私计算对数据的保护仍然不能做到和物理隔离一样的绝对安全，因此其在信息安全层面上的法律法规界定仍然不够完善。当然，在数据安全合规要求与数据价值流通需求的前堵后追下，在算力的产能瓶颈不断扩张下，在法律法规、标准规范不断完善下，隐私计算作为数据跨域协同的破局之法，相信一定会快速演进并成为数据应用新业态的主要支撑技术。

在大模型技术范式中，仅是常规数据推理训练就已经耗费大量算力，再额外加入多方安全计算和全同态加密等技术，如何去平衡及调度额外的计算资源？因此，对于数据安全来说，问题都是老问题，只是在大模型时代变得更加突出而已。在大模型时代下，如何保护数据隐私、如何处理海量数据、如何在客户端设备的内存有限的情况下进行训练，以及如何提高现有训练算法的效率等，亟待技术界思考及解决。

尽管各领域对大模型的应用正在如火如荼地开展，但是从长远来看，隐私计算技术依然是大模型技术进一步落地应用并产生实际产业价值及社会价值的重要保证。如何在保护数据隐私、尊重知识产权并且控制成本的前提下，使用私有数据进行大型语言模型的训练，对于隐私计算技术来说既是机遇，也是挑战。通过一系列的技术组合，隐私计算有望解决大语言模型对于数据、算力和算法不同层面的要求。比如，联邦学习技术可以很好地解决大模型算法要素流通障碍的问题。此外，通过叠加运用安全沙箱计算、同态加密、差分隐私、多方安全计算等多种加密计算技术保护用户的原始数据不被泄露，使用安全通信协议保护通信安全，使用户在合法合规的基础上进行联合建模，实现大模型数据价值输出。

由于大规模语言模型的预训练通常需要消耗大量的计算资源和时间，而全参数微调会导致模型训练的效率相当低。为此，基于隐私计算技术的多方参数聚合可以提高模型的训练效率。隐私计算技术采用安全聚合方法（secure aggregation）进行加密，以保护在传输过程中的模型参数。安全聚合结合了密钥交换、伪随机数生成、一次一密等密码学技术，模型参数在被送往聚合方进行聚合操作之前会被加密；同时在参数微调方面，可以支持多种微调方法，兼容性更高。通过更高频率的安全聚合和兼容性更强的参数微调方式，基于隐私计算的大模型训练能够在数据安全流通的基础上，更频繁地更新和优化模型，从而提高模型的学习效果和性能。

此外，目前主流的隐私计算公司都着手研发联盟链技术。基于隐私计算的联盟链技术旨在破解大模型技术卡脖子的算力和数据流通障碍。联盟链技术将一个个的分布式隐私计算节点通过安全方式构建起一个隐私计算网络。这个网络使得跨平台、跨节点、异构的算力调度和数据调度成为可能。分布式的算力资源和数据资源通过联网、流通，形成充沛的算力及数据样本供应；而跨平台和跨节点的数据访问及使用，结合单节点机密计算及跨节点的联邦学习相结合方式，确保原始数据不流通、流通的是数据价值，为大模型衍生及优化提供充分的数据资源。

值得注意的是，隐私计算绝不是保护个体隐私的全部。再往上看，隐私计算属于隐私增强技术的一种，而任何能够增加敏感数据隐私和安全性的技术都可以被称为隐私增强技术。除了隐私计算，隐私增强技术还关注去标识化、混淆（标记化、加密、伪匿名化）、隔离或集中敏感数据等技术内容。我们之前提到的信息安全也是隐私保护的基础，没有信息安全，就谈不上隐私保护。近年来，人们又提出了"隐私工程"，它是指将隐私保护要求嵌入整套信息系统乃至企业管理全流程的完整方法。因此，数据使用的隐私保护是一个体系化的工作，并不是单单靠隐私计算来完成。对于隐私安全，没有永恒的最好，只有不断完善的更好。

17.4.4　隐私计算融合区块链提升数据协作全流程保护能力

区块链是多个区块按照各自产生的时间顺序连接成链条，每一个区块中存储了一定信息。这个链条被保存在所有服务器中，只要整个系统中有一台服务器可以工作，整条区块链就是安全的。这些服务器在区块链中被称为节点，如果要修改区块链中的信息，必须征得半数以上节点的同意并修改所有节点中的信息，而这些节点通常归属于不同主体，因此篡改区块链中的信息是一件极其困难的事。区块链的数据难以篡改，并且以去中心化方式存储。相比于传统网络，区块链所记录的信息更加真实可靠，可以帮助解决人们互不信任的问题。随着技术的不断发展，区块链从一种防篡改、可追溯、共享的分布式账本管理技术，转变为分布式的网络数据管理技术。区块链利用密码学技术和分布式共识协议保证网络传输与访问安全，实现数据多方维护、交叉验证、全网一致、不易篡改。隐私计算虽然实现了在多方协作计算过程中对于输入数据的隐私保护，但是原始数据、计算过程和结果均面临着可验证性问题。而区块链因其共享账本、智能合约、共识机制等技术特性，可以实现原始数据的链上存证核验、计算过程关键数据和环节的上链存证回溯，确保计算过程的可验证性。因此将区块链技术对计算的可信证明应用到隐私计算中，可以在保护数据隐私的同时增强隐私计算过程的可验证性。

区块链将成为隐私计算产品中必不可少的选项，在保证数据可信的基础上，实现数据安全、合规、合理地有效使用。具体来说，主要体现在以下三个方面：

区块链可以保障隐私计算任务数据端到端的隐私性。通过区块链加密算法，用户无法获取网络中的交易信息，验证节点只能验证交易的有效性而无法获取具体的交易信息。这保证了交易数据隐私，并且可按用户、业务、交易对象等不同层次实现数据和账户的隐私保护设置，最大程度地保护数据的隐私性。

区块链可以保障隐私计算中数据全生命周期的安全性。区块链技术采用分布式数据存储方式，所有区块链上的节点都存储着一份完整的数据，任何单个节点想修改这些数据，其他节点都可以用自己保存的备份来证伪，从而保证数据不被随便地篡改或者是被删除。此外，区块链中所使用的非对称加密、哈希加密技术能够有效保障数据安全，防止泄露。

区块链可以保障隐私计算过程的可追溯性。数据申请、授权、计算结果全过程链上进行记录与存储,链上记录的信息可通过其他参与方对数据进行签名确认的方式,进一步提高数据可信度,同时可通过对哈希值的验证匹配,实现信息篡改的快速识别。基于链上数据的记录与认证,可通过智能合约,实现按照唯一标识对链上相关数据进行关联,构建数据的可追溯性。区块链与隐私计算结合,使原始数据在无须归集与共享的情况下,可实现多节点间的协同计算和数据隐私保护。同时,能够解决大数据模式下存在的数据过度采集、数据隐私保护以及数据储存单点泄露等问题。区块链确保计算过程和数据可信,隐私计算实现数据可用而不可见,两者相互结合,相辅相成,实现更广泛的数据协同。

17.4.5 易被忽视的 AI 安全

相比于信息安全和数据合规,AI 安全是一个更新的概念。中国信息通信研究院发布的《人工智能安全白皮书(2018 年)》指出,AI 可能面临六种安全风险,包括网络安全风险、数据安全风险、算法安全风险、信息安全风险、社会安全风险、国家安全风险。从这里可以看出,AI 安全的内容很多是和信息安全、数据安全、数据合规等内容重叠的。换句话说,前面讲到的安全相关内容,最终都会影响数据应用(此处指 AI)的安全和效果。和其他类安全有所不同的是,AI 安全的风险更加难以预测,所带来的威胁相对隐蔽,不易察觉,且造成的影响难以估计和控制。例如在信息安全领域,如果网络安全出现问题,系统和技术人员可以在第一时间获取到情况,从而做出应对措施。而如果一个 AI 模型是有问题的,那么它产生的不良后续结果可能要在完成了许多轮预测以后才能体现出来。

AI 安全问题除了由支撑的硬件和软件环境导致外,从 AI 自身出发,有数据、算法和模型三个攻击方向。例如在数据方面,可以进行对抗样本攻击和数据投毒攻击。对抗样本攻击,是指通过在干净样本中添加人们难以察觉的细微扰动,使得正常训练的深度学习模型输出置信度很高的错误预测。如果把样本投影到一个多维空间,以决策边界来定义所属类别的话,很明显,这个扰动的作用就是把样本往与自身所属类别相反的方向拉扯。非常经典的例子是 Goodfellow 等科学家在 2015 年 ICLR15:Explaining and harnessing adversarial examples 中提出来的 FGSM(fast gradient sign method)生成对抗样本,即通过梯度的符号运算来生成对抗样本。如图 17-15 所示,Goodfellow 团队使用 2014 年的 Googlenet 再 Imagenet 数据集上做试验。当给原样本 x 增加一个扰动项 $\varepsilon \cdot \text{sign}(\Delta_x J(\theta, x, y))$ 后,原样本的预测结果就会显著改变。其中 ε 是一个系数;sign 是符号计算符,当 $x > 0$ 时,$\text{sign}(x) = 1$;当 $x = 0$ 时,$\text{sign}(x) = 0$;当 $x < 0$ 时,$\text{sign}(x) = -1$。$\Delta_x J(\theta, x, y)$ 是损失函数相对于 x 的梯度。对抗样本攻击按照攻击的效果可分为定向攻击和非定向攻击。定向攻击是指将深度学习模型误导至攻击者指定的输出,例如把熊猫识别为长臂猿;非定向攻击是指将深度学习模型误导至

错误的类别，而不指定具体类别，例如把熊猫识别为猫或者狗（只要是非熊猫即可）。FGSM 是典型的白盒攻击算法，即攻击者在已经知道目标模型所有信息的情况下生成对抗样本的一种攻击手段。相对应地，如果攻击者并不知道目标模型的任何内部信息，同样也可以实施攻击，我们把这种攻击称为黑盒攻击。黑盒攻击常见有两种方式，一种方式是基于查询的攻击算法，即通过多次查询模型的输出，找到模型的决策边界或模型的输出得分来设计对抗样本；另一种方式是基础迁移学习的攻击算法，即训练一个和目标模型任务相同的模型，然后根据训练模型（这个训练模型是攻击者训练的，因此其信息完全可知）设计对抗样本，再去攻击目标模型。

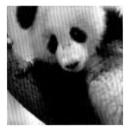 $+ 0.007 \times$ 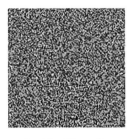 $=$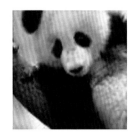

x	$\text{sign}(\Delta_x J(\theta, x, y))$	$x + \varepsilon \text{sign}(\Delta_x J(\theta, x, y))$
熊猫：57.7% 置信度	线虫：8.2% 置信度	长臂猿：99.3% 置信度

图 17-15　Goodfellow 等提出的对抗样本生成方法 FGSM 示例

通过数据攻击 AI 的另一类常见方法为数据投毒。顾名思义，数据投毒是指通过污染训练数据影响模型训练，从而使模型有某种特定的表现。例如，在分类任务的训练中，数据投毒者可以篡改或者故意把训练集的标签做成与实际相反（猫标记为狗，狗标记为猫……）；或者在某些数据上做一些标记，例如在猫狗识别的任务中，我们在部分猫的图片上标记一朵小花（也可以是别的任意的形状或像素分布），这个小花很可能就会成为模型将样本判别为猫的标记，如果在测试集的样本里，猫的图片中没有这个小花，那么该图片就会被判别为狗。当然，上面说的两种方法都比较简单粗暴，也很容易被识别出来。有一些相对隐蔽的投毒方式，例如在猫狗大战的任务中，我们用猫的原始图像作投毒样本，在猫的图片上增加定向扰动，让其加入一些狗的特征。由于神经网络抓取到的图片特征和我们肉眼看到的特征并不完全一致，因此这里所谓加入一些狗的特征，不一定是可视化的特征。但从表面上看，人类还是会把改变后的图片标记为猫。如此，当狗的特征与猫的图片混合后形成投毒样本，被用作模型训练后，测试集中的狗，也可能会被模型判断为猫。这种思路，被称为通过距离约束提高数据投毒的隐蔽性，即原本正负样本差别很大（投射成向量后，向量之间距离很远），投毒后的效果是让投毒样本离原始的正负样本距离都不会太远，这样既起到了不被人发现，又能混淆模型的效果。我们前面介绍过，数据科学变现的经典代表是在电商领域应用的推荐算法。因为存在巨大的经济利益，很多传统"黑灰产"通过刷单向系统输入虚假用户交易行为，导致推荐系统出现不合理的推荐行为。为了隐蔽这种行为，攻击者可以训练神经网络来模拟正常用户的购买行为，此后把投毒的推荐倾向隐藏在正常用户的购买行为中，形成最终的投毒样本传给推荐系统学习。我们称这种做法为通过分布约束提升投毒的隐蔽性。

除了对模型的训练数据下手以外，攻击者还可以通过后门攻击来对模型的行为进行干预。后门是在信息安全领域常常提到的词，它是指绕过安全控制而获取对程序或系统访问权的方法。而在 AI 领域，后门攻击通常指攻击者将隐藏后门嵌入深度神经网络中，使得被攻击模型在良性样本上仍然表现正常，在输入带有攻击者定义的触发器时，模型就会激活隐藏后门并输出对应标签。后门攻击也可以以数据投毒的形式实现。例如我们前面提到的，把一朵小花作为触发器放在猫图片的样本中，如果模型把小花当成了猫的标记，那么没有小花的样本，就可能会被模型误判为狗。除了图片识别任务以外，其他类型的任务（如 NLP 任务、语音识别任务等）也是一样，其攻击的基本原理都是设置一个与原本任务关联不大的强特征，在模型学习过程中将目标标签与这一特征建立强关联，从而实现以无关特征误导模型。数据投毒的攻击链路很长，所以攻击者也会采用非数据投毒的方式，通过改变模型的权重、模型文件结构等方式，在不接触数据集的情况下植入后门。其实施更加隐蔽，难以防范。这也要求我们对模型的产生过程、设备链路管理以及用户行为做强制规范。同时也可以对载入模型做定期哈希校验，确保模型未被篡改。

在 AIGC 时代，预训练模型已经成为了通用人工智能落地的新技术范式。针对预训练模型在医疗领域的应用，除了要注意以上安全外，还要额外注意两类风险，分别为数据隐私风险和供应链风险。数据隐私风险主要存在来自模型的内部风险和外部风险。内部风险是因为模型的训练集中本身含有大量的隐私信息，当模型将这些隐私信息记住后，可以通过一定的引导，将这些隐私信息再次输出出来。假如一个人住在镇海路 55 号，当训练集中有这个人的详细通信信息时，我们以"镇海路 55 号"为提示词，让模型往后继续填词时，模型就很可能填出来镇海路 55 号张三，电话 18912345678。而这后续出来的一连串个人信息，甚至敏感隐私信息，可能都是真实的。外部风险是指有攻击者有意地通过模型的相关信息，来回溯原始数据集，进而窃取训练数据中包含的隐私信息。我们知道，神经网络是信息从输入层到输出层的一连串数据映射。这个过程组成了一个完整的链路，一旦链路的信息完全被攻击者掌握，攻击者就可以利用输出信息反推原始信息。这好比我们在训练模型时，让模型计算 1+2=？，模型经过正确的训练，得出了 1+2=3 的输出。现在我已经知道输出是 3，那么想倒推出来 1+？=3。很明显，这是能够实现的。在实际攻防中，攻击者可以通过模型训练时产生的梯度信息，甚至训练一个对抗生成网络来实现对模型训练数据的反推，进而得到原始数据集中包含的隐私信息。这对用户的肖像权、名誉权和隐私权等正当权利造成了严重威胁。

AI 安全和信息安全一样，是一场永不停止的攻防仗。虽然 AI 安全还没有像信息安全那样备受关注，但随着 AI 应用的普及，AI 安全问题一定会越来越突出，也越来越需要大家的重视。所谓道高一尺，魔高一丈，我们在应用 AI 的同时，也要不断加深对 AI 自身安全问题的理解，知己知彼，防患于未然，尽最大努力避免潜在风险性事件的发生。

17.5　DataOps 推动业务数据协作联动

在信息化与数字化的浪潮下，无论是企业还是医院，都面临一个时代性的挑战——如何快速地数字化转型。数字化转型并不仅仅停留在把业务数字化和信息化的层面。数字化转型更深层次的愿景是构建数据驱动业务的能力。这就要求机构在业务的各个环节都要有快速的数据供给以及变现能力。但无论是目前人员的知识结构、业务习惯还是业务信息系统，都普遍无法满足数据的高效率应用。其中存在于各行业、各单位的共性问题我们在章节 17.1 中均有提及，包括数据需求沟通不畅、数据交付效率低、数据开发治理两张皮（即未对数据在业务系统中的产生过程进行有效的治理，而在数据使用阶段暴露问题后再补救）、跨域协同难推进（业务团队、信息团队和数据团队各自划域，难以协同）以及数据需求重复，人力及服务成本难以控制等。在这种情况下，2014 年 Lenny Liebmann 在《3 reasons why DataOps is essential for big data success》中提出 DataOps 这个名词，并指出 DataOps 是优化数据科学和运营团队之间协作的最佳实践。2015 年，Andy Palmer 发展了 DataOps 理论，提出了 DataOps 的四个关键构成，即数据工程，数据集成，数据安全和数据质量。2018 年，美国的一家著名的信息技术研究分析公司 Gartner 把 DataOps 纳入数据管理的技术成熟度曲线，标志着 DataOps 正式被业界所接纳并推广起来。Gartner 预测："到 2025 年以 DataOps 实践和工具为指导的数据工程团队的工作效率将比不使用 DataOps 的团队高 10 倍。"2023 年 7 月，由中国信息通信研究院牵头，大数据技术标准推进委员会联合产业众多专家，一同编写了国内首部 Dataops 指南——《Dataops 实践指南 1.0》（以下简称《指南》），正式在国内推广 Dataops 的理念和实践。尽管 Dataops 并非针对医疗领域，但数据变现所面临的问题以及处理方式是相通的。因此，医疗领域同样要借鉴 Dataops 的精髓，来打通数据业务的任督二脉，真正实现数据驱动，为业务赋能。

那么什么是 DataOps？根据《指南》定义：DataOps 的中文名称是数据研发运营一体化，它是数据开发的新范式，将敏捷、精益等理念融入数据开发过程，通过对数据相关人员、工具和流程的重新组织，打破协作壁垒，构建集开发、治理、运营于一体的自动化数据流水线，不断提高数据产品交付效率与质量，实现高质量数字化发展。这样说也许比较抽象，形象地说，如果说传统的业务形态是业务团队、信息团队和数据团队的三足鼎立，那么Dataops想达到的目的就是天下一统（图17-16）。

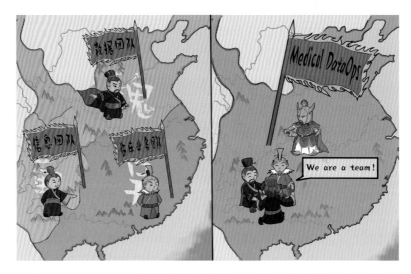

图17-16　DataOps在医学领域可以促进临床、信息和数据团队的业务协同

由大数据技术标准推进委员会组织成立的DataOps能力标准工作组经过深入调研，形成了一套DataOps能力模型框架，围绕数据开发流水线，形成了"4+3"的能力评估架构。所谓"4"是指数据的研发管理、交付管理、数据运维和价值运营四个环节；"3"是指组织管理、系统工具和安全管控三项保障职能。

在DataOps的核心环节方面，数据研发管理是指机构对数据开发过程的标准化管理，目的是构建研发治理一体化能力，主要包括需求管理、设计管理、数据开发和自助分析四项内容；数据交付管理是指通过对测试、配置、部署和发布等环节的自动化与标准化，提升交付效率和质量的管理过程，具体包括测试管理、配置管理、部署与发布管理三部分内容；数据运维是指对数据研发运营管理全生命周期的效能、资源、质量、成本等方面进行系统性的管理，目的是构建全链路可观测能力，进而持续监控、发现、处理数据问题，包括监控管理、资源管理、变更管理、异常管理、持续优化五部分内容；价值运营是指通过量化指标驱动数据运营，从而提升数据研发的质效，目的是构造精益数据运营管理能力，具体成本管理、持续变革、量化驱动三部分内容。在DataOps的实践保障方面，系统工具是指围绕数据流水线构建的敏捷、自动化、一体化的工具平台，包括研发管理、交付管理、运营运维、数据安全四部分内容。组织管理是指对企业内部组织管理架构、角色的管理，目的是打造为敏捷、协同的数据驱动型组织，包括组织架构、岗位角色、协作协同三部分内容。安全管控是指对数据研发全生命周期的安全管理。将安全管控嵌入数据流水线中，通过在各环节设置安全屏障来分担交付端的安全责任，提高数据可信度，包括安全风险策略、风险管理、安全测试三部分内容。以上条目的具体含义见图 17-17，读者也可以参考《指南》做更深入的了解。

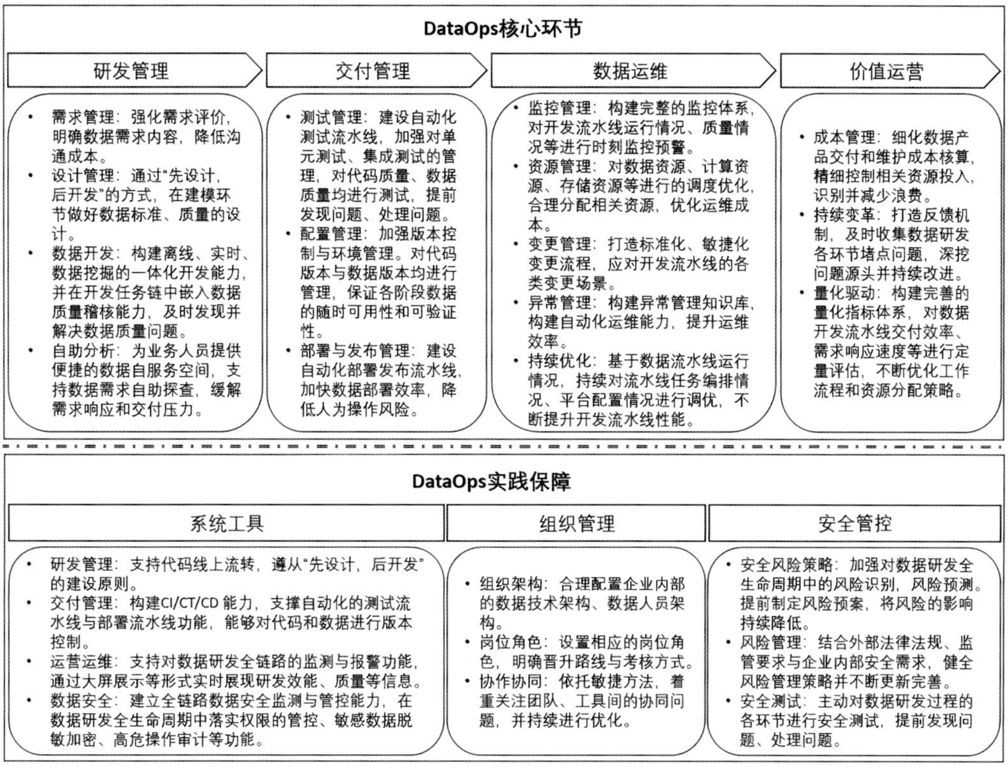

DataOps核心环节

研发管理	交付管理	数据运维	价值运营
• 需求管理：强化需求评价，明确数据需求内容，降低沟通成本。 • 设计管理：通过"先设计，后开发"的方式，在建模环节做好数据标准、质量的设计。 • 数据开发：构建离线、实时、数据挖掘的一体化开发能力，并在开发任务链中嵌入数据质量稽核能力，及时发现并解决数据质量问题。 • 自助分析：为业务人员提供便捷的数据自服务空间，支持数据需求自助探查，缓解需求响应和交付压力。	• 测试管理：建设自动化测试流水线，加强对单元测试、集成测试的管理，对代码质量、数据质量均进行测试，提前发现问题、处理问题。 • 配置管理：加强版本控制与环境管理。对代码版本与数据版本均进行管理，保证各阶段数据的随时可用性和可验证性。 • 部署与发布管理：建设自动化部署发布流水线，加快数据部署效率，降低人为操作风险。	• 监控管理：构建完整的监控体系，对开发流水线运行情况、质量情况等进行时刻监控预警。 • 资源管理：对数据资源、计算资源、存储资源等进行的调度优化，合理分配相关资源，优化运维成本。 • 变更管理：打造标准化、敏捷化变更流程，应对开发流水线的各类变更场景。 • 异常管理：构建异常管理知识库，构建自动化运维能力，提升运维效率。 • 持续优化：基于数据流水线运行情况，持续对流水线任务编排情况、平台配置情况进行调优，不断提升开发流水线性能。	• 成本管理：细化数据产品交付和维护成本核算，精细控制相关资源投入，识别并减少浪费。 • 持续变革：打造反馈机制，及时收集数据研发各环节堵点问题，深挖问题源头并持续改进。 • 量化驱动：构建完善的量化指标体系，对数据开发流水线交付效率、需求响应速度等进行定量评估，不断优化工作流程和资源分配策略。

DataOps实践保障

系统工具	组织管理	安全管控
• 研发管理：支持代码线上流转，遵从"先设计，后开发"的建设原则。 • 交付管理：构建CI/CT/CD能力，支撑自动化的测试流水线与部署流水线功能，能够对代码和数据进行版本控制。 • 运营运维：支持对数据研发全链路的监测与报警功能，通过大屏展示等形式实时展现研发效能、质量等信息。 • 数据安全：建立全链路数据安全监测与管控能力，在数据研发全生命周期中落实权限的管控、敏感数据脱敏加密、高危操作审计等功能。	• 组织架构：合理配置企业内部的数据技术架构、数据人员架构。 • 岗位角色：设置相应的岗位角色，明确晋升路线与考核方式。 • 协作协同：依托敏捷方法，着重关注团队、工具间的协同问题，并持续进行优化。	• 安全风险策略：加强对数据研发全生命周期中的风险识别、风险预测。提前制定风险预案，将风险的影响持续降低。 • 风险管理：结合外部法律法规、监管要求与企业内部安全需求，健全风险管理体系并不断更新完善。 • 安全测试：主动对数据研发过程的各环节进行安全测试，提前发现问题、处理问题。

图 17-17　DataOps 能力模型"4+3"框架

17.6　警惕唯数据主义的陷阱

马克·吐温有依据名言："世界上有三种谎言：谎言、可恶的谎言和统计数据。"数据是客观的，但使用数据的行为是主观的，因此由数据所得出的结论也必然带有主观性。所谓唯数据主义，是指忽略研究方法而选择性追求现实材料，并作为其主观理论的支撑，只涉及这一面，不涉及那一面，只说好不说坏，或者只说坏不说好的数据应用方式。

用数据说话不等同于用数据说真相。数据并不会说谎，但是应用和解读数据的人会。唯数据论者极容易忽略过程事实而注重数据所呈现的结果，再套上唯心主义的主观论断，运用虚假的抽象推理及臆断模型，去解释现实问题。其目的是牵强构造看上去鲁棒的理论，为某些个人或者团队利益服务。唯数据主义的驱动力，就是人们在用数据前就有了非常强烈的信念或者立场。数据变成了支撑他们信念的滤镜，而并非一面平镜，并不能反映世界真实的样子。

唯数据主义者可以从数据的收集、分析和展示等方面虚构结论（图 17-18）。在数据收集方面，他们可以只收集符合自身预期的数据，或者调整数据收集的口径（选择偏倚）。例如，在研究某类疾病时，是否将出现纠纷，或者本身携带合并症，或者出现并发症的患者剔除样本池；在计算人均收入时，是否包含了合同制和临时辅助人员的收入；在统计门诊量时，是否包含了分院、紧密型医联体的门急诊量；在统计手术量时，是否包含了日间手术和未在手术室发生的有创操作；在报送科研成果时，是否剔除了与特定领域不相关的学术产出……以上这些操作，都可以通过选择样本的统计口径和范围，来改变甚至逆转统计结论。另外，如果在收集数据时加入主观因素，故意拉高或降低某些变量的观察值，同样会得出违背客观规律的结论（观察偏倚）。

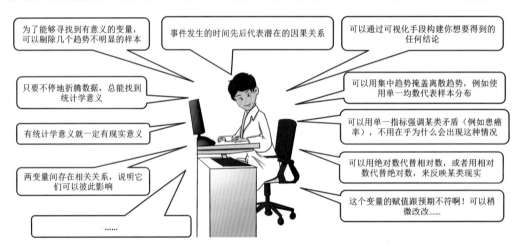

为了能够寻找到有意义的变量，可以剔除几个趋势不明显的样本

事件发生的时间先后代表潜在的因果关系

可以通过可视化手段构建你想要得到的任何结论

只要不停地折腾数据，总能找到统计学意义

可以用集中趋势掩盖离散趋势，例如使用单一均数代表样本分布

有统计学意义就一定有现实意义

可以用单一指标强调某类矛盾（例如患癌率），不用在乎为什么会出现这种情况

两变量间存在相关关系，说明它们可以彼此影响

可以用绝对数代替相对数，或者用相对数代替绝对数，来反映某类现实

……

这个变量的赋值跟预期不符啊！可以稍微改改……

图 17-18　唯数据主义者常用的说谎方式

在数据的分析过程中，我们前面已经提到过很多不恰当的分析方式，例如把统计学意义等同于现实意义；多重检验却不做 P 值校正；忽视辛普森效应，以单因素分析结果作为最终统计结论；统计学方法与使用条件不符，例如用 t 检验去比较非正态数据；统计指标的不适当使用，例如按照平均值计算，世界上的每个人都平均有一个卵巢……这些都是在分析过程中容易发生的错误。在复杂的数据使用环境中，对统计一知半解的医疗从业者很难对分析方法的合理性做准确的判断，这给统计学的滥用创造了可乘之机。

数据的分析结果不等同于结论。在数据分析结果的解读和展示中，仍然会产生不合理的谎言结论。几种常见的统计结果误读包括以下几类：

1. 不去追问统计结果的原因和预期相关的变量，以单一结果推导结论。例如，据统计，2018 年美国有 60 余万人死于癌症，同时还有超过 170 万人被诊断出患有癌症。其实不单单是美国，世界癌症的患者数量和发病率都呈现上升的趋势。但能据此认为我们对癌症的防治是失败的？很显然，并不是！实际上，根据美国疾病控制和预防中心 2022 年的统计数据，美国位列前三的死因分别是心脏病、癌症和药物过量、车祸及枪击案件。尽管心脏病仍是美国人的头号死因，但因为政府和医疗系统的积极干预，同等年龄下心脏病的发病率已明显降低，治疗好转率已经明显上升。说白了，人终有一死，或死于病 A，或死于病 B，榜一势弱了，榜二就变得强势了。随着社会老龄化的加剧和人均寿命的延长，使得人们更容易暴露在癌症下。因此，癌症的发病率和死亡率的升高，这件"坏事"，同时也是疾病防治水平提高所带来的"好事"。

2. 用单一的绝对指标或相对指标片面诠释结论。例如在 1995 年，英国的医学安全委员会发布警告，称第三代口服避孕药与第二代口服避孕药相比，导致深静脉血栓（VTE）的风险提高了一倍，并引发了市场对此风险的担忧。但实际上，该统计是基于一个 100 000 样本群进行的。在使用第三代口服避孕药前，有 15 个人出现了 VTE；而在使用三代药物后，有 25 个人出现了 VTE。因此，风险的增加率为（25–15）/15 = 67%，但风险增加的实际效果是（25–15）/100 000 = 1/10 000，即在使用新药后，10 000 个人中才会多出一个 VTE 患者，这种风险从整体来说是可以接受的。

3. 忽视共因、共果和中介效应等相关关系的局限性，将其认同为因果关系。例如，民间有"臀部大，生儿子容易，臀部小，生儿子难。"的说法，即女性臀部越大，越可能生儿子。理解性别选择机制的我们会发现这是一个明显荒谬的说法。其产生的原因，就在于通常男婴的头围和体重要比女婴大，在出生时，接生者会顺便在心理评估一下宝妈臀部的大小，生了儿子，接生者会认为"臀部大"，反之会认为"臀部小"。久而久之，就产生了臀部大，生男孩的谬论。

4. 通过数据可视化来诱导错误结论。常见的数据可视化误导包括：

（1）使用截断坐标轴来夸大某种趋势或凸显某类对比关系。例如在图 17-19 中，左图为截断纵坐标轴后展示的数值升高趋势，而右图是未截断纵坐标轴的原始数据，两者传递给人的直观信息是完全不同的。再如图 17-20，左图为原始数据，右图为截断纵坐标轴后的对比展示，很明显横坐标为 2 和 5 处的纵坐标对比更加强烈。

（2）通过只展示部分数据，来说明全局结论。例如图 17-21 中，左图为全部数据，右图为展示的数据。右图反映了数据先增后降的事实，但并未表达出数据逐渐增高的趋势。

（3）通过使用双坐标轴，来放大不同变量之间的关联。如图 17-22，图中所用到的数据和图 17-21 中使用的是同一组数据，当用两个坐标轴分别表示 Data1 和 Data2 后，两者从可视化角度传递出来的信息，使两者有非常强的相关性。但这种相关性在图 17-21 的左图中，并不十分明显。

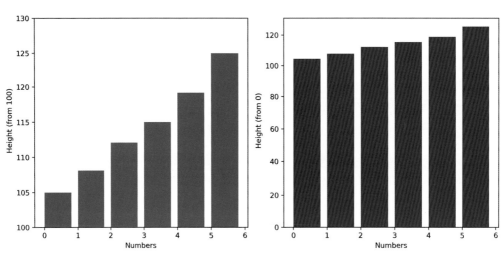

图 17-19　通过截断轴坐标从视觉上放大某类趋势

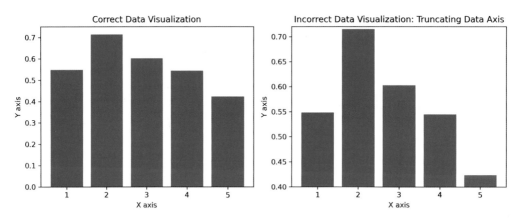

图 17-20　通过截断轴坐标从视觉上凸显对比效果

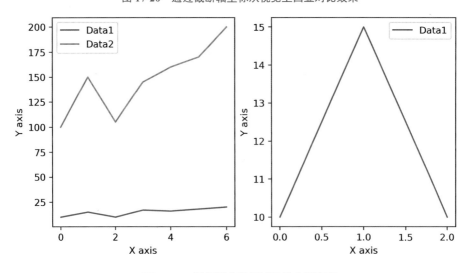

图 17-21　展示部分数据以掩盖全局事实

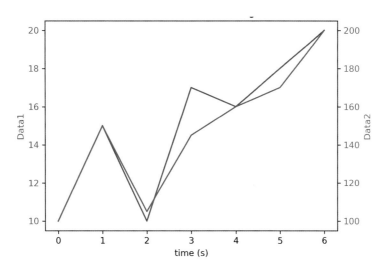

图 17-22　使用双坐标轴来放大不同变量之间的关联

（4）通过扭曲比例来掩盖数据真实比例。如图 17-23，左图是正常比例饼图，右图故意增加了橙色部分的视觉占比。由于人们在看图表时普遍关注的是直观感受，因此扭曲数据比例常常误导人产生不正确的理解。

（5）盲目使用 3D 图片展示二维信息。如图 17-24，使用高维度图片来展示低维度信息并不能起到很好的可视化展示效果，要根据所呈现的内容，选择最简单明了的可视化方式。

数据可视化的陷阱还有很多，这里我们只列举了最常见的几类误导方式。我们在医疗数据实践中要注意甄别，识破数据的谎言。只有正确地使用数据，才能得到对现实有指导价值的结论。

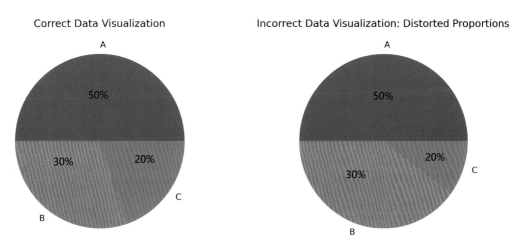

图 17-23　故意扭曲比例使得可视化效果与标记值不符

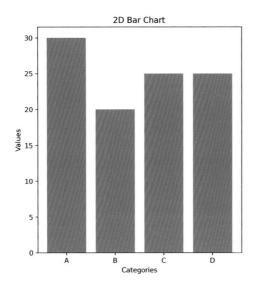

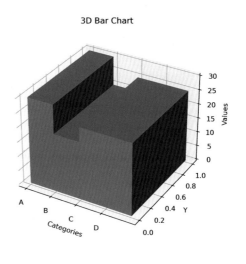

图 17-24 盲目使用 3D 图片可视化 2D 信息

后 记

精数道以明医理，
通仁术以践仁心

　　我们对于一个领域的理解程度，可以递进似地分为五个层次，分别为入门、纵览、入微、通幽和化境。入门，是指初涉领域时的感性认识。纵览，是以入门为起点，向上升维，统揽全局，避免迷失。入微，是以入门为起点，向下降维，选择方向，求索细节。通幽，是在入微的基础上，化知识为心得，并发生认知层面的直觉改变。此时，道理表面上虽能说清楚，但总会有一部分感触只可意会而不可言传。化境，是对整个领域的底层逻辑了然于胸，目光所及，皆不过如此，既能见微知著，又能举重若轻。学习数据科学的历程也大抵如此：最开始可能是云里雾里，坚持下去就会破其一点，然后恍然大悟，仿佛一事通百事通。之后又会情不自禁地跳出已经掌握的知识框架，向往更多的有趣思想。可在舒适圈外，又会发现自己的数据之路被各种陌生的知识围追堵截。仿佛懂得越多，不懂的也会越多。等大家在这个领域浸淫日久，可能会有一种错觉，既感到自己什么都会，又不知道具体会什么，大有张三丰教张无忌打太极拳的架势。这个时候，数据科学或许就已经融在我们的骨子里了，我们也会无意识地用数据思维来看待和解决现实医疗问题。"学而不思则罔，思而不学则殆。"对于医疗数据的科学应用，不能思而不学，更不能学而不思。所谓师傅领进门，修行看个人。任何教材或是课程，最多都只能带你到达入微这一个层次，本书亦然。通幽和化境，是水磨功夫，需要读者沉心求索，没有捷径可走。

　　另外，想要在医疗大数据领域有所造诣，只懂"道"和"术"是不够的，还需要有"器"和"用"的加持。"器"指工具，它上接理论，下接执行。"用"指在实际落地业务场景中的具体案例。"道术器用"一体，才能构造出完整的医疗大数据与人工智能业务链闭环。数据科学和医学一样，是一门实践科学。在实践中学习是数据从业者成长最快的路径。单单看书，总有一种"纸上得来终觉浅"的感觉。就如同曾经作为医学生的我们，通宵背完了解剖、生理、病理生理、生化、组胚和药理，考完试后很快就忘得几乎一干二净。等在临床上摸爬滚打了许多年以后，再回头读这些基础书，又别有一番滋味和体会。数据科学的"器"很繁杂，学透很难，学全更是不可能

453

的事。把理论基础打好，按照业务的要求按需学习工具的使用，这是笔者认为最事半功倍的做法。本书的初衷，是把知识体系深入浅出的讲给大家。而"器"和"用"的部分，是笔者接下来的努力方向。希望在不久的将来，能够把我们的项目经验整理成体系分享给大家，补上"器"和"用"的不足。

目前，数据科学对各行各业的渗透是时代不可逆转的趋势。近年来有许多生物学家变成了生物统计学家，软件工程师变成了数据工程师，经济学家变成了计量经济学家……医学领域也一样，会有越来越多的医疗从业者变为医疗大数据专家。对于那些潜在的医疗大数据专家们，希望通过本书能够激发起他们对于数据科学的兴趣，让他们明白道理的同时也明白原理，看到热闹的同时也看懂门道。希望这一点点医疗以外的知识，能够起到抛砖引玉的作用，至少从心态上，能够让读者对数据科学不再有隔阂。路虽远，行则将至；事虽难，做则必成！相信在不久的将来，会有越来越多来自卫健系统的学者拥抱数据科学，一同体会数据的美妙，一起享受思想的充盈，医疗队伍的数据科学素养一定会得到明显的提升！

本书中虽然有很多观点出自笔者，但所有知识均来自文献、书籍和网络。笔者万分庆幸，自己能生活在一个获取学习资源如此便利的时代，能够无痛地学到几乎任何想要学习的知识；也万分感谢，那些为医疗数据科学添砖加瓦的学者，站在他们的肩膀上，我们才能看的更高远。当然，本书能够最终出版，还要感谢身边的领导和同仁们，没有他们的支持，本书无法见诸于世。这里要尤其感谢厦门大学附属第一医院王占祥院长对医疗大数据工作以及本书写作的重视和支持，感谢厦门大学附属第一医院医务科许中主任和厦门市第三医院（厦门大学附属第一医院同安院区）郭胜杰主任在日常工作中对笔者的帮助和支持，感谢翼方健数罗震老师和李苇刚老师在隐私计算领域对笔者的指导，感谢智业软件股份有限公司陈坚博士在信息化领域对笔者的指导，感谢神州医疗科技股份有限公司弓孟春博士在医学信息学领域对笔者的指导，感谢清华大学在读博士研究生朱奥博士在人机交互决策方面提供的有益信息，感谢厦门大学附属第一医院大数据中心颜怿炜、郑莹彬两位同事的全力帮助，当然也要感谢清华大学出版社孙宇副总编和唐芳芳编辑的专业指导和辛勤付出……需要感谢的人很多，无法一一唱名。笔者深藏于心，时时感恩！

在笔者心中，数据科学是知识，是工具，也是一种信仰。让我们在数据科学的时代浪潮中顺流而下，共赴山海，冲破桎梏，让医疗行至更远；让我们在数据科学的认知长河中逆流而上，登高望远，竿头日上，让医术更加精湛。让我们借数据为脚力，向美而行，以仁术践仁心，不负生命所系、健康相托的铮铮誓言！

2023 年 10 月